Gesund
und
Allergie-
frei

Henning Müller-Burzler

Gesund
und
Allergie-
frei

Eine Entdeckungsreise in die Heil- und
Aufbaukräfte der Nahrung
Der neue Weg zu umfassender Heilung
mit einer natürlichen und ganzheitlichen Methode

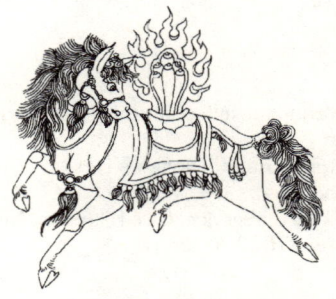

WINDPFERD

In diesem Buch gibt der Autor sein umfangreiches Wissen und seine persönlichen Erfahrungen an den interessierten Leser weiter. Die Informationen sind sowohl zur Weiterbildung gedacht, als auch dazu, größtmöglichen Nutzen aus der Umgestaltung der eigenen Ernährungsgewohnheiten zum Zwecke größeren Wohlbefindens und besserer Gesundheit zu ziehen.

Gleichwohl möchten Autor und Verlag darauf hinweisen, daß die im dritten Teil des Buches beschriebene Aufbau- und Entgiftungstherapie unter bestimmten Umständen bei sachgemäßer und bei unsachgemäß übertriebener Anwendung zu starken Entgiftungskrisen mit möglichen Komplikationen führen kann. Deshalb empfehlen wir: Ziehen Sie gegebenenfalls einen Arzt oder Heilpraktiker Ihres Vertrauens zu Rate.

Ihre Gesundheit liegt in Ihren Händen. Autor und Verlag können selbstverständlich keinerlei Haftung für Schäden irgendeiner Art übernehmen, die direkt oder indirekt aus den Empfehlungen und Angaben in diesem Buch entstehen.

1. Auflage 1998
© 1998 by Windpferd Verlagsgesellschaft mbH, Aitrang
Alle Rechte vorbehalten
Umschlaggestaltung: Kuhn Grafik, Digitales Design, Zürich
Lektorat: Sylvia Luetjohann
Layout/Satz: *panta rhei!* – MediaService, Uwe Hiltmann, Niedernhausen/Ts.
Herstellung: Schneelöwe, 87648 Aitrang

ISBN 3-89385-231-X

Printed in Germany

Meinen beiden Söhnen
Manuel und Jonas

Inhaltsverzeichnis

Hauptteil

Einladung an meine Leser

Wollen Sie gesund und allergiefrei sein? Möchten Sie leistungsstark und widerstandskräftig werden oder bleiben? Und wollen Sie bis ins hohe Alter geistig und körperlich fit bleiben?

– Dann lade ich Sie ein, mich auf meiner Entdeckungsreise in die Heil- und Aufbaukräfte der Nahrung zu begleiten. Sie erfahren, wie Sie mit der Nahrung nicht nur gesund werden und bleiben können, sondern auch, daß bestimmte Lebensmittel geradezu ein Jungbrunnen für Körper und Seele sein können.

„Gibt es einen umfassenden Heilungsweg für die meisten allergischen und chronischen Krankheiten oder ist es nur ein Wunschtraum von mir?"

Diese Frage stellte ich mir vor über 10 Jahren, und heute kann ich mit Gewißheit sagen: Ja, es gibt ihn!

Lange bevor ich die Heil- und Aufbaukräfte der Nahrung entdeckt hatte, war mir eines schon bewußt gewesen: Nur mit Hilfe von natürlichen Heilmethoden würde ich meine eigenen Allergien und körperlichen Beschwerden heilen können. Von einer Heilung würde ich aber erst dann sprechen, wenn ich alle natürlichen Lebensmittel in normalen Mengen essen und verdauen könnte, ohne mit meinen vielen Symptomen auf sie zu reagieren. Außerdem müßte mein Heuschnupfen verschwunden sein und ... und ... und ...!

Nach vielen Jahren des Suchens und Forschens entdeckte ich auf abenteuerliche Art und Weise bestimmte Energien in einigen Lebensmitteln, die alle unsere Körperzellen reaktivieren und jung erhalten können. Ich wußte sofort, daß ich auf ein uraltes Wissen gestoßen war, das viele Jahrtausende vergessen gewesen war! Denn bereits vor zweitausend Jahren empfahl Jesus seinen Jüngern und Anhängern, sich von genau diesen Lebensmitteln zu ernähren[1]. Er nahm sogar Bezug auf unsere biblischen Vorfahren wie Methusalem, die noch gewußt haben mußten, wie der Körper mit der Nahrung von allen Giften und Stoffwechselendprodukten befreit und aufgebaut werden kann und daß der Zustand des Bindegewebes ein entscheidender Faktor für die Gesundheit und das Altern des Körpers ist!

Neu ist dieses Wissen um die Gesunderhaltung des Körpers mit lebendigen Lebensmitteln daher keinesfalls! Jedoch fehlen in den alten Über-

---

1   Quelle: „Das Friedensevangelium der Essener" von Dr. E. Bordeaux Székely, Mandala Media Verlag, CH-Rheinfelden 1996

lieferungen die notwendigen wissenschaftlichen Erklärungen, wodurch das Wissen in unserer heutigen Zeit überhaupt erst anwendbar wird.

Für mich war es ein großes Abenteuer, die Geheimnisse dieser heilkräftigen Energien der Lebensmittel erneut zu entdecken. Nachdem ich durch die Anwendung dieses Wissens gesund geworden bin und bereits viele Patienten davon profitiert haben, entschloß ich mich, meine Erfahrungen zu veröffentlichen.

Vielleicht geht es Ihnen wie mir in den Jahren vor meiner Genesung!? Auf der Suche nach Heilung oder Ihrer Idealernährung stoßen Sie auf die vielfältigsten Heilmethoden und Ernährungslehren. Die jüngsten Forschungsergebnisse der westlichen Welt interessieren Sie ebenso wie die jahrtausendealten, traditionellen Heilsysteme ferner Kulturen. Sie probieren viel aus, und am Ende bleiben Sie vielleicht einer Richtung treu, oder Sie praktizieren eine Kombination aus verschiedenen Richtungen.

Viele Wahrheitssucher wissen jedoch bei dieser Fülle von unterschiedlichsten und scheinbar widersprüchlichen Aussagen und Lehren oft nicht, wie sie die einzelnen Erkenntnisse in ihr Leben integrieren können.

Ich stelle Ihnen daher die für mich wichtigsten Ernährungssysteme und -lehren verschiedener Länder vor und werde die jeweiligen Wahrheitskerne herausarbeiten und miteinander verbinden. Gemeinsam mit den von mir wiederentdeckten Aufbaukräften der Nahrung entsteht dadurch ein Ernährungssystem, in dem nicht nur alle lebensnotwendigen Inhaltsstoffe, sondern auch die unterschiedlichsten feinstofflichen Energien berücksichtigt werden.

Ich selbst war einige Jahre lang ein starker Multiallergiker mit extremen Unterfunktionen des Magens und der Bauchspeicheldrüse. Durch die praktische Anwendung dieses Heilungsweges wurde ich innerhalb eines Jahres zunehmend gesünder und war nach zirka 1 1/2 bis 2 Jahren endgültig von der letzten Allergie befreit.

Sie können genauso wie ich diesen Weg der Heilung gehen. Alle allergischen und erworbenen chronischen Krankheiten und Symptome und sogar die meisten akuten Infektionskrankheiten können Sie mit diesem Heilungsweg über die Ernährung heilen oder zumindest bessern. Eine Heilung von Allergien bedeutet für mich, daß sie nicht mehr vorhanden sind und daß Sie im Falle von Nahrungsmittelallergien wieder alles essen können, ohne allergisch zu reagieren.

Ich beschreibe verschiedene Ernährungsstufen, auf denen Sie sich ganz langsam fortbewegen können, um mit zunehmend gesünderen und besseren Lebensmittelkombinationen Ihren Körper zu entgiften, aufzubauen und zu heilen. Keinesfalls sollte man seine gewohnte Ernährungsweise radikal verändern! Denn der Körper und die Seele des Menschen brauchen viel Zeit, um einerseits zu entgiften und um sich andererseits an das neue „Energieniveau" zu gewöhnen.

Wer sich nach einigen Jahren letztendlich entschließen sollte, die letzte Stufe dieses Systems zu erklimmen, wird auf eine phantastische Art und Weise für diese „Anstrengungen" belohnt werden! Der Schlüssel des Lebens und der Langlebigkeit war viele Jahrtausende ein großes Geheimnis, er wird jedoch im 3. Jahrtausend allen Menschen wieder zur Verfügung stehen!

Bei Kindern und Babys lassen sich die beschriebenen Aufbau- und Heilungskräfte bestimmter Lebensmittel aus später genannten Gründen nur teilweise anwenden, so daß bei ihnen eine Heilung von schweren allergischen und anderen chronischen Krankheiten oft nur mit zusätzlichen Naturheilmitteln möglich ist. Lesen Sie dazu mein Schlußwort, in dem ich kurz auf diesen alternativen Heilungsweg eingehe.

Mit diesem Buch halten Sie daher alle notwendigen Informationen in den Händen, mit denen Sie ohne Hilfe eines Therapeuten mit der Nahrung gesund werden und bleiben können.

Bevor Sie nun das erste Kapitel zu lesen beginnen, möchte ich noch ein paar Worte zum Stil und zum Aufbau dieses Buches sagen.

Meine Entdeckungsreise in die Aufbaukräfte der Nahrung schreibe ich so, wie ich sie selbst erlebt habe, so daß Sie alles von Beginn an miterleben und genauso wie ich in dieses Wissen hineinwachsen.

Um den Inhalt dieses Sachbuches interessanter zu gestalten und ein wenig aufzulockern, habe ich neben einigen autobiographischen Erlebnissen auch fiktive Elemente eingebaut. Bis auf die Zukunftsprojektionen und die frei erfundenen Dialoge mit Anna-Maria und Jonathan habe ich jedoch alles Beschriebene wirklich erlebt. Der Inhalt dieser und aller anderen Gespräche entspricht daher voll und ganz meinen Erfahrungen und meinem derzeitigen Wissensstand.

Zum inhaltlichen Aufbau sei gesagt, daß ich **in den ersten sechs Kapiteln** meine Entdeckungsreise schildere, in der ich die wichtigsten Erkenntnisse dieses Buches sammelte.

In den Kapiteln 8–15 gehe ich dann ausführlicher auf die verschiedenen Ernährungssysteme und -philosophien sowie die Bedeutung der wichtigsten Inhaltsstoffe und feinstofflichen Energien der Nahrungsmittel ein.

Im siebten Kapitel und ab Kapitel 16 beginnt der eigentliche Hauptteil des Buches. Hier erfahren Sie, wie die chronischen Krankheiten und

Allergien entstehen und wie Sie diese mit bestimmten Lebensmitteln heilen oder bessern können.

Nun wünsche ich Ihnen viel Spaß beim Lesen und daß Sie durch dieses Buch neue Erkenntnisse sammeln, die Ihr Leben bereichern und vor allem Ihrer Gesundheit dienen.

Ihr

Henning Müller-Burdes

Kapitel 1

Ein überraschendes Ergebnis

Es war im Herbst 1990. Ich stehe vor einem Professor für allergische Erkrankungen. Eine Woche zuvor bin ich zu ihm gegangen, um mich auf mögliche Nahrungsmittelallergien untersuchen zu lassen. Dafür hatte man mir Blut abgenommen, das auf spezifische Antikörper[2], auf sogenannte Immunglobuline E[3] untersucht wurde. Nun lag das Ergebnis vor. Daß ich auf verschiedene Blüten- und Gräserpollen allergisch reagierte, wußte ich ja schon. Den Heuschnupfen hatte ich seit meiner frühesten Kindheit. Man sagte immer, ich hätte ihn von meinem Vater geerbt, der ebenfalls darunter litt. Heute weiß ich, daß man Anlagen zwar vererben kann, diese jedoch nur unter bestimmten Umständen in Erscheinung treten. Und diese Umstände lassen sich sehr wohl beeinflussen!

Der Professor zeigt mir ein DIN A4-Blatt auf dem die Intensitäten bestimmter Antikörperproduktionen (Immunglobuline E) auf verschiedene Nahrungsmittel, Tierhaare und Pollen ausgedruckt sind:

„Schauen Sie, die Zahlen von eins bis vier hinter den Pollen, den Tierhaaren und Nahrungsmitteln zeigen den Grad einer Allergie an. Dabei kennzeichnet eine Vier eine starke Allergie und eine Eins eine schwache."

Ich überfliege das Blatt und sehe überall eine Zahl stehen, bei den Pollen sogar überwiegend Vieren und bei den Nahrungsmitteln viele Zweien, aber auch eine Drei bei der Haselnuß. Ich bin überrascht und schockiert zugleich, denn mit so vielen Allergien habe ich nicht gerechnet. Von 35 Einzelergebnissen finde ich nur eine einzige Null bei den Pollen von einem Blumenmix.

„Ja, dann bin ich ja auf fast alles allergisch!?" Fassungslos blicke ich dem Professor direkt in die Augen.

---

2 Antikörper sind körpereigene Abwehrkörper, die in bestimmten weißen Blutkörperchen, den sogenannten Plasmazellen, gebildet und ins Blut ausgeschüttet werden.

3 Immunglobuline sind spezifische Antikörper, die in Abhängigkeit von ihrer Struktur und ihren Funktionen in verschiedene Klassen eingeteilt werden. Die Immunglobuline der Klasse E, kurz IgE, sind dabei typisch für die häufigste Allergieform, die sogenannte Soforttyp-Allergie, bei der es in nur wenigen Minuten bis Stunden zu den allergischen Reaktionen kommt.

Er steht mir gegenüber und nickt.

„Was empfehlen Sie mir? Was kann ich tun?" frage ich weiter. „Gibt es irgendeine Therapie, die Sie mir empfehlen können?"

Ich wußte im voraus, daß diese Frage überflüssig war. Seine einzige Antwort war ein verlegenes Schulternzucken, und mit ein paar mitfühlenden Worten verabschiedete er mich.

Nun war ich mir sicher: Ich war zu einem Multiallergiker geworden, und all diese Allergien waren der Ausdruck meines körperlichen und seelischen Zustandes.

Besonders in den letzten Jahren meiner Heilpraktikerausbildung erhärtete sich in mir der Verdacht, daß ich einige Allergien gehabt haben müßte. Deswegen wollte ich es schwarz auf weiß haben.

Getestet wurden die Antikörperkonzentrationen auf relativ eiweißhaltige Lebensmittel. Am stärksten war ich auf Haselnüsse allergisch. Nun verstand ich auch, woher das merkwürdige Jucken in Mund und Rachen kam, wenn ich Haselnüsse aß. Besonders stark war dieses Symptom bei rohen Haselnüssen, bei denen sogar die Bindehäute der Augen mitreagierten und ebenfalls zu jucken begannen. Am zweitstärksten reagierte ich auf Eieiweiß und auf Weizenmehl, gefolgt von Mandeln, Milch und Roggenmehl. Außerdem hatte man mich noch auf Erdnüsse, Sojaeiweiß, Dorsch, Schellfisch und Erbsen untersucht. Auf alles reagierte ich allergisch. Ich tröstete mich mit dem Gedanken, daß ich wahrscheinlich auf Gemüse, Kartoffeln und die meisten Obstsorten kaum oder gar nicht reagieren würde, denn beim Verzehr dieser Lebensmittel beobachtete ich bei mir körperlich wie psychisch nur geringe oder keine Symptome. Bei den Zitrusfrüchten und bei konventionell angebauten Bananen hatte ich jedoch meine Bedenken. Ich aß sie daher nur selten und wenn, dann nur biologisch angebaute Früchte.

Die Antikörperproduktionen auf Backhefe, Nährhefe und den raffinierten Zucker sind zwar zur damaligen Zeit nicht überprüft worden, jedoch gehörten diese Produkte neben den Haselnüssen aufgrund meiner körperlichen Reaktionen zu den stärksten Allergenen[4]. Zwei Jahre später konnte ich diese Allergien dann mit meinen eigenen Untersuchungen nachweisen.

Interessant an dem Testergebnis war, daß ich auf alle untersuchten Lebensmittel allergisch reagierte. Dabei fiel mir auf, daß ich die getesteten Lebensmittel auch innerhalb des letzten Jahres gegessen hatte. Entweder aß ich sie regelmäßig, wie zum Beispiel Weizen, Roggen, Mandeln und einige Milchprodukte, oder ich verzehrte sie zumindest hin

---

4   Als Allergen bezeichnet man eine Substanz, die in einem Organismus eine Allergie auslöst.

und wieder, wie die Erdnüsse oder das Sojabohneneiweiß in Form von Tofu. Im vergangenen Jahr hatte ich auch einige Male Fisch und Eier gegessen, unter anderem Dorsch und Schellfisch. Ich reagierte also auf all diese Nahrungsmittel, die ich zumindest einmal im letzten Jahr gegessen hatte, allergisch.

Eine Allergie kann daher nur entstehen, wenn man mindestens einmal mit der allergieauslösenden Substanz Kontakt gehabt hat und sie bei diesem Kontakt vom Immunsystem nicht richtig überwunden werden konnte.

Im Normalfall werden alle körperfremden Substanzen von bestimmten Antikörpern und weißen Blutkörperchen sowie von speziellen körpereigenen Enzymen gebunden, gefressen und vernichtet. Wird diese normale Abwehrreaktion überfordert oder ist das Immunsystem geschwächt, produzieren bestimmte Abwehrzellen vermehrt spezifische Antikörper, um die Eindringlinge vorerst zu binden. Der Körper merkt sich jedoch diese erste übermäßige Belastung und reagiert beim nächsten Kontakt mit demselben Eindringling sicherheitshalber mit einer überschießenden Antikörperreaktion und entsprechenden Ausschüttungen von Hormonen und hormonähnlichen Substanzen. Diese überschießende Reaktion mit den vielen möglichen Symptomen nennt man dann eine Allergie *(ausführlicher in den Kapiteln 5, 7 und 16)*.

Allergien auf Fleisch hatte man bei mir merkwürdigerweise nicht untersucht. Da ich seit acht Jahren auch kein Rinder- oder Schweinefleisch mehr gegessen hatte, hätte man höchstwahrscheinlich auch keine Antikörperbildungen auf diese Nahrungsmittel feststellen können.

Ich war also ein Multiallergiker! Zu der Zeit war ich mir bereits sicher, daß alle meine Allergien in einer direkten Beziehung zu meiner Verdauungsschwäche standen!

Acht Jahre waren vergangen, seitdem ich 1982 mit 19 Jahren bei der Bundeswehr Vegetarier geworden bin. Damals befand ich mich auf dem Höhepunkt meiner körperlichen Gesundheit und Leistungsfähigkeit, und der Vegetarismus hatte diese anfangs noch gesteigert. In der Zwischenzeit war allerdings viel geschehen. Denn nur wenige Jahre später war von dieser Kraft nicht mehr viel übriggeblieben: Ich war ständig müde und blaß. Häufig war mir schlecht. Ich konnte kaum noch etwas essen, ohne daß ich mich nicht gleich danach unpäßlich und voll fühlte. Zeitweilig plagten mich sogar mehr oder weniger starke Magenschmerzen. Blähungen und Stuhlbeschwerden gehörten zur Tagesordnung. Meine Atemwege waren verschleimt, und darüber hinaus hatte ich neben meinem starken Heuschnupfen jeden Morgen nach dem Aufwachen eine laufende

Nase. Meine Augenlider waren ständig geschwollen. Am schlimmsten jedoch waren die chronische Müdigkeit, die Konzentrationsschwäche und eine zeitweilige Vergeßlichkeit. Lernen fiel mir ungeheuer schwer. Psychisch war ich äußerst labil, hypersensibel und nur wenig belastbar.

Wegen dieser Symptome hatte ich in den letzten Jahren vor dem Allergietest einige Ärzte und Heilpraktiker aufgesucht. Komischerweise konnte keiner dieser Therapeuten jemals etwas finden. Denn meine Blut- und Urinbefunde waren angeblich immer normal gewesen. Dennoch begab ich mich zwei Jahre lang in die Hände einer Heilpraktikerin, die meine Symptome mit homöopathischen Mittel zu heilen versuchte – jedoch ohne Erfolg.

Vielleicht fragen Sie sich jetzt, wie es denn möglich sein konnte, daß keiner dieser Therapeuten einen Verdacht auf Nahrungsmittelallergien gehabt hatte!? Dazu muß man wissen, daß ich den Allergietest beim Allergologen in einer Zeit machen ließ, wo man in Deutschland auch unter den Medizinern gerade erst begann, über die stark zunehmende Zahl von Allergikern nachzudenken. Die meisten deutschen Ärzte und Heilpraktiker waren in den 80er Jahren mit dieser Thematik noch nicht intensiv genug vertraut gewesen und daher oft überfordert. Nur ganz wenige konnten die häufig verschwommenen Krankheitsbilder der Allergien und Darmpilzerkrankungen diagnostizieren, und noch weniger hatten einen vernünftigen Therapieansatz. Zu Beginn der 90er Jahre sah diese Situation bereits ganz anders aus. In allen naturheilkundlichen Fachzeitschriften entwickelten sich die Allergien und Pilzerkrankungen zu Dauerthemen, und immer mehr Bücher werden seitdem über diese Erkrankungen geschrieben. Heute würden bereits die meisten Ärzte oder Heilpraktiker bei meinen damaligen Symptomen an Allergien und Darmpilzerkrankungen denken.

Auch wenn es mir im Jahre 1990, acht Jahre nach meiner Zeit als Wehrpflichtiger, schon wieder ein wenig besser ging als in den ersten Jahren nach der Bundeswehr, so war ich trotzdem noch immer ein starker Multiallergiker.

Aber wie war es zu diesem Krankheitsbild gekommen, denn als 19jähriger erfreute ich mich ja bis auf meinen Heuschnupfen noch bester Gesundheit?

Machen wir daher einen kleinen Zeitsprung zurück in die Vergangenheit und beginnen meine Reise dort, wo sie im Jahre 1982 ihren schicksalhaften Anfang nahm.

Kapitel 2

Die Bedeutung des Salzes

Etwas unruhig betrachte ich die Gruppe von Männern, die vor der Kantinentheke steht und sich das Essen abholt. Denn mitten in der Reihe steht ein Mann, der meine Aufmerksamkeit geweckt hat. Er ist vielleicht 1,80 groß, schlank und hat graublonde Haare. Er strahlt Autorität aus. Jedoch scheint diese mehr von der Uniform und seinem Dienstrang auszugehen als von seiner inneren Persönlichkeit, die einen durchaus sympathischen Eindruck auf mich macht. Wie jeder andere Soldat nimmt er sich einen Teller, allerdings einen Suppenteller, und läßt ihn sich von einer Küchenfrau mit Milch auffüllen. Er schaut kurz in die Runde und geht dann schnurstracks auf mich zu. Neben mir ist noch ein Platz frei, und ich ahne schon, was sein Ziel sein wird!

„Mahlzeit, ist der Platz hier noch frei?"

Ein wenig überrascht wegen seiner unerwarteten Freundlichkeit begrüße ich ihn etwas unsicher mit einem angedeuteten militärischen Handzeichen an der Schläfe und nicke ihm einladend zu.

Der Generalmajor nimmt neben mir Platz und öffnet eine kleine Tüte mit einer Mischung aus Haferflocken, Rosinen und Nüssen, die er zur Hälfte in die Milch hineinschüttet. Er ist der ranghöchste Offizier dieser Wehrübung, und ich hatte in meiner einjährigen Laufbahn als Wehrpflichtiger weder einen diensthöheren Offizier gesehen noch mit einem persönlich gesprochen.

„So, Sie essen kein Fleisch?" Dabei schaut er mit interessiertem Blick auf meinen Teller.

„Nein, seit ungefähr einem Vierteljahr bin ich Vegetarier."

Ich spüre, wie mein Herz vor Aufregung zu rasen beginnt. Was würde das für ein Gespräch werden? Und hoffentlich hat er Verständnis für meine unkonventionelle Ernährungsweise!

„Es ist doch sicherlich nicht einfach für Sie, sich hier bei uns so zu ernähren?"

Seine Frage verblüfft mich ein zweites Mal, zumal er ungewöhnlich offen mit mir zu reden beginnt.

„Ja, da haben Sie vollkommen recht. Es ist jedoch nicht die praktische Durchführung, die mir schwerfällt, sondern es sind vielmehr einige meiner Kameraden und direkten Vorgesetzten, die für diese Ernährungsweise kein großes Verständnis aufbringen."

„Ja, das kann ich mir denken. Ich treffe übrigens sehr selten Vegetarier bei der Bundeswehr."

Schweigend sitzen wir nebeneinander und essen unser Mittagsmahl.

Noch heute muß ich über das seltsame Bild schmunzeln: Ein Generalmajor sitzt neben einem Gefreiten, wobei der Offizier ein Hafermüsli mit Milch ißt und der einfache Soldat Kartoffeln mit Gemüse und Soße.

Und dann wage ich es, ihm eine Frage zu stellen, die mir schon seit einigen Minuten auf der Zunge liegt:

„Entschuldigen Sie, ... ernähren Sie sich denn auch vegetarisch?"

„Ja, überwiegend. Hin und wieder esse ich jedoch auch Fleisch, wenn es sich nicht anders einrichten läßt. Ansonsten esse ich alles. Man kann sonst sehr schnell Mangelerscheinungen bekommen."

Seine Antwort macht mich ein wenig nachdenklich, da ich seit wenigen Wochen kaum noch Milchprodukte verzehre und mich daher zunehmend vegan[5], also ohne tierisches Eiweiß ernähre.

„Glauben Sie denn, daß man Milch oder Milchprodukte unbedingt braucht, um sich als Vegetarier ausgewogen zu ernähren?"

Ich bin gespannt auf seine Antwort.

„Ich denke schon. Die vegetarische Ernährungsweise mit Milchprodukten hat sich auf jeden Fall bewährt. Ich persönlich würde die Milchprodukte aus meiner Ernährung jedenfalls nicht weglassen. – Essen Sie denn keine Milchprodukte?"

„Nein, kaum noch. Ich bin davon überzeugt, daß die Milch nur für die Säuglinge gedacht ist und daß sie für erwachsene Menschen keine ideale Nahrung darstellt."

Da ich damals keineswegs aus gesundheitlichen Gründen Vegetarier geworden war, hatte ich auch die Milchprodukte aus eher ethischen Motiven in meiner Ernährung reduziert.

„Nun ja, da mag etwas Wahres dran sein. Aber ganz so philosophisch würde ich die Sache nicht betrachten, denn es gibt bestimmte Nährstoffe, die wir sehr gut mit den Milchprodukten zuführen können und die den reinen Veganern sonst fehlen könnten. Ich denke dabei vor allem an das Vitamin B12, aber auch an Vitamin D und Kalzium."

Mit diesen Worten schob er mit dem Löffel die letzten Reste auf seinem Teller zusammen, um sie dann zu essen. Danach stand er auch schon auf und wünschte mir noch alles Gute für meine Zukunft.

---

5 Veganer sind Vegetarier, die auch auf Eier und Milchprodukte verzichten.

Welch eine Begegnung! Hätte ich die indirekten Warnungen des Offiziers ernst genommen, wäre ich vielleicht drei Jahre später nie so krank gewesen. Auf der anderen Seite hätte ich dann aber auch nie so intensiv nach einer Ernährungsweise gesucht, die sich als Heilungsweg für die meisten chronischen und allergischen Krankheiten entpuppen sollte und darüber hinaus unseren Körper entgiften und gesund erhalten kann.

Während der Bundeswehrzeit wurde ich also Vegetarier. Den Anstoß dazu gab mir letztendlich ein Buch, in dem die Vorteile der vegetarischen Ernährungsweise beschrieben werden. Nicht erwähnt werden in diesem Buch allerdings die möglichen Mangelzustände, die bei einer einseitigen oder ungesunden vegetarischen Kost entstehen können. Und wie es das Schicksal wollte, machte ich mit einer Zielstrebigkeit ohnegleichen in den nächsten drei Jahren alle notwendigen Fehler, um auch ja keinen für Vegetarier kritischen Vitamin- oder Mineralstoffmangel auszulassen.

In diesen ersten drei Jahren orientierte ich mich fast ausschließlich nach den Lehren von einem Schweizer und drei deutschen Ernährungswissenschaftlern, die auch zugleich alle vier Ärzte waren oder noch sind. In Deutschland sind sie vor allem durch ihre Bücher über die vegetarische Vollwertkost, die Rohkosternährung und den Frischkornbrei bekanntgeworden.

Ich ernährte mich daher nach deren Empfehlungen und aß viel rohes Getreide, viele Salate, rohes und gedünstetes Gemüse, Obst, Nüsse und Ölsamen. Da keiner von ihnen ein ausgesprochener Liebhaber von Milchprodukten war beziehungsweise ist, reduzierte ich auch alle Milchprodukte in meiner Ernährung.

Das Salz findet bei ihnen ebenfalls keine große Beachtung, so daß es in ihren Ernährungsempfehlungen äußerst sparsam und höchstens als Gewürz verwendet wird. In den Büchern des Schweizer Arztes und Ernährungswissenschaftlers Dr. med. Ralph Bircher fand ich diese ablehnende Einstellung gegenüber dem Salz am ausgeprägtesten. Dort behauptet er, daß der tatsächliche Kochsalzbedarf eines erwachsenen Menschen nicht drei bis fünf Gramm, sondern nur ein halbes Gramm betragen würde. In seinem Buch „Geheimarchiv der Ernährungslehre" *(siehe Literaturverzeichnis)* bezieht er sich unter anderem auf ein Volk auf Neuguinea, dessen Stammesangehörige täglich nicht mehr als 0,1 Gramm Salz pro Person zu sich nehmen. Diese Menschen lebten allerdings zu 80 bis 90 % von einer sehr eiweißarmen Süßkartoffelart (Bataten) mit einem Eiweißgehalt von nur 1,1 %. Der Rest der Nahrung bestand ebenfalls aus pflanzlichen Lebensmitteln. Die Gesamteiweißzufuhr mit dieser Ernährung ist so gering (15 bis 20 Gramm pro Tag), daß für die Eiweißverdauung nur wenig Magensäure und eiweißspaltende Verdauungsenzyme notwendig sind.

Wer hingegen von Nüssen, Ölsamen, Getreide, Hülsenfrüchten oder eiweißreichen tierischen Produkten leben möchte, braucht schon deutlich mehr Magensäure und eiweißspaltende Verdauungsenzyme, da diese Lebensmittel bis zu 38 % Eiweiß enthalten können. Nüsse und Ölsamen haben zum Beispiel zwischen 13 und 27 % Eiweiß, die frische Kokosnuß allerdings nur 4,2 %. Aber auch das Getreide und getreideähnliche Samen können bis zu 14 % und mehr Eiweiß enthalten. Für die Verdauung von eiweißreichen Lebensmitteln benötigt man daher wesentlich mehr Magensäure und Verdauungsenzyme als zur Verdauung von eiweißarmen Lebensmitteln, wie Obst, Gemüse oder Kartoffeln.

Eine der wichtigsten Bedingungen für eine optimale Magensäurebildung ist eine ausreichende Menge Salz (Natriumchlorid) im Körper. Es besteht nämlich eine direkte Abhängigkeit zwischen der Magensäurebildung und der Salzmenge im Körper. Ich werde gleich darauf zurückkommen.

Ist die Magensäureproduktion zum Beispiel aufgrund eines Natriumchloridmangels verringert, können natürlich nur eiweißarme Lebensmittel optimal verdaut werden. Daher sind in der Regel die meisten vegetarischen Ernährungsformen, die wenig oder gar kein zusätzliches Salz enthalten, auch relativ eiweißarm.

Die große Bedeutung dieses Zusammenhangs und meine späteren Erkenntnisse, daß nicht nur Allergien und Darmpilzerkrankungen, sondern auch viele andere Krankheiten und Symptome mit einer geschwächten Verdauungskraft (Magensäure-, Gallensaft- und Verdauungsenzymmangel) in Verbindung stehen können, werde ich in diesem Buch ausführlich besprechen *(siehe die Kapitel 5, 7, 16 und 17).*

Ich nahm also in meiner damaligen Unwissenheit die Aussagen von Bircher und den deutschen Autoren sehr ernst und machte einen folgenschweren Fehler: Ich reduzierte meinen Salzverzehr drastisch, und ein Jahr später, ich war gerade 21 Jahre alt, aß ich gar kein zusätzliches Salz mehr. Ab und zu aß ich neben meinem rohen Getreide zwar auch Brot, aber immer nur selbstgebackenes – und alles ohne Salz.

Anfangs ging es mir ausgesprochen gut. Ich fühlte eine innere Freiheit, die ich zuvor nicht gekannt hatte. Und körperlich erlebte ich eine sportliche Fitneß, die auch ohne viel Training aufrechterhalten blieb. Nach wenigen Monaten ließ meine Leistungskraft jedoch schlagartig nach. Milchprodukte hatte ich seit meiner Bundeswehrzeit aus eher ideologischen Gründen kaum noch gegessen. Nun änderte sich die Situation. Ich vertrug sie nicht mehr. Einerseits verschleimten durch den gelegentlichen Verzehr von Milchprodukten meine Atemwege, und andererseits reagierte ich stärker mit meinem Heuschnupfen.

„Ich werde halt sensibler", dachte ich damals. In einigen Büchern hatte ich von ähnlichen Erfahrungen gelesen. Wer seine Ernährung auf Rohkost umstellt, so heißt es da, kann irgendwann diese „großen Mengen" an Fleisch, Fisch oder Milchprodukten nicht mehr vertragen. Es handle sich dabei um eine ganz natürliche Anpassung – eine verhängnisvolle Behauptung, die keinesfalls stimmt!

Man wird zwar sensibler, was gesunde Lebensmittel anbetrifft, wenn man das nicht vorher schon war. Wer jedoch wirklich gesund ist, kann auf jeden Fall alles essen und verdauen, also auch größere Mengen Fleisch, Milch oder gekochte Hülsenfrüchte. Die Sensibilität betrifft vor allem die Feinsinnigkeit, das Körpergefühl und die Psyche des Menschen. Wenn man zum Beispiel jahrelang kein Fleisch gegessen hat und der Körper durch eine gesunde, vegetarische Vollwertkost entsäuert worden ist, dann spürt man in der Regel die stark übersäuernden Eigenschaften von Fleisch, Fisch oder Eiern *(siehe Kapitel 8)*.

Ebenfalls wird man sich nach dem Fleischverzehr seelisch und körperlich geerdeter *(siehe Kapitel 3)* fühlen als nach der gleichen Menge Nüsse oder Ölsamen. Da man jedoch als erwachsener Mensch in einer reichhaltigen Mahlzeit nicht nur 100 Gramm Fleisch oder Fisch ißt, sondern oft sogar zwei- bis dreihundert Gramm, muß man natürlich eine gute Eiweißverdauung haben.

Auch wenn alle tierischen Nahrungsmittel keine idealen Lebensmittel für den Menschen darstellen, kann ein Mensch mit einer gesunden Verdauungskraft nicht nur mehrere hundert Gramm Fisch oder Fleisch auf einmal essen, sondern ebenfalls Milchprodukte, ohne daß die Atemwege verschleimen oder andere Symptome auftreten, die sich sonst infolge einer geschwächten Verdauungskraft entwickeln!

Deshalb kann ein gesunder und verdauungsstarker Mensch alle natürlichen Lebensmittel essen und verdauen!

Dieses Wissen hatte ich aber erst viele Jahre später. Somit gab ich mich mit der irreführenden Aussage der angeblich natürlichen Entwicklung von Unverträglichkeiten gegenüber tierischem Eiweiß bei einer Ernährung mit vegetarischer Rohkost zufrieden. Ich fühlte mich durch sie sogar bestärkt und aß seitdem erst recht kein tierisches Eiweiß, also auch keine Milchprodukte mehr.

Es verging kein halbes Jahr, bis ich Schwierigkeiten mit der Verdauung von Nüssen und Ölsamen wie Mandeln, Haselnüssen, Sesamsamen oder Sonnenblumenkernen bekam. Sie lagen wie Steine in meinem

Magen, und es entwickelten sich zunehmend die allergischen Symptome. Mit dem Getreide erging es mir ähnlich. Ich vertrug es ebenfalls immer schlechter, so daß meine Mahlzeiten automatisch immer kleiner wurden.

Nun wurde mir diese Situation doch unheimlich. Zwar erleichterte das Weglassen der Nüsse und Ölsamen und die Reduktion der Getreidemenge meine Situation wieder einmal, dafür kam jedoch ein anderes Problem hinzu: Mich quälte ein immer stärker werdender Hunger. Die Bedeutung von notwendigen Joule (Kalorien) und hochwertigem Eiweiß *(siehe Kapitel 10)* wurde mir in dieser Zeit immer bewußter. Die Intensität meiner körperlichen Beschwerden nahm in den folgenden Monaten in erschreckender Geschwindigkeit zu und erreichte 1986 im Alter von 23 Jahren den absoluten Höhepunkt.

Seit über vier Jahren hatte ich streng nach den Ratschlägen von Bircher und den drei deutschen Ernährungsforschern gelebt und wurde zusehends zu einem körperlichen Wrack. Irgend etwas stimmte da nicht! Allerdings praktizierte ich die Ernährungsratschläge der Autoren „einhundertfünfzigprozentig". Um es besonders gut zu machen, hatte ich seit fast drei Jahren kaum noch Salz gegessen und verzichtete auch überwiegend auf erhitzte Lebensmittel. Anstelle der empfohlenen drei Eßlöffel Frischkorngetreide täglich aß ich anfangs sogar zwei- bis dreihundert Gramm.

Ich fragte mich damals, ob meine vielen Symptome nun physisch oder psychisch bedingt waren. Dabei dachte ich vor allem an die Wechselbeziehungen zwischen Körper und Seele. Nach einigen Überlegungen war ich mir jedoch sicher, daß meine Symptome ausschließlich durch körperliche Stoffwechselstörungen und irgendwelche Mangelzustände bedingt sein mußten. Aber wo sollte ich ansetzen? Ich wußte nur eines: Vier Jahre zuvor ging es mir relativ gut, dann wurde ich Vegetarier und änderte meine vegetarische Ernährungsweise in dieser Zeit mehrmals. Wenn sich mein Gesundheitszustand durch meine Ernährungsweise so stark verschlechtert hatte, so müßte er sich auch mit einer richtigen Ernährung wieder verbessern lassen! Um mich heilen zu können, mußte ich aber erst einmal herausfinden, was mir fehlt. Dann mußte ich einen Weg finden, wie man die „Schäden" wieder repariert.

Auf der Suche nach Wahrheit und Heilung hatte ich in den letzten drei Jahren begonnen, alle möglichen Veröffentlichungen über die bedeutendsten Ernährungsrichtungen zu studieren, die ich auf dem deutschsprachigen Büchermarkt auftreiben konnte. Die Trennkost nach Dr. Hay *(siehe Kapitel 11)* bereicherte meine Rohkosternährung enorm, denn durch die besseren Kombinationen der Lebensmittel fühlte ich mich eindeutig wohler und hatte anfangs auch geringere Verdauungsbeschwerden. Sie wurde daher für mich zu einer grundsätzlichen Ernährungsform, die ich bei allen Ernährungsvarianten beibehielt, egal ob bei Rohkost oder erhitzter Kost, der Befolgung der Makrobiotik oder der Ayurvedalehre.

Ansonsten konnte mich jedoch keine der vielen Richtungen mehr überzeugen als die Gesundheitslehren von Bircher und der drei deutschen Ärzte. Für mich war der Vegetarismus mit lebendigen, rohen Lebensmitteln einfach das Höchste. Dennoch lernte ich sehr viel durch all die verschiedenen Ideologien, und trotz meiner starken Fixierung auf die Rohkost veränderte sich in mir ganz allmählich der Wahrheitsbegriff. Mir wurde klar, daß die Wahrheit immer relativ ist, je nachdem, von wo aus man eine Sache betrachtet.

Am meisten beschäftigte ich mich mit der japanischen Makrobiotik und der indischen Ayurvedalehre. Faszinierend an beiden Systemen ist die Einbeziehung bestimmter biologischer beziehungsweise feinstofflicher Energien, die bei unseren westlichen, überwiegend naturwissenschaftlich ausgerichteten Ernährungsforschungen völlig fehlen.

Im Gegensatz zu den westlichen Forschungsergebnissen basieren die Makrobiotik und der Ayurveda auf eher geistigen Philosophien, die alle Ebenen des menschlichen Lebens miteinbeziehen *(siehe die Kapitel 13 und 15)*. In der Praxis lassen sich dennoch zumindest die ayurvedischen Erkenntnisse sehr gut mit unseren modernen ernährungswissenschaftlichen Ergebnissen kombinieren.

Die Makrobiotik hingegen stellte eine große Herausforderung für mich dar, denn bei ihr ist fast alles anders als bei den Rohkostpionieren des Westens. Nur eines haben sie gemeinsam: Tierisches Eiweiß wird auch bei den Makrobioten sehr eingeschränkt verzehrt, weshalb die Makrobiotik ebenfalls als eine vegetarische Ernährungsrichtung eingestuft werden kann. Zwei Jahre vertiefte ich mich in die Welt des Yin und Yang und verschlang die Bücher von Ohsawa, dem Begründer der Makrobiotik, seinem Schüler Michio Kushi und anderen Autoren *(siehe Kapitel 13)*.

Nachdem ich nun davon ausging, daß mir irgend etwas in meiner Ernährung gefehlt hatte, war ich bei Ohsawa genau an der richtigen Adresse. Denn er war geradezu ein Salzliebhaber. Seine Bücher öffneten meine einseitig ausgerichtete Blickrichtung und konfrontierten mich ständig mit dem Salz. – Und irgendwann war der Groschen gefallen, und ich stieß auf einmal bei allen Ernährungsrichtungen der alten Kulturen auf die Bedeutung des Salzes, so, als ob ich diese Stellen in den letzten Jahren nie gelesen hätte. Ich hatte sie überlesen, da mein Bewußtsein durch die starke Beeinflussung mit den Antisalzthesen nicht offen für sie gewesen war.

In der indischen, tibetischen, chinesischen, japanischen und moslemischen Ernährung hat das Salz von altersher eine besondere Bedeutung. Ebenso findet man bei Hildegard von Bingen, der bekannten mittelalterlichen Äbtissin und Mystikerin, die Wertschätzung des Salzes, auch wenn sie vor einem übermäßigen Verzehr warnt.

Betrachtet man das Salz dann noch aus geistiger Sicht, so wie es zum Beispiel der Anthroposoph Rudolf Steiner getan hat, so kann es ein wertvolles und notwendiges Hilfsmittel für die Willensstärkung und Erdung *(siehe Kapitel 3)* des Menschen sein.

Stellen Sie sich einmal einen Inder vor, der bei brütender Hitze mit einem Minimum an Wasser oder Salz seine Arbeit tun müßte! Wasser und Salz gehören in Indien daher für die meisten Menschen zu den wichtigsten Lebensgrundlagen überhaupt.

Und wenn man unsere heutigen medizinischen Erkenntnisse zu Rate zieht, dann gelten für eine erwachsene Person drei bis fünf Gramm Salz pro Tag als normal und notwendig.

Aber was macht das Salz so bedeutsam? Und standen meine gesundheitlichen Störungen mit dem freiwilligen Verzicht auf Salz in Verbindung? Die fernöstlichen Ernährungsmodelle, die ja im Grunde uralten Traditionen entsprechen und sich erfahrungsgemäß über Jahrtausende bewährt haben, konnten mir auf diese Frage keine Antwort geben.

Ich war verwirrt! Da behaupten alle alten traditionellen Heilsysteme der Welt, Salz sei lebensnotwendig, und unsere westlichen Ernährungspioniere verdammen es beinahe. Das Schlimme an der Sache war nur, daß ich aus irgendwelchen Gründen nach all den Jahren des Salzentzuges kein Salz mehr vertrug. Ich fühlte mich beim Verzehr von Salz innerlich äußerst unwohl und bekam sofort stärkste Augenschwellungen, die erst bei absoluter Salzkarenz wieder geringer wurden. Nun wollte ich Ohsawas und Steiners Lehren wenigstens teilweise folgen und konnte es nicht einmal.

Erst einige Wochen später erkannte ich, daß nicht das Salz an sich schuld an der Verschlimmerung meiner Symptome war, sondern die Kombination von rohem Getreide oder rohen Nüssen und Ölsamen zusammen mit Salz in einer Mahlzeit! Die genauen Hintergründe werde ich im nächsten Kapitel beschreiben.

Ich begann die Funktionen der Verdauungsorgane zu studieren und stieß dabei auf interessante Zusammenhänge: Kochsalz ist chemisch gesehen reines Natriumchlorid. Löst man es in Wasser oder anderen wäßrigen Flüssigkeiten auf, zerfällt es in Natrium- und Chlorteilchen. Diese Natrium- und Chlorionen (Ionen sind gelöste und elektrisch geladene Teilchen oder Moleküle) erfüllen nun viele wichtige Funktionen in unserem Körper und sind für einen gesunden Stoffwechsel unentbehrlich. Chlor spielt unter anderem eine entscheidende Rolle in der Magensaftproduktion. Aus Chlor entsteht nämlich in bestimmten Magendrüsenzellen Salzsäure beziehungsweise Magensäure *(siehe „Die Magensäurebildung in den Belegzellen" im Kasten, Seite 30).*

Die Magensäure ist nun entscheidend an der Zerlegung von Nahrungseiweißen im Magen beteiligt. Sie leitet die Eiweißverdauung ein, indem sie die Eiweiße aus dem Nahrungsbrei heraustrennt. Diesen ersten Verdauungsschritt der Eiweiße nennt man daher Ausfällung der Proteine (Proteine = Eiweiße). Die eiweißspaltenden Enzyme des Magens und der Bauchspeicheldrüse zerlegen das ausgefällte Eiweiß dann in die Einzelbausteine, die sogenannten Aminosäuren, die schließlich im Dünndarm ins Blut resorbiert werden und aus denen der Körper dann sein eigenes Eiweiß aufbaut. Fehlt die Magensäure oder wird sie zu wenig gebildet, so wird die Eiweißzerlegung bereits von Anfang an blockiert oder teilweise verhindert.

Mir ging ein Licht auf! Ich erinnerte mich an eine Situation, in der ich mich vor nicht allzu langer Zeit beim Autofahren übergeben mußte und mein Mageninhalt kaum sauer roch noch schmeckte. Aus meiner Kindheit war ich da etwas ganz anderes gewöhnt gewesen. Mir fehlte also Magensäure, weil ich jahrelang kaum Salz gegessen hatte. Und wenn Nahrungsmittel im Magen nicht verdaut werden können, wird einem übel. Die nicht verdauten Eiweiße faulen im Darm, und die Folgen können mehr oder weniger starke Blähungen, Darmflorastörungen und Darmpilze bis hin zu chronischen Verstopfungen oder Durchfällen sein.

Nun kannte ich also eine der wichtigsten Bedeutungen des Salzes: **Wer eiweißreiche Lebensmittel verdauen will, braucht auf jeden Fall viel Magensäure und daher eine entsprechende Menge an Salz, die entweder zugeführt oder im Körper gebildet beziehungsweise umgewandelt (transmutiert,** *siehe die Kapitel 18 und 23)* **werden muß.**

In der reinen Pflanzenkost ist nur sehr wenig Natrium und Chlor enthalten, weshalb bei salzlos lebenden Vegetariern sehr schnell ein Salzmangel entstehen kann. Fleisch oder Milchprodukte und vor allem Meerestiere enthalten schon deutlich mehr Salz. Wer sich daher überwiegend von tierischen Lebensmitteln ernährt, nimmt mit dieser Nahrung auf jeden Fall mehr Salz auf als mit der reinen Pflanzenkost.

Das betrifft zum Beispiel die traditionell lebenden Eskimos, die fast ausschließlich von Fisch und Fleisch leben und mit dieser Ernährung ohne weitere Salzergänzung täglich bis zu 3 Gramm Salz zuführen.

Ähnlich sieht es bei den traditionell lebenden Massai oder Himba aus, zwei afrikanischen Völkern, deren Hauptnahrungsmittel Kuh- und Ziegenmilch sind, hin und wieder aber auch das Blut und das Fleisch dieser Tiere. Die Tagesration eines erwachsenen Massai von mindestens zwei Litern Milch enthält nicht weniger als zwei Gramm Salz.

Ernähren wir uns hingegen nur von Obst, Gemüse oder von den eiweißarmen Süßkartoffeln, wie die Papuavölker auf Neuguinea, nehmen wir sehr viel weniger Salz auf. Eine geringere Salzaufnahme bedingt jedoch eine schwächere Magensäurebildung, was sich bei diesen eiweißarmen Lebensmitteln jedoch selten negativ auswirkt, da sie kaum Magensäure zur Verdauung benötigen.

Die gesunden Nieren behalten auf jeden Fall immer so viel Salz zurück, daß zumindest der Salzgehalt im Blut und in allen anderen lebensnotwendigen Körperorganen und -flüssigkeiten konstant bleibt. Täten sie das nicht, würden wir sehr schnell krank werden oder sogar sterben.

Der Salzbedarf für eine gute Magensäurebildung ist jedoch wesentlich höher als für die Aufrechterhaltung des Elektrolyt-Gleichgewichtes (Elektrolyte = gelöste Mineralsalze) der Körperflüssigkeiten. Zwar schmeckte mein Schweiß schon nach einem Jahr des Salzverzichtes wie Wasser, die Elektrolytwerte meines Blutes hatten sich jedoch auch zwei Jahre später noch nicht verschlechtert.

In dem Maße, wie im Schweiß das Salz verlorengeht, verringert sich auch die Magensäurekonzentration. Wenn die Salzspeicher von ungefähr 100 Gramm Salz bei einem erwachsenen Menschen aufgebraucht sind, werden nur noch alle absolut lebensnotwendigen Körperorgane beziehungsweise -flüssigkeiten mit dem durch die Nieren zurückgehaltenen Salz versorgt. Die salzsäureproduzierenden Magenzellen und der Schweiß gehören dann nicht mehr dazu! Mit zunehmender Salzreduktion in der Nahrung verringert sich daher die Magensäurebildung, bis sie bei einem absoluten Salzverzicht, wie es zum Beispiel bei den reinen Obstköstlern in der Regel der Fall ist, nach einigen Monaten annähernd null werden kann. Man sollte sich dann nicht wundern, wenn man eiweißreichere Lebensmittel immer schlechter verträgt. Sie können nicht mehr verdaut werden!

Je geringer also die Salzmenge im Körper ist, um so schwächer ist die Magensäurebildung. Die Magensäurebildung steht daher in einem direkten Verhältnis zur Salzmenge im Körper!

Salz in Form von Kochsalz oder den unraffinierten Meer- und Steinsalzsorten ist deshalb nicht nur ein Gewürz, sondern auch eines der wichtigsten Lebensmittel!

Der Salzbedarf bei einem erwachsenen Menschen, der sich mit pflanzlichen und tierischen Nahrungsmitteln ernährt, liegt nach meinen Erfahrungen bei durchschnittlich drei bis fünf Gramm pro Tag. Diese Menge ist in der Regel in der „normalen Mischkost" enthalten, weshalb ich nur selten einen „Normalköstler" kennengelernt habe, der einen unausgeglichenen Natriumchloridhaushalt im Körper hatte. Ein Überschuß an Salz in der Nahrung wird über die Nieren ausgeschieden. Eine zusätzliche Steigerung der Magensäurebildung findet dadurch nicht mehr statt!

Da der Körper täglich über den Urin, den Stuhl und den Schweiß eine beachtliche Menge an Mineralsalzen verliert, ist es völlig normal und notwendig, die verlorengegangenen Salze über die Nahrung wieder zuzuführen.

Wer darüber hinaus durch körperliche Anstrengungen, in heißen Klimazonen oder durch häufige Saunabesuche viel schwitzt und mit dem Schweiß zusätzlich Salz verliert, braucht natürlich mehr Salz als den durchschnittlichen Tagesbedarf. Jedoch mehr als insgesamt zehn Gramm Natriumchlorid täglich sind auch in tropischen Extremsituationen selten notwendig, um den Salzhaushalt im optimalen Gleichgewicht zu halten.

Neben diesen bekannten Faktoren, die den Salzbedarf des Körpers beeinflussen, gibt es noch weitere, teilweise weniger bekannte Faktoren, wodurch der zusätzliche Salzbedarf sinken oder steigen kann. Einerseits ist die salzausscheidende Wirkung der Nieren von der Gesundheit und der Konstitution dieser Organe abhängig, und andererseits kann die Art der Ernährung die Salzausscheidung selbst beeinflussen.

Ernähren wir uns zum Beispiel fast ausschließlich von tierischen Nahrungsmitteln, scheinen die Nieren ganz besonders angeregt zu werden, das in der Nahrung vorkommende Salz zurückzuhalten. Nur so wird verständlich, warum die traditionell lebenden Eskimos, Massai oder Himba trotz ihrer relativ geringen Salzaufnahme von nur zwei bis drei Gramm täglich kein zusätzliches Salz in der Nahrung benötigen, um einen ausgeglichenen Salzhaushalt und eine gute Magensäurebildung zu haben. Bedenken Sie dabei, daß die Massai und Himba in Äthiopien beziehungsweise Namibia leben, wo es bekanntlich recht heiß ist und man mit dem Schweiß relativ viel Salz verliert.

Im Gegensatz dazu habe ich beobachtet, daß unser Körper während intensiver Entgiftungsphasen verstärkt Salz über die Nieren verlieren kann. Besonders stark kann dieser Salzverlust sein, wenn wir den Körper mit rohen, pflanzlichen Lebensmitteln entgiften. Innerhalb kürzester Zeit können sich so zum Beispiel während einer mehrwöchigen Fastenkur mit Obst- oder Gemüsesäften unsere Salzreserven erschöpfen. Aber auch beim Tee- oder Wasserfasten verlieren wir viel Salz über die Nieren, weshalb wir nach solchen Kuren immer für einen Ausgleich sorgen sollten.

Letztendlich gibt es jedoch auch noch das Phänomen der Transmutation der Elemente, wobei bestimmte Elemente, und dazu gehören auch die Natrium- und Chlorionen (= Salz), aus anderen Elementen umgewandelt werden können. Pflanzen können sogar Materie erschaffen, was durch viele Versuche bewiesen werden konnte. Unter bestimmten Voraussetzungen können aber auch beim Menschen diese Fähigkeiten mehr oder weniger aktiviert werden. Ich stelle Ihnen dieses Phänomen ausführlich in den Kapiteln 18 und 23 vor.

Aufgrund der Antisalzpropaganda der letzten ein bis zwei Jahrzehnte in bestimmten ernährungswissenschaftlichen Kreisen verbreiten sich in vielen Ländern die angeblichen Gesundheitsvorteile einer salzarmen Ernährung. Immer häufiger stelle ich daher besonders bei Vegetariern, Veganern (siehe Fußnote 5, Seite 17) und bei einigen sich „bewußt" ernährenden Erwachsenen mit ihren Kindern, die diesen Empfehlungen folgen, einen relativen Salzsäuremangel fest.

Fast alle Betroffenen berichten mir daher von einer erhöhten Sensibilität gegenüber eiweißreichen Mahlzeiten. Daß aber auch viele der anderen Beschwerden, mit denen diese Menschen zu mir kommen, angefangen bei verschiedenen Magen-Darmsymptomen, Darmpilzerkrankungen und deren Folgebeschwerden bis hin zu Allergien, mit dieser Salzreduktion in Verbindung stehen können, ist bisher keinem bewußt gewesen *(ausführlich in den Kapiteln 7, 16 und 17)*.

Dabei gibt es außer bei bestimmten Herz- oder Nierenerkrankungen keine besonderen Indikationen für eine wirklich salzarme Diät. Bluthochdruckkranke können in der Regel mit einer gesunden Salzmenge von drei bis fünf Gramm Meersalz problemlos leben, zumal der Blutdruck durch eine alleinige Reduktion des raffinierten Kochsalzes erwiesenermaßen nicht mehr als um durchschnittlich 5 % absinkt.

Bedeutend bei der Wirkung von Salz auf den Blutdruck ist hingegen einer seiner Gegenspieler, das Magnesium, das im unraffinierten Meersalz zu 2 bis 3,8 % vorkommt. Mit 5 Gramm Meersalz täglich nimmt man dadurch zwischen 100 und 190 mg Magnesium auf – eine beachtliche Menge, wenn man von einem täglichen Magnesiumbedarf von 350 mg für eine erwachsene Person ausgeht. Wie stark diese antagonistische Wirkung des Magnesiums gegenüber dem Natrium sein kann, zeigt sich bei therapeutisch angewandten Meerwassertrinkkuren, bei denen sogar blutdrucksenkende Wirkungen beobachtet werden können![6]

---

6   Quelle: „Nutze die Heilkräfte der Natur" von Dr. med. E. Schneider, 7. Auflage, Saatkorn Verlag, Hamburg, Seite 153

Einige wichtige Besonderheiten des Nariumchlorids möchte ich Ihnen zum Schluß dieses Kapitels noch vorstellen:

Das Natriumchlorid gehört zu den Mineralsalzverbindungen, die am schnellsten in den Stoffwechsel eingebaut werden können. Absolute Mangelzustände können beim Menschen daher ebenso wie bei vielen Tieren durch eine erhöhte Zufuhr, zum Beispiel in Form von Salzwasser, in kurzer Zeit wieder ausgeglichen werden. Dabei trinkt man täglich an mehreren aufeinanderfolgenden Tagen auf leeren Magen einen halben bis maximal zwei Liter Salzwasser. Die Salzlösung darf nicht zu salzig sein, da man sonst Durchfall davon bekommt. Am besten eignen sich dafür mild salzig schmeckende Lösungen, bei denen man zirka drei Gramm beziehungsweise einen gestrichenen Kaffeelöffel Meersalz in einem Liter Wasser auflöst. Trinkt man das Salzwasser lauwarm, werden die Mineralien noch besser im Darm resorbiert.

Sind die entsprechenden Magendrüsenzellen, welche die Magensäure produzieren, gesund und fehlt ihnen ausschließlich das Chlor für die Säureproduktion, so kann sich die Salzsäurebildung durch eine intensive Salzzufuhr in wenigen Tagen wieder normalisieren.

Der Körper einer erwachsenen Person verfügt über eine Speicherkapazität für ungefähr 100 Gramm Salz. Beim Menschen reichen diese Salzreserven jedoch nicht lange, da schon nach einigen Tagen einer salzfreien Ernährung mit sinkender Gesamtmenge die Magensäurebildung ebenfalls langsam abnimmt. Der Mensch ist daher auf eine ständige Salzzufuhr oder Salzbildung *(ausführlich in den Kapiteln 18 und 23)* angewiesen, wenn er einen optimalen Salzhaushalt mit den maximalen Verdauungssaftkonzentrationen haben will.

Nachdem ich erkannt hatte, daß nicht das Salz an sich meine körperlichen Symptome verschlechtert hatte, sondern die Kombination von Salz mit rohem Getreide oder rohen Nüssen und Ölsamen in einer Mahlzeit dafür verantwortlich gewesen war, aß ich diese Lebensmittel nur noch im gebackenen, gekochten oder gerösteten Zustand zusammen mit Salz *(siehe nächstes Kapitel)*.

Obst, Gemüse und Salate lassen sich hingegen auch im rohen Zustand problemlos mit Salz kombinieren.

Mit diesen Erkenntnissen hatte ich die erste Station meiner Reise in die Aufbaukräfte der Nahrung erreicht.

Im stillen hatte ich damals gehofft, daß meine vielen Symptome nur durch das fehlende Salz in meinem Körper verursacht worden waren. Einige Monate später mußte ich jedoch erkennen, daß sich meine Beschwerden durch die Wiedereinführung des Salzes in meiner Ernährung zwar ein wenig gebessert hatten, jedoch keineswegs verschwanden.

Zumindest gab mir diese erste Besserung meines Gesamtzustandes das Vertrauen und die Sicherheit, auf meinem Weg weiterzuforschen.

In dieser Zeit stieg nämlich ein Gedanke in mir auf, der mein ganzes Forschen in eine Richtung lenkte:

„Falls alle meine Beschwerden von meiner Verdauungskraft abhängen, so müßte die Heilung der Verdauungsschwäche meine Symptome zum Verschwinden bringen."

Es blieb für mich also vor allem herauszufinden, was alles in meinem Verdauungsapparat nicht stimmte, welche Faktoren für die geschwächte Verdauungskraft verantwortlich waren und wie man diese mit Hilfe der Nahrung oder mit homöopathischen Mitteln wieder reaktivieren kann. Damit hatte ich ein klares Ziel vor Augen.

Ich ahnte damals jedoch nicht, welch großes Abenteuer auf mich wartete, das in die Erkenntnis mündete, daß die optimalen Lebensmittel des Menschen zugleich zu unseren stärksten Heilmitteln überhaupt gehören.

Bis zu dieser Erkenntnis mußte ich jedoch nochmals vier mühsame Jahre durchleben. Kurz vor meinem 30sten Geburtstag machte ich dann die wichtigste Entdeckung in all meinen Forschungsjahren, durch die ich innerhalb von 1 1/2 Jahren wieder gesund wurde. Aber dazu später!

DIE BEDEUTUNG VON SALZ FÜR DIE MAGENSÄUREBILDUNG

Wer eiweißreiche Nahrungsmittel essen und verdauen will, braucht unter anderem viel Magensäure.

Wird zu wenig Magensäure gebildet, können die Nahrungseiweiße nicht vollständig ausgefällt und denaturiert werden. Der weitere Abbau der nicht ausgefällten Proteine mit den Verdauungsenzymen des Magens und der Bauchspeicheldrüse wird dadurch behindert.

Salz (Natriumchlorid) ist notwendig für die Magensäurebildung. Aus dem Chlor des Natriumchlorids entsteht in den Belegzellen der Magenschleimhaut Salzsäure.

Beim gesunden Menschen steht die maximale Salzsäurebildung im Magen in einem direkten Verhältnis zur Salzmenge im Körper.

Pflanzliche Lebensmittel enthalten nur sehr wenig Natrium- und Chlorionen.

Das Salz muß bei einer überwiegend pflanzlichen Ernährungsweise daher entweder mit der Nahrung zugeführt oder im Körper gebildet werden *(ausführlich in den Kapiteln 18 und 23)*.

Bei einer erwachsenen Person beträgt der tägliche Salzbedarf unter normalen Verhältnissen 3 bis 5 Gramm.

DIE MAGENSÄUREBILDUNG IN DEN BELEGZELLEN

Im wäßrigen Mageninhalt zerfällt Salz in Na^+- und Cl^--Ionen, die anschließend aus dem Darm ins Blut resorbiert werden.

Zusammen mit Vitamin B1 entstehen in den Belegzellen der Magenschleimhaut aus Wasser (H_2O) und Kohlendioxid (CO_2) Wasserstoffionen (H^+) und Bikarbonationen (=Hydrogenkarbonationen, HCO_3^-).

Im Austausch mit den Bikarbonationen gelangen die Chlorionen aus dem Blut in die Belegzellen.

Unter Anwesenheit von Eisen können nun die Wasserstoff- und Chlorionen als Salzsäure (HCL) in den Magen abgegeben werden.

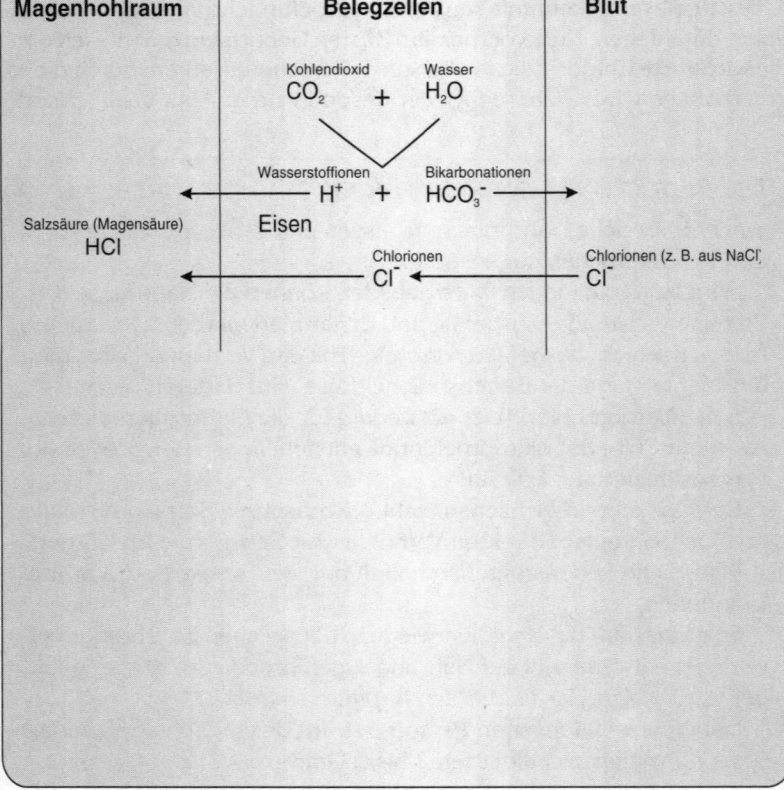

Kapitel 3

Erste Erfahrungen
mit feinstofflichen Energien

In der Zwischenzeit war ich bereits zweimal umgezogen. Bevor mich mein Weg jedoch ins Ruhrgebiet führte, zog ich das erste Mal im Mai 1983 für drei Jahre nach Münster zu meiner Großmutter, nachdem ich wegen eines Studienplatzes für Zahnmedizin frühzeitig aus der Bundeswehr entlassen worden war. Mit frischem Elan hatte ich dort meinen neuen Lebensabschnitt begonnen.

Es gab jedoch ein Thema in dieser Zeit, das sich immer mehr in den Vordergrund drängte. Und daran war der frühe Tod meines Vaters nicht ganz unschuldig gewesen. Nur vier Monate vor meiner Entlassung aus der Bundeswehr war er an Krebs verstorben.

Schon im ersten Semester bohrte daher in mir die Frage nach den Ursachen der Krankheiten, damals natürlich auch nach den Ursachen von Karies und Parodontose. Daß bei der Entstehung von Karies die Ernährung eine bedeutende Rolle spielt, ist bekannt (siehe die Kapitel 8 und 9). Daß aber auch die Parodontose und ein Großteil aller Krankheiten meistens stoffwechselbedingt sind oder infolge von Bindegewebsbelastungen mit Stoffwechselschlacken, Umweltgiften, chemischen Medikamenten oder Drogen entstehen, wurde mir erst einige Jahre später bewußt.

Irgendwann kam der Zeitpunkt, wo ich mich nur noch den Ursachenforschungen für die Entstehung von Krankheiten und deren Therapie mit natürlichen Heilmethoden widmen wollte. Es war die schwerste Entscheidung meines bisherigen Lebens, jedoch brach ich nach vier Semestern mein Zahnmedizinstudium ab, um meiner inneren Berufung zu folgen. Mit einer dreijährigen Heilpraktikerausbildung in Bochum wollte ich dann die notwendigen Grundlagen für meinen neuen eingeschlagenen Weg erlangen.

Ein Jahr lang pendelte ich täglich mit dem Zug zwischen Münster und Bochum hin und her. Im Frühjahr 1986 zog ich dann endgültig nach Bochum, weil mir die vielen Fahrten zu lästig wurden. Fünf Jahre meines Lebens sollte ich hier verbringen. Eigentlich wollte ich nur für die letzten zwei Jahre meiner Heilpraktikerausbildung im Ruhrgebiet bleiben. Mein Schicksal hatte jedoch etwas anderes mit mir vor. Letztendlich traf ich hier meine Lebensgefährtin, und ich sollte hier noch Vater werden.

Für mich war der Umzug nach Bochum in zweifacher Hinsicht ein Neuanfang: Zum einen lebte ich zum ersten Mal ganz alleine, und zum anderen entdeckte ich genau in den ersten Wochen meiner neuen Selbständigkeit die Bedeutung des Salzes für die Magensäurebildung. Gleichzeitig verabschiedete ich mich daher von meiner fast dreijährigen salzlosen Rohkosternährung.

Ich nahm das Salz also wieder in meine Nahrung auf. Allerdings aß ich es keinesfalls zusammen mit rohem Getreide, rohen Nüssen oder Ölsamen.

Salz verträgt sich nämlich weder im Magen noch im Darm mit rohen Nüssen und Samen. Diese Kombination kann zu starken Darmflorastörungen bis hin zum Pilzbefall führen (mehr dazu in den Kapiteln 11 und 17).

Aber nicht nur die Darmflora, sondern auch das Immunsystem und die Lebensenergien des Menschen werden durch diese Kombination geschwächt, wodurch sich Allergien und alle anderen Krankheiten verschlimmern können.

Diese Unverträglichkeit betrifft jedoch nicht nur das Speisesalz, sondern auch die Kombination von rohen Samen und Nüssen mit allen anderen anorganischen Salzen. Dazu gehören unter anderem Natron, Soda, alle Mineralsalzmischungen und alle Mineralwässer, deren gesamter Mineralsalzgehalt über 250 mg pro Liter liegt[7] (mehr dazu in den Kapiteln 7 und 18).

Das ist auch der entscheidende Grund, warum viele Rohköstler kaum Salz oder Mineralwässer zu sich nehmen. Umkehrosmosewasser, destilliertes Wasser, alle mineralarmen Wässer und natürlich sauberes, mineralarmes Süßwasser oder Regenwasser, was es heute jedoch immer seltener gibt, kann man problemlos zu rohen Nüssen und Samen trinken.

Schwierigkeiten kann es jedoch auch bei der Kombination von süßer oder gesäuerter Milch mit Salz geben. Ein einziges Mal fand ich bisher in einem Ayurvedabuch die Möglichkeit der Krankheitsentstehung durch diese Kombination beschrieben.

---

7 Den gesamten Mineralsalzgehalt eines Mineralwassers erhalten Sie, indem Sie die Einzelmengen der auf dem Flaschenetikett angegebenen Kationen, wie Kalium (Ka^+), Natrium (Na^+), Kalzium (Ca^{2+}) und Magnesium (Mg^{2+}), sowie der Anionen, wozu unter anderem Chlorionen (CL^-), Hydrogenkarbonationen (HCO_3^-), Sulfationen (SO_4^{2-}) oder Fluorionen (Fl^-) gehören, addieren.

Generell verträgt sich Milch ebensowenig mit Salz in einer Mahlzeit wie rohe Samen und Nüsse. Jedoch wird diese Unverträglichkeit durch viel Magensäure weitgehend neutralisiert. Wer daher eine gesunde Magensäurebildung hat, kann eine Mahlzeit von süßer oder gesäuerter Milch zusammen mit Salz oder salzhaltigen Lebensmitteln relativ gut vertragen.

Demgegenüber wird ein Mensch mit einer geringeren Magensäureproduktion sehr schnell die Folgen einer solchen Kombination zu spüren bekommen. Die Milch verschleimt den Körper, vor allem die Atemwege, und es können sich infolge der Darmflorastörungen einige Beschwerden entwickeln. Hautkrankheiten, Nackenverspannungen sowie alle möglichen Muskel- und Gelenkbeschwerden kommen dabei am häufigsten vor. Vorhandene Allergien werden verstärkt *(siehe auch Kapitel 16 und 17)*.

Quark und Käse sind diesbezüglich unproblematischer, da sie weniger (Quark) oder kaum (Käse) noch Molke enthalten. Es ist nämlich vor allem die Molke, also der flüssige Anteil der Milch, der sich nicht so gut mit Salz verträgt. Das mag neben der längeren Haltbarkeit dieser Milchprodukte auch ein Grund gewesen sein, warum Quark und Käse erfunden wurden.

Neben der Milchunverträglichkeit durch einen Magensäuremangel gibt es noch zwei weitere Möglichkeiten, die ich der Vollständigkeit halber an dieser Stelle erwähnen will:

Einerseits kennt man die Milchzuckerunverträglichkeit aufgrund einer mangelhaften Enzymproduktion bestimmter Dünndarmdrüsen. Käse wird dann am besten vertragen, weil dieses Milchprodukt kaum noch Milchzucker enthält.

Andererseits können aber auch alle möglichen Enzymmangelzustände des Magens oder der Bauchspeicheldrüse und natürlich eine schlechte Gallebildung für Verdauungsbeschwerden mit den entsprechenden Folgen sorgen *(ausführlicher in den Kapiteln 7, 16 und 17)*.

Diejenigen Leser, die sich in der Physiologie der Verdauungsorgane und der Säftezusammensetzung des Magens und der Bauchspeicheldrüse auskennen, werden mir vielleicht entgegnen, daß die Magen- und Bauchspeicheldrüsensäfte selbst eine Menge gelöste Salze enthalten und daß das Salz in der Nahrungskombination mit rohen Nüssen und Samen daher gar nicht so schlimm sein kann. Das habe ich auch eine Zeitlang gedacht und probierte deshalb einige Male die Kombination von rohen Samen oder Nüssen zusammen mit rohem oder geröstetem Salz aus – immer ohne Erfolg!

Dann kam ich jedoch auf die Idee, daß der Körper die Struktur der Elemente irgendwie verändern kann, ähnlich wie unter dem Einfluß bestimmter elektromagnetischer Felder aus den Kalksalzen im Wasser sogenannte Kalzitsalze entstehen können, die sich angeblich weniger in den Wasserleitungen ablagern. Beim Kalk und beim Kalzit handelt es sich in beiden Fällen um das Kalziumkarbonat, jedoch unterscheiden sie sich in der Erscheinungsform und in ihren Eigenschaften voneinander.

Alle anorganischen Mineralsalze werden daher nicht nur in den Pflanzen, sondern auch in den Körpern der Menschen und der Tiere einer energetischen und vielleicht sogar einer strukturellen „Umwandlung" unterzogen. Was sich bei diesem Prozeß genau verändert, kann ich momentan noch nicht sagen. Jedoch läßt sich nur so die gute Verträglichkeit von rohen Samen und Nüssen mit den verschiedenen Salzen des Magen- oder Bauchspeicheldrüsensaftes erklären. Ich werde im Kapitel 18 noch einmal auf dieses Thema zurückkommen und die energetische „Umwandlung" der Mineralien genau erklären.

Sobald das Getreide, die Ölsamen und Nüsse jedoch gekocht, gebakken oder geröstet werden, lassen sie sich hervorragend mit Kochsalz, Meersalz und allen anderen anorganischen Mineralsalzen kombinieren. Außerdem sind sie im erhitzten Zustand viel besser mit anderen Lebensmitteln verträglich *(ausführlicher in Kapitel 11)*.

Das sind zwei der Gründe, warum alle Naturvölker ihre Getreidegerichte fast immer erhitzt zu sich nahmen und nehmen. Der dritte Grund, der für das erhitzte Getreide spricht, ist, daß das Erhitzen eine der beiden Methoden ist, die das Getreide energetisch „aufschließen" kann. Die andere Methode ist das Ankeimen. Sie schließt das Getreide am besten auf und erhöht zudem den Vitalstoffgehalt der Körner *(mehr dazu in den Kapiteln 6, 14, 18 und 23)*.

Alle erhitzten, gebackenen oder gekochten Nahrungsmittel vertragen sich daher grundsätzlich immer mit Salz.

Ebenfalls lassen sich rohes Obst und vor allem rohes Gemüse und Salate problemlos mit Salz kombinieren.

Seit dieser Erkenntnis aß ich das Getreide, die Nüsse und Ölsamen ausschließlich im erhitzten Zustand, zum Beispiel als Brot, in Form von gekochten Getreidegerichten oder als geröstete Nüsse und Nußmuse.

Ob die römischen Legionäre, die nach alten Aufzeichnungen überwiegend von 700 bis 800 Gramm Getreide täglich gelebt haben sollen, wußten, daß rohes Getreide zusammen mit Salz die Darmflora und das Abwehrsystem schwächt, entzieht sich meiner Kenntnis. Man weiß jedoch, daß das Getreide nur teilweise roh gegessen wurde. Der andere Teil wurde zu Brotfladen gebacken. Dazu gab es mit Sicherheit Salz.

Auch wenn ich das Salz in der Kombination mit dem gekochten oder gebackenen Getreide wieder vertrug, so war ich mit diesem Rückschritt zur erhitzten Nahrung eigentlich nicht besonders glücklich. Ich vermißte nämlich das intensive Gefühl der energetischen Vitalisierung des Körpers, wie ich es von den rohen Lebensmitteln her kannte. Aber meiner Gesundheit zuliebe blieb mir nichts anderes übrig, als diesen Schritt vorübergehend zu unternehmen.

Irgendwann würde ich zur Rohkost zurückkehren! – Das wußte ich mit Gewißheit! Für mich war es nur eine Frage der Zeit, bis ich erkannt haben würde, wie man mit Hilfe der Nahrung die Verdauungskraft aufbauen kann und wie man sich mit der Rohkost, mit oder ohne zusätzlichem Salz, gesund ernähren kann, ohne Mangelsymptome zu entwickeln.

Mein Speiseplan enthielt nun vor allem viele erhitzte Getreidegerichte, viel Gemüse und Salate, Obst, kaltgepreßte Öle und Salz. Mit den eher eiweißhaltigeren Nahrungsmitteln, wie den verschiedenen Milchprodukten, Hülsenfrüchten, Tofu, Sojamilch und allen Nußmusen, hatte ich noch viele Jahre einige Schwierigkeiten. Dennoch begann ich ganz langsam, kleine Mengen an Nußmusen und bestimmte Milchprodukte, wie die leichter verdaulichen Käsesorten Camembert, Brie und Quark, wieder in meine Ernährung aufzunehmen. Für sich alleine oder in der Trennkostkombination mit Früchten oder Honig aß ich hin und wieder sogar etwas größere Mengen an Joghurt oder Quark.

Morgens kochte ich mir in der Regel einen Getreidebrei, der meist aus Hirse, Gerste, Dinkel, Roggen oder Reis bestand. Dazu ergänzte ich ein wenig kaltgepreßtes Öl oder Butter, Meersalz und manchmal auch Honig.

Mittags gab es wiederum gekochtes Getreide oder Vollkornbrot zusammen mit viel Gemüse und Salaten, Öl, Salz und ein wenig Quark oder Weichkäse.

Trotz meiner schwachen Verdauungskraft vertrug ich diese Ernährungsweise mit den Milchprodukten relativ gut. Eine Verschleimung der Atemwege durch die Milchprodukte nahm ich dabei dennoch in Kauf. Davon ganz abgesehen hatten mich ab einem bestimmten Zeitpunkt eigentlich fast alle Lebensmittel, die einen höheren Eiweißgehalt als Obst oder Gemüse aufweisen, mehr oder weniger verschleimt.

Jedes Nahrungsmittel kann daher den Körper verschleimen, wenn es nicht richtig verdaut wird oder wenn die Lebensmittel ungünstig kombiniert werden *(ausführlicher in Kapitel 11).* **Haben wir eine gesunde Verdauungskraft, verschleimt uns nicht einmal die süße Kuhmilch, vor allem dann nicht, wenn wir sie für sich alleine trinken oder ausschließlich mit Honig oder Obst zusammen essen!**

Als Alternative zu den Milchprodukten hätte ich hin und wieder auch gerne gekochte Hülsenfrüchte gegessen. Jedoch vertrug ich diese zur damaligen Zeit nur in so geringen Mengen, daß ich davon nicht satt werden konnte.

Nachdem sich einige Jahre später meine Verdauungskraft infolge der Aufbautherapie zunehmend gebessert hatte, konnte ich mit der Zeit auch wieder größere Mengen an Joghurt zusammen mit nicht allzu salzigen Speisen problemlos vertragen. Aufgrund der übersäuernden Eigenschaften von Quark und Käse *(ausführlich in Kapitel 8)* ersetzte ich diese nämlich zunehmend durch Joghurt, Kefir oder Dickmilch.

Auf keinen Fall wollte ich zu meiner alten, salzlosen Lebensweise zurückkehren. Durch das Salz und die Milchprodukte beobachtete ich nämlich in mir eine merkwürdige Veränderung. Ich hatte das Gefühl, als ob ich mit beiden Beinen wieder fester auf dem Boden stand. Außerdem stärkte vor allem das Salz meine Willens- und Durchsetzungskraft.

Betrachtet man die Nahrungsmittel aus einer eher geistigen Perspektive, so gibt es neben den rein analytischen und naturwissenschaftlichen Erkenntnissen noch eine Menge weitere Wirkungen auf den Menschen. Dazu gehört auch die Fähigkeit der Nahrung, die seelische Verfassung und das Bewußtsein des Menschen beeinflussen zu können.

Eine dieser Fähigkeiten ist die sogenannte erdende Eigenschaft. Solange wir auf der Erde leben, brauchen wir viel Kraft und Energie, um unsere täglichen Aufgaben erfüllen zu können. Wir sollten daher mit beiden Beinen auf dem Boden stehen, gleichzeitig jedoch immer mit unserer „inneren Mitte" verbunden bleiben. Um die notwendige Bodenständigkeit und Standfestigkeit im Leben zu bekommen, kann die Nahrung sehr hilfreich sein. So gibt es Nahrungsmittel, die diesen Prozeß der Erdung stark fördern, und andere wiederum weniger. Zu den am stärksten erdenden Nahrungsmitteln gehören Fleisch, Fisch, Eier, raffinierter Zucker und Weißmehlprodukte, aber auch Genußgifte wie z. B. Alkohol und Nikotin. Die Nachteile dieser Nahrungsmittel und Drogen sind ihre mehr oder weniger ungesunden Nebenwirkungen und daß sie uns in der Regel ein wenig „zu intensiv" erden, wodurch der Kontakt mit unserer inneren Mitte leichter verlorengehen kann oder erst gar nicht zustande kommt.

Wollen wir den Kontakt nach innen aufrechterhalten und dennoch einigermaßen geerdet sein, so gibt es weniger schädliche Möglichkeiten. Aus dem Bereich der menschlichen Nahrung sind das vor allem das Salz, die Milchprodukte und im Prinzip alle anderen erhitzten pflanzlichen Lebensmittel. Milchprodukte erden uns dabei besser als Hülsenfrüchte und deren Produkte. Am wenigsten erdend wirken Obst, Getreide, Nüsse und Ölsamen, besonders dann, wenn sie unerhitzt, also roh verzehrt werden.

Es gibt bestimmt einige Leser, die diese Ausführungen über die erdenden Kräfte der Nahrungsmittel und ihre seelisch-geistigen Wirkungen auf den Menschen nicht nachvollziehen können. Mit 19 Jahren hätte ich das auch noch nicht gekonnt, da mir diesbezüglich die eigenen Erfahrungen fehlten. Nachdem ich jedoch zwei Jahre vegetarisch gelebt hatte, spürte ich zum ersten Mal, daß ich mich innerlich zu verändern begann. Ich erlebte nicht nur meine Umwelt anders, sondern nahm auch die Qualität der Nahrung viel intensiver wahr. Dennoch brauchte ich noch viele Jahre, bis ich die große Bedeutung dieser energetischen Wirkungen der Nahrungsmittel wirklich verstanden hatte und praktisch nutzen konnte.

Am besten beschrieben fand ich die erdenden Wirkungen der verschiedenen Nahrungsmittel in den ernährungsbezogenen Ayurvedabüchern und in einigen anthroposophischen Schriften *(mehr dazu in den Kapiteln 12 und 15, siehe auch das Literaturverzeichnis)*.

Die meisten Menschen, die so wie ich mit der üblichen Mischkost inklusive Fleisch, Fisch und Eiern aufgewachsen sind und sich dann einige Monate oder Jahre mit einer vegetarischen Vollwertkost ernähren, verändern sich in der Regel körperlich und seelisch. Viele Menschen beobachten bereits nach wenigen Wochen einer „Fastenzeit" ohne Fleisch, Fisch, Eier oder Alkohol eine Veränderung in ihrem Bewußtsein.

Es ist daher von großer Bedeutung, daß wir herausfinden, mit welcher Nahrung wir persönlich noch gerade gut genug geerdet sind, um in unserer derzeitigen Lebenssituation unsere täglichen Pflichten optimal erfüllen zu können. Dabei benötigt der oder die eine vielleicht hin und wieder Fleisch, während andere mit Joghurt, Käse oder nur mit gekochten Hülsenfrüchten und deren Produkten auskommen. Wieder andere habe ich kennengelernt, die aufgrund ihrer eher fanatischen Einstellung zum Veganismus oder Vegetarismus begonnen haben, regelmäßig Alkohol zu trinken, um überhaupt im „Hier und Jetzt" zu sein. In solchen Fällen sollte man sich ernsthaft überlegen, ob man auf dem richtigen Weg ist.

Da ich mich nach einigen Monaten meiner „neuen", salzhaltigen Ernährungsweise zwar besser fühlte, meine Beschwerden jedoch noch keinesfalls verschwunden waren, begann ich, einige Ernährungsrichtungen nacheinander auszuprobieren. Mein Hauptinteresse galt im wesentlichen sechs verschiedenen Lehren. Dabei beschäftigte ich mich neben der Trennkost am intensivsten mit der Makrobiotik und der Ayurvedalehre, aber auch mit den Ernährungslehren der Anthroposophen, der Hildegard von Bingen und der islamischen Sufis.

Was die meisten traditionellen Richtungen gemeinsam haben, ist die zentrale Stellung des erhitzten Getreides zusammen mit Salz. Nicht umsonst ist das Getreide in den meisten Kulturen seit vielen Jahrtausenden das Hauptnahrungsmittel. Es gehört nicht nur zu den ertragreichsten Nutzpflanzen in der Landwirtschaft mit einer sehr langen Lagerfähigkeit, sondern es bildet vor allem eine ideale Grundlage für die körperliche und seelische Gesundheit des Menschen.

In der Philosophie der **Makrobiotik** und in der chinesischen Ernährungslehre gibt es allerdings eine Besonderheit, die den anderen Richtungen fehlt: die Yin-Yang-Energien. Es handelt sich bei ihnen um universelle Energien oder Kräfte, die über den Kosmos, die Erde, die Natur und die Nahrung auf alle Lebewesen und daher auch auf den Menschen wirken. Die ältesten Überlieferungen sind fast 5.000 Jahre alt (*ausführliche Beschreibung in Kapitel 13*).

Aber auch in Indien beschrieben ebenfalls vor mehr als 5.000 Jahren einige Erleuchtete und Heilige bestimmte Energien und Kräfte, die in der Natur und in allen Lebewesen vorkommen. Dieses Wissen hat sich über all die Jahrtausende erhalten und ist heutzutage genauso gültig wie damals. Im **Ayurveda** unterscheidet man daher ähnlich wie bei den Chinesen und Japanern bestimmte feinstoffliche Energien der Nahrungsmittel und Heilpflanzen, die nicht nur auf den physischen Körper, sondern auch auf unsere Seele und unseren Geist wirken (*ausführliche Beschreibung in Kapitel 15*).

In der **Anthroposophie** hingegen werden die Lebensmittel weniger in irgendwelche energetischen Systeme eingeordnet, sondern man versucht vielmehr, bestimmte Wesensmerkmale der Mineralien, Pflanzen oder Nahrungsmittel und auch ihre Inhaltsstoffe mit bestimmten Wesensgliedern, Körperregionen oder Organsystemen des Menschen in Beziehung zu setzen (*ausführliche Beschreibung in Kapitel 12*).

Hildegard von Bingen wiederum bewertet die verschiedenen Lebensmittel ähnlich wie die Anthroposophen in ihrer subtilen Wirkung auf Körper, Seele und Geist des Menschen. Außerdem verwendet sie daneben noch ein uraltes Bezugssystem, das die Wirkungen der Nahrungsmittel auf den Stoffwechsel des Menschen beschreibt. Dieses System hat ein wenig Ähnlichkeit mit der Yin-Yang-Lehre, ist jedoch keinesfalls dasselbe! Es handelt sich dabei um vier Eigenschaften der Nahrungsmittel, die den Körper entweder erhitzen oder kühlen können oder in ihm „Feuchtigkeit" beziehungsweise „Trockenheit" erzeugen. Dieses Bezugssystem findet man in einigen Variationen auch bei den Sufis, den Indern, den Tibetern, den Chinesen und Makrobioten, aber auch in der Anthroposophie (*ausführliche Beschreibung in Kapitel 12 und 13*).

Die einzelnen Lehren und Systeme unterscheiden sich bei der Bewertung der Lebensmittel nun nicht nur in den verschiedenen Betrachtungsweisen und feinstofflichen Energien, sondern auch in den praktischen

Empfehlungen und Anwendungsformen. Das führt zum Teil sogar so weit, daß sie sich je nach der Interpretationsart regelrecht widersprechen können.

Da alle Systeme und Betrachtungsweisen immer nur einen Teil der ganzen Wahrheit darstellen, kann im Prinzip nur eine Kombination (Synthese) aller wichtigen Energien und Erkenntnisse der Wahrheit am nächsten kommen.

Jetzt fragen Sie sich sicherlich, ob das bei dieser Vielfalt der Aussagen und den scheinbaren Gegensätzen überhaupt möglich ist?! – Warten Sie es ab!

Jedenfalls befand ich mich zu der Zeit, in der ich all diese Systeme und Lehren kennenlernte und einige Jahre ausprobierte, selbst noch in der Suchphase. Aus der Sicht eines strengen Makrobioten gibt es sicherlich viele Unvereinbarkeiten mit der Ayurvedamedizin oder mit der Rohkosternährung. Betrachtet man die ganze Vielfalt dieser Lehren jedoch aus einer höheren Perspektive, entpuppen sich die einzelnen Wahrheitskerne oft nur als relative Wahrheiten. Dennoch lassen sich diese verschiedenen Einzelwahrheiten miteinander verbinden, wodurch eine ganzheitliche Lehre entsteht, die ich Ihnen in diesem Buch vorstellen werde.

Nach der Umstellung auf meine salzhaltige Kost hatte ich als nächstes die große Hoffnung, daß ich mit der Befolgung von Ohsawas Yin-Yang-Philosophie gesund werden würde. Über ein Jahr lang lebte ich daher relativ streng nach seinen makrobiotischen Richtlinien. Eine Steigerung meiner Verdauungskraft konnte ich jedoch nicht beobachten.

Nach dieser Zeit praktizierte ich wieder eine Kombination aller mir bis dahin bekannten Ernährungslehren. Schließlich wandte ich mich der Ayurvedalehre zu und bestimmte unter anderem mit Hilfe der ayurvedischen Pulsdiagnostik meinen Konstitutionstyp *(ausführlicher in Kapitel 15)*. Viele Monate versuchte ich dann durch die bevorzugte Wahl bestimmter Lebensmittel meine Verdauungskraft zu verbessern. Jedoch auch dieser Versuch war von nur geringem Erfolg gekrönt.

Seit der Entdeckung der Bedeutung des Salzes hatte ich einige Jahre lang all diese Ernährungssysteme ausprobiert und nach den fehlenden Faktoren gesucht, durch die unsere Verdauungsorgane auf natürliche Art und Weise aktiviert werden können. Es verging kein Tag, an dem ich nicht deswegen in irgendeinem Buch las oder irgendwelche Experimente machte. Manchmal sank meine Hoffnung bis auf den Nullpunkt. Aber irgendwie spürte ich, daß es ein verborgenes Wissen geben mußte, worauf ich bis dahin noch nicht gestoßen war.

1. DIE SCHLECHTE KOMBINIERBARKEIT VON SALZ MIT ROHEN NÜSSEN, SAMEN* UND MILCH IN EINER MAHLZEIT

Alle anorganischen Salze (Kochsalz, Meersalz, Natron, Mineralwässer mit einem Mineralsalzgehalt von mehr als 250 mg pro Liter etc.) vertragen sich im Magen-Darm-Trakt nicht mit:
- rohem Getreide oder mit
- rohen Nüssen und Ölsamen.

Diese Kombinationen können zu starken Darmflorastörungen bis hin zum Pilzbefall führen. Außerdem wird dadurch das Immunsystem und das Energiesystem geschwächt, wodurch sich Allergien und andere Krankheiten verschlimmern können.

Anorganische Salze vertragen sich hingegen immer mit:
- allen erhitzten Lebensmitteln,
- allen Ölen und Fetten,
- rohem Obst,
- rohem Gemüse
- und mit fast allen tierischen Nahrungsmitteln, außer Milch, egal ob sie roh oder erhitzt sind.

Die relative Unverträglichkeit von Milch zusammen mit Salz in einer Mahlzeit wird jedoch durch eine gute Magensäurebildung weitgehend neutralisiert.

---

* Zum Oberbegriff Samen zähle ich in diesem Buch alle Ölsamen, die verschiedenen Getreidesorten und die getreideähnlichen Samen. Dabei gehören zu den Ölsamen zum Beispiel Sonnenblumenkerne, Sesamsamen, Mohnsamen oder auch Leinsamen und zu den getreideähnlichen Samen Buchweizen, Amaranth und Quinoa. Die bekanntesten Getreidesorten sind Weizen, Dinkel, Roggen, Hafer, Gerste, Reis, Hirse und Mais.

2. DIE ERDENDE WIRKUNG UNSERER NAHRUNGSMITTEL

Eine eher geistig-seelische Wirkung der Nahrung ist die Kraft, den Menschen zu „erden". Die Nahrungsmittel, die uns am stärksten erden, sind jedoch in der Regel nicht die gesündesten.

Stark erdende Nahrungsmittel:
- Fleisch, Fisch, Eier,
- raffinierter Zucker,
- Weißmehlprodukte und
- Genußgifte wie Alkohol und Nikotin.

Weniger stark erdende Nahrungsmittel:
- Milchprodukte,
- Kochsalz, Meersalz und
- mehr oder weniger alle erhitzten pflanzlichen Lebensmittel.

Kaum erdende Lebensmittel:
- rohes Obst,
- rohe Nüsse und Ölsamen und
- rohes, angekeimtes Getreide.

3. DIE BEDEUTUNG DER FEINSTOFFLICHEN ENERGIEN DER NAHRUNG

Neben den rein materiellen Inhaltsstoffen der Nahrung enthalten alle Lebensmittel auch bestimmte feinstoffliche Energien, die für die Gesundheit des Menschen ebenfalls von großer Bedeutung sind.

Die verschiedenen geistig-energetischen Betrachtungsweisen und Ernährungssysteme stellen jedoch immer nur einen Teil der ganzen Wahrheit dar, weshalb nur eine Kombination aller wichtiger Energien und Erkenntnisse der Wahrheit am nächsten kommt.

Kapitel 4

Eine verlorene Wette

Ein elektronisches Piepen läßt meine Hand wie eigenständig in die Dunkelheit greifen. Wieder einmal greife ich daneben und der Wecker fällt zu Boden. Zumindest ist er jetzt still! Mühsam versuche ich die Augen zu öffnen, um nicht wieder einzuschlafen. Es ist 4.30 Uhr morgens. Meine Schicht im Krankenhaus beginnt um 6 Uhr. Wie jeden Morgen dusche ich kurz. Danach bin ich meistens erst richtig wach. Wenn das nicht reicht, vertreibe ich die schläfrige Schwere in meinen Gliedern auf der Fahrradtour zur Klinik. Nachdem ich meinen Gerstenbrei gekocht und in das Thermogefäß gefüllt habe, schaue ich noch einmal leise ins Nebenzimmer. Der kleine Manuel und Jutta liegen glücklich und zufrieden nebeneinander im Bett. Mit stolzem Vatergefühl verlasse ich das Haus und schwinge mich auf mein Stahlroß.

Während ich der Morgendämmerung entgegenfahre, muß ich an die letzten Jahre denken. Es hatte sich viel verändert! Meine Heilpraktikerausbildung lag bereits hinter mir, und mein Junggesellendasein hatte ein für alle Mal ein Ende gefunden. In der Zwischenzeit war ich nämlich mit meiner Lebensgefährtin zusammengezogen, und im Januar 1990 erblickte unser erster Sohn das Licht der Welt.

Meine Fahrradtour von Bochum nach Witten dauert ungefähr eine halbe Stunde. Einen Monat meines sechsmonatigen Zivildienstes, den ich im Pflegebereich verbringe, habe ich bereits hinter mir. Einige Jahre zuvor hatte ich den Rest meiner Bundeswehrzeit wegen eines alptraumähnlichen Gewissenskonfliktes verweigert.

Heute ist ein besonderer Tag. Denn heute wird mir der Stationsarzt, der auf der urologischen Abteilung seine Facharztausbildung absolviert, Blut abnehmen. Ich bat ihn darum, da ich einmal ein vollständiges Differentialblutbild von mir haben wollte.

„So, dann wollen wir 'mal. Gib mir bitte den Arm!"

„Im Stehen?" frage ich ihn erstaunt. „Auf gar keinen Fall! Ich lege mich hin."

„Ach komm, Sitzen reicht schon."

„Ich kenne mich, Blutabnehmen ist nicht gerade meine Stärke. Das mach' ich nur im Liegen. Ich bin dabei schon einmal in Ohnmacht gefallen!"

Der Assistenzarzt fand meine Anstalten anscheinend lächerlich, und so stritten wir einige Zeit herum, bis er schließlich nachgab und mit mir in einen Nebenraum ging, in dem eine Liege stand. Ich legte mich hin, und kaum füllte sich die zweite Spritze mit Blut, wurde mir auch schon leicht übel, und kalter Schweiß trat mir auf die Stirn. Offensichtlich bemerkte der Arzt mein kleines Kreislaufproblem, denn er erkundigte sich etwas besorgt nach meinem Befinden, und sobald alle Spritzen gefüllt waren, brachte er mir einen feuchten Waschlappen, den er mir auf die Stirn legte.

Am nächsten Morgen sollten die Blutergebnisse vorliegen. Gespannt erwarte ich den Befund. Als alle Ergebnisse zusammen mit den Patientenergebnissen aus dem Labor kommen, hole ich mir sogleich meine eigenen Zettel. Neben dem etwas erhöhten Wert bestimmter weißer Blutkörperchen (Eosinophile), wie er unter anderem bei Allergien vorkommen kann, findet sich nur eine Abweichung. Der Hämoglobin-Wert (Hb-Wert) liegt leicht unter dem Normalwert. Ist das vielleicht der Grund, warum ich häufig so müde und schlapp bin? Sollte ich wirklich einen Eisenmangel haben, oder liegt eventuell noch mehr vor? Im Gespräch mit dem Arzt deutet alles auf eine Eisenmangelanämie (Blutarmut aufgrund eines Eisenmangels) hin.

Beim Hämoglobin (Hb) handelt es sich um den roten Blutfarbstoff der roten Blutkörperchen. Die rote Farbe des Hämoglobins stammt vom Eisen, das wir mit der Nahrung aufnehmen. Wird zu wenig Eisen aus dem Darm ins Blut resorbiert, werden auch weniger rote Blutkörperchen gebildet, und die Konzentration des sogenannten Hb-Wertes im Blut nimmt ab. Die Hauptaufgabe der roten Blutkörperchen ist der Sauerstofftransport aus den Lungen zu allen Körperzellen.

Im Gegensatz zur Perniziösen Anämie, bei der es sich um eine Blutbildungsstörung im Knochenmark durch einen Vitamin-B12-Mangel *(siehe nächstes Kapitel)* handelt, fehlt bei der Eisenmangelanämie das Eisen.

Die Symptome der Eisenmangelanämie entstehen wie bei allen Anämieformen vor allem durch den Sauerstoffmangel in den Körperzellen. Dazu gehören Müdigkeit und Leistungsschwäche, Atemnot, Herzrhythmusstörungen, Blässe der Haut und Schleimhäute, Schlafstörungen, depressive Verstimmungen, Kopfschmerzen und Schwindel, brüchige Fingernägel, Haarausfall und Einrisse in den Mundwinkeln. Bei längerer Andauer der Anämie können auch Hohlnägel entstehen und leichte Temperaturanstiege auftreten.

Bei 40 % der Betroffenen entwickelt sich jedoch auch ein Magensäuremangel, da das Eisen neben dem Chlor und dem Vitamin B1 an der Magensäurebildung beteiligt ist *(siehe „Die Magensäurebildung in den Belegzellen" im Kasten des 2. Kapitels)*. Die Symptome des Magensäuremangels wiederum sind sehr weitreichend, da er letztendlich alle möglichen Krankheiten und Stoffwechselstörungen auslösen oder verschlimmern kann *(ausführlich in den Kapiteln 16 und 17)*. Typische Anfangssymptome sind jedoch die Appetitlosigkeit und die Unfähigkeit, größere Eiweißmengen verdauen zu können.

„Siehst du, das kommt vom ständigen Körneressen. Du solltest mal wieder richtig Fleisch essen. Dann wird dein Hb-Wert bald wieder normal sein."

Ich lasse mich auf seine Provokation ein, und wir schließen eine Wette ab. Wenn ich allein mit der Ernährung in drei Monaten meinen Hb-Wert nicht auf 14,5 g/100ml Blut erhöht habe, muß ich mit ihm Gyros (gegrilltes Fleisch) essen gehen. Andernfalls will er eine Woche lang kein Fleisch essen. Eine lächerliche Wette, denke ich. Daß meine vegetarische Ernährungsweise in unserer heutigen Zeit noch so provokativ sein kann!

Ich hatte einen Hämoglobinwert von 13,1 g/100ml Blut gehabt. Normalwerte für den Mann liegen zwischen 14 und 18 g/100ml, bei Frauen zwischen 12 und 16 g/100ml. Da ich ja wußte, daß meine Magensäureproduktion noch nicht normal war, bin ich mit diesem Wert dennoch relativ zufrieden gewesen. Bei Eisenmangelanämien können Hb-Werte von weniger als 10 g/100ml Blut erreicht werden, so daß ein Wert von 13,1 bei Männern zwar relativ niedrig ist, für Frauen jedoch normal wäre.

Je mehr Magensäure man bildet, um so besser kann das pflanzliche Eisen verwertet werden, wodurch der rote Blutfarbstoff, das Hämoglobin, bei sonst gesundem Stoffwechsel im Blut zunimmt. Bei guter Magensäurebildung wird pflanzliches Eisen ebenso gut verwertet wie tierisches. Der Unterschied von pflanzlichem zu tierischem Eisen besteht in der chemischen Wertigkeit, das heißt, in der Ladung der Eisenatome. Pflanzliches Eisen hat eine dreifach positive Ladung (Fe^{3+}), tierisches Eisen ist zweifach positiv geladen (Fe^{2+}).

Unser Darm resorbiert jedoch vor allem zweiwertiges Eisen. Pflanzliches dreiwertiges Eisen muß also erst einer Umwandlung zu zweiwertigem Eisen unterzogen werden, um im Darm besser resorbiert werden zu können. Die Natur hat dafür eine wunderbare Lösung eingebaut. Unsere Magensäure wandelt (oxidiert) nämlich dreiwertiges Eisen zu zweiwertigem um. Fehlt allerdings Magensäure oder bilden wir zu wenig, können wir pflanzliches Eisen nur schlecht verwerten.

Tiere haben das pflanzliche dreiwertige Eisen bereits zu zweiwertigem umgewandelt. Deshalb enthalten alle tierischen Produkte, vor allem die Leber und das dunkle Muskelfleisch, überwiegend zweiwertiges Eisen *(siehe Nährwerttabelle am Ende von Kapitel 14)*. Ein Eisenmangel läßt sich also mit pflanzlichen Lebensmitteln ebenso gut beheben wie mit Fleisch, vorausgesetzt, wir haben eine gute Magensäurebildung und essen eisenhaltige pflanzliche Lebensmittel.

Um die Wette zu gewinnen, erhöhte ich meinen Salzkonsum auf fünf bis sechs Gramm täglich und aß mindestens alle zwei Tage Hirsebrei. Hirse gehört mit den Sonnenblumenkernen zu den eisenhaltigsten Lebensmitteln überhaupt. Sie enthält zwei- bis dreimal soviel Eisen wie Weizen oder Roggen und viermal soviel wie Fleisch *(siehe Nährwerttabelle in Kapitel 14)*.

Ich war gespannt, ob ich allein mit dem Salz zur Magensäuresteigerung und der eisenreichen Hirse meinen Hb-Wert in drei Monaten auf 14,5 erhöhen konnte. Ich nahm in dieser Zeit weder Eisenpräparate zu mir noch aß ich Fleisch, Fisch oder Eier.

Der Tag der zweiten Blutuntersuchung war gekommen. Wieder nahm mir der Assistenzarzt das Blut ab – im Liegen versteht sich. Tage zuvor wurde bereits auf der Station über das mögliche Ergebnis spekuliert. Der Assistenzarzt sah mich schon vor dem von „Fett triefenden Fleisch sitzen und es mit Bier hinunterspülen". Er machte sich einen Spaß daraus, mir diese Situation so oft wie möglich unter die Nase zu halten. Es war Spaß, auch wenn mich seine Anspielungen manchmal nervten.

Dann war es soweit! Mein Hb-Wert lag bei 14,3 g/100ml Blut. Die Wette hatte ich verloren. Dennoch war mein Wettkamerad relativ ruhig und besonnen. Hatte er Mitleid mit mir, da ich ja eigentlich Fleisch aus tief ethischen Gründen ablehne, oder war er gleichzeitig erstaunt, da ich die 14,5 g/100ml ja fast erreicht hatte? Auf jeden Fall stellte er es mir frei, ob ich das Fleisch essen wollte oder nicht. Er meinte noch, die Wetteinsätze wären sowieso ungerecht gewesen, da es für ihn überhaupt kein Problem gewesen wäre, eine Woche auf Fleisch zu verzichten. Mich koste es allerdings eine große innere Überwindung, Fleisch essen zu müssen. So viel Einfühlungsvermögen hatte ich ihm nicht zugetraut, und irgendwie war ich ihm dafür sehr dankbar.

Für mich jedenfalls war damit bewiesen, daß man mit einer rein vegetarischen Ernährungsweise einen normalen Eisengehalt im Blut erreichen kann.

Die wichtigste Voraussetzung für die Verwertung von pflanzlichem Eisen ist eine gute Magensäurebildung, die das dreiwertige Eisen zu zweiwertigem umwandelt (oxidiert). Denn nur das zweiwertige Eisen kann optimal aus dem Darm ins Blut resorbiert werden.

Von wissenschaftlicher Seite wird vor dem Veganismus und auch vor dem Vegetarismus aus berechtigten Gründen immer gewarnt. Auch ich warne vor einer tiereiweißfreien Ernährung, wenn die Darmflora aufgrund einer ungesunden Ernährungsweise, zum Beispiel mit raffiniertem Zucker *(ausführlich in Kapitel 9),* oder einer geschwächten Verdauungskraft krank ist und nicht genügend Vitamin B12 bilden kann *(siehe nächstes Kapitel)* oder wenn man zu wenig Magensäure für die optimale Verwertung von pflanzlichem Eisen bildet. Wegen der allgemein besseren Versorgung von zweiwertigem Eisen und Vitamin B12 mit tierischen Lebensmitteln wird Fleisch daher als Zusatz sogar schon in der Babyernährung empfohlen.

Außerdem empfiehlt man zur besseren Eisenresorption im Darm, in derselben Mahlzeit Vitamin C aufzunehmen. Dabei ist jedoch das Vitamin C wesentlich unbedeutender als eine gesunde Magensäurebildung! Denn wenn Sie als Vegetarier oder Veganer nicht genügend Magensäure bilden, um pflanzliches dreiwertiges Eisen erst einmal zu zweiwertigem Eisen umzuwandeln, nützt Ihnen auch das Vitamin C nicht viel.

Sie sollten nun aber nicht den Empfehlungen folgen und saure Früchte, wie zum Beispiel Zitrusfrüchte oder einen sauren Apfel, wegen des Vitamin-C-Gehaltes zu oder nach einer Mahlzeit essen, die aus Vollkorngetreide, Kartoffeln oder Gemüse besteht. Diese Lebensmittel vertragen sich nämlich nicht gemeinsam mit den Fruchtsäuren. Ich komme im Kapitel 11 über die Trennkost darauf zurück. Eine ideale Ergänzung von erhitztem Getreide stellen hingegen alle Gemüse- und Salatsorten oder auch Kartoffeln dar. Der Vitamin-C-Gehalt dieser Lebensmittel reicht völlig aus, um die Resorption von zweiwertigem Eisen ebenso zu erhöhen wie zum Beispiel der Vitamin-C-Gehalt einer Orange! *(Siehe Nährwerttabelle in Kapitel 14.)*

Vegetarier und Veganer, die nicht nur eine gute Magensäurebildung, sondern auch eine gesunde Darmflora haben und aufgrund einer vollwertigen, ausgewogenen Ernährung genügend eisenhaltige Lebensmittel aufnehmen *(mehr dazu in Kapitel 14),* werden kaum einen Eisen- oder Vitamin-B12-Mangel bekommen können. Es sei denn, es liegen andere, eher seltene Stoffwechselstörungen vor.

Die Warnungen bestimmter Ernährungswissenschaftler vor einer tier- und eiweißfreien Ernährungsweise sind daher nur teilweise berechtigt.

Grundsätzlich gilt die unwiderrufliche Tatsache, daß der Mensch völlig gesund ohne tierisches Eiweiß leben kann. Dafür gibt es überall auf der Welt lebende Beweise. Ich selbst bin sogar davon überzeugt, daß wir Menschen ursprünglich für eine vegetarische oder sogar vegane Ernährungsweise geschaffen wurden! Ich werde im Kapitel 14 darauf zurückkommen.

Dennoch liegt es mir äußerst fern, die tierischen Nahrungsmittel, wie Fleisch, Fisch und Eier oder die Milchprodukte, wegen ihrer relativen Nachteile für die Gesundheit des Menschen zu verdammen, denn sie sind zu einem Bestandteil unserer heutigen Kultur geworden und prägen vor allem unser jetziges allgemeines Bewußtsein *(weiteres dazu in den Kapiteln 10 und 12)*.

In der Zukunft werden jedoch nach meiner Überzeugung diese Nahrungsmittel einen immer geringeren Stellenwert einnehmen, bis sie nach und nach ganz vom Speiseplan des Menschen verschwinden werden. Zuvor jedoch wird der Mensch alle unnatürlichen, raffinierten oder gentechnisch erzeugten Nahrungsmittel als schädlich erkannt haben! Und er wird zur chemiefreien, natürlichen Landwirtschaft zurückgekehrt sein!

Auch wenn ich durch die Hämoglobinwette während des Zivildienstes einen objektiven Beweis für die Bedeutung des Salzes für die Magensäurebildung erhielt, so konnten weder das Salz noch meine Versuche mit den verschiedenen Ernährungssystemen meine Verdauungskraft normalisieren und alle Symptome zum Verschwinden bringen. Kaum aß ich nur etwas zuviel Eiweiß in Form von Milchprodukten, Nüssen, Ölsamen oder Hülsenfrüchten, überkam mich ein starkes Unwohlseins im Magen und eine bleierne Müdigkeit, so daß ich mich regelrecht hinlegen und ausruhen mußte. Manchmal fiel ich dann in einen betäubend schweren Schlaf, aus dem ich aber keinesfalls erfrischt aufgewacht bin.

Mittlerweile hatte sich in mir der Verdacht erhärtet, daß ich aufgrund meiner Symptome ein relativ starker Allergiker gewesen sein müßte. Alle Symptome traten nämlich nach einer eiweißreichen Mahlzeit besonders stark auf. Da sich diese Symptome durch meine salzreiche Lebensweise bereits gebessert hatten und ich auch schon ein wenig mehr Eiweiß vertrug, mußte eine eindeutige Beziehung zwischen der Eiweißverdauung und den Allergien bestehen. Diesbezüglich hatte ich keine Zweifel mehr!

Es mußte allerdings noch weitere Faktoren geben, welche die Funktionen der Verdauungsorgane stärken. Denn das Salz und eine im makrobiotischen oder ayurvedischen Sinn ausgeglichene Ernährung allein konnten es nicht sein. Sonst hätte ich damit meine Beschwerden zumindest verringern können.

DIE BEDEUTUNG DER MAGENSÄURE FÜR DIE EISENVERWERTUNG

Hämoglobin ist der rote Blutfarbstoff in den roten Blutkörperchen. Die rote Farbe des Hämoglobins stammt vom Eisen.

Bei einem Eisenmangel im Blut nimmt die Konzentration des Hämoglobins in den roten Blutkörperchen ab. Wird infolgedessen der Normalwert des Hämoglobins unterschritten, spricht man von einer Eisenmangelanämie.

Pflanzen enthalten dreiwertiges Eisen (Fe^{3+}), tierische Produkte überwiegend zweiwertiges Eisen (Fe^{2+}).

Da im Darm nur das zweiwertige Eisen optimal ins Blut resorbiert werden kann, muß das dreiwertige Eisen zuvor von der Magensäure zu zweiwertigem Eisen umgewandelt (oxidiert) werden.

Bei einem Magensäuremangel wird pflanzliches dreiwertiges Eisen daher nur ungenügend umgewandelt. Die Folge ist eine schlechtere Eisenresorption, wodurch bei vegetarischer oder veganer Ernährungsweise ein Eisenmangel im Blut entstehen kann.

Eine gute Magensäurebildung leitet daher nicht nur die Eiweißverdauung ein, sondern ist auch die wichtigste Voraussetzung für die optimale Verwertung von pflanzlichem dreiwertigen Eisen.

Wird genügend Magensäure gebildet, können wir pflanzliches Eisen ebensogut verwerten wie tierisches.

Darüber hinaus hat die Magensäure eine antibakterielle Wirkung und verbessert die Resorption von Kalzium und einigen anderen lebensnotwendigen Spurenelementen im Darm *(siehe Kapitel 5)*.

Kapitel 5

Der Wahrheit auf der Spur

Im Herbst 1990 ließ ich schließlich den Allergietest beim Allergologen machen *(siehe Kapitel 1)*. Der Befund bestätigte meine Vermutung, daß ich nicht nur auf einige Pollen, sondern auch auf viele Nahrungsmittel allergisch reagierte.

Auch wenn es aus schulmedizinischer Sicht keine heilende Therapie für mich gab, so hatte ich zumindest einen neuen Anhaltspunkt, an dem ich meine eigenen Forschungen fortsetzen konnte. Natürlich wollte ich nun wissen, wie die vielen Allergien in meinem Körper entstanden waren. Ich dachte mir, daß bei dieser Menge von Allergien mein Immunsystem ja total überlastet gewesen sein müßte! Aber womit?

Die Antwort auf diese Frage sollte ich schon einige Tage später erhalten! Wieder einmal las ich in einem medizinischen Buch, und als ich einen Abschnitt über die sogenannte „Intestinalschranke" gelesen hatte, fiel es mir wie Schuppen von den Augen. In Sekundenschnelle verband sich in meinem Kopf die neue Information mit dem Wissen, das ich bereits über Allergien hatte, und mir wurde klar, wie meine Nahrungsmittelallergien entstanden waren:

Bei der „Intestinalschranke" handelt es sich um die ganz normale Schutzfunktion der Darmwand, die ein Übertreten von nichterwünschten Substanzen ins Blut verhindert. Ist die Darmschleimhaut allerdings krankhaft verändert, vergrößert sich die Durchlässigkeit der Darmwand und die Barrierefunktion läßt nach. Je nach Schädigung der Darmschleimhaut können nun alle möglichen Substanzen vermehrt ins Blut übertreten, die dort eigentlich nicht hingehören.

Für das körpereigene Abwehrsystem stellen diese Eindringlinge daher eine große Belastung dar. Mit individuellen Antikörpern, bestimmten weißen Blutkörperchen und mit entsprechenden Enzymen versucht der Körper die Fremdkörper zu binden, zu fressen und dann zu verdauen.

Falls jedoch die Fremdkörperbelastungen im Blut die normale Abwehrkraft des Immunsystems übersteigen, merkt sich der Körper diese Substanzen und schüttet beim nächsten Kontakt sicherheitshalber wesentlich mehr Antikörper aus, als zur Bindung der Eindringlinge notwendig sind. Außerdem werden gleichzeitig ganz bestimmte Hormone und hormonähnliche Substanzen freigesetzt, die zu einer Gefäßerweiterung führen, so daß das Blut die Antikörper schneller in alle Winkel des Körpers tragen kann. Diese Antikörperüberproduktion, verbunden mit der erhöhten Hormonausschüttung, nennt man dann eine Allergie *(mehr dazu in den Kapiteln 7 und 16)*.

Jetzt fragen Sie sich sicherlich, wie die Schutzbarriere der Darmschleimhaut schwächer werden kann und um welche Eindringlinge es sich bei der Allergieentstehung handelt?

Es ist einfacher, als Sie denken! Werden irgendwelche Nahrungsmittel, zum Beispiel aufgrund einer geschwächten Magen- oder Bauchspeicheldrüsenfunktion, nicht richtig verdaut, dann kommt es zu einer verstärkten Fäulnis oder Gärung der nicht richtig zerlegten Nahrung im Darm. Die Folge können eine Menge Symptome sein, angefangen bei Blähungen bis hin zu Durchfällen *(ausführlicher in Kapitel 17)*.

Auf jeden Fall aber wird die Darmflora durch die vermehrte Fäulnis und Gärung in Mitleidenschaft gezogen. Eine kranke Darmflora ist jedoch die erste Voraussetzung für eine geschwächte Darmschleimhaut. Je stärker die Verdauungsstörungen des Magens, der Bauchspeicheldrüse oder der Gallebildung in der Leber nun sind, desto intensiver erkrankt neben der Darmflora auch die Darmschleimhaut, wodurch die Durchlässigkeit für Fremdkörper zunimmt.

Die Eindringlinge selbst sind in diesem Fall die nicht richtig zerlegten Nahrungsmittel, die im unzerlegten Zustand äußerst giftig im Blut sein können und daher sofort vom Immunsystem vernichtet oder zumindest erst einmal durch die Antikörper gebunden werden müssen. Die am stärksten allergieauslösenden Substanzen sind dabei die nicht richtig zerlegten Nahrungsmitteleiweiße (Proteine).

Wird also das Nahrungseiweiß nicht richtig verdaut, nimmt die normale Eiweißfäulnis im Darm zu und die Darmflora erkrankt. Bei stärkeren Darmflorastörungen entstehen infolgedessen die sogenannten Darmpilze *(ausführlicher in Kapitel 17)*. Die Darmschleimhaut erkrankt ebenfalls und wird „großporiger", so daß die nicht richtig zerlegten größeren Eiweißmoleküle oder Eiweißbruchstücke ins Blut übertreten können. Wird das Abwehrsystem zu stark mit den Nahrungseiweißen belastet, reagiert der Körper mit einer überschießenden Immunantwort, und die nennt man dann Allergie.

Bei starken Allergikern, deren Allergien auch mit einer verringerten Verdauungskraft in Verbindung stehen, kann das Immunsystem so stark mit Nahrungseiweißen überfordert und geschwächt sein, daß sich

häufig andere Allergien, wie zum Beispiel gegen Pollen oder irgendwelche Substanzen aus der Umwelt, dazugesellen.

Andererseits kann es aber auch vorkommen, daß das Abwehrsystem allein durch irgendwelche belastenden Faktoren aus der Nahrung oder der Umwelt so stark geschwächt wird, daß man auch ohne Verdauungsschwäche neben anderen Allergien die ein oder andere Nahrungsmittelallergie entwickeln kann. Das liegt vor allem daran, daß man trotz gesunder Verdauungskraft aufgrund unserer Zivilisationskost mit viel Fleisch, Fisch, Eiern und dem raffinierten Zucker sowie den unverträglichen Nahrungsmittelkombinationen *(siehe Kapitel 11)* eine kranke Darmflora und damit eine Funktionsschwäche der Intestinalschranke haben kann. So können auch bei Menschen mit einer gesunden Verdauungskraft geringe Mengen an noch nicht vollständig abgebauten Eiweißmolekülen ins Blut übertreten, gegen die man bei einem geschwächtem Immunsystem dann allergisch reagieren kann *(ausführlicher in den Kapiteln 7 und 16)*.

Sie können nun sicherlich nachvollziehen, daß bei verdauungskraftbedingten Allergien entweder eine ausschließliche Reduzierung der Nahrungsmenge – in diesem Fall der Nahrungseiweiße – oder eine Reaktivierung der Verdauungskraft eine Heilung der Darmflora und der verdauungskraftbedingten Allergien bewirken kann. Alle anderen Therapien können die Beschwerden vielleicht kurzfristige lindern, jedoch nur selten dauerhaft heilen!

Die Reduktion der Eiweißmenge ist bei der Therapie von Allergien sehr populär, da mit ihr tatsächlich bei vielen Allergikern eine Besserung der Symptome erreicht werden kann. Als vorübergehende Ergänzung zur Aufbautherapie der Verdauungsorgane kann sie daher sehr sinnvoll sein. Werden jedoch bei einem verdauungskraftbedingten Allergiker die geschwächten Verdauungsfunktionen nicht reaktiviert, verändert sich die Gesamtkonstitution nur sehr selten *(mehr dazu in Kapitel 16)*.

Eine ausschließliche Eiweißreduktion ohne Aufbautherapie bedeutet daher, daß man entweder viele Jahre oder für immer Diät leben muß. Man wird dann immer darauf achten müssen, was man ißt und darf nie zu viel von dem essen, was man nicht verträgt. Oft müssen die tierischen Eiweißquellen streng gemieden werden, und je nach der Verdauungsschwäche können auch alle eiweißreicheren pflanzlichen Lebensmittel die Darmflorastörungen und Allergien verursachen.

In solchen Fällen besteht die einzige und endgültige Lösung daher ausschließlich im Aufbau der geschwächten Verdauungskraft. Außerdem ist es von entscheidender Wichtigkeit, in der Gesamttherapie auch die Ursachen, die zu der Verdauungsschwäche geführt haben *(ausführlich in Kapitel 7)*, zu berücksichtigen. Nur so kann man endgültig von den

Krankheitssymptomen befreit werden und hat die Gewähr, daß es keine Rückfälle gibt. In den meisten Fällen handelt es sich dabei neben einer Mangel- oder Fehlernährung um die Verschlackung des Körpers mit allen möglichen Giften und chemischen Substanzen, die wir vor allem über die Luft oder die Nahrung aufnehmen. Im Zuge der Reaktivierung der geschwächten Verdauungsorgane und der Entgiftung des Körpers werden sich dann nach und nach alle verdauungs- und abwehrkraftbedingten Leiden verringern oder ganz ausheilen.

Nachdem ich bis heute viele hundert Allergiker kennengelernt und therapiert habe, kann ich mit relativ großer Sicherheit sagen, daß bei über 80 % aller stärkeren Allergiker die Beschwerden auch mit einer Eiweißverdauungsschwäche des Magens oder der Bauchspeicheldrüse in Verbindung stehen. Der Rest verteilt sich auf rein immunologische oder psychische Ursachen.

Die meisten allergischen Babys und Kinder haben daher fast immer eine Eiweißverdauungsschwäche, mit der sie in der Regel schon geboren werden. Alle seelischen Belastungen können zwar die allergischen Symptome verschlimmern, da sie das überforderte Immunsystem zusätzlich schwächen, sie sind jedoch nur äußerst selten die Ursache für die Allergien! Auf die verschiedenen Ursachen der Allergien und aller möglichen Verdauungsschwächen werde ich ausführlich in den Kapiteln 7, 16 und 17 eingehen.

Dieses soeben beschriebene Wissen hatte ich jedoch erst einige Jahre später. Das einzige, was ich Ende 1990 wußte, war, daß meine Nahrungsmittelallergien und Darmflorastörungen durch meine Verdauungsschwäche entstanden waren. Und ich wußte nun bereits, wie Allergien aufgrund einer Eiweißverdauungsschwäche entstehen können.

Außerdem ahnte ich schon damals, daß nicht nur meine Magensaftbildung, sondern auch die Verdauungskraft der Bauchspeicheldrüse und die Gallensaftbildung in der Leber geschwächt waren. Genau untersuchen und beweisen konnte ich diese Vermutung jedoch erst zwei Jahre später, nachdem ich ein einfaches, aber relativ genaues Verfahren entwickelt hatte, mit dem man die maximal zur Verfügung stehende Menge jedes Verdauungsenzyms, der Magensäure und der Galle überprüfen kann *(siehe Schlußwort).*

Auf der Suche nach den Ursachen meiner Verdauungsschwäche begann ich, mich mit der **Orthomolekularmedizin** zu beschäftigen *(mehr dazu in Kapitel 14).* Ich wollte nämlich wissen, welche Vitamine und Mineralstoffe an der Bildung der Verdauungsenzyme, der Magensäure und eventuell auch der Gallenflüssigkeit beteiligt sind.

Da alle Vitamine und Mineralstoffe wichtige Funktionen im Körper erfüllen, geht diese relativ junge Therapierichtung davon aus, daß ein Mangel dieser Vitalstoffe zu allen möglichen Stoffwechselstörungen und vielen Krankheiten führen kann. Viele Krankheitssymptome müssen daher nicht immer schwerste Krankheiten darstellen, sondern lassen sich relativ häufig auch durch die Gabe bestimmter Vitalstoffe korrigieren. Eigentlich sollte eine gesunde, ausgewogene Ernährungsweise alle notwendigen Substanzen, die unser Körper zum Leben braucht, beinhalten. Da sich die meisten Menschen jedoch nicht optimal ernähren und der Alltagsstreß zusammen mit den negativen Umwelteinflüssen erst recht eine vitalstoffreiche Ernährung verlangen, kann eine zusätzliche Ergänzung bestimmter Mineralstoffe oder Vitamine durchaus sinnvoll oder sogar notwendig sein *(mehr dazu in Kapitel 14).*

Bei meinen Studien tat sich mir eine völlig neue Welt mit vielen faszinierenden Zusammenhängen auf. Wie bei einem Zahnrädchenwerk greifen die Aufgaben und Wirkungen der verschiedenen Vitamine und Mineralstoffe ineinander. Und wenn nur ein Vitalstoff fehlt, können einige Funktionen des Organismus regelrecht zum Stillstand kommen. Viele Jahrzehnte wurden in der Medizin eigentlich nur die sogenannten Mengenelemente, von denen wir jeweils mehrere hundert Milligramm täglich aufnehmen *(ausführlich in Kapitel 14),* die Vitamine und einige wenige Spurenelemente, wie z. B. Eisen und Jod, beachtet. Durch die jüngsten Forschungsergebnisse in der Biochemie erkennt man jedoch zunehmend die ebenso große Bedeutung der bisher kaum beachteten Spurenelemente, die nur in geringen Milligramm- bis Mikrogrammspuren in der Nahrung des Menschen vorkommen.

Auch wenn ich im Kapitel 14 ausführlich die wichtigsten Bedeutungen der meisten Vitalstoffe und die Ernährungsweisen, mit denen Sie den Tagesbedarf aller notwendigen Substanzen abdecken können, besprechen werde, so möchte ich Ihnen schon jetzt diejenigen Vitamine und Mineralstoffe vorstellen, die an der Bildung der Verdauungssäfte beteiligt sind:

Natriumchlorid (Kochsalz): Die große Bedeutung der Chlorionen für die Magensäurebildung haben wir bereits ausführlich besprochen *(siehe Kapitel 2).* Aber auch die Natriumionen sind unentbehrlich für einen gesunden Stoffwechsel. Außerdem finden wir sie in den Verdauungssäften des Magens und der Bauchspeicheldrüse.

Magnesium: Neben dem Kochsalz fällt sofort das Magnesium auf, das im ganzen Körper eine Vielfalt von Funktionen erfüllt. Es erhöht nicht nur die Zellmembrandurchlässigkeit für Sauerstoff, sondern ist auch an der Aktivierung von über 300 Enzymen des Zellstoffwechsels und der Verdauungsorgane beteiligt.

Eisen: Das Eisen haben Sie in diesem Buch schon in bezug auf die Blutbildung und die Salzsäurebildung im Magen *(siehe „Die Magensäurebildung in den Belegzellen" in Kapitel 2)* kennengelernt. Da Eisen ebenso wie das Chlor und das Vitamin B1 an der Magensäurebildung beteiligt ist, wird bei 40 % aller Betroffenen mit einer Eisenmangelanämie die Magensäure schlechter oder gar nicht mehr gebildet. Dieses Symptom ist ebenso wie alle anderen Anämiesymptome von der individuellen Veranlagung abhängig, weshalb nicht jede Person mit einem Eisenmangel auch eine Magensäureschwäche entwickelt.

An diesem Beispiel können Sie sehr gut erkennen, wie sich verschiedene Funktionen im Stoffwechsel oft gegenseitig bedingen: Einerseits benötigen wir eine gute Magensäurebildung, um das dreiwertige, pflanzliche Eisen zu zweiwertigem umzuwandeln (zu oxidieren), und andererseits braucht der Magen das Eisen für die Magensäurebildung.

Zink: Das Zink hingegen ist ein sehr wichtiges Spurenelement für die Bildung der Verdauungsenzyme. Außerdem wird es neben den Vitaminen A, C und E und dem Spurenelement Selen für ein gesundes Immunsystem benötigt und hat zusammen mit Mangan und Chrom eine große Bedeutung für die Insulinproduktion in der Bauchspeicheldrüse.

Mangan: Ebenso wichtig für eine gute Enzymbildung der Verdauungsorgane scheint das Mangan zu sein. Dadurch, daß es die Verwertbarkeit von Vitamin B1 erhöht, wirkt es indirekt auch auf die Magensäurebildung ein *(siehe Kapitel 2)*.

Vitamin B1 und B2: Unter den Vitaminen fällt neben dem Vitamin B1 vor allem das Vitamin B2 auf, das entscheidend an der Bildung von Verdauungsenzymen beteiligt ist.

Von diesen sieben wichtigen Vitalstoffen für eine gute Verdauungsfunktion gehören Eisen, Zink und Mangan zu den eher kritischen Spurenelementen. Einerseits sind sie nicht in allen Lebensmitteln ausreichend enthalten, und andererseits unterliegen sie ganz bestimmten Resorptionsbedingungen.

Da Fleisch nicht nur hochwertiges Eiweiß enthält, sondern ebenfalls eine gute Quelle für zweiwertiges Eisen, Vitamin B12, Vitamin D und Zink darstellt, wird es aus berechtigten Gründen von bestimmten Ernährungswissenschaftlern als wertvolles Nahrungsmittel betrachtet. Mangan kommt jedoch schon wesentlich weniger in fast allen tierischen Produkten vor *(siehe Nährwerttabelle in Kapitel 14)*.

Besonders manganreich sind hingegen alle Getreidesorten, aber auch Nüsse, Ölsamen und die Hülsenfrüchte. Daneben enthalten diese Lebensmittel mindestens ebensoviel Eisen und Zink wie das Fleisch *(siehe Nährwerttabelle in Kapitel 14)*. Würde man die Qualität der Lebensmittel ausschließlich am Gehalt dieser drei Spurenelemente bewerten, wären die Samen, Nüsse und Hülsenfrüchte dem Fleisch eindeutig überlegen, wenn da nicht das Problem mit den Resorptionsbedingungen wäre!

Bezüglich des Eisens wissen Sie ja bereits, daß wir für die Verwertung vom dreiwertigen pflanzlichen Eisen eine gute Magensäurebildung brauchen *(siehe Kapitel 4)*. Außerdem erhöht eine gesunde Magensäurekonzentration die Resorption von Kalzium, Eisen, Zink, Mangan und Chrom im oberen Dünndarmbereich.

Ein weiteres Hindernis bei der Resorption von Eisen, Zink, Mangan, Chrom und sogar Kalzium kann die **Phytinsäure** sein. Die Phytinsäure ist eine Substanz, die besonders reichhaltig in allen Getreidesorten, Nüssen, Ölsamen und in Hülsenfrüchten vorkommt, also genau in den pflanzlichen Lebensmitteln, die viel Eisen, Zink, Mangan und Chrom enthalten *(siehe Nährwerttabelle im Kapitel 14)*.

Wird die Phytinsäuremenge dieser Lebensmittel nicht verringert, kann sie mit einem Teil der Spurenelemente oder dem Kalzium Komplexsalze im Darm bilden, die nicht ins Blut resorbiert werden können. Dadurch wird ein großer Teil dieser wichtigen Spurenelemente und teilweise auch das Kalzium mit dem Stuhl ausgeschieden und geht dem Stoffwechsel damit verloren.

Das ist auch der Grund, warum viele Asiaten, die überwiegend von Getreide und Gemüse leben, einen niedrigeren Zinkgehalt im Blut aufweisen können als die Nichtvegetarier. Man glaubt, daß die geringere Körpergröße unter anderem mit diesem relativen Zinkmangel in Verbindung steht. Jedoch spielen bei dieser Situation auch noch andere ernährungsbedingte Faktoren, wie zum Beispiel der relativ niedrige Eiweißgehalt dieser Nahrung, und die Erbanlagen eine Rolle.

Wollen wir daher diese wichtigen Spurenelemente und das Kalzium optimal nutzen, muß die Phytinsäure wenigstens teilweise abgebaut oder zerstört werden.

Grundsätzlich wird schon beim Kochen, Backen oder Rösten ein Teil der Phytinsäure zerstört. Das ist einer der Gründe, warum das Getreide in allen alten Kulturen seit Jahrtausenden erhitzt wird. Man wußte zwar nicht, daß durch die teilweise Phytinsäurezerstörung bestimmte Spurenelemente und das Kalzium besser verwertet werden, jedoch beruht diese Tradition sicherlich auf der Erfahrung, daß ein übermäßiger Verzehr von rohem, unaufgeschlossenem Getreide krank machen kann. Außerdem verträgt sich das rohe Getreide nicht mit Salz und läßt sich auch kaum mit irgendwelchen anderen Lebensmitteln in einer Mahlzeit gut kombinieren *(ausführlicher in Kapitel 11)*.

Eine andere zusätzliche Möglichkeit, einen Teil der Phytinsäure abzubauen, ist die Sauerteigführung, das Säuern des Getreides mit Backferment und die Hefegärung. Es ist daher durchaus ratsam, traditionell gebackenes Brot zu kaufen, da durch die chemischen Triebmittel bei der Herstellung von industriell erzeugtem Brot die Phytinsäure weniger gut abgebaut wird.

Beim Ankeimen von Getreide wird ebenfalls ein Teil der Phytinsäure abgebaut. Allerdings ist dieser Abbau, ähnlich wie die Teigführung beim Brotbacken, von der Keimdauer abhängig. Da ich im Kapitel 18 aus bestimmten Gründen empfehlen werde, das Getreide nach der Einweichphase nur ein bis drei Tage ankeimen zu lassen, ist der Großteil der Phytinsäure in diesem Stadium des Keimens noch erhalten.

Um die meisten Spurenelemente und das Kalzium aus dem rohen, angekeimten Getreide oder aus rohen Nüssen und Ölsamen besser verwerten zu können, muß es also noch eine weitere Möglichkeit geben, wodurch der Phytinsäuregehalt dieser Lebensmittel verringert werden kann. Die Natur hat uns dafür tatsächlich ein Werkzeug mitgegeben. Allerdings funktioniert dieses Werkzeug nur in einem gesunden Darm mit einer völlig intakten Darmflora. Das setzt einerseits eine gesunde Verdauungskraft voraus und andererseits eine harmonisch kombinierte, vitalstoffreiche, gesunde Nahrung. Eine gesunde Darmflora produziert nämlich das phytinsäurespaltende Enzym Phytase. Je gesünder die Darmverhältnisse nun sind, um so besser kann die Phytase einen Teil der Phytinsäure spalten, wodurch das Kalzium und die Spurenelemente aus der Komplexsalzbindung befreit werden und der Resorption im Darm zur Verfügung stehen.

Daß die Phytinsäure daneben aber auch positive Wirkungen im Körper hat, werde ich in Kapitel 14 besprechen. Es ist daher keinesfalls ratsam, sie völlig zu zerstören oder abzubauen!

Unsere Gesundheit ist von vielen Faktoren abhängig. Eine der wichtigsten Bedingungen ist jedoch die gesunde Verdauungskraft und eine intakte Darmflora. Wenn diese beiden sich teilweise gegenseitig bedingenden Voraussetzungen nicht erfüllt sind, kann man niemals richtig gesund sein noch werden!

Die körperliche Gesundheit des Menschen ist daher vor allem von drei Bedingungen abhängig:
1. **Eine gesunde Verdauungskraft mit einer intakten Darmflora**
2. **Eine ausreichende Versorgung des Körpers mit allen notwendigen Nährstoffen**
3. **Ein möglichst hohes Niveau der Lebensenergien und eine ausgeglichene Psyche.**

Aufgrund meiner vegetarischen, phytinsäurehaltigen Ernährungsweise und den jahrelangen Verdauungsbeschwerden ging ich davon aus, daß ich vor allem einen größeren Mangel an Zink, Mangan und Chrom in meinem Körper haben müßte. Meinen Salz- und Eisenmangel hatte ich ja bereits behoben. Und einen Mangel an Magnesium oder den Vitaminen B1 oder B2 schloß ich bei mir aus, da diese Nährstoffe in einer getreidereichen Ernährung ausreichend vorkommen und keiner besonderen Resorptionsbedingung unterliegen.

Ungefähr ein Jahr lang ergänzte ich meine Ernährung daher mit Zink- und Manganpräparaten. Leider konnte ich weder eine Besserung meiner Verdauungskraft beobachten noch spürte ich irgendeinen Einfluß auf mein Allgemeinbefinden!

Gegen Ende dieser Zeit begann ich mit einer ebenso langen Kur mit natürlichem Vitamin B12 in Form von Injektionen. Damals konnte ich zwar einen Vitaminmangel und somit auch einen möglichen Vitamin-B12-Mangel noch nicht diagnostizieren, jedoch vermutete ich, daß ich meine Reserven an diesem wichtigen Speichervitamin in den letzten Jahren ebenfalls erschöpft hatte. Auch wenn diese Therapie meine Verdauungskraft nicht beeinflußte, so hatte ich dennoch das sichere Gefühl, daß mir die Injektionen irgendwie guttaten. Ich fühlte mich auf jeden Fall etwas wacher und leistungsfähiger.

Vitamin B12 wird in der Leber gespeichert und hat vor allem zwei große Aufgabenbereiche. Zum einen ist es entscheidend im Knochenmark an der Bildung der roten Blutkörperchen beteiligt, und zum anderen ist es – wie die meisten B-Vitamine – ein bedeutendes Nervenvitamin.

Bei einem Mangel können verschiedene Symptome auftreten. Dazu gehört vor allem das Bild der Perniziösen Anämie, einer Erkrankung der Blutbildung im Knochenmark mit einer verringerten Produktion der roten Blutkörperchen. Bei der Perniziösen Anämie kann es neben den Anämiesymptomen infolge des Sauerstoffmangels im Körper *(siehe Kapitel 4)* auch zum typischen Zungenbrennen oder zu nervösen Störungen mit Kribbeln in den Gliedmaßen kommen. Die Magensäureproduktion kann absinken, und bei Kindern können körperliche, aber auch geistige Entwicklungsstörungen auftreten. Die Kinder sind dann kleiner und leichter als ihre Altersgenossen und haben eventuell Konzentrations- und Lernschwierigkeiten.

Ein gesunder Mensch kann aus dem Spurenelement Kobalt, das in allen vollwertigen Nahrungsmitteln ausreichend vorkommt, mit Hilfe einer gesunden Darmflora sein eigenes Vitamin B12 aufbauen und es dann gebunden an eine Trägersubstanz aus dem Magen, dem sogenannten Intrinsicfaktor, im unteren Dünndarm resorbieren. Ist die Darmflora allerdings krank, kann sie kein Vitamin B12 mehr in ausreichender Menge herstellen, so daß man auf eine äußere Zufuhr angewiesen ist.

Alle tierischen, fermentierten oder milchsauer vergorenen Nahrungsmittel und Algen enthalten fertiges Vitamin B12, also auch Milch und deren Produkte, aber auch Sauerkraut, echte Soyasoßen und Miso. Essen wir regelmäßig diese Nahrungsmittel, brauchen wir uns um eine ausreichende Vitamin-B12-Versorgung keine Gedanken machen.

Anders sieht es bei den Vollvegetariern, den sogenannten Veganern aus, die ausschließlich pflanzliche Lebensmittel essen, wenn sie keine milchsauer vergorenen oder fermentierten Nahrungsmittel aufnehmen. Sie müssen eine absolut intakte Darmflora haben, um aus dem Kobalt ihr eigenes Vitamin B12 aufbauen zu können!

Eine gesunde Darmflora setzt aber eine gesunde Verdauungskraft des Magens, der Bauchspeicheldrüse und der Gallebildung in der Leber voraus, da die nicht richtig verdauten Nahrungsmittel sonst in Fäulnis oder Gärung übergehen können und die Darmflora dadurch erkrankt *(ausführlicher in den Kapiteln 7, 16 und 17)*.

Wer daher ständig unter Blähungen, Bauchschmerzen, Durchfällen, Verstopfung oder Darmpilzerkrankungen leidet oder mehrere Nahrungsmittelallergien hat, der wird mit großer Wahrscheinlichkeit, wenn keine psychischen Krankheitsursachen vorliegen, eine geschwächte Verdauungskraft und auch eine kranke Darmflora haben.

Außerdem müssen besonders Veganer darauf achten, daß sie sich möglichst ausschließlich von gesunden Lebensmitteln ernähren. Ein regelmäßiger Konsum von raffiniertem Zucker zum Beispiel – und sei die Menge noch so gering – kann die Darmflora derart schädigen *(siehe Kapitel 9)*, daß dadurch eine ausreichende Vitamin-B12-Produktion im Darm gefährdet wird. Veganer und solche Menschen, die sich sehr tiereiweißarm ernähren, dürfen sich einen Konsum von raffiniertem Zucker daher am wenigsten erlauben, besonders dann nicht, wenn sie nicht regelmäßig fermentierte oder milchsauer vergorenen Lebensmittel zu sich nehmen.

Nach meiner Kur mit Zink, Mangan und dem Vitamin B12 kam ich auf die Idee, von meinem Haar eine Mineralanalyse machen zu lassen. Ich wollte wissen, ob meine Haare irgendwelche Verschiebungen oder Mängel an Mengen- oder Spurenelementen aufwiesen.

Bei entsprechenden Veränderungen lassen sich nämlich bis zu einem gewissen Grad Rückschlüsse auf den Mineralhaushalt des Körpers ziehen. Da jedoch alle Organe konstitutionsbedingt unterschiedlich mit Lebensenergien und daher auch mehr oder weniger mit Vitalstoffen versorgt werden können, läßt sich nicht generell von der Haarsituation auf alle Organe schließen. Außerdem kann ja die Versorgung des Haares selbst gestört sein. Ein leichter Mangel einer Substanz im Haar muß also nicht gleich bedeuten, daß im Blut oder in allen Organen dieselbe Störung vorliegt. Dennoch ist vor allem bei größeren oder mehreren Verschiebungen oder Mängeln an Vitalstoffen im Haar ein Verdacht auf entsprechende Körperstörungen absolut berechtigt!

Das Ergebnis meiner Analyse überraschte mich kaum. Ich hatte einen leichten Mangel an Kalium, Chrom, Mangan und Selen und einen geringen Überschuß an Kalzium. Alle anderen Werte waren im Normbereich. Die Schwermetallbelastung war äußerst gering.

Mit Sicherheit hätte ich auch einen Mangel an Zink gehabt, wenn ich das Zink nicht mehrere Monate lang substituiert hätte.

Da Chrom genauso wie Mangan und Zink den Resorptionsbedingungen im Darm unterliegt, war dieser Mangel nicht verwunderlich. Daß aber vom Mangan noch immer ein leichter Mangel vorlag, ließ auf einen extremen Mangel vor der Kur schließen.

Ein Kaliummangel im Haar kann mehrere Ursachen haben; bei mir hing er jedoch sehr wahrscheinlich mit einer Funktionsänderung der Nebennieren zusammen. Die ständige Überlastung des Immunsystems bei starken Allergikern stellt nämlich einen regelrechten Dauerstreß für den Körper dar. Und da die Nebennieren wichtige Streßhormone produzieren, können ihre Funktionen durch diese ständige Belastung irgendwann einmal nachlassen.

Daß der leichte Kalziumüberschuß in meinem Haar von einer zu kalziumreichen Ernährung herrührte, konnte ich ausschließen, da ich mich nicht besonders kalziumreich ernährte. Er war vielmehr die Folge der permanenten Übersäuerung des Blutes mit sauren Stoffwechselprodukten, die bei der Gärung und Fäulnis der nicht richtig verdauten Nahrungsmittel im Darm entstanden und teilweise ins Blut resorbiert wurden.

Wenn nämlich alle Möglichkeiten des Blutes zur Neutralisierung (Pufferung) dieser Säuren ausgeschöpft sind, löst der Körper aus den Knochen unter anderem Kalziumphosphat. Der Phosphatrest dient dann der Säurepufferung im Blut, und das freiwerdende Kalzium kann sich unter anderem als leichter Überschuß in den Haaren zeigen, um schließlich über den Urin ausgeschieden zu werden (mehr dazu in Kapitel 8).

Der leichte Selenmangel letztendlich steht mit der relativ selenarmen Nahrung in Verbindung, da Europas Böden generell als selenarm gelten. Dieser Mangel läßt sich daher in unserem Land bei vielen Haarmineralanalysen feststellen.

Nun war das Mosaik für mich fast komplett. Es fehlte nur noch ein entscheidendes Steinchen, das die Lebensenergien in meinen geschwächten Verdauungsorganen erhöhen konnte.

Seitdem ich mich mit den fernöstlichen Ernährungslehren beschäftigt hatte, ging ich nämlich davon aus, daß alle Krankheiten oder Organunterfunktionen nicht nur durch einen Nährstoffmangel entstehen können, sondern daß bei einer relativ ausgeglichenen Ernährungsweise in den meisten Fällen auch ein Mangel an Lebensenergien im Körper und in den Organen für die Krankheiten oder Unterfunktionen verantwortlich ist.

Dieser Energiemangel kann die Folge von Bindegewebs- oder Organablagerungen mit Stoffwechselendprodukten, Umweltgiften und anderen Toxinen sein, kann aber auch eher geistige, psychische, ernährungsbedingte oder sogar klimatische Ursachen haben oder mit der allgemeinen Lebensweise (Streß, Schlafmangel, Strahlenbelastungen etc.), mit dem Alterungsprozeß oder mit erblich bedingten Faktoren zusammenhängen.

Je niedriger das Energieniveau des Körpers oder eines Organs ist, desto weniger Nährstoffe können die entsprechenden Zellen aus dem Blut aufnehmen. Die Blutanalyse kann theoretisch für alle Nährstoffe völlig normal ausfallen; entscheidend ist immer, ob die Zellen, insbesondere die kranken oder alternden Zellen, das Nährstoffangebot überhaupt nutzen können!

Je höher das Energieniveau unseres Körpers daher ist, um so mehr Nährstoffe können unsere Körperzellen aus dem Blut aufnehmen.

Das erklärt auch, warum viele Babys und Kinder bis zu einem bestimmten Alter bei normaler Durchschnittskost, inklusive raffiniertem Zucker, Weißmehlprodukten und Fleisch, noch relativ gesund sein können. Wenn jedoch ab dem dritten Lebensjahrzehnt der Körper zu altern beginnt und die angeborene Lebensenergie von Jahr zu Jahr abnimmt, werden alle Zellen immer schlechter mit Nährstoffen versorgt, auch wenn im Blut oder im Haar normale Verhältnisse vorliegen. Spätestens ab dieser Zeit müßten wir eigentlich so gesund und vital wie möglich leben, um das allgemeine Lebensenergieniveau durch die Aufnahme äußerer Lebensenergien aufrechtzuerhalten.

Ich war mir daher sicher, daß ich meine geschwächten Verdauungsorgane mit der richtigen energetischen Aktivierung ohne zusätzliche Substitution irgendwelcher Vitalstoffe regenerieren konnte. Ist das Energieniveau hoch genug, würden sie alle notwendigen Nährstoffe vermehrt aufnehmen können und ihre normalen Funktionen wieder auszuüben beginnen.

Ich wandte mich daher erneut den energetischen Aspekten des Lebens zu und begab ich mich dabei in eine Dimension, die für uns analytisch denkende Europäer oft schwer zu verstehen ist. Ein Jahr später war es dann soweit! Aber darüber im nächsten Kapitel!

DIE ENTSTEHUNG VON ALLERGIEN DURCH EINE EIWEISSVERDAUUNGSSCHWÄCHE

1. Ist die Eiweißverdauung des Magens oder der Bauchspeicheldrüse geschwächt, kann es zur verstärkten Fäulnis der nicht richtig verdauten Nahrungseiweiße im Darm kommen.
2. Die Folge sind Darmflorastörungen bis hin zu Darmpilzerkrankungen.
3. Die Darmschleimhaut erkrankt, so daß die Intestinalschranke nachläßt und nicht richtig zerlegte Proteine vermehrt ins Blut gelangen können.
4. Wird das Abwehrsystem mit zu vielen unverdauten Nahrungseiweißen im Blut belastet, reagiert es letztendlich mit einer überschießenden Immunantwort, einer Allergie.

Eine echte Heilung von Allergien, die durch eine verringerte Verdauungskraft bedingt sind, geschieht daher nur über die Reaktivierung der geschwächten Verdauungskraft, egal mit welcher Methode.

WICHTIGE VITALSTOFFE FÜR DIE BILDUNG DER VERDAUUNGSSÄFTE:

Chlorionen (Salz), Magnesium, Eisen, Zink, Mangan, Vitamin B1 und Vitamin B2.

Davon gehören **Eisen, Zink und Mangan** zu den sogenannten kritischen Spurenelementen, da sie nicht in allen Lebensmitteln ausreichend vorkommen und zwei Resorptionsbedingungen unterliegen:

1. Je mehr Magensäure gebildet wird, desto besser ist die Verwertung und Resorption von Kalzium, Eisen, Zink, Mangan und Chrom.

2. Die Phytinsäure im Getreide, in Nüssen und Ölsamen sowie in Hülsenfrüchten kann die Resorption von Kalzium, Eisen, Zink, Mangan und Chrom durch eine Komplexsalzbildung vermindern.

Eine gute Magensäurebildung und die Verringerung der Phytinsäure sind daher zwei Grundvoraussetzungen für eine optimale Verwertung dieser Vitalstoffe.

Die Phytinsäure kann durch folgende Faktoren teilweise abgebaut oder zerstört werden:
- durch das Enzym Phytase, das von einer gesunden Dünndarm-flora gebildet wird,
- durch das Erhitzen und Ankeimen,
- durch die Sauerteigführung, die Teigführung mit Backferment und durch die Hefegärung.

DIE BEDEUTUNG VON VITAMIN B12

Vitamin B12 ist an der Blutbildung im roten Knochenmark beteiligt und ist unentbehrlich für eine gesunde Nervenfunktion.

Es gehört zu den kritischen Vitaminen, da es nur mit tierischen, milchsauer vergorenen oder fermentierten Nahrungsmitteln sowie mit Algen zugeführt werden kann oder im Darm mit Hilfe einer gesunden Darmflora aus dem Kobalt, das in der Nahrung ausreichend vorkommt, gebildet werden muß.

Wer kein fertiges Vitamin B12 mit der Nahrung aufnimmt, muß daher eine gesunde Darmflora haben. Das setzt jedoch eine gesunde Ernährungsweise und eine gute Verdauungskraft voraus.

DIE BEDEUTUNG DER KÖRPEREIGENEN LEBENSENERGIE FÜR UNSERE GESUNDHEIT

Je höher die Lebensenergie in unserem Körper ist, desto mehr Nähr-stoffe können die Körperzellen aus dem Blut aufnehmen. Die Gesundheit des Körpers und aller Organe hängt also nicht nur von dem Nährstoffangebot des Blutes ab, sondern auch von der Fähigkeit der Zellen, dieses zu nutzen!

Kapitel 6

Das Geheimnis der Aufbaukräfte

Mit geschlossenen Augen sitze ich auf meinem Bett und bitte Gott um Hilfe. Nach meinem Gebet versuche ich, innerlich still und leer zu werden, um die leisen Impulse meiner inneren Stimme wahrnehmen zu können. Ich konzentriere mich auf meinen Atem und versenke dann meine Aufmerksamkeit in mein geistiges Herz. Immer wieder durchkreuzen Gedanken an die Familie und die Erlebnisse der letzten Tage meine innere Sammlung. Mit der Zeit jedoch werde ich ruhiger, und ein innerer Frieden breitet sich in mir aus. Es wird heller in mir, und ich genieße diesen Zustand des Losgelöstseins.

Auf einmal tauchen in meinem Inneren zwei Szenen auf und ich spüre, daß sie wie eine Botschaft aus meinem Herzen zu mir sprechen wollen. Ich sehe asiatische Reisbauern bei ihrer Feldarbeit und muß dabei an ihre Ernährungsgewohnheiten denken. Ein anderes Bild führt mich in eine mit Schnee und Eis bedeckte Landschaft. Ich sehe Iglus und schlitzäugige Eskimos mit ihren runden Gesichtern. Sie sitzen zusammen und essen Fisch.

Ich öffne meine Augen und halte das Gesehene in meinem Bewußtsein fest. Plötzlich steigt in mir ein Gedanke auf und ich weiß, daß es nur so sein kann:

Alle Nahrungsmittel haben bestimmte Aktivierungsenergien für unsere Verdauungsorgane.

Fleisch und Fisch bestehen überwiegend aus Eiweiß und Fett. Sollten nun diese Nahrungsmittel die Fähigkeit besitzen, alle Verdauungsorgane, die für die Eiweiß- und Fettverdauung verantwortlich sind, zu aktivieren?

Und Getreide ist ein überwiegender Kohlenhydratträger. Ist Getreide dann in der Lage, die Kohlenhydratverdauung der Bauchspeicheldrüse zu aktivieren?

Ich denke an die asiatischen Reisbauern, die hauptsächlich von ihrem Getreide, von Gemüse und wenig Fleisch oder Hülsenfrüchten leben. Ich hatte gelesen, daß traditionell lebende Reisbauern auf der indonesischen

Insel Java täglich bis zu 600 Gramm Vollkornreis aßen. Die einzige Ergänzung bildeten etwas Gemüse, ganz wenig Obst und Hülsenfrüchte. Absolute Ausnahmen waren Fleisch und Fisch. Seit Jahrhunderten lebten die Javaner mit dieser sehr eiweißarmen Ernährung und erfreuten sich bester Gesundheit, ohne Mangelerscheinugen zu bekommen[8]!

Obwohl das Salz in dieser Untersuchung nicht erwähnt wird, kann man jedoch davon ausgehen, daß es in der traditionellen Ernährung der Javaner ebenso verwendet wurde wie in allen anderen asiatischen Kulturen. Bei dieser Menge Getreide muß die Kohlenhydratverdauung natürlich gut funktionieren.

Größere Eiweißmengen können die mit Reis und Gemüse aufgewachsenen Asiaten jedoch nicht verdauen. Denn die meisten von ihnen, die nach Europa oder in andere Industrienationen kommen, reagieren auf die eiweißreiche Ernährung mit viel Fleisch und Milchprodukten häufig mit Blähungen, Durchfällen und anderen Magen-Darmbeschwerden. Viele ziehen dann ihre gewohnte, eiweißärmere Kost der unsrigen vor.

Wenn Eskimos oder skandinavische Lappen überwiegend von Fisch und Fleisch leben und nach einem anstrengenden Tag mehrere hundert Gramm Fisch oder Fleisch auf einmal verzehren können, müssen sie eine hervorragende Eiweiß- und Fettverdauung haben. Diese fisch- und fleischreiche Ernährung muß also irgendwie die eiweiß- und fettverdauenden Organe aktivieren können.

Ich denke an die fleisch- und fischfressenden Tiere, bei denen es genauso sein muß. Andererseits müssen pflanzenfressende Tiere an ihre kohlenhydrat- und faserstoffreichen Nahrungsmittel angepaßte Verdauungsorgane haben.

Ich bin begeistert von dieser Idee! Mir wird klar, daß der Trennkost dadurch noch eine weitere große Bedeutung zukommt.

Die wichtigste Erkenntnis von Dr. Hay, dem Begründer der Trennkost, ist nämlich, daß eine Mahlzeit aus kohlenhydratreichen Lebensmitteln, wie Getreide oder Kartoffeln, zusammen mit eiweißreichen Nahrungsmitteln, wie Fleisch, Fisch, Eiern oder Käse, schlechter verdaut wird, als wenn wir die beiden Lebensmittelgruppen schwerpunktmäßig getrennt essen *(ausführlicher in Kapitel 11).*

Ich hatte nun die große Hoffnung, daß sich durch die hundertprozentige Trennung dieser Lebensmittelgruppen in den einzelnen Mahlzeiten die Aufbauenergien besser entfalten können. Mischen wir hingegen

---

8   Quelle: „Geheimarchiv der Ernährungslehre" von Dr. Ralph Bircher, 3. Auflage, Bircher-Benner Verlag, Bad Homburg v. d. H., Seite 118

Nahrungsmittel beider Gruppen in einer Mahlzeit, so dürften sich dadurch alle Aktivierungsenergien verringern.

Monatelang experimentierte ich mit dieser neuen Trennkostidee. Um die Eiweißverdauung zu aktivieren, erweiterte ich meinen Speiseplan daher um die Kombination von Nüssen mit Obst. Da ich die Nüsse und Ölsamen roh noch nicht vertrug und sie auch nicht mit Salz zusammen verzehrt werden sollten, aß ich sie im gerösteten oder gebackenen Zustand. Täglich gab es daher weiterhin mindestens eine Getreidemahlzeit mit Gemüse und eine Mahlzeit aus gerösteten Nüssen oder Ölsamen mit Obst. Anstelle der Nuß-Obstmahlzeit aß ich auch relativ häufig Joghurt oder Quark mit Honig oder Obst. Hin und wieder gab es aber auch Eier oder Fisch mit Salaten oder Fisch mit Obst, wie es bei den Hawaiianern Tradition gewesen war. Meersalz ergänzte ich natürlich zu allen Mahlzeiten, außer zu den Kombinationen von Joghurt oder Quark mit Obst, weil es vor allem geschmacklich nicht dazu paßt.

Mir ging es in dieser Zeit nicht schlecht. Jedoch beobachtete ich nur geringe Fortschritte. Ich fragte mich, wie lange ich so leben müßte, bis sich meine Verdauungskraft wieder normalisiert haben würde? Ein Jahr verging, und in mir breitete sich eine gewisse Ungeduld aus.

Jutta, Manuel und ich waren in der Zwischenzeit in die Nähe von Ingolstadt gezogen, wo wir eine kleine Dachgeschoßwohnung bezogen. Ich begann, mich auf meine berufliche Tätigkeit vorzubereiten, und im Sommer 1992 eröffnete ich meine Naturheilpraxis.

Fortbildungsveranstaltungen waren in den ersten Berufsjahren besonders wichtig für mich. Daher studierte ich immer sehr aufmerksam meine Fachzeitschriften, insbesondere die Veranstaltungshinweise.

Es war im Jahr der Praxiseröffnung. Beim Durchblättern einer medizinischen Zeitschrift blieb mein Blick an einer Anzeige hängen: Im November sollte in Düsseldorf die medizinische Messe „Medica" stattfinden. Normalerweise interessieren mich Messen überhaupt nicht, da ich in meiner Praxis nur wenig mit elektronischen Geräten arbeite. Aber beim Lesen dieser Anzeige hatte ich das sichere Gefühl, dort hinfahren zu müssen.

Irgend etwas trieb mich dazu, unbedingt die Messe zu besuchen! Da ein Freund von mir in Essen wohnt, wollte ich meine Reise in meine vergangene Wohngegend mit einem Besuch bei ihm verbinden.

Eine unerwartete Entdeckung

Vor mir stehen die riesigen Hallen des Messegeländes. Von allen Seiten strömen Menschenmengen dem Eingang entgegen. Ich bleibe stehen und nehme ein paar tiefe Atemzüge, um mich dann gestärkt in die Massen zu stürzen, in denen ich wenige Minuten später untertauche.

Warum bin ich eigentlich hier? Ich weiß es nicht! Im Eiltempo durchschreite ich die Hallen. Hin und wieder verweile ich an einem Stand und bin beeindruckt von den vielen elektronischen, computergesteuerten Diagnose- und Therapiegeräten. Ich lasse mich ganz von dieser Hightechatmosphäre aufsaugen. Doch plötzlich durchfährt mich ein Schauer von Kopf bis Fuß. – Soll das wirklich die Medizin der Zukunft sein?

Nachdem ich einige Hallen hinter mir habe, sehe ich vor mir einen Stand mit für mich eigentlich unbedeutenden Vitaminpräparaten. Dennoch trete ich an ihn heran, finde jedoch nichts, das mich interessiert, und gehe weiter. Was ist das?! Je mehr ich mich von dem Stand entferne, um so intensiver überkommt mich ein eigenartiges Unwohlsein, das von der Magengegend auf den ganzen Körper ausstrahlt. Ich bleibe sicherheitshalber stehen, um mich kurz zu besinnen. Dann drehe ich mich um und kehre zum Stand zurück. Sofort fühle ich mich erleichtert. Am Stand angekommen, schaue ich mir die Mitarbeiter an und frage sie, ob es außer den Vitaminpräparaten noch weitere Produkte dieser Firma gibt. Man gibt mir ein Heilmittelkompendium. Ich bedanke mich und setze zufrieden meine Eroberung der Hallen fort.

„Das war's also!" dachte ich, als ich erschöpft im Auto saß und mich erst einmal wieder selbst finden mußte. Meine Beute bestand aus ein paar Informationsblättern, aus einer Packung mit chinesischen Teebeuteln gegen Kopfschmerzen und aus dem Heilmittelkompendium. Welchen Schatz ich da bei mir hatte, konnte ich zu dem Zeitpunkt noch nicht ahnen, denn durch dieses Buch sollte ich eine der wichtigsten Entdeckungen in all meinen Forschungsjahren machen.

Erst eine Woche später finde ich die nötige Ruhe, mir das Buch anschauen zu können. Ich blättere es Seite für Seite durch und entdecke nichts Neues. Gegen Ende des Buches schlage ich ein Kapitel auf, dessen Inhalt mir fast den Atem verschlägt. Gespannt lese ich es einmal und dann ein zweites Mal. Ich schließe die Augen und erlebe in meinen Gedanken, wie sich eine Brücke in eine völlig neue Dimension bildet. Sollte das der lang ersehnte Durchbruch sein? Gab es wirklich diesen letzten Faktor, an den ich immer geglaubt hatte?

Die Bedeutung der Soffwechselkatalysatoren

Das Schlüsselwort heißt Stoffwechselkatalysatoren (= intermediäre Atmungskatalysatoren). Es handelt sich dabei um enzymähnliche Substanzen, die wichtige Stoffwechselfunktionen im Bereich der Körperzellen ausführen. Für die Mediziner und naturwissenschaftlich Interessierten erwähne ich der Vollständigkeit halber die wichtigsten der mir bekannten Stoffwechselkatalysatoren beim Namen:

Glyoxal, Methylglyoxal, Trichinoyl, Hydrochinon, Naphthochinon, Anthrachinon, Chinhydron, Para-Benzochinon, Methylenblau und Ubichinon (= Coenzym Q). Sie werden von ein paar deutschen Firmen, wie zum Beispiel Heel und Staufen-Pharma, als homöopathische Mittel angeboten und in der Broschüre „Therapie mit intermediären Katalysatoren" der Firma Heel einzeln beschrieben (siehe Literaturverzeichnis).

Diese Stoffwechselkatalysatoren sind unter anderem daran beteiligt, die Zellwände und die Zellen selber von Stoffwechselendprodukten, von freien Radikalen (siehe Kapitel 14) und anderen zelltoxischen Substanzen freizuhalten. Je durchlässiger die Zellmembranen sind, um so besser können die Zellen Sauerstoff und andere lebensnotwendige Nährstoffe aufnehmen und ihre Stoffwechselendprodukte nach draußen abgeben. Bei allen Krankheiten oder Organunterfunktionen liegt das Gegenteil in den betroffenen Körperzellen vor. Eine Funktionsminderung dieser Katalysatoren und anderer Enzyme sorgt nämlich für die Verschlackung der Membranen und der Zellen selber, so daß sich in den Zellen die Stoffwechselendprodukte anhäufen. Die Zellen werden insgesamt schlechter mit Nahrung versorgt, und da sie weniger Sauerstoff aufnehmen können, verschlechtert sich die Zellatmung.

Ein Endstadium dieser Entwicklung ist letztendlich der Krebs.

Je intensiver daher der Sauerstoffmangel und die Verschlackung der Zellen sind, um so eher können im Zellkern entsprechende Genschäden auftreten, wodurch sich die Zellen unkontrolliert zu teilen beginnen und der Tumor zu wachsen beginnt. Damit kapseln sie sich regelrecht von allen anderen Körperzellen ab und beginnen ein isoliertes Eigenleben. Die wuchernden Krebszellen verdrängen gesundes Körpergewebe und können mit ihrem Schmarotzerdasein den ganzen Körper aufzehren. Geheilt wird Krebs daher nur, wenn die erkrankten Zellen entweder vom Immunsystem zerstört werden oder wenn die Zellen wieder in einen sauerstoffreicheren Stoffwechsel eingebunden und die Genschäden repariert werden. Ich werde im Kapitel 17 auf dieses Thema zurückkommen und weitere Ursachen der Krebsentstehung erklären, wozu neben den direkten Genschäden durch erbgutschädigende Strahlen oder Gifte und den psychischen oder erblich bedingten Faktoren auch bestimmte Darmpilze und Darmparasiten gehören können.

Die Ursachen für eine verminderte Katalysatortätigkeit und die daraus resultierenden Stoffwechselstörungen und Krankheiten sind nun dieselben, die ich am Ende des letzten Kapitels bezüglich der Lebensenergieverringerung aufgezählt habe. Sie betreffen die Ernährungs- und Lebensweise, die Psyche, die Umweltbelastungen und so weiter.

Viele akute und chronische Krankheiten sind im Prinzip nur Vorstadien der totalen Katalysatorblockade, es sei denn, es liegen irgendwelche Mangelsituationen in der Blutversorgung der Zellen vor.

Die wirklichen Ursachen einer Krankheit sind daher niemals irgendwelche Bakterien, Viren, Prionen oder aus dem Darm stammende Pilzformen oder Parasiten, sondern immer die Bereitschaft des Körpers oder der Seele, bei vorhandenen Stoffwechsel- und Milieustörungen in den entsprechend geschwächten Organen oder Körperbereichen zu erkranken. Das heißt also, daß ein durch psychische Belastungen, durch lebensfeindliche Umweltfaktoren oder durch eine ungesunde Lebensweise geschwächter Körper generell anfälliger für alle möglichen Krankheiten und Erreger ist und daß in einem gesunden, widerstandskräftigen Körper keine krankmachenden Erreger überleben können. Die Erreger selbst stellen daher eher bestimmte Begleiterscheinungen oder Folgen der allgemeinen Stoffwechsel- und Milieustörungen dar, auch wenn sie letztendlich in einer direkten Beziehung zu den äußerlich erkennbaren Symptomen einer Krankheit stehen. Die wirklichen Ursachen einer Krankheit sind hingegen die eher unsichtbaren und mit den heutigen chemisch-physikalischen Standarduntersuchungen kaum erfaßbaren Störungen des Körpers und der Seele.

Die Gesundheit unseres Körpers ist daher unter anderem von der Vitalität der Körperzellen abhängig. Der vielleicht bedeutendste biochemische Faktor für die Vitalität unserer Körperzellen und aller wichtigen Organfunktionen ist jedoch die Aktivität der Stoffwechselkatalysatoren und überhaupt aller Enzyme im Körper, da ohne die Enzyme und Stoffwechselkatalysatoren das Leben nicht möglich wäre. Je besser daher die Stoffwechselkatalysatoren und Enzyme im Körper gebildet werden und funktionieren, um so gesünder ist unser Körper.

Einer der Entdecker der großen Bedeutung dieser Katalysatortätigkeiten war Prof. Dr. William Frederick Koch aus den USA. Er entwickelte spezielle Naturheilmittel, deren Wirkung einerseits auf die Substitution bestimmter Stoffwechselkatalysatoren und ähnlicher Substanzen zurückzuführen ist und nach meiner Ansicht auch mit der energetischen Aktivierung von entsprechenden körpereigenen Stoffwechselkatalysatoren in Verbindung steht. In Deutschland werden diese Heilmittel von der Firma Tonia GmbH vertrieben *(siehe Literaturverzeichnis)*. Zusammen mit einer eiweißarmen, vegetarischen Ernährungsempfehlung konnte Koch mit dieser Heilmethode vielen Menschen wieder zur Gesundheit verhelfen. Seine Erfolge, besonders bei Krebserkrankungen, hat er in einem Buch veröffentlicht[9].

Leider sind seine Erkenntnisse von der Schulmedizin weder gewürdigt noch beachtet worden, so daß sie bis heute nur wenigen Medizinern bekannt sind. Anderen Forscher und Wissenschaftlern mit revolutionären Entdeckungen, wie zum Beispiel Professor Enderlein, auf den ich im Kapitel 17 zu sprechen komme, erging oder ergeht es ebenso.

Der Einfluß der Lebensmittel auf die Stoffwechselkatalysatoren

Mein Interesse an dieser Sache war nun vor allem darauf ausgerichtet, herauszufinden, wie man auf natürliche Art und Weise diese Katalysatoren im Körper beeinflussen und aktivieren kann. Ich war überzeugt von der Idee, daß es sowohl mit der Ernährung, mit homöopathischen Heilmitteln, mit der Gedankenkraft und auch mit anderen Methoden, wie Meditation, Yoga, Tai Chi, Qi Gong oder mit bestimmten Atemtechniken, möglich sein müßte. Diese Vermutung wurde später in jeder Hinsicht bestätigt!

Mit einer bestimmten Untersuchungsmethode versuchte ich nun, herauszufinden, ob irgendwelche Lebensmittel in der Lage sind, die Stoffwechselkatalysatoren zu aktivieren.

Noch heute kann ich mich genau an diese aufregenden Stunden in meinem Leben erinnern. Wie sehr hoffte ich damals, endlich den entscheidenden Schlüssel in die Hände zu bekommen, womit ich die schlafenden Zellen meiner Verdauungsorgane wieder zum Leben erwecken konnte!

Sie können sich sicherlich vorstellen, wie enttäuscht ich war, als die ersten Testergebnisse mit rohen Früchten, rohen Nüssen oder rohem, angekeimten Getreide negativ ausfielen. Sollten nicht einmal diese energiereichen Lebensmittel die Katalysatoren aktivieren können?

Ich gab die Hoffnung jedoch nicht auf und fragte mich, ob die Lebensmittel vielleicht irgendwie aufgeschlossen werden müssen. Dabei erin-

---

9   „Das Überleben bei Krebs- und Viruskrankheiten" von Prof. Dr. William Frederick Koch, Haug Verlag, Heidelberg

nerte ich mich an die Gesundheitslehren von Jesus im „Friedensevangelium der Essener" *(siehe Fußnote 1 auf Seite 8 sowie Kapitel 23)*, an Ohsawa, den Begründer der Makrobiotik, und an den ebenfalls verstorbenen amerikanischen Arzt Dr. Fletcher, die alle das gründliche Kauen und Einspeicheln von Lebensmitteln empfohlen hatten. Dr. Fletcher konnte sogar mit dem gründlichen Kauen gesunder Lebensmittel seine Krankheiten auskurieren. Der Begriff „Fletchern" für besonders ausgiebiges Kauen und Einspeicheln erinnerte daher einige Zeit an diese Heilmethode. Er konnte damals jedoch nicht erklären, was biochemisch alles durch das gründliche Kauen passierte.

Ich begann also, ein paar rohe Mandeln so gründlich zu kauen, bis sie im Mund einigermaßen breiig wurden. Der anschließende Test ließ mein Herz höher schlagen. Die gut gekauten Mandeln waren tatsächlich in der Lage, alle Stoffwechselkatalysatoren zu aktivieren.

Ich kaute weiter, bis die Mandeln „verflüssigt" waren. Das Untersuchungsergebnis ergab die vierfache Katalysatoraktivierung wie im Vortest. Eine weitere Steigerung war auch durch noch gründlicheres Kauen nicht mehr möglich.

Als nächstes untersuchte ich, welche Lebensmittel in der Lage waren, die Katalysatoren optimal zu aktivieren. Das Ergebnis überraschte mich nicht, denn es entspricht im Prinzip all den Lehren über die ideale Ernährung des Menschen, die ich schon kennengelernt hatte:

Nur rohe Früchte, rohe Nüsse und Ölsamen sowie rohes, angekeimtes Getreide haben die Fähigkeit, alle Katalysatoren maximal zu aktivieren, vorausgesetzt, diese Lebensmittel werden gründlich gekaut.

Eine Ausnahme macht die arteigene Muttermilch bei Säuglingen. Auch diese Nahrung aktiviert bei Babys mit gesunder Verdauungskraft bis zu einem Alter von zirka 6 bis 12 Monaten die Katalysatoren relativ stark. Danach läßt die Aktivierungskraft wegen der Veränderung des Verdauungssaftes im Magen von Babys langsam nach.

Alle anderen Nahrungsmittel können die Katalysatoren nur sehr gering aktivieren. Rohes Gemüse oder Salate sind dabei etwas stärker in ihrer Wirkung als rohe Milch von Tieren, Fisch, Fleisch oder Eier. Beim Erhitzen dieser Nahrungsmittel verringert sich diese Fähigkeit grundsätzlich auf weniger als ein Viertel des Rohzustandes!

Eine Ausnahme machen hier jedoch Nahrungsmittel, die im Rohzustand ungesünder sind als im gekochten, wie zum Beispiel Kartoffeln und Hülsenfrüchte. Allerdings ist die katalysatoraktivierende Wirkung von gekochten Kartoffeln nicht stärker als von anderem erhitzten Gemüse – also relativ schwach.

Zu den rohen Nüssen und Ölsamen sei an dieser Stelle noch gesagt, daß sie im Gegensatz zum Getreide durch das Ankeimen generell an Aktivierungsenergien verlieren und mit zunehmender Keimlingslänge, ebenso wie das zu lang gekeimte Getreide, auch für unsere Darmflora keine ideale Nahrung mehr darstellen *(siehe auch „Ratschläge für das Keimen von Getreide" am Ende von Kapitel 18).*

Mit meinen letzten Versuchen wollte ich noch die idealen Kombinationen der Lebensmittel herausfinden. Es stellte sich mir nämlich die Frage, ob hier die Trennkostprinzipien eine Rolle spielen. Das Ergebnis verblüffte mich:

Ausschließlich eine einzige Obstsorte, Nuß- oder Ölsamensorte oder eine Sorte angekeimtes Getreide pro Mahlzeit sind fähig, die Katalysatoren maximal zu aktivieren.

Glücklicherweise fand ich noch eine Kombination, bei der die Reduktion der maximalen Katalysatoraktivierung nur sehr gering ist: Es handelt sich um die Kombination von einer Obstsorte mit einer Nuß- oder Ölsamensorte. Kombiniert man mehr als eine Obstsorte zusammen mit einer Nuß- oder Ölsamensorte, also auch zwei oder mehr Obst- oder Nußsorten miteinander, verringert sich die Katalysatoraktivierung um über 50 %!

Angekeimtes Getreide hingegen läßt sich mit gar nichts kombinieren. Will man daher diese hohen Energien voll ausnutzen, wird es als Heil- und Aufbaunahrung immer für sich alleine gegessen!

Alle rohen Gemüsesorten sind, wie bereits erwähnt, diesbezüglich uninteressant, da ihre katalysatoraktivierenden Energien generell recht schwach sind. Sie entgiften den Körper daher auch schwächer als rohes Obst!

Kombiniert man rohes, angekeimtes Getreide oder rohe Nüsse oder Ölsamen mit rohem Gemüse, so werden die katalysatoraktivierenden Energien dieser energiereichen Lebensmittel deutlich abgeschwächt. Dennoch ist die Kombination von rohem Gemüse mit Nüssen oder Ölsamen eine relativ gut verträgliche Trennkostkombination, jedoch keinesfalls so gut wie Nüsse oder Ölsamen zusammen mit Obst! Ich komme im Kapitel 11 über die Trennkost darauf zurück.

Ich legte mich aufs Bett und fühlte ein seltsames Gefühl von Erleichterung und Zufriedenheit in mir. „Das ist es!" – Nach so langer Zeit des Suchens hatte ich endlich die Lösung gefunden. Ich wußte es, ohne daß ich es ausprobiert hatte.

Ich wußte, daß ich mit gut gekauten rohen Nüssen oder Ölsamen zusammen mit rohem Obst die gesamte Eiweiß- und Fettverdauung aktivieren kann. Und gut gekautes, rohes, angekeimtes Getreide war mit Sicherheit in der Lage, die Kohlenhydratverdauung aufzubauen.

Diese Vermutung bestätigte sich später in der Praxis:

Das gründliche Kauen dieser drei Lebensmittelgruppen in der richtigen Kombination kann je nach der gegessenen Menge eine mehrstündige Aktivierung aller Stoffwechselkatalysatoren und vermutlich auch aller anderen Körperenzyme bewirken. Dadurch werden alle Körperzellen und Zellmembranen verstärkt entgiftet, wodurch sich die Zellatmung und -ernährung verbessert und letztendlich der gesamte Zellstoffwechsel (wie zum Beispiel alle Stufen des Zitronensäurezyklus) optimal aktiviert wird.

Die starken verdauungskraftaktivierenden Aufbauenergien von rohen Nüssen, Ölsamen oder vom rohen, angekeimten Getreide *(siehe die Grafik mit den Aufbauenergien auf der nächsten Seite)* können nun zirka zehnmal stärker wirken als ohne die katalysatorbedingte Zellentgiftung.

Mit jeder Mahlzeit, die wir auf diese Art und Weise zu uns nehmen, verbessert sich die Verdauungskraft von Mal zu Mal. Die einzelnen Verdauungskraftsteigerungen addieren sich, so daß wir nach einigen Wochen bis Monaten schon beachtliche Resultate dadurch erzielen können.

Die Aufbaukräfte unserer Nahrung

Ich unterscheide fortan zwei Energien, die ich gemeinsam die **Aktivierungsenergien** oder **Aufbaukräfte der Nahrung** nenne:

1. **Die katalysatoraktivierenden Energien:** Es handelt sich um diejenigen biologischen beziehungsweise feinstofflichen Energien in den Lebensmitteln, die alle Stoffwechselkatalysatoren und vermutlich auch alle anderen Körperenzyme optimal aktivieren können. Durch das gründliche Kauen bestimmter Lebensmittel werden sie besonders stark aktiviert, so daß für eine gewisse Zeit alle Körperzellen maximal entgiftet und wesentlich besser mit Sauerstoff und allen anderen Nährstoffen versorgt werden und sich der gesamte Zellstoffwechsel erhöht.
2. **Die Aufbauenergien:** Als Aufbauenergien bezeichne ich die feinstofflichen Energien, die in der Lage sind, die Verdauungsorgane direkt zu aktivieren. Diese Energien sind an die entsprechenden grobstofflichen Energieträger gebunden, so daß Eiweiße nur die Eiweißverdauung, Fette nur die Fettverdauung und komplexe Kohlenhydrate nur die Kohlenhydratverdauung aktivieren können *(siehe Grafik)*.

Rohe Lebensmittel sind dabei bis auf wenige Ausnahmen (rohes, ungekeimtes Getreide, rohe Hülsenfrüchte, rohe Kartoffeln) stärker in der Wirkung als erhitzte.

Einige Aufbauenergien im relativen Vergleich

(bezogen auf den Menschen)

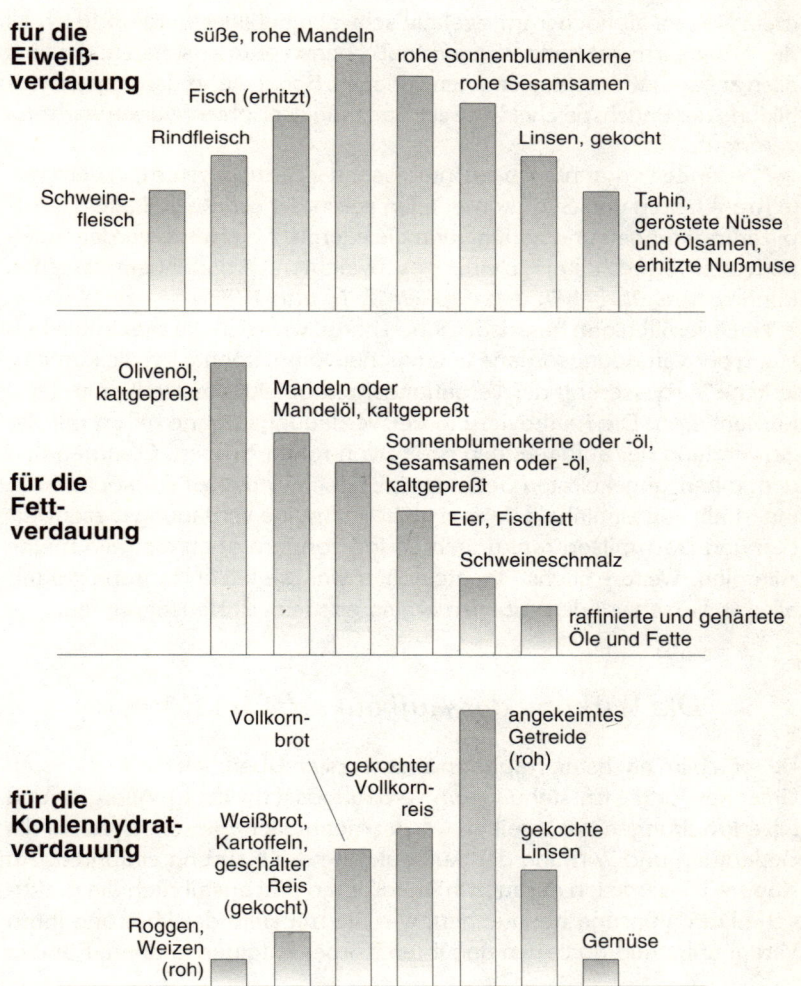

für die Eiweißverdauung

- süße, rohe Mandeln
- rohe Sonnenblumenkerne
- rohe Sesamsamen
- Fisch (erhitzt)
- Rindfleisch
- Linsen, gekocht
- Schweinefleisch
- Tahin, geröstete Nüsse und Ölsamen, erhitzte Nußmuse

für die Fettverdauung

- Olivenöl, kaltgepreßt
- Mandeln oder Mandelöl, kaltgepreßt
- Sonnenblumenkerne oder -öl, Sesamsamen oder -öl, kaltgepreßt
- Eier, Fischfett
- Schweineschmalz
- raffinierte und gehärtete Öle und Fette

für die Kohlenhydratverdauung

- Vollkornbrot
- angekeimtes Getreide (roh)
- gekochter Vollkornreis
- Weißbrot, Kartoffeln, geschälter Reis (gekocht)
- gekochte Linsen
- Roggen, Weizen (roh)
- Gemüse

73

Kurze Zeit nach dieser Entdeckung entwickelte ich ein relativ einfaches Diagnoseverfahren, mit dem man die maximale Verdauungssaftbildung der einzelnen Verdauungsorgane genau überprüfen kann. Dieses Verfahren stelle ich Ihnen auf meinen Seminaren vor und werde es ausführlich in meinem Buch über die Aurakinesiologie beschreiben *(siehe Schluß-wort)*.

Aufgrund meiner Untersuchungen an gesunden Erwachsenen, Kindern und Babys erkannte ich die altersabhängige, normale Verdauungskraft der einzelnen Organe. Ich war schockiert, feststellen zu müssen, daß nicht nur mein Magensaft noch immer relativ schwach gebildet wurde, wie ich all die Jahre vermutet hatte, sondern daß ebenso dramatische Zustände in allen anderen Verdauungsorganen vorlagen. Sogar die Verdauungsenzym-bildung der Bauchspeicheldrüse zur Spaltung der Kohlenhydrate war stark verringert.

Mit der Zeit erkannte ich ein interessantes Bezugssystem, in dem viele Krankheiten und Symptome, allen voran der größte Teil aller Darm-pilzerkrankungen und häufig auch die allergischen Beschwerden, in einem direkten Verhältnis zu einer geschwächten Verdauungskraft stehen können *(ausführlich in den Kapiteln 7, 16 und 17)*.

Nachdem ich nun herausgefunden hatte, wie man die maximale Leistung der Verdauungsorgane untersuchen kann, konnte ich die kontinuierliche Verbesserung der Verdauungskraft objektiv feststellen und dokumentieren. Die Reaktivierung der Verdauungsorgane nahm mit der Anwendung der aufbauenden Kräfte von rohen Nüssen, Ölsamen und dem rohen, angekeimten Getreide eine Geschwindigkeit an, wodurch ich innerhalb von eineinhalb Jahren nicht nur meine Verdauungsbeschwerden und Darmpilzerkrankungen verlor, sondern auch fast alle meine Allergien. Weitere sechs Monate später war die letzte Nahrungsmittel-allergie verschwunden. Ebenso erging es meinem Heuschnupfen.

Die Wirkung der Aufbaukräfte im Körper

Bevor ich im nächsten Kapitel in einem ersten Überblick die wichtigsten Ursachen für die Entstehung von Verdauungsschwächen, Allergien und Pilzerkrankungen beschreiben werde, möchte ich Sie schon jetzt in die Bedeutung und Wirkung der Aufbaukräfte der Nahrung einführen. Ab Kapitel 18 werde ich darauf zurückkommen und ausführlich die praktische Durchführung besprechen, wie Sie mit Hilfe der Nahrung Ihren Verdauungstrakt aufbauen und Ihren Körper entgiften können. Für das bessere Verständnis ist es jedoch empfehlenswert, zuvor alle anderen Kapitel gelesen zu haben.

Alle Lebensmittel besitzen eine Vielzahl verschiedener Energien. Dazu gehören unter anderem die Yin-Yang-Energien *(siehe Kapitel 13)*, die Kapha-, Pitta- und Vataenergien und auch die drei Gunas der Ayurvedalehre *(siehe Kapitel 15)*, die Kalt/Warm-Eigenschaften *(siehe Kapitel 12)*, die katalysatoraktivierenden Energien und natürlich die Aufbauenergien, welche die Verdauungsorgane aktivieren können.

Der ein oder andere in die Makrobiotik oder die Ayurvedalehre eingeweihte Leser wird an dieser Stelle vielleicht denken, daß doch die in diesen Systemen beschriebenen Energien ebenso auf die Verdauungsorgane wirken. Indirekt trifft dies auch zu, indem die allgemeinen Körperenergien harmonisiert werden. Ist die Störung der Verdauungsorgane jedoch zu stark, reichen diese Energien nicht mehr aus. Dann müssen die Verdauungsorgane direkt aktiviert werden!

Auch wenn die Energieformen, die in den fernöstlichen Systemen beschrieben werden, eine große Bedeutung für die allgemeine Gesundheit des Menschen haben, so halte ich die katalysatoraktivierenden Energien und Aufbauenergien erfahrungsgemäß dennoch für die wichtigsten.

Die Aufbaukräfte wirken generell nur so lange auf die Körperzellen und Verdauungsorgane, wie die Nahrung im Mund oder im Magen ist. Sobald die Nahrung den Dünndarm erreicht hat, hört die direkte Aktivierung der Verdauungsorgane auf.

Allerdings ist die energetische Wirkung der Nahrung auf unseren Körper in den Därmen noch nicht ganz beendet, da die harmonische Zusammensetzung der Nahrung im Dünndarm eine wichtige Voraussetzung für die Umwandlung (Transmutation) oder Neubildung von Elementen ist! Ich werde in den Kapiteln 18 und 23 darauf zurückkommen.

Außerdem verändert jede Mahlzeit die momentane energetische Situation des Menschen, die noch viele Stunden nach der Magenverdauung im Körper nachwirken kann. Je häufiger wir daher dieselben Energieimpulse mit der Nahrung geben, um so eher kann man dadurch die Gesamtkonstitution beeinflussen und verändern.

Grundsätzlich findet man die Aufbauenergien ausschließlich in den Lebensmitteln, die aus komplexen, langkettigen Energieträgern (komplexe Kohlenhydrate, Fette und Eiweiße) bestehen und daher durch die Verdauungssäfte aufgespalten, das heißt, verdaut werden müssen.

Je natürlicher und unbehandelter die Lebensmittel sind, desto stärker sind auch ihre Aufbauenergien. Am stärksten sind sie, bis auf wenige Ausnahmen, in rohen, natürlichen Lebensmitteln.

Je mehr jedoch ein Nahrungsmittel raffiniert, ausgesiebt, chemisch oder physikalisch verändert oder behandelt wird, um so schwächer werden in der Regel alle feinstofflichen Energien. Also verringert auch das Kochen und Backen diese wichtigen Energien. Radioaktiv bestrahlte Nahrungsmittel sind absolut tot! Ihre Samen sind nicht mehr keimfähig, und die Aktivierungsenergien sind mehr oder weniger zerstört.

Ungekeimtes Getreide, Hülsenfrüchte, Kartoffeln und Eßkastanien machen hier die Ausnahme, da sie durch das Erhitzen an bestimmten Qualitäten gewinnen *(siehe die Kapitel 10 und 12)*. Im Rohzustand sind Kartoffen wegen des hitzeempfindlichen Solaningehaltes und Hülsenfrüchte wegen des Alkaloids Phasin in größeren Mengen sogar giftig.

Die Aufbauenergien für die Eiweiß- und Fettverdauung

Interessanterweise sind in der Natur, von wenigen Ausnahmen abgesehen, die Aufbauenergien für die Eiweiß- und Fettverdauung immer in einem Lebensmittel vereint. Dazu gehören alle Nüsse und Ölsamen, die arteigene Milch für einen Säugling, Fisch, Fleisch, Eier, Sojabohnen und Erdnüsse. Die Ausnahmen bilden die meisten Hülsenfrüchte, die überwiegend aus Eiweiß und komplexen Kohlenhydraten bestehen. Deshalb aktivieren sie auch nicht die Eiweiß- und Fettverdauung, sondern die Eiweiß- und Kohlenhydratverdauung.

Stärker eiweißhaltige Nahrungsmittel aktivieren nun alle Zellen im Magen und in der Bauchspeicheldrüse, die entweder Magensäure oder die eiweißverdauenden Enzyme produzieren.

Um eine schwache Eiweißverdauung mit der Nahrung zu stärken, muß man daher regelmäßig Lebensmittel essen, die diese Organe aktivieren können. Am besten eignen sich dafür in der Reihenfolge der Aufzählung *(siehe auch die Grafik auf Seite 73)*:

- Nüsse und Ölsamen,
- Hülsenfrüchte,
- Fisch,
- Fleisch
- und Eier.

Für Säuglinge ist es im ersten Lebenjahr die arteigene Muttermilch. Die vielen Kunstmilchprodukte für Säuglinge enthalten hingegen nur sehr geringe oder gar keine Aufbaukräfte!

Neben der Stärkung der Eiweißverdauung aktivieren diese Nahrungsmittel auch die Magenschleimbildung. Das ist sehr wichtig, da eine vermehrte Magensäureproduktion sonst die Magenwand angreifen könnte *(weiteres dazu in Kapitel 16)*.

Getreide und Gemüse können zwar auch beachtliche Mengen an Eiweiß enthalten, jedoch fehlen ihnen mehr oder weniger die Aufbauenergien für die Eiweißverdauung!

Wer die Fettverdauung mit der Nahrung stärken will, muß dementsprechend Lebensmittel essen, die hochwertiges Fett beziehungsweise Öl enthalten. Wer nie oder nur wenig Fett oder Öl ißt, vielleicht gerade weil es nicht vertragen wird, sollte sich dann nicht wundern, wenn die Fettverdauung von Jahr zu Jahr immer schlechter wird. Rückgängig machen kann man diesen Prozeß nur, wenn man mit der Nahrung wieder hochwertiges Fett beziehungsweise Öl zu sich nimmt. Man beginnt anfangs mit kleinen Mengen und steigert diese langsam über Wochen oder Monate *(ausführliche Beschreibung in den Kapiteln 11 und 18)*.

Personen, denen die Gallenblase operativ entfernt wurde, machen hier jedoch eine Ausnahme, da sie in der Regel nie mehr als 20 bis 30 Gramm Fett pro Mahlzeit optimal verdauen können und sich die Fettverdauung bei ihnen nur in den seltensten Fällen geringfügig steigern läßt *(mehr dazu in Kapitel 17)*. Dennoch sollten gerade diese Menschen gesunde Fette und Öle zu sich nehmen, da sie häufig unter erhöhten Cholesterin- und Blutfettwerten leiden und eine gesunde Ernährung generell einen großen Einfluß auf alle krankhaften Abweichungen ausübt.

Hochwertige Fette sind in allen Nüssen und Ölsamen, in Sojabohnen, aber auch im Fisch enthalten. In Fleisch und Eiern sind die Aufbauenergien für die Fettverdauung schon schwächer. Am stärksten ist die Aufbauenergie für die gesamte Fettverdauung in Oliven und im kaltgepreßten Olivenöl, dicht gefolgt von rohen Mandeln, rohen Sonnenblumenkernen und anderen Nüssen und Ölsamen sowie den daraus hergestellten kaltgepreßten Ölen *(siehe Grafik, Seite 73)*.

Raffinierte Öle und Fette hingegen sind im Prinzip tote Fette und haben daher deutlich schwächere Aufbaukräfte. Sie enthalten häufig keine natürlichen Begleitstoffe mehr, wie Vitamine oder Geschmacksstoffe, und werden zum Teil gehärtet, wodurch sie ihre starken stoffwechselaktivierenden Wirkungen verlieren *(mehr dazu in Kapitel 10)*. Solche Fette

stellen einen reinen Ballast für unseren Körper dar und fördern keinesfalls die Gesundheit.

Butter nimmt hier eine Sonderstellung ein: Sie ist zwar ein leicht ver-
dauliches und auch ein relativ gesundes Fett, jedoch aktiviert das Milchfett nur beim Baby die Fettverdauung! Sobald wir älter als ein Jahr sind,
ist die energetische Aktivierung für die Fettverdauung gleich null! Nur
dadurch, daß die Fettverdauung durch das Milchfett weiterhin gefordert
wird, bleibt die Verdauungskraft für Fett einigermaßen erhalten. Eine
schlechte Fettverdauung läßt sich mit dem Milchfett daher kaum reaktivieren.

Wer also ausschließlich raffinierte Fette und Öle oder Butter ißt oder
grundsätzlich nur wenig Fett verzehrt, kann mit der Zeit automatisch eine
schlechtere Fettverdauung entwickeln.

Vergleicht man die Aufbauenergien für die Eiweiß- und Fettverdauung der verschiedenen Fleischsorten untereinander, so hat das Fleisch
die stärksten Kräfte, das dem Menschen am wenigsten verwandt ist. Oder
umgekehrt: Je mehr das Fleisch in seiner Struktur dem Menschenfleisch
ähnelt, um so schwächer werden die Aufbaukräfte für ihn. Geflügelfleisch
ist somit kräftiger als Schaf- oder Ziegenfleisch, das wiederum ist stärker als Rindfleisch. Am schwächsten ist das Schweinefleisch. Schweineschmalz gehört neben den raffinierten Ölen und Fetten zu den Nahrungsmitteln mit den geringsten Aufbauenergien für die Fettverdauung.
Es wird nur noch von der Butter unterboten *(siehe Grafik, Seite 73).*

Kommen wir noch einmal zu den Milchprodukten zurück. Ursprünglich ist die Milch nur für die Säuglinge gedacht. Sie ist unwidersprochen
die gesündeste Nahrung für alle Säugetiere und Babys in den ersten
Lebensmonaten. Solange der Säugling einen Labmagen hat, gibt es
keine bessere Nahrung, die alle Verdauungsorgane so gut aufbaut. Sobald sich jedoch spätestens nach einem halben bis einem Jahr der Labmagen des Babys verändert und Magensäure und Pepsin zu bilden beginnt, aktiviert die Milch seine Eiweiß-, Fett- und Kohlenhydratverdauung
zunehmend schlechter. Das ist dann der Zeitpunkt, wo Menschen und
Säugetiere eigentlich von „fester" Nahrung leben sollten. Kinder und
Erwachsene können Milchprodukte zwar verdauen, wenn die Verdauungskraft gesund ist, jedoch sollte der Genuß nicht übertrieben werden,
da Milchprodukte weder die Eiweiß- noch die Fettverdauung aktivieren
(mehr zum Thema „Milch" in den Kapiteln 11, 12 und 22).

Die Aufbauenergien für die Kohlenhydratverdauung

Die Aufbauenergien für die Kohlenhydratverdauung sind in der Regel an die langkettigen, komplexen Kohlenhydrate gebunden. Wir finden sie daher vor allem im Getreide und in den getreideähnlichen Samen, wie Amaranth, Quinoa oder Buchweizen, in Kartoffeln und ein wenig im Gemüse. Alle diese Lebensmittel enthalten zwar auch mehr oder weniger Eiweiß und manchmal auch ein wenig Fett, jedoch überwiegt der Kohlenhydratanteil bei weitem. Die Eiweißverdauung wird daher von diesen Lebensmitteln nur gering (Getreide) oder gar nicht (Gemüse, Kartoffeln) aktiviert.

Außerdem können diejenigen Hülsenfrüchte, die neben dem Eiweiß überwiegend komplexe Kohlenhydrate enthalten, die Kohlenhydratverdauung beinahe ebenso stark aktivieren wie erhitztes Vollkorngetreide *(siehe Grafik auf Seite 73)*.

Nüsse und Ölsamen enthalten zwar auch mehr oder weniger komplexe Kohlenhydrate, jedoch fehlen ihnen die Aktivierungsenergien für die Kohlenhydratverdauung fast vollständig. Dafür können sie die Eiweiß- und Fettverdauung hervorragend aufbauen *(siehe Grafik, Seite 73)*.

Am besten läßt sich die Kohlenhydratverdauung daher mit dem Vollkorngetreide steigern, das zudem auch aufgeschlossen sein muß *(ausführlich in den Kapiteln 5 und 14)*.

Getreideerzeugnisse und Brote aus Weißmehl enthalten nur zirka ein Drittel der Energien des erhitzten Vollkorngetreides. Sie können nun sicherlich gut nachvollziehen, daß ein Mensch, der ausschließlich Weiß- und Mischbrote oder geschälten Reis ißt, eine schlechtere Kohlenhydratverdauung entwickelt als einer, der sich generell von aufgeschlossenem Vollkorngetreide ernährt.

Rohes, ungekeimtes Getreide ist für den Menschen in keiner Weise aufgeschlossen! Es besitzt sogar noch geringere Aufbaukräfte als Weißbrot oder gekochter, geschälter Reis! Das Erhitzen schließt das Getreide zumindest teilweise auf, wodurch nicht nur bestimmte Mineralien und Spurenelemente durch die teilweise Zerstörung der Phytinsäure besser verfügbar werden, sondern die Aufbaukräfte nehmen in diesem Fall ebenfalls zu *(ausführlicher in den Kapiteln 5, 10 und 14)*.

Eine optimale Aktivierung der Aufbaukräfte findet beim Getreide allerdings erst durch das Ankeimen statt, das je nach Sorte ein bis drei Tage nicht überschreiten sollte *(mehr dazu in Kapitel 18)*. Die Aufbauenergien nehmen dann um 50 bis 100 % gegenüber denen von erhitztem Vollkorngetreide zu *(siehe Grafik, Seite 73)*, und die katalysatoraktivierenden

Energien können sich durch das gründliche Kauen von angekeimtem, rohem Getreide verzehnfachen.

Läßt man Getreide länger als ein bis drei Tage keimen, werden die Aktivierungsenergien, aber auch die Yangenergien des Getreides allmählich schwächer *(siehe Grafik in Kapitel 13)*. Außerdem schwächt das rohe, gekeimte Getreide mit einer Keimlingslänge, die länger ist, als das Korn selbst, zunehmend die Darmflora! Beträgt die Keimlingslänge jedoch nur 25 bis 50 % der Kornlänge, also nur vier bis fünf Millimeter, gehört das so angekeimte Getreide neben rohen Früchten und Nüssen zu den gesündesten Lebensmitteln für die menschliche Darmflora – vorausgesetzt wir können es gut verdauen und essen es für sich allein.

Obst, Honig und alle Zuckersorten bestehen überwiegend aus Einfach- und Zweifachzuckern. Da Einfachzucker ohne weiteren Verdauungsprozeß direkt ins Blut resorbiert werden und Zweifachzucker nur einmal gespalten werden müssen, besitzen diese Nahrungsmittel keine oder nur sehr geringe Aufbauenergien.

Wäre die Tätigkeit der verschiedenen Verdauungsorgane nicht von diesen Aufbauenergien abhängig, so könnten wir ohne weitere Folgen nur von Obst oder Gemüse leben. Wer das jedoch länger als ein Jahr tut, verliert zunehmend die Fähigkeit, Eiweiße, Fette und auch komplexe Kohlenhydrate verdauen zu können. Dann geht es uns so wie den Papuavölkern auf Neuguinea, die sich so eiweiß- und salzarm ernährten, daß sie größere Eiweißmengen nicht verdauen konnten *(siehe Kapitel 2)*. Bei ihrem alljährlichen kultischen Festmahl verzehrten sie nämlich Schweinefleisch, wodurch alle Festteilnehmer für kurze Zeit krank wurden. Daher brauchen wir diese Aufbauenergien und somit auch die entsprechenden Lebensmittel, welche die Träger dieser Energien sind.

Sie können jetzt verstehen, warum ich in den Jahren, in denen ich mich überwiegend von Frischkornbrei mit Gemüse und Obst ernährte, eine immer schwächere Verdauungskraft entwickelte. Zum einen fehlte mir das Salz für die Magensäurebildung, und zum anderen enthält diese Nahrung so gut wie keine Aufbauenergien. Die Funktion der Verdauungsorgane wurde nicht mehr stimuliert, und die Verdauungskraft sank dadurch kontinuierlich ab.

Aufgrund der schwächer werdenden Verdauungskraft konnte die Nahrung nicht mehr optimal verdaut werden, so daß durch die zunehmenden Fäulnis- und Gärungsprozesse der nicht richtig verdauten Nahrung die Darmflora erkrankte und das phytinsäurespaltende Enzym Phytase immer weniger im Darm gebildet wurde.

Die geringe Verdauungssaftbildung und der hohe Phytinsäuregehalt des rohen, unaufgeschlossenen Getreides mit der verstärkten Bildung von Komplexsalzen führte zu einer schlechteren Verwertung und Resorption von Kalzium, Eisen, Zink, Mangan und Chrom im Darm, wodurch sich Mangelzustände entwickelten und die Verdauungskraft wiederum geschwächt wurde.

Kombinieren wir die Lebensmittel nun nach den Trennkostregeln *(siehe Kapitel 11)*, können wir die Aufbauenergien am besten nutzen, um unsere Verdauungsorgane zu aktivieren. Daher haben traditionell lebende Eskimos oder Lappen mit ihrer fisch- und fleischreichen Ernährung eine hervorragende Eiweiß- und Fettverdauung. Traditionell lebende Asiaten hingegen, die sich überwiegend von gekochtem oder gebackenem Vollkorngetreide und Gemüse ernähren, haben eine gute Kohlenhydratverdauung, dafür jedoch eine relativ schwache Eiweißverdauung.

Durch die Kombination von eiweiß- und fettreichen Nahrungsmitteln mit solchen, die sehr kohlenhydratreich sind, wie zum Beispiel Fleisch mit Getreide oder Kartoffeln, schwächen sich die Aufbauenergien gegenseitig. Je nach der Zusammenstellung können sie sich bis zu 50 % blockieren *(weitere Kombinationen werden im Kapitel 11 über die Trennkost besprochen)*. Das ist auch ein Grund, warum die Menschen, die sich ausschließlich von der typischen Mischkost mit einem relativ hohen Anteil an industriell verarbeiteten Nahrungsmitteln und Milchprodukten ernähren, eine eher durchschnittliche bis schlechte Verdauungskraft haben können.

Fast alle Lebensmittelkombinationen der drei Trennkoststufen *(siehe Kapitel 11)* können den Körper aufbauen oder zumindest entlasten. Am intensivsten wirken die Aufbauenergien jedoch in der dritten Trennkoststufe, wenn die Stoffwechselkatalysatoren maximal aktiviert werden. Nüsse und Ölsamen werden so zu den stärksten Aufbaumitteln für die gesamte Eiweiß- und Fettverdauung und das angekeimte Getreide für die Kohlenhydratverdauung.

Ich persönlich ernähre mich noch heute nach diesen Erkenntnissen. Der Hauptgrund besteht jedoch nicht mehr im Aufbau der Verdauungskraft, sondern in der Aufrechterhaltung eines möglichst optimalen Stoffwechselgleichgewichtes mit einer maximalen Entgiftung des Bindegewebes. Der Körper wird so am besten ernährt, man bleibt länger jung, und letztendlich fühle ich mich mit dieser Nahrung am wohlsten.

DIE AUFBAUKRÄFTE DER NAHRUNG

Die meisten Nahrungsmittel enthalten bestimmte feinstoffliche Aufbaukräfte, die alle Körperzellen vitalisieren und unsere Verdauungsorgane aktivieren können.

Bei den Aufbaukräften der Nahrung unterscheide ich zwei feinstoffliche Energieformen:
1. **Die katalysatoraktivierenden Energien:** Es handelt sich um diejenigen feinstofflichen Energien in den Lebensmitteln, die in der Lage sind, alle Stoffwechselkatalysatoren und wahrscheinlich auch alle anderen Körperenzyme zu aktivieren. Dadurch werden für eine gewisse Zeit alle Körperzellen verstärkt entgiftet, so daß die Versorgung der Zellen mit Sauerstoff und anderen Nährstoffen zunimmt und der gesamte Zellstoffwechsel verbessert wird.
2. **Die Aufbauenergien:** Als Aufbauenergien bezeichne ich diejenigen feinstofflichen Energien, die unsere Verdauungsorgane direkt aktivieren können. Diese Energien sind vor allem an die entsprechenden grobstofflichen Energieträger gebunden, so daß Eiweiße nur die Eiweißverdauung, Fette nur die Fettverdauung und komplexe Kohlenhydrate nur die Kohlenhydratverdauung aktivieren können.

DIE AUFBAUENERGIEN DER NAHRUNGSMITTEL IN ABNEHMENDER INTENSITÄT

- **für die Eiweißverdauung:** rohe Mandeln (ungeschält), rohe Sonnenblumenkerne, rohe Sesamsamen, rohe Walnüsse, rohe Haselnüsse, Fisch, Geflügel, Schaffleisch, Rindfleisch, gekochte Hülsenfrüchte, geröstete Nüsse und Ölsamen, Eier, Schweinefleisch, Getreide
- **für die Fettverdauung:** kaltgepreßtes Olivenöl, rohe Mandeln und kaltgepreßtes Mandelöl, rohe Nüsse und Ölsamen sowie deren Öle, kaltgepreßtes Sojaöl, kaltgepreßtes Distelöl, Fischfett, geröstete Nüsse und Ölsamen, Schweineschmalz, raffinierte Öle und Fette, gehärtete pflanzliche Fette
- **für die Kohlenhydratverdauung:** rohes, angekeimtes Getreide; erhitztes, angekeimtes Getreide; gekochtes Vollkorngetreide, Vollkornbrot, gekochte Vollkornnudeln, Hülsenfrüchte (außer der Sojabohne), Mischbrot, Weißmehlerzeugnisse (Weißbrot, Weißmehlnudeln), Kartoffeln; rohes, ungekeimtes Vollkorngetreide; Gemüse.

Milchprodukte können den menschlichen Verdauungstrakt ab dem Kleinkindalter energetisch kaum noch aktivieren.

Die katalysatoraktivierenden Energien sind am stärksten im rohen, angekeimten Getreide, in rohen Nüssen und Ölsamen und im rohen Obst.

Alle anderen Nahrungsmittel können die Stoffwechselkatalysatoren nur maximal bis zu einem Viertel oder weniger aktivieren.

Durch die richtige Kombination und das gründliche Kauen von rohem, angekeimtem Getreide, von rohen Nüssen oder Ölsamen mit oder ohne rohem Obst können die katalysatoraktivierenden Energien und die Aufbauenergien optimal wirken. Alle Zellen werden verstärkt entgiftet, wodurch sich die Zellatmung und -ernährung verbessert und letztendlich der gesamte Zellstoffwechsel optimal aktiviert wird. Die Zellen der Verdauungsorgane werden so zirka zehnmal stärker aktiviert als ohne die katalysatorbedingte Zellentgiftung.

Kapitel 7

Die Wahrheit ist ganz einfach

Inhaltsübersicht
- Krank durch Umweltgifte
- Die Ursachen der Allergieentstehung
- Die Ursachen für Verdauungsschwächen
- Die Ursachen von Darmflorastörungen und Darmpilzerkrankungen
- Die Entstehung von Allergien bei Babys und Kleinkindern
- Heilung ist möglich!

In diesem Kapitel möchte ich Ihnen, lieber Leser, schon jetzt die wichtigsten Ergebnisse meiner Forschungen bezüglich der Entstehung von Allergien und Darmpilzerkrankungen und ihrer Heilung vorstellen. Denn ich weiß von mir selber, wie sehr ich beim Lesen einer Lektüre die Quintessenz erfahren will und daher oft genug die letzten Kapitel zuerst lese. Auf die Entstehung von anderen chronischen Krankheiten gehe ich dann im Kapitel 17 ein.

In den folgenden Kapiteln 8 bis 15 beschreibe ich ausführlich das für die Anwendung dieses Heilungsweges notwendige Hintergrundwissen, so wie ich es selbst in all den Jahren erkannt und entdeckt habe. Einen Teil davon haben Sie ja bereits in den ersten sechs Kapiteln kennengelernt.

In den Kapiteln 16 und 17 komme ich dann auf die Krankheitsentstehungen zurück und werde sie noch einmal in aller Ausführlichkeit besprechen.

In den Kapiteln 18 bis 21 erfahren Sie schließlich das gesamte theoretische und praktische Wissen, um mit der Aufbau- und Ausleitungstherapie endlich beginnen zu können.

Es ist ein kalter Novembermorgen. Der Donaunebel liegt noch über der Stadt und dem Land, und wie es aussieht, wird die Sonne heute große Schwierigkeiten haben, die Wolkendecke zu durchbrechen. Ich sitze auf meinem Bett, und auf meinen Beinen liegt der Computer. Ich liebe zwar nicht gerade die Arbeit am Computer, jedoch ein so kleines, handliches Notebook mit allen Raffinessen der größeren Brüder ist schon ein Wunderwerk der Technik. Gestern abend erst, ich war müde von einem neunstündigen Schreibtag, habe ich aus Versehen den Inhalt dieses Kapitels gelöscht. Ärgerlich legte ich mich ins Bett und fragte mich, wofür das wohl wieder gut gewesen sein sollte. Eigentlich war ich auch dieses Mal nicht richtig zufrieden mit der Form gewesen, in der ich meinen Lesern den Inhalt darzustellen versuchte. Zum zweiten Mal hatte ich versucht, dieses so wichtige Kapitel zu schreiben. Aber eine andere Verpackung als der Sachbuchstil war mir nicht eingefallen. Nun muß ich dieses Kapitel notgedrungen zum dritten Mal schreiben und suche nach einer Möglichkeit, den Inhalt aufzulockern.

Ich schließe meine Augen und sehe das gestrige Tagesgeschehen noch einmal an mir vorüberziehen. Plötzlich erlebe ich einen Zeitsprung und sehe mich selbst in der Zukunft. Wir müssen bereits die zweite Hälfte des 21ten Jahrhunderts überschritten haben, denn ich bin ein alter Mann geworden. Intuitiv weiß ich, daß ich über 90 Jahre alt bin. Ich fühle mich jedoch innerlich jung und lebendig. Habe ich es geschafft, mich mit meiner Lebensweise einigermaßen fit zu halten? Ja, ich glaube schon. Denn trotz meines relativ hohen Alters sehe ich nicht wesentlich älter aus als ein 70jähriger Mann aus.

Vor mir sitzen zwei Jugendliche, ein Mädchen und ein Junge. Es sind meine Urenkel, Anna-Maria und Jonathan. Wir sitzen auf der Veranda eines alleinstehenden Hauses inmitten eines großen Gartens. Zwischen uns befindet sich ein kleiner, runder Tisch, auf dem drei Gläser mit einem Fruchtsaft stehen.

„Großvater!" so nennen mich alle meine Enkel und Urenkel.

„Erzähl' uns bitte aus der ‚alten Zeit', in der Großvater Jonas und Onkel Manuel noch Kinder waren!"

Die beiden blicken mich mit erwartungsvollen Augen an. Meine Gedanken führen mich zurück in die Vergangenheit, in eine Zeit der Kriege und der großen Veränderungen, wie sie die Erde erlebte.

„Ja, es war eine ungewisse Zeit! Viele Menschen machten sich damals ernsthafte Gedanken um die Zukunft unseres Planeten. Ihr wißt ja, wir hatten Atomkraftwerke und immer mehr Länder produzierten Atombomben. Hunderte von Atombombentests und die vielen ungezählten Reaktorunfälle verseuchten die Umwelt und die Atmosphäre. Ständig führten irgendwelche Länder Kriege, und immer häufiger berichteten die Medien über Naturkatastrophen, die weltweit zunahmen. Das Wetter veränderte sich, so daß die typischen Jahreszeiten immer unklarer wurden. Die Frühlings- und Herbstperioden, wie ich sie aus meiner frühen Kindheit noch kannte, wurden immer kürzer. So konnte es passieren, daß der heißeste Sommer innerhalb von wenigen Wochen vom Winter abgelöst wurde. Im Sommer gab es besonders in anderen Ländern und auf anderen Kontinenten extreme Hitzeperioden, und der Winter wußte auch nicht, was er wollte. Mal gab es eisige Kälte, mal war er verregnet mit völlig unnatürlichen Wärmeeinbrüchen. Man konnte regelrecht beobachten, wie die Natur aus ihrem Gleichgewicht geriet. Das Baumsterben war damals ein ganz alltägliches Thema, mit dem eure Großeltern aufgewachsen sind. Der abgasbedingte erhöhte Stickstoffanteil in der Luft ließ die Bäume zwar schneller wachsen, jedoch bildeten sie auch mehr Zucker, wodurch sie anfälliger gegen Schädlinge wurden. So waren um die Jahrtausendwende über 50 % aller Bäume in Deutschland erkrankt. In vielen Städten und Industrieballungszonen gab es bei bestimmten Wetterlagen immer häufiger Tage, an denen die verschmutzte Luft wie eine nebligtrübe Glocke über diesen Gebieten hing. Aber nicht nur die Atemluft verschlechterte sich unter den Folgen unseres Industriezeitalters, sondern auch unser Trinkwasser, das in einigen Ländern und Regionen ungefiltert oder ungekocht nicht trinkbar war. An all das hatten sich die meisten Menschen scheinbar gewöhnt. Jedoch spürten viele, daß es so nicht weiter gehen konnte. Auf irgend etwas verzichten wollten jedoch nur die wenigsten. Und die neuen, umweltfreundlichen Technologien und Erfindungen sollten ihren Durchbruch erst einige Jahre nach der Jahrtausendwende erleben.

Die Sorge um unsere Zukunft galt damals aber nicht nur den äußeren Dingen, denn anscheinend unheilbare Krankheiten nahmen immer mehr zu. Zunehmend starben immer mehr Menschen an Krebs, AIDS, BSE und an anderen Virus- oder virusähnlichen Erkrankungen. Dennoch nahm die Weltbevölkerung mit rasender Geschwindigkeit zu, und es drohte in nicht allzu ferner Zukunft eine Überbevölkerung unseres kleinen Planeten mit unvorstellbaren sozialen, ökologischen und politischen Folgen."

„Warum sagtest du gerade ‚anscheinend unheilbare Krankheiten'?", fragt mich Anna-Maria.

„Die damalige, an den Universitäten gelehrte Medizin, man nannte sie daher Schulmedizin, betrachtete die meisten Krankheiten lange Zeit als ein isoliertes Geschehen im Körper. Man suchte nach Viren, Bakterien oder irgendwelchen anderen Erregern, die man alleine für die Krankheiten verantwortlich machen konnte, um sie dann irgendwie zu bekämpfen. Die moderne Medizin hatte zweifelsohne ihre Stärken, die zum Beispiel in der Notfallmedizin, in der Chirurgie, der Zahnheilkunde und in der Behandlung von gefährlichen bakteriellen Infektionen mit Antibiotikamedikamenten lagen.

Viren und Prionen – das sind die kleinsten bekannten infektiösen Eiweißkörperchen, die unter anderem BSE beziehungsweise die Creutzfeldt-Jakob-Krankheit auslösen können – trotzten dennoch allen Behandlungsversuchen dieser Medizin. Bis in die 70er Jahre des letzten Jahrhunderts hinein erlebte die Schulmedizin mit ihren chemischen Medikamenten einen Triumphzug nach dem anderen. Auch ich hätte ohne die Antibiotika mit Sicherheit heute mein linkes Bein nicht mehr. Als dreijähriger Junge erkrankte ich an einer schweren Knochenmarksentzündung des Kniegelenkes, und ohne das Penicillin, das man mir verabreichte und ins Knie spritzte, hätte mein Bein damals amputiert werden müssen.

Bei den vielen chronischen Krankheiten jedoch konnte die Schulmedizin oft nur die Symptome mit mehr oder weniger nebenwirkungsreichen chemischen Medikamenten lindern. Und dabei wußte man spätestens seit den letzten Erkenntnissen von Louis Pasteur gegen Ende des 19ten Jahrhunderts, daß sich alle Krankheitserreger nur dann in einem Wirt vermehren und ausbreiten können, wenn das Terrain (das Blut, einzelne Organe oder Körperbereiche als ‚Nährboden‘) die Voraussetzung dafür bietet. Nur durch eine Behandlung der disharmonischen Zustände im Menschen können solche Krankheiten daher geheilt werden. Und das ist in der Regel ausschließlich mit natürlichen Heilmitteln und -methoden möglich, die den Menschen wieder zurück in seine innere und äußere Harmonie führen.

Die letzten Jahrzehnte vor der Jahrtausendwende veränderten die Anforderungen an die Schulmedizin zunehmend, da sie nun mit neuen Krankheiten konfrontiert wurde, die sie immer weniger heilen konnte. Man kann diese Zeit daher das medizinische Zeitalter der Viren, Prionen, Allergien und Pilzerkrankungen nennen. Außerdem kam es immer häufiger vor, daß bestimmte Bakterienstämme gegen die Antibiotika resistent wurden, und die chronischen Krankheiten nahmen infolge der massiven Belastungen aus der Umwelt, der Zivilisationsernährung und nicht zuletzt gerade wegen der vielen chemischen Medikamente immer mehr zu. Die Schulmedizin stand all diesen Erscheinungen relativ machtlos gegenüber. In dieser Zeit erfuhr die Naturheilkunde sozusagen ihre Wiedergeburt.

Ihr kennt heute nur eine Medizin, die ausschließlich nach den Gesetzen der Natur ausgerichtet ist und eine Synthese der schulmedizinischen Erkenntnisse der letzten Jahrhunderte mit den uralten und neuzeitlichen Naturheilmethoden darstellt. In der damaligen Naturheilkunde jedenfalls versuchte man, wie in der heutigen ganzheitlichen Medizin, den gesamten Menschen zu erkennen und zu behandeln. Daher war es einigen

Ärzten, Heilpraktikern oder auch Geistheilern möglich, virus- oder prionenbedingte, sonst tödlich verlaufende Krankheiten zu heilen. Heute sind diese Krankheiten sehr selten geworden, weil wir wieder im Einklang mit den Naturgesetzen leben. Das steigert unsere Abwehrkräfte, und krankmachende Erreger haben dann keine Chance mehr, im Körper zu überleben."

Krank durch Umweltgifte

Ich beobachte Jonathan, wie er gedankenversunken in die Ferne schaut. Er ist bereits 18 Jahre alt, ein schlanker, großer Junge. Er erinnert mich an seinen Großvater, meinen zweiten Sohn, der in seinen Jugendjahren gerade die Geburtsstunden einer weltweiten Neuorientierung auf allen Ebenen des Lebens erfuhr. Seinen Enkeln kann er nicht viel aus der Zeit davor erzählen, weil er damals noch zu jung gewesen war. Vor kurzem sagte er zu mir: „Vater, erzähl' du unseren Enkeln und Urenkeln aus der alten Zeit. So können sie aus den Fehlern dieser Zeit lernen."

Jonathan selbst verspürt in sich den starken Wunsch, anderen Menschen zu helfen, und will daher Medizin studieren. Er ist begeistert von den energetischen Zusammenhängen unserer Seelenkörper mit dem physischen Körper und zeigt schon jetzt großes Interesse an den jüngsten Forschungsergebnissen über die Einheit von Körper, Seele und Geist, was die westliche Medizin und eigentlich alle anderen Lebensbereiche des Menschen revolutionär verändert hat. Immer wieder faszinieren ihn daher meine Ausführungen über das medizinische Wissen alter Kulturen und der Neuzeit.

„Ist es wahr, daß um die Jahrtausendwende jeder zweite Mensch in den Industrienationen unter Allergien litt?" fragt er.

Ein nachdenkliches „Ja!" kommt mir über die Lippen, denn ich denke dabei an meine eigene Vergangenheit als Allergiker. Ich fühle, daß die 16jährige Anna-Maria meine Gedanken aufgefangen hat. Sie hat ein stark ausgeprägtes Einfühlungsvermögen, und ihr offenes Herz läßt sie so manche Dinge erkennen, die vielen anderen Menschen verborgen bleiben.

„Du warst doch auch mal ein Allergiker, oder? Kannst du uns erzählen, wie Allergien entstehen?"

Allergien können nur entstehen, wenn das Immunsystem geschwächt oder mit Fremdsubstanzen überlastet wird.

Als ich so alt war wie ihr, waren die Natur, die Luft, die Erde und das Wasser stark mit Umweltgiften belastet. In der sogenannten konventionellen Landwirtschaft verwandte man chemische Düngemittel und viel

Gülle, um das Pflanzenwachstum zu steigern. Leider geht dadurch das ökologische Gleichgewicht des Bodens verloren, was sich negativ auf die Lebenskraft und die inhaltliche Qualität der Pflanzen auswirkt. Die Verminderung der Lebenskraft wirkt sich jedoch auch derart aus, daß einige Pflanzen gegenüber Schädlingen widerstandsschwächer werden. Gegen den allgemeinen Schädlingsbefall der Pflanzen und gegen unerwünschte sogenannte Unkräuter auf den Feldern bot die Chemie den Landwirten zum Teil hochgiftige Fungizide, Insektizide und Herbizide an, die dann fleißig gespritzt wurden. Die Erträge der Felder erhöhten sich wiederum, was die Bauern natürlich nur erfreute. Die Vitalität der Lebensmittel nimmt jedoch durch solche Maßnahmen weiter ab und die chemische Belastung zu, was sich sehr negativ auf die Gesundheit von Mensch und Tier auswirkt. Die Dünge- und Spritzmittel gelangten vor allem in unsere Flüsse und ins Grundwasser und verunreinigten zusammen mit den Abwässern aus den Haushalten und der Industrie unser Trinkwasser. Viele Flüsse, Seen und die Meere waren daher krank, so daß die Artenvielfalt in diesen Gewässern immer mehr abnahm.

Die Emissionen der vielen Autos, die ja damals vor allem mit Benzin oder Diesel fuhren, von Kohlekraftwerken, aus der Industrie und von den Müll- und Sondermüllverbrennungsanlagen belasteten die Luft. Besonders verschlechterte sich die Qualität der Atemluft, wenn aufgrund der starken Luftverschmutzung im Sommer noch zusätzlich die Ozonwerte anstiegen. Viele abwehrgeschwächte und an den Atemwegen erkrankte Menschen konnten an solchen Tagen kaum das Haus verlassen.

Die Menschen hatten damals einen enorm hohen Konsum an chemischen Medikamenten, und kariöse Zähne sind viele Jahrzehnte mit giftigen Metallegierungen gefüllt worden.

Die Nahrungsmittel selbst wurden teilweise mit chemischen Zusatzstoffen versehen, einerseits, um sie haltbarer zu machen und andererseits, um sie optisch und geschmacklich zu verändern oder um sie schneller verarbeiten zu können.

Anfang bis Mitte der neunziger Jahre des letzten Jahrhunderts setzte man in vielen Ländern als Konservierungsmethode sogar die radioaktive Bestrahlung einiger Lebensmittel ein. Ihr wißt ja, daß die gesamte Atmosphäre infolge der vielen Atombombenversuche und der bekannten und geheimgehaltenen kleineren Reaktorunfälle sowieso schon stark mit Radioaktivität belastet war.

Zur gleichen Zeit erschienen die ersten genmanipulierten oder gentechnisch hergestellten Nahrungsmittel, Nahrungszusatz- und Nahrungshilfsstoffe auf dem Markt, wie zum Beispiel einige Gemüsesorten, Sojabohnen, bestimmte Hefen, Labfermente, Enzyme und Bakterien.

Das war jedoch noch nicht alles, denn einige dieser chemischen Umweltgifte stiegen bei ihrer Freisetzung in die Atmosphäre auf und zerstörten zusammen mit der Radioaktivität die Ozonschicht. Man prangerte in der Öffentlichkeit als Ursache für die Zerstörung der Ozonschicht lange Zeit irgendwelche Treibgase aus Spraydosen und andere hochgiftige gasförmige Chemikalien, wie die Fluor-Chlor-Kohlenwasserstoffverbindungen (FCKW) oder die zunehmende Kohlendioxidkonzentration in der Luft an, verschwieg jedoch, so gut es ging, einen der Hauptauslöser für dieses Geschehen: die Radioaktivität. Das tat man vor allem, um die Bevölkerung nicht zu beunruhigen und um das Image der Atomenergie nicht noch mehr zu belasten. Denn an die vielen Vorteile der Chemie und der fossilen Brennstoffe hatten sich die Menschen bereits gewöhnt. Und da sie aus der Industrie und den meisten privaten Haushalten nicht mehr wegzudenken waren, nahm man auch vorübergehend die negativen Wirkungen der umweltschädlichen Chemikalien und Verbrennungsprodukte in Kauf, bis man weniger giftige Substanzen und Alternativen gefunden hatte. Auch wenn die direkten oder Langzeitwirkungen dieser Umweltgifte zum Teil genauso schädlich waren wie die radioaktive Belastung unserer Körper, so reagierten die meisten Menschen dennoch wesentlich sensibler auf das Thema Radioaktivität als auf irgendwelche Dioxine, Stickoxide oder auf die erhöhten Ozonwerte in der Atemluft.

Auf jeden Fall kam es durch die Ozonzerstörung in der Stratosphäre zu einem enormen Anstieg der UV-Strahlen des Sonnenlichtes, die normalerweise größtenteils durch die Ozonschicht reflektiert und herausgefiltert werden. Der Ozongürtel in unserer Atmosphäre ist jedoch die wichtigste Voraussetzung für höherorganisiertes Leben auf der Erde. Die UV-Strahlen gelten ab einer bestimmten Intensität als absolut lebensfeindlich und schädigen das Erbgut. Eine Evolution wäre ohne die Ozonschicht nicht möglich gewesen! Nun war das Leben auf der Erde zunehmend bedroht. Einige hautempfindliche Tierarten, wie zum Beispiel bestimmte Frosch- und Krötenarten, gehörten zu den ersten Opfern der ständig intensiver werdenen UV-Lichtbelastung. Aber auch die Menschen erkrankten immer häufiger an ihren individuellen Schwachstellen, und die Hautkrebsrate nahm von Jahr zu Jahr erschreckend zu.

Das Fatale an dieser Gesamtentwicklung war jedoch, daß man weder die UV-Strahlen, die Radioaktivität, die Umweltgifte und die chemischen Belastungen aus der Nahrung oder der Medizin, die schlechte Allgemeinernährung noch irgendwelche anderen Faktoren allein für die zunehmenden Anfälligkeiten und Immunschwächen verantwortlich machen konnte. Alle diese Störfaktoren traten sozusagen synergetisch auf, was soviel bedeutet, daß sich ihre Giftwirkungen auf das Leben nicht nur addierten, sondern auch gegenseitig verstärken konnten.

Die meisten Verursacher der damaligen Umweltbelastungen schoben den Schwarzen Peter häufig einem anderen zu. Nur die wenigsten erkannten die große Verantwortung für unseren Planeten, so daß zu wenig gegen das Fortschreiten dieser Umweltzerstörung unternommen wurde. Man versuchte in einigen Ländern zwar, die Symptome so gut wie möglich zu bekämpfen, tat jedoch insgesamt viel zu wenig für die Ursachenbeseitigung! In der damaligen Politik wurden daher zur Beruhigung der Bevölkerung die eigenen Anstrengungen und Fortschritte im Umweltschutz immer hervorgehoben. Es war jedoch zu wenig! Das Faß war längst am Überlaufen! Die allgemeine Umstellung auf eine umweltfreundliche Energiegewinnung aus Sonne, Wind, Wasser oder Biogas und auf umweltfreundliche Technologien und Verfahren in der Industrie geschah viel zu langsam.

Wir mußten uns daher nicht wundern, wenn unsere Immunkraft irgendwann einmal nachließ und immer mehr Menschen unter Allergien und anderen chronischen Krankheiten litten.

Wenn wir diese Umweltgifte mit der Nahrung oder der Luft aufnehmen, gelangen sie ins Blut, was zu einer direkten Belastung des Immunsystems führt. In der Regel handelt es sich dabei um völlig unnatürliche, naturfremde Substanzen, mit denen unser Körper nicht besonders gut umgehen kann. Sie werden daher nur unvollkommen vernichtet oder über die Leber und die Nieren ausgeschieden, so daß ein großer Teil im Körper bleibt und im Bindegewebe, wie zum Beispiel in den Knochen, im Unterhautfettgewebe und im lymphatischen Bindegewebe, aber auch in den Organen abgelagert wird.

Diese Ablagerungen schwächen das Immunsystem nun ein zweites Mal, da sich in spezifischen Bindegewebsbereichen und Organen wichtige Bildungsstätten für die Abwehrzellen befinden. Dazu gehören die Thymusdrüse, die Milz, die Lymphknoten, die Mandeln, der Wurmfortsatz des Blinddarms und die Peyerschen Plaques, das sind wichtige lymphatische Zellansammlungen im Dünndarm. Je belasteter nun diese Bindegewebsbereiche und Organe sind, um so weniger werden die entsprechenden Abwehrzellen gebildet.

Da alle anderen Organe und Körperzellen ebenso betroffen sein können, führt zum Beispiel eine zu starke Belastung der Hormondrüsen zu hormonellen Störungen bis hin zur Impotenz und eine Belastung der Haarwurzeln zu Haarausfall.

Außerdem kommt es durch diese Umweltgifte und unnatürlichen Strahlen zu einer vermehrten Entstehung von sogenannten freien Radikalen im

Körper. Das sind hochaggressive Substanzen, die das Immunsystem zusätzlich schwächen, unser Erbgut schädigen können und letztendlich alle möglichen Krankheiten negativ beeinflussen *(mehr dazu in Kapitel 14)*.

Auch wenn all diese Belastungen in vielen Fällen schon ausreichen, das Immunsystem derart zu schwächen, daß es auf immer mehr Substanzen mit einer überschießenden Antikörperbildung, also mit einer Allergie reagiert, so liegt in der Regel bei den meisten stärkeren Allergikern, insbesondere bei starken Nahrungsmittelallergikern, noch ein weiterer Entstehungsgrund für die Allergien vor:

Je nach der vererbten oder erworbenen Konstitution können die Umweltgifte und Chemikalien nämlich auch in die Verdauungsorgane gelangen. Besonders sensibel reagieren die Bauchspeicheldrüse und der Magen auf diese Giftablagerungen. Je nach Veranlagung kann es dadurch zu verschiedenen Mangelsituationen der Verdauungsenzyme oder der Magensäure kommen *(ausführlicher in Kapitel 16)*.

Alle Verdauungsfunktionen können durch diesen Vergiftungsprozeß geschwächt werden. Dazu gehören die Verdauungssäfte für die Eiweiß-, Fett- und Kohlenhydratverdauung, wobei die Funktionsschwäche der Eiweißverdauung mit Abstand am häufigsten vorkommt *(ausführlicher in Kapitel 16)*.

Verdauungsbeschwerden mit Blähungen, Bauchschmerzen, Durchfällen oder Verstopfungen kamen in dieser Zeit daher immer häufiger vor. Sie entstehen durch die vermehrten Fäulnis- oder Gärungsprozesse der nicht richtig verdauten Nahrungsmittel. Die Darmflora erkrankt, und nicht selten nehmen dann bestimmte Pilzstämme, die in niedrigentwickelter Form lebensnotwendig sind, höhere Entwicklungsstadien an und können am Ende als krankmachende Darmpilze den Darm überwuchern *(mehr dazu in Kapitel 17)*.

Da für die Entstehung der meisten Nahrungsmittelallergien im wesentlichen eine schlechte Eiweißverdauung verantwortlich ist, erkläre ich euch nun, was passiert, wenn die Nahrungseiweiße nicht richtig verdaut werden können:

Die von den Magen- oder Bauchspeicheldrüsensäften nicht richtig aufgespaltenen Eiweißmoleküle *(ausführliche Beschreibung in Kapitel 16)* können aufgrund der Darmflora- und Darmschleimhautveränderungen ins Blut übertreten *(siehe Kapitel 5)*. Dort sind sie jedoch hochgiftig und müssen sofort von den weißen Blutkörperchen, der Polizei des Körpers, oder von speziellen Enzymen vernichtet werden.

Solange das Abwehrsystem noch stark genug ist, passiert nichts. Fallen jedoch zu viele Eiweißmoleküle oder Eiweißbruchstücke an oder wird das Immunsystem durch psychische oder andere Faktoren zusätzlich belastet und geschwächt, so daß nicht mehr alle Eiweiße ordnungsgemäß vernichtet werden können, muß der Körper zu einer Notlösung greifen: Er produziert vermehrt Antikörper, um dieses Fremdeiweiß erst einmal zu binden. Später werden diese Komplexe dann von speziellen weißen Blutkörperchen, die natürlich auch verstärkt gebildet werden müssen, vernichtet.

Der Körper merkt sich nun diese Überbelastung, so daß er beim nächsten Kontakt mit diesem speziellen Eiweißkörper auf Nummer Sicher geht und vorsichtshalber eine große Menge von den spezifischen Antikörpern bildet und ins Blut ausschüttet. Denn er weiß ja nicht, wieviel Eiweiß im Blut ankommen wird. Eine solche Überreaktion nennt man dann eine Allergie. Die Antikörperbildung ist also lebensnotwendig und sollte auf keinen Fall unterdrückt werden.

Die typischen allergischen Reaktionen werden nun einerseits von den Fremdkörper-Antikörper-Komplexen selbst, aber vor allem von den gleichzeitig ausgeschütteten gefäßwirksamen Hormonen und hormonähnlichen Substanzen ausgelöst *(siehe auch die Kapitel 5 und 16).*

Eine Heilung der Allergien ist daher nur möglich, wenn das Immunsystem gestärkt und die Verdauungsschwäche als eine der wichtigsten Ursachen für die meisten stärkeren allergischen Erkrankungen wieder aufgebaut wird. Die Entgiftung des Körpers ist natürlich die Grundvoraussetzung für eine schnelle und dauerhafte Genesung."

Die Ursachen der Allergieentstehung

„Wir können also nur dann Allergien bekommen, wenn unser Immunsystem durch irgendwelche Faktoren überfordert und geschwächt wird. Neben den vielen verschiedenen lebensfeindlichen Umweltfaktoren und Chemikalien in der alten Zeit war also vor allem auch eine Eiweißverdauungsschwäche an der Entstehung vieler Allergien beteiligt. Sind das denn alle Möglichkeiten, wodurch man Allergien bekommen kann, oder gibt es daneben noch weitere Faktoren, die unser Immunsystem schwächen oder überfordern können?" fragt mich Jonathan.

„Ja, es gibt durchaus noch ein paar weitere äußere und innere Faktoren, die unser Immunsystem schwächen können. Die wichtigsten Gründe für die Entstehung von Allergien habe ich euch jedoch bereits erzählt.

Zu den äußeren Faktoren gehören also vor allem all die negativen Einflüsse der alten Zeit, über die ich euch eben berichtet habe. Dazu zählen die giftigen Chemikalien aus der Nahrung und der Umwelt, die schädlichen Strahlenbelastungen, die Raumgifte und so weiter. Bestimmte medizinische Behandlungsmethoden, wie zum Beispiel das Impfen, und einige chemische Medikamente können das Immunsystem ebenfalls nachhaltig schädigen, wodurch latent vorhandene Immunschwächen plötzlich ans Tageslicht treten können. Nicht umsonst wird ungern geimpft, wenn ein Patient gerade eine akute Infektionskrankheit durchmacht, weil man nämlich weiß, daß die Impfung das Immunsystem fordert und bei einer vorhandenen Krankheit schnell überfordern kann *(mehr dazu in den Kapiteln 16 und 22)!*

Es gibt zwar noch weitere äußere Faktoren, die uns schwächen können, wie zum Beispiel ungesunde Klimaverhältnisse, direkt allergieauslösend sind sie jedoch selten. Sie können jedoch vorhandene Immunschwächen und Allergien verstärken.

Zu den inneren Faktoren gehören an aller erster Stelle die psychischen Möglichkeiten, Allergien zu bekommen. Dazu zählen emotionale Zustände wie Antipathien oder Aversionen, aber auch psychische Traumen, Schockzustände und extreme Streßsituationen *(ausführliche Beschreibung in Kapitel 16).*

Innere, zumeist chronische Krankheiten, Herdinfektionen oder verschlackte Narben sind eine weitere Möglichkeit, unser Immunsystem derart zu schwächen, daß dadurch Allergien entstehen können oder vorhandene Allergien verstärkt werden.

Das Zahnen bei Babys und Kindern hat ebenfalls einen schwächenden Einfluß auf das Abwehrsystem, so daß vorhandene Allergien dadurch kurzfristig verstärkt werden können.

Die Lebensweise selbst und nicht zuletzt die Ernährungsweise haben natürlich eine große Bedeutung für unser Immunsystem. Je gesünder und streßfreier wir daher leben, um so mehr stärken wir dadurch unser Immunsystem."

Die Ursachen für Verdauungsschwächen

„Wenn ich dich richtig verstanden habe, spielt die Verdauungskraft also eine bedeutende Rolle für die Gesundheit des Menschen, so daß im Fall einer stärkeren Eiweißverdauungsstörung nicht nur Allergien dadurch entstehen können, sondern auch eine Menge andere Krankheiten?"

Anna-Maria schaut mich mit einem etwas unsicheren Blick an, weshalb ich ihre Frage mit einem kurzen Kopfnicken bestätige.

„Es gibt jedoch neben den Umweltgiften, Chemikalien oder Strahlenbelastungen noch einige andere Möglichkeiten, wodurch die Verdauungskraft geschwächt werden kann. Ebenso wie das Immunsystem reagiert nämlich auch unser Verdauungstrakt besonders sensibel auf unsere Lebensweise, weshalb viel Streß und eine ungesunde Ernährungsweise mit viel Alkohol und vitalstoffarmen Nahrungsmitteln über längere Zeit zu denselben Verdauungsbeschwerden führen können *(mehr dazu in Kapitel 14).*

Das betrifft natürlich auch eine allgemeine Unterernährung oder eine einseitige Ernährung ohne die wichtigen Aufbauenergien. Die ‚Ernährung aus der Tube‘ entpuppte sich daher schon vor einigen Jahrzehnten als eine absolut unrealistische Illusion. Und da auch Algen keine Aufbauenergien für den Menschen haben, gehören sie ebenfalls nicht zu unseren idealen Grundnahrungsmitteln, auch wenn sie als Ergänzung sehr wertvoll sein können *(mehr dazu in Kapitel 14).*

Wer als ‚Normalsterblicher‘ daher nur von Obst oder Gemüse lebt, muß sich nicht wundern, wenn nach einigen Monaten bis Jahren die Eiweiß-, Kohlenhydrat- und Fettverdauung zunehmend nachläßt. Wer dann wieder Nüsse, Samen oder andere eiweiß-, kohlenhydrat- oder fettreiche Lebensmittel essen will, kann sie vorerst nicht mehr verdauen und muß sie ganz langsam in den Mahlzeiten steigern *(ausführlicher in den Kapiteln 16 und 18).*

Eine zu starke oder totale Kochsalzreduktion in der Nahrung kann relativ schnell zu einem Magensäuremangel oder zum Totalverlust der Magensäure führen. Die Nahrungseiweiße werden dann schlechter oder gar nicht mehr verdaut *(siehe Kapitel 2).*

Außerdem wird jedesmal, wenn ein Mensch mehr ißt, als er verdauen kann, das überlastete Organ gestreßt. Diese Überbelastung der Verdauungsorgane führt dann ebenfalls zu einer weiteren Schwächung der Funktion, die auf diese Art und Weise sehr schnell extreme Ausmaße annehmen kann. Die Entwicklung der Allergien und der Darmfloraerkrankungen kann dadurch in wenigen Monaten bis Jahren einen vorher schwachen Allergiker zum pilzgeplagten Multiallergiker werden lassen *(ausführliche Beschreibung in Kapitel 16).*

Halten wir also fest, daß die Konstitution unserer Verdauungsorgane sehr von unserer Lebens- und Ernährungsweise abhängt. Wir sollten auf eine ausreichende Salzzufuhr oder -bildung *(ausführlich in den Kapiteln 18 und 23)* **achten und möglichst nicht mehr essen, als wir benötigen und verdauen können.“**

Die Ursachen von Darmflorastörungen und Darmpilzerkrankungen

„Dann kann also eine Eiweißverdauungsschwäche nicht nur für verschiedene Allergien verantwortlich sein, sondern gleichzeitig auch die Ursache für mehr oder weniger starke Darmflorastörungen und Darmpilze darstellen?! – Neben einer entsprechenden Verdauungsschwäche gibt es aber doch bestimmt noch weitere Ursachen für Darmflorastörungen und Darmpilze, oder?"

„Das ist richtig, Jonathan.

1. Immer wenn Eiweiße, Kohlenhydrate oder Fette nicht richtig verdaut werden, kommt es zu einer vermehrten Fäulnis, Gärung oder Verseifung dieser Nährstoffe im Darm, wodurch die Darmflora erkrankt und die Darmpilze und andere Darmparasiten entstehen können. Im Falle einer Eiweißverdauungsschwäche können bei einer zu starken Belastung des Blutes mit nicht richtig verdauten Eiweißkörpern Allergien auf diese Eiweiße entstehen.

   Alle weiteren Faktoren, die unsere Darmflora schädigen, sind nicht immer allergieauslösend, können bestehende Allergien jedoch verstärken. Das liegt vor allem daran, daß eine zusätzliche Darmfloraschädigung die Durchlässigkeit der Darmwand für nicht verdaute Eiweiße erhöht. Die noch unvollständig verdauten Eiweiße treten dann vermehrt ins Blut über und können so die vorhandenen Allergien verstärken *(ausführlicher in Kapitel 16)*.

2. Zu diesen Allergieverstärkern gehört besonders der raffinierte Zukker. Er schädigt grundsätzlich immer die gesunde Darmflora, so daß ab einer bestimmten Menge nicht nur die Dünndarmflora erkrankt, sondern auch die Dickdarmflora *(ausführliche Beschreibung in Kapitel 17)*.

   Die *Candidapilze (siehe Kapitel 9 und 17)* stammen meistens aus dem Dickdarm und können daher sowohl bei vermehrten Fäulnis- oder Gärungsprozessen, aber auch durch den raffinierten Zucker im Darm entstehen. Sie lieben geradezu den weißen Zucker als Nahrung! Andere ungesunde Nahrungs- oder Genußmittel, wie alkoholische Getränke oder chemisch-physikalisch verarbeitete Nahrungsmittel, tragen zwar ebenfalls nicht zu einer gesunden Darmflora bei, sind jedoch keinesfalls so schädlich für die Darmflora wie der raffinierte Zucker.

3. Die dritte Entstehungsmöglichkeit für Darmpilze sind spezielle Medikamente, die unsere gesunden Darmflorabakterien abtöten. Dazu gehören vor allem die Antibiotika und Chemotherapeutika.

Aber auch die Strahlentherapie in der damaligen schulmedizinischen Krebstherapie konnte ebenfalls eine starke Verschlechterung der Darmfloraverhältnisse bewirken, vor allem, wenn sie im Bereich des Unterleibs stattfand.

Es gibt verschiedene Pilzstämme im Dünndarm, wozu der *Aspergillus niger* und der *Mucor racemosus* gehören, die in ihrer höherentwickelten Form an der Entstehung der meisten Tumor- und Krebsformen beteiligt sein können *(siehe Kapitel 17)*. Wegen der starken Schwächung der Darmflora infolge dieser Therapien nehmen diese Pilzstämme erst recht höhere Entwicklungsstadien an, um dann über das Blut in die körperlichen Schwachstellen und in die vom Krebs befallenen Regionen vorzudringen. Das ist einer der Gründe, warum diese Therapien den Krebs nicht generell besiegen konnten, da die Ursachen des Krebsgeschehens nicht berücksichtigt wurden *(siehe auch die Kapitel 6 und 17)*.

4. Darmflorastörungen können aber auch durch ungünstige Lebensmittelkombinationen entstehen, wie zum Beispiel durch die Kombination von sauren Früchten zusammen mit Vollkorngetreide oder von rohen Samen oder Nüssen mit Salz *(ausführlicher in Kapitel 11)*.

   Bestimmte Nahrungsmittel, wie Fleisch, Fisch und Eier, sind auch bei der besten Verdauungskraft nicht ideal für die Darmflora des Menschen. Die fleisch- oder fischfressenden Tiere betrifft das natürlich weniger, weil ihr kurzer, glattwandiger Darm auf diese Nahrung wesentlich besser eingestellt ist *(mehr dazu in Kapitel 14)*.

5. Ein Leberstau, der zum Beispiel entsteht, wenn die Leber mehr entgiften muß als sie kann, führt ebenfalls zu Darmflorastörungen mit der Gefahr der Entstehung von Darmpilzen. Jedoch regeneriert sich die Darmflora relativ schnell wieder, wenn der Leberstau behoben ist *(ausführlicher in Kapitel 19)*.

6. Weitere Möglichkeiten einer Darmfloraschwächung können auch psychische Belastungen sein oder durch das Zahnen bei Babys und Kindern ausgelöst werden.

Ich berichte euch später einmal mehr über dieses Thema und über bedeutende Forscher, die daran gearbeitet hatten.‟

Die Entstehung von Allergien bei Babys und Kleinkindern

„Aber warum gab es vor der Jahrtausendwende und in den Jahren danach so viele allergische Babys und Kleinkinder? Wie konnten sie zu Allergikern werden, wo sie doch noch gar keinen oder nur relativ kurze Zeit Kontakt zur Außenwelt gehabt hatten?"

Anna-Maria schaut mich bei dieser Frage besorgt an, und ihr mitfühlender Gesichtsausdruck verrät mir ihre starke Anteilnahme am Leid der damaligen Zeit.

„In der Schwangerschaft löst sich unter dem Einfluß der Schwangerschaftshormone ein Teil dieser Umweltgifte, Schwermetalle und chemischen Medikamente neben den normalen Stoffwechselablagerungen vermehrt aus dem gesamten Bindegewebe und den Organen. Die früher häufig vorkommende Schwangerschaftsübelkeit läßt sich vor allem auf eine starke Leberbelastung durch diese Entgiftung zurückführen, wenn die Leber mehr entgiften muß als sie kann. Dabei stauen sich die gelösten ‚Schlacken' und Gifte dann regelrecht vor der Leber im Blut. Und da der Magen, die Bauchspeicheldrüse und der Darm ihr Blut direkt der Leber zuführen, kann sich ein Rückstau natürlich primär in diesen Organen bemerkbar machen. Übelkeit, Erbrechen, vermehrte Blähungen, Stuhlbeschwerden, Hämorrhoiden und Venenstauungen in den Beinen, Darmflorastörungen bis hin zu den stauungsbedingten Pilzerkrankungen sind daher häufige Symptome für dieses Leiden *(ausführliche Beschreibung in Kapitel 19).*

Alle Maßnahmen, die den Leberstoffwechsel unterstützen, können diese Beschwerden lindern oder beseitigen. Da die Leber für die Entgiftungsfunktion vor allem viel Vitamin B6 und B1 im Zusammenwirken mit Zink benötigt und verbraucht, kann man die Entgiftungsfunktion der Leber sehr gut mit einer Substitution dieser Vitalstoffe erhöhen. Ich selbst arbeitete vorzugsweise mit verschiedenen homöopathischen Lebermitteln und gab zur Vitalstoffsubstitution möglichst natürliche Vitamin- oder Mineralstoffpräparate. Daneben haben sich aber auch bestimmte pflanzliche Extrakte, wie zum Beispiel aus der Mariendistel, dem Schöllkraut und der Gelbwurz, bewährt *(ausführliche Beschreibung in Kapitel 20).*

Dennoch befinden sich mit oder ohne Lebertherapie die Gifte im Blut und erreichen über den Mutterkuchen, die Plazenta, das heranwachsende Baby. Beim Leberstau können das natürlich bedeutend mehr sein! Das ungeborene Kind lagert nun diese Umweltgifte und ‚Schlacken' in seinem Bindegewebe und in den Organen ab. Je nach der genetischen Veranlagung gelangen sie daher auch in den Magen oder die Bauchspeicheldrüse. Mit zunehmender Giftbelastung in diesen Organen nimmt die Bildung der Verdauungssäfte jedoch kontinuierlich ab, weshalb die Verdauungskraft dann ab der Geburt mehr oder weniger geschwächt sein kann.

So wurden am Ende des letzten Jahrhunderts und vor allem im ersten Jahrzehnt nach der Jahrtausendwende zunehmend mehr Babys mit einem mehr oder weniger stark geschwächten Immunsystem und einer durch die Umweltgifte bedingten Verdauungsschwäche geboren. Manchmal wiesen sie sogar nur ein Viertel oder ein Fünftel der normalen Verdauungskraft auf. Die Verdauungskraft ist dann so gering, daß diese Babys nicht einmal 200 ml Muttermilch mit nur 2,4 Gramm Eiweiß normal verdauen können. In weniger starken Fällen reagieren sie darauf mit Blähungen, Bauchkrämpfen, Durchfällen und Darmflorastörungen. In extremeren Fällen entstehen durch die vermehrte Eiweißfäulnis jedoch zusätzliche Pilzerkrankungen im Darm, die auch als weißer Soor im Mund auftreten können, und oft entwickelte sich schon in den ersten Tagen nach der Geburt eine Allergie gegen das nicht verdaute Muttermilcheiweiß oder das Eiweiß der adaptierten Flaschennahrung.

Je nach der erblich bedingten Veranlagung treten die allergischen Reaktionen dann entweder auf der Haut oder im Bereich der Schleimhäute des Verdauungstraktes, der Atemwege und anderer Organe auf *(ausführliche Beschreibung in Kapitel 16)*.

Eine Heilung der Allergien bei solchen Kindern ist nur möglich, wenn sich im Verlauf der Therapie auch die Verdauungskraft wieder normalisiert. Der konstitutionelle Aufbau mit homöopathischen Mitteln ist dabei nur eine von mehreren Möglichkeiten *(siehe Schlußwort).“*

Heilung ist möglich!

„Dann kann man also alle allergischen Erkrankungen heilen, egal, welche Ursache sie haben?“ Ich spüre, wie Jonathan gespannt meine Antwort abwartet.

„Im Prinzip ja, denn der Großteil aller allergischen Erkrankungen wird durch lebensfeindliche Umweltfaktoren und Fremdstoffe oder durch Fehlernährungen hervorgerufen. Psychische Faktoren oder die Erbanlagen sind dann hauptsächlich für die Art und den Reaktionsort der Allergien verantwortlich. Durch die Beseitigung dieser Ursachen lassen sich daher grundsätzlich alle Allergien erfolgreich therapieren *(ausführlicher in Kapitel 16)*.

Ab der zweiten Hälfte des 20sten Jahrhunderts nahmen die Allergien besonders in den Industrienationen schlagartig zu. Und genauso schnell verschwinden sie seit zirka 20 Jahren wieder.

Eine dauerhafte Heilung der Allergien geschieht also nur über eine Ursachenbehandlung. Neben der Mobilisation und Ausleitung der belastenden Umweltgifte muß bei denjenigen Allergien, die unter anderem mit einer Verdauungsschwäche in Verbindung stehen, auch die Verdauungskraft reaktiviert werden. Eine gesunde Ernährung und eine zusätzliche Stärkung des Immunsystems gehören in jedem Fall zur Gesamttherapie. Außerdem sollten eventuelle körperliche oder psychische Blockaden erkannt und behoben werden."

„Ja, dann ist es doch ganz einfach, Allergien zu heilen!?"

„Du hast recht, Anna-Maria. Heute ist es relativ einfach, weil wir wieder saubere Luft atmen, gesundes Wasser trinken und uns von natürlichen Lebensmitteln ernähren.

Eure Generation hat von den Müttern nicht mehr so viele Gifte mitbekommen wie eure Eltern von ihren Müttern oder wie meine Generation. Vor 60 Jahren sah die Situation daher völlig anders aus als heute. Die Menschen, die in den durch die Auto- und Industrieabgase belasteten Großstädten lebten, hatten zum Teil so viele Umweltgifte im Körper abgelagert, daß die Ausleitung dieser Gifte große Probleme bereiten konnte. Die starken Leber- oder Nierenbelastungen, die durch die Entgiftung manchmal entstanden, konnten vorübergehend alle Krankheitsbilder verschlimmern. Daher mußte man beim Aufbau der Verdauungskraft und der Bindegewebsentgiftung sehr behutsam vorgehen, damit nie mehr Gifte gelöst wurden, als die Leber und die Nieren verarbeiten und ausscheiden konnten. Dieser Prozeß zog sich dann vor allem bei älteren Menschen manchmal über mehrere Jahre hin.

Ihr müßt dabei bedenken, daß viele langjährige Allergiker nicht nur Umweltgifte, Medikamente und andere chemische Substanzen abgelagert hatten. Dazu kamen ja häufig noch die durch eine ungesunde Ernährungsweise oder infolge einer Verdauungsschwäche im Darm entstandenen Stoffwechselschlacken, die jahrelang ins Blut resorbiert und teilweise ins Bindegewebe abgeschoben worden waren.

Das Paradoxe an dieser Situation war damals jedoch, daß man die Umweltgifte zwar lösen und ausleiten konnte, sie jedoch teilweise mit jedem Atemzug oder mit dem Wasser und der Nahrung wieder aufgenommen wurden. Man hätte daher in regelmäßigen Abständen das Bindegewebe aktivieren und entgiften müssen, um den erreichten Reinheitsgrad einigermaßen aufrechtzuerhalten.

Die Bedeutung und Wichtigkeit einer gesunden und chemiefreien Ernährung bekam infolgedessen einen immer größeren Stellenwert, weshalb die biologische Landwirtschaft gerade in dieser Zeit ihren Durchbruch erlebte.

Ja, und heute spricht keiner mehr von der sogenannten konventionellen Landwirtschaft. Vielmehr ist die biologische Landwirtschaft zur Normalität und damit zur Konvention geworden."

„Wie hast du denn damals deine Allergien geheilt?" fragt Jonathan.

„Ich selbst heilte meine Verdauungsschwächen und Allergien mit rohen Nüssen, Ölsamen und Früchten und mit dem rohen, angekeimten Getreide. Mit dieser Nahrung habe ich den Körper entgiftet, das Immunsystem gestärkt und die gesamte Verdauungskraft aufgebaut ..." *(Die Aufbautherapie mit der Ernährung wird ausführlich in den Kapiteln 18 bis 21 besprochen.)*

„Ja, dann hast du dich damals genauso ernährt wie heute?" unterbricht mich Anna-Maria.

„Nicht ganz, denn heute können wir wieder lebendiges, reines Wasser trinken und unbelastete Lebensmittel essen. Und durch die Veränderung unserer Klimazonen haben wir fast das ganze Jahr über frische Früchte. Aber im Prinzip hat sich in meiner Ernährungsweise nicht viel geändert, da hast du ganz recht.

Entscheidend bei diesem Heilungsweg über die Ernährung ist die ganz allmähliche Steigerung der Aufbaunahrung.

Anfangs vertrug ich wegen meiner schwachen Verdauungskraft und der starken Bindegewebsentgiftung täglich nur 10 bis 20 Gramm rohe Nüsse, Ölsamen oder angekeimtes Getreide. Nach einem Jahr aß ich bereits einmal täglich zirka 70 bis 80 Gramm dieser Lebensmittel, und nach drei Jahren konnte ich mit Nüssen, Ölsamen und Früchten zumindest schon zwei normale Mahlzeiten gestalten.

Meine Verdauungskraft hatte ich allerdings schon nach insgesamt eineinhalb bis zwei Jahren aufgebaut. In derselben Zeit sind auch alle meine Allergien verschwunden.

Wegen der starken Bindegewebsentgiftung kann diese Ernährung für den Körper besonders bei älteren und stark verschlackten Menschen in den ersten Monaten bis Jahren sehr anstrengend sein, so daß sie uns regelrecht schwächen kann. Je mehr unser Körper jedoch entgiftet worden ist, desto mehr Kraft beziehen wir aus ihr, bis wir uns von ihr genauso ernähren können wie einige Jahre zuvor von irgendeinem belegten Brot. Daher sollte man grundsätzlich immer nur soviel von diesen Lebensmitteln essen, daß der Entgiftungsprozeß nicht zu intensiv wird und man sich nach einer solchen Mahlzeit noch einigermaßen wohlfühlt!

Für den ausschließlichen Aufbau der Verdauungskraft und eine weitgehende Entgiftung des Körpers reicht es jedoch aus, diese Aufbaunahrung nur zwei- bis dreimal wöchentlich als Heilnahrung einzusetzen und sich sonst mit einer gesunden Vollwertkost zu ernähren."

„Ich kann mir eigentlich kein schöneres Frühstück als Früchte und Nüsse vorstellen."

Anna-Maria nimmt einen Schluck aus ihrem Glas, um mir dann eine weitere Frage zu stellen:

„Und wie hast du deine Patienten und vor allem die Kinder und Babys therapiert? Die können zwar Früchtebrei mit Nußmusen zu essen bekommen – wir sind ja auch so großgezogen worden –, aber ich kann mich nicht erinnern, daß wir die Nahrung zweihundertmal gekaut haben."

Bei den letzten Worten muß sie herzhaft lachen und steckt uns beide mit ihrem fröhlichen Wesen an.

„Wißt ihr, eigentlich erkannten in den ersten Jahren meiner beruflichen Tätigkeit nur ganz wenige meiner Patienten den Wert dieser Ernährungsweise, so daß die meisten Erwachsenen, ebenso wie alle Kinder und Babys, den leichteren Weg mit Hilfe der homöopathischen Heilmittel gegangen sind. Erst nachdem ich mein erstes Buch geschrieben hatte, wählten immer mehr Menschen von Anfang an den vollkommeneren Heilungsweg über die Ernährung. Das schließt natürlich keinesfalls eine zusätzliche homöopathische Konstitutionstherapie aus. In vielen Fällen kann sie sogar durchaus hilfreich sein und den Gesundungsprozeß deutlich beschleunigen" *(siehe auch das Schlußwort)*.

„Und welchen Einfluß hat diese Aufbautherapie auf andere Krankheiten?" Jonathan sieht mich dabei an, als ob er die Antwort schon weiß.

„Was meinst denn du?" frage ich ihn zurück.

„Ich könnte mir vorstellen, daß durch die verbesserte Blut- und Bindegewebsqualität und die Regeneration der Darmflora eigentlich alle chronischen und akuten Krankheiten davon profitieren. Wenn wir uns dann noch von lebendigen, vitalstoffreichen Lebensmitteln ernähren, dürfte dem Körper doch eigentlich nichts fehlen, oder?"

„Du hast ganz recht. Eine gesunde Darmflora ist eine Grundvoraussetzung für einen gesunden Körper. Und je besser unsere Blut- und Bindegewebsqualität ist, um so stärker wird unser Abwehrsystem. Rohe Früchte, Nüsse und Samen aktivieren zudem noch alle Hormondrüsen und sind von allen Lebensmitteln die beste Nahrung für unsere feinstofflichen Körper. Es gibt keine Krankheit, die nicht auf eine solche Lebensweise positiv anspricht. Es reicht schon, wenn man dem Körper nur einmal täglich diese energiereiche Nahrung anbietet. Die übrige Nahrung sollte dann jedoch auf jeden Fall eine gesunde Vollwertkost sein."

„Ich kann es kaum glauben, daß die Wahrheit so einfach ist!" Anna-Maria schaut mich mit leuchtenden Augen an.

„Essen wir gesunde Lebensmittel, werden und bleiben wir gesund. Essen wir ungesunde Dinge, nimmt die Vitalität unseres Körpers zunehmend ab. Das Geheimnis scheint mir jedoch in der Einfachheit zu liegen. Je vielfältiger und komplizierter wir unsere Nahrung zusammenstellen und zubereiten, desto eher macht man Fehler" *(siehe Kapitel 11 über die Trennkost).*

„Ja, die Nahrung kann viel zur Gesunderhaltung des Körpers beitragen. Für uns Menschen sollte jedoch nie ein gesunder Körper das wichtigste Ziel im Leben sein. Der Körper wird von alleine gesund, wenn wir nach den göttlichen Naturgesetzen leben. Allein die Liebe zu Gott und seiner ganzen Schöpfung kann uns wirklich gesund erhalten. Versteht ihr, was ich meine?"

Jonathan und Anna-Maria nicken mir zu, denn die meisten Kinder lernen heute von ihren Eltern und in der Schule, der Natur, ihren Mitmenschen und sich selbst respektvoll zu begegnen. Wir hatten aus den Fehlern der Vergangenheit gelernt, und um sie nicht zu wiederholen, wird den „Neuankömmlingen" auf der Erde nicht nur das Schreiben oder Rechnen in der Schule beigebracht, sondern sie lernen sich selbst auch als Teil der Natur kennen. So bestimmen in den ersten Schuljahren vor allem die Wunder der Schöpfung den Unterricht. Die Kinder lernen durch die Beobachtung und sammeln durch bestimmte Lernprojekte eigene Erfahrungen. Das Schreiben, Lesen und Rechnen lernen sie spielerisch nebenbei. Aber auch in den höheren Jahrgangsstufen gehören die Selbsterkenntnis und das erlebnisreiche Lernen zu den wichtigsten pädagogischen Zielen.

Ich öffne meine Augen und erwache aus meiner Zukunftsvision. Ist es nur ein Traum, der Wunsch nach einer heilen Welt? Nein, ich bin mir dessen in meinem tiefsten Inneren sicher. Diese Vision wird Wirklichkeit werden!

Das Kapitel 16 ist die direkte Fortsetzung dieses Kapitels. Ich empfehle Ihnen jedoch für das bessere Verständnis, vorher die Kapitel 8 bis 15 zu lesen. Für den einen oder anderen Leser kann es dann jedoch durchaus sinnvoll sein, danach die Kapitel 6 und 7 noch einmal zu wiederholen, um erst dann mit Kapitel 16 fortzufahren.

DIE URSACHEN EINER VERDAUUNGSSCHWÄCHE

- Organablagerungen von Stoffwechselendprodukten und giftigen Substanzen, wie z. B. Umweltgiften und giftigen Medikamenten
- Streß
- Eine ungesunde Ernährungsweise (Alkohol, vitalstoffarme Nahrung)
- Eine allgemeine Unterernährung oder eine einseitige Ernährung ohne die wichtigen Aufbauenergien
- Ein Natriumchloridmangel führt zum Magensäuremangel
- Eine Überlastung der geschwächten Verdauungsorgane durch zu viel Nahrung

In der Schwangerschaft werden die abgelagerten Stoffwechselendprodukte und Umweltgifte, wie Schwermetalle und chemische Substanzen, im Körper der Mutter aufgrund der hormonell bedingten Bindegewebsentgiftung teilweise gelöst und gelangen auf dem Blutweg über die Plazenta ins heranwachsende Baby. Beim ungeborenen Kind werden diese Gifte dann je nach Veranlagung genauso wie beim Erwachsenen im Bindegewebe oder in den Organen abgelagert und können so zu denselben Organunterfunktionen und Verdauungsschwächen führen.

DIE URSACHEN VON DARMFLORASTÖRUNGEN UND DARMPILZERKRANKUNGEN

1. **Eine geschwächte Verdauungskraft** für Eiweiße, Fette oder komplexe Kohlenhydrate
2. Der raffinierte Zucker
3. Zellzerstörende Therapien:
   - Bestimmte Medikamente, wie Antibiotika, Zytostatika (Tumortherapeutika) und andere Chemotherapeutika sowie
   - Strahlentherapien bei Krebs
4. Ungesunde Lebensmittelkombinationen, wie z. B.
   - Vollkorngetreide oder Gemüse mit sauren Früchten
   - rohe Nüsse oder Samen mit Salz
5. Ein Leberstau
6. Psychische Faktoren
7. Das Zahnen bei Babys und Kindern

DIE URSACHEN DER ALLERGIEENTSTEHUNG

1. Alle unnatürlichen Umwelteinflüsse, wie Umweltgifte (Chemikalien, Schwermetalle), schädliche Strahlen, elektromagnetische Felder usw.
2. **Eine geschwächte Eiweißverdauungskraft** des Magens oder der Bauchspeicheldrüse
3. Eine ungesunde Lebens- und Ernährungsweise
4. Psychische Faktoren, wie z. B.
   - Antipathien und Aversionen oder
   - psychische Traumen und Schockzustände
5. Innere Faktoren, wie z. B.
   - chronische Krankheiten
   - Herdinfektionen
   - verschlacktes Narbengewebe

Allergien können also nur entstehen, wenn das Immunsystem geschwächt oder mit Fremdsubstanzen überlastet wird

Eine ursächliche Heilung von umweltbedingten Allergien geschieht daher ausschließlich über die Entgiftung sowie Ausleitung der Bindegewebs- und Organablagerungen, egal mit welcher Methode! Bei Allergien, Darmflorastörungen und Krankheiten, die mit einer geschwächten Verdauungskraft in Verbindung stehen, muß zusätzlich die Verdauungskraft reaktiviert werden.

Kapitel 8

Gesund im Säure-Basen-Gleichgewicht

Was sind Säuren und Basen?

Da in unserem Körper ständig saure und basische Stoffwechselendprodukte entstehen und ausgeschieden werden müssen, ist es notwendig, kurz auf die beiden Begriffe Säuren und Basen einzugehen.

Wie das Wort „Säuren" schon vermuten läßt, schmecken die meisten Säuren tatsächlich sauer. Dazu gehören zum Beispiel die Magensäure oder die Fruchtsäuren.

Basen hingegen haben die Fähigkeit, die saure Wirkung dieser Säuren zu neutralisieren, so daß sie nicht mehr sauer schmecken. Einen solchen Vorgang nennt man auch puffern.

Sobald alle Säuren in einer Flüssigkeit neutralisiert sind, befindet sie sich im Säure-Basen-Gleichgewicht. Ist die Konzentration der Säuren größer als die der Basen, ist sie sauer, ist die Basenkonzentration größer als die der Säuren, ist sie basisch (= alkalisch).

Die Chemiker und Physiker haben nun ein Verfahren entwickelt, wie man die Konzentration von Säuren oder Basen in einer Lösung messen kann. Unter Anwendung eines bestimmten Gesetzes, das die Wechselbeziehung von Säuren und Basen in einer Flüssigkeit beschreibt, erhält man den sogenannten pH-Wert.

Bei einem pH-Wert von 7 befindet sich die Flüssigkeit genau im Säure-Basen-Gleichgewicht. Liegt der pH-Wert über 7, also zwischen 7,01 und 14, ist die Flüssigkeit basisch. Flüssigkeiten mit einem pH-Wert unter 7, also zwischen 6,99 und 0 sind dagegen sauer.

Je mehr der gemessene pH-Wert von 7, also vom Säure-Basen-Gleichgewicht abweicht, desto saurer oder basischer ist die Flüssigkeit.

> pH 7 = neutral
> pH über 7 = basisch
> pH unter 7 = sauer

Da in unserem Körper vor allem das Blut der Ort ist, wo die Säure-Basen-Reaktionen stattfinden, wird dieses zum Dreh- und Angelpunkt des Säure-Basen-Haushaltes. Unser Stoffwechsel verfügt über einige ausgesprochen ausgeklügelte Mechanismen, womit er den leicht basischen pH-Wert des Blutes von 7,4 möglichst konstant halten kann. Die Aufrechterhaltung dieses Wertes ist deswegen so wichtig, da geringe Abweichungen schon starke Stoffwechselstörungen bewirken können. Blut-pH-Werte unter 7 oder über 7,8 sind mit dem menschlichen Leben bereits nicht mehr vereinbar. In der Regel schwankt der pH-Wert des gesunden Blutes jedoch nur im Bereich von 7,39 bis 7,41.

Wie entstehen die Säuren im Körper?

Immer wenn wir irgendwelche Nahrungsmittel essen, führen wir unserem Körper Eiweiße, Fette und Kohlenhydrate zu. In unserem Verdauungstrakt werden diese Nährstoffe in kleinere Einheiten zerlegt *(ausführliche Beschreibung in den Kapiteln 16 und 17)* und über die Dünndarmschleimhaut ins Blut resorbiert. Das Blut transportiert sie dann zur Leber oder zu den Körperzellen, wo sie entweder gespeichert oder zu Energie „verbrannt" werden oder dem Aufbaustoffwechsel dienen.

Neben der Energiegewinnung und dem Aufbau von körpereigenen Verbindungen aus den Nahrungsbausteinen findet gleichzeitig ein ständiger Abbau von ausgedienten Körpereiweißen, Abwehrzellen und anderen Substanzen statt.

Bei diesem Abbau von körpereigenen Substanzen entstehen ebenso wie bei der Energiegewinnung aus Kohlenhydraten, Fetten und Eiweiß verschiedene Stoffwechselendprodukte, die entweder über die Leber oder die Nieren ausgeschieden oder über die Lunge abgeatmet werden müssen.

Da die meisten dieser Stoffwechselendprodukte sauer sind, können sie unser Blut und letztendlich den ganzen Körper übersäuern. Sie müssen daher mit basischen Substanzen neutralisiert werden, weil unser Blut seine Aufgaben nur im leicht basischen Bereich optimal erfüllen kann.

Neben diesen säurebildenden Eigenschaften von Eiweißen, Fetten und Kohlenhydraten, gibt es noch Nahrungsmittel, die zusätzlich zu den im Stoffwechsel anfallenden sauren Endprodukten von vornherein Säuren enthalten.

Dazu gehören einerseits einige organische Säuren, wie zum Beispiel die Frucht- oder Milchsäuren, die jedoch im Stoffwechsel „verbrannt" werden und den Säure-Basen-Haushalt kaum belasten.

Andererseits gehören dazu aber auch harnpflichtige[10] Säuren, wie zum Beispiel die Harnsäure, die natürlich zusätzlich zu den im Stoffwechsel gebildeten Endprodukten gepuffert und über den Urin ausgeschieden werden müssen.

Besonders harnsäurehaltig sind vor allem Fleisch, Fisch und Erdnüsse. Ein wenig Harnsäure ist aber auch in Hülsenfrüchten, in einigen Gemüsesorten und in Pilzen enthalten.

Fruchtsäuren kommen mehr oder weniger in allen Früchten und in einigen Gemüsesorten, wie zum Beispiel Rhabarber, Tomaten, Blumenkohl oder Karotten, vor.

Die Milchsäure entsteht bei der Vergärung von Milchprodukten, Getreide oder Gemüse. Man unterscheidet bei der Milchsäure die rechtsdrehende L(+)-Milchsäure und die linksdrehende D(-)-Milchsäure. Chemisch betrachtet, sind beide Säuren bis auf einen kleinen Unterschied völlig identisch aufgebaut. Sie verhalten sich nämlich wie Spiegelbilder zueinander und lenken daher polarisiertes, also in einer Ebene schwingendes Licht, unterschiedlich ab, die eine nach rechts, die andere nach links.

Aber auch im Stoffwechsel unterscheiden sie sich in ihrer Wirkung. Während die L(+)-Milchsäure als wichtiges Zwischenprodukt des Stoffwechsels relativ schnell umgesetzt wird, wird die D(-)-Milchsäure, die im Körper kaum gebildet wird, nur sehr langsam abgebaut.

Bei der spontanen Milchsäuregärung von süßer Milch, Getreide oder Gemüse an der Luft entsteht vor allem die rechtsdrehende L(+)-Milchsäure. Erst bei längerem Stehenlassen produzieren bestimmte Bakterien die D(-)-Milchsäure. Nach abgeschlossener Säuerung sollte man diese Produkte daher im Kühlschrank aufbewahren, da eine weitere Säuerung durch die Kühlung auf ein Minimum reduziert wird.

Käse, Joghurt und Kefir enthalten stets ein Gemisch aus der rechtsdrehenden und linksdrehenden Milchsäure, es sei denn, diese Milchprodukte werden mit speziellen Bakterienkulturen hergestellt, die überwiegend L(+)-Milchsäure produzieren.

Fruchtsäuren und die rechtsdrehende Milchsäure können den pH-Wert des Blutes zwar kurzfristig verändern; sobald sie jedoch „verbrannt" worden sind, belasten sie den Säure-Basen-Haushalt kaum noch.

Da die relativ körperfremde linksdrehende D(-)-Milchsäure nur sehr langsam abgebaut wird, kann sie den Säure-Basen-Haushalt schon mehr belasten. Man sollte daher vor allem solche Produkte in der Ernährung

---

10 Unter harnpflichtigen Substanzen versteht man Stoffwechselzwischen- bzw. -endprodukte, die obligatorisch über die Nieren ausgeschieden werden.

bevorzugen, die einen hohen Anteil an rechtsdrehender L(+)-Milchsäure enthalten.

Säuren entstehen jedoch auch im Körper, wenn die Nahrung unvollständig verdaut wird und im Darm zu faulen oder zu gären beginnt. Bei diesen Fäulnis- und Gärungsprozessen entstehen eine Menge giftige und saure Endprodukte, die teilweise ins Blut resorbiert werden und eine starke Belastung für unseren Säure-Basen-Haushalt darstellen können.

Ständiger Streß führt nicht nur zu einer Verschlechterung des gesamten Stoffwechsels, sondern bewirkt auch eine vermehrte Ausscheidung von bestimmten Mineralstoffen und basischen Mineralsalzen über den Urin, wodurch der pH-Wert des Blutes ebenfalls belastet wird.

Wie werden die Säuren im Körper neutralisiert?

Einerseits bilden wir also ständig Stoffwechselendprodukte im Körper, und andererseits nehmen wir sie eventuell zusätzlich mit der Nahrung auf. Die meisten von ihnen werden über die Nieren ausgeschieden. Nur das Kohlendioxid, das ein Endprodukt des Kohlenhydrat-, Fett- oder Eiweißabbaus ist, wird überwiegend über die Lungen abgeatmet.

Bevor die belastenden Säuren den Körper jedoch verlassen, müssen sie im Blut gepuffert werden. Denn die Aufrechterhaltung des Blut-pH-Wertes von 7,4 ist von lebenswichtiger Notwendigkeit. Wir müssen daher ständig Basen mit der Nahrung aufnehmen oder selbst bilden, um die Säuren im Blut zu neutralisieren, bevor sie über den Urin oder die Atemluft ausgeschieden werden.

Fälschlicherweise werden in einigen Büchern, Veröffentlichungen und sogar in der Werbung für Mineralstoffpräparate die Mengenelemente, wie Kalium, Natrium, Magnesium und Kalzium, oder sogar die Spurenelemente, wozu unter anderem Eisen, Zink und Mangan gehören, als Basen bezeichnet. Das stimmt jedoch nicht ganz, da diese Mineralstoffe selbst keine Säuren binden oder puffern und daher den pH-Wert des Blutes oder anderer Flüssigkeiten nicht direkt beeinflussen können.

Dennoch erfüllen alle Mengen- und Spurenelemente wichtige Aufgaben im Blut und im Zellstoffwechsel, was die Ausscheidungsfunktionen des Körpers für die zumeist sauren Stoffwechselendprodukte erhöht.

Außerdem wird die harnpflichtige Harnsäure, die im Stoffwechsel entweder als ein Endprodukt des Eiweißabbaus (Purinstoffwechsels) anfällt oder mit der Nahrung aufgenommen wird, überwiegend an Kalzium-, Kalium- und Magnesiumionen gebunden und in Form von Harnsäuresalzen im Urin ausgeschieden.

Auch wenn die Mengen- und Spurenelemente selbst keinen direkten Einfluß auf den pH-Wert des Blutes haben, so verhält es sich mit einigen Salzen dieser Mineralstoffe jedoch völlig anders. Denn die Mineralsalzreste[11] bestimmter Natrium-, Kalium-, Magnesium- oder Kalziumsalze, die in der Nahrung und in unserem Körper vorkommen, können sehr wohl in den Säure-Basen-Haushalt eingreifen und den pH-Wert erhöhen (basischer machen). Dazu gehören zum Beispiel einige, vor allem in pflanzlichen Lebensmitteln vorkommende Salze, die dem Körper sogenannte basische Hydroxidionen (OH^--Ionen) zuführen.

Ein anderes Beispiel betrifft die basischen Phosphationen. Sie kommen ebenfalls in der Nahrung vor und erfüllen wichtige Funktionen im Stoffwechsel. Eine besondere Bedeutung haben sie für die Stabilität unserer Knochen, wo sie zusammen mit den Kalzium- und Magnesiumionen als Kalzium- und Magnesiumphosphatsalze eingebaut werden. Für die Pufferung der im Stoffwechsel ständig anfallenden Säuren spielen die Phosphationen nur eine untergeordnete Rolle. Dennoch dienen sie dem Säure-Basen-Haushalt sozusagen als Alkali- oder Basenreserve. Bei einer stärkeren Übersäuerung des Blutes werden die Kalzium- und Magnesiumphosphatsalze nämlich aus den Knochen gelöst, um mit den Phosphationen die Säuren zu puffern.

Die größte Bedeutung im Säure-Basen-Haushalt haben jedoch die Hydrogenkarbonationen, die im Körper selbst gebildet werden, aber auch mit entsprechenden Mineralwässern oder mit dem basisch wirkenden Natronsalz (Natriumbikarbonat = Natriumhydrogenkarbonat) zugeführt werden können. Löst man dieses Salz in Wasser auf, zerfällt es in Natriumionen (Na^+) und den basischen Mineralsalzrest, die Hydrogenkarbonationen (= Bikarbonationen).

Die Natriumionen sind nun ebenso wenig wie alle anderen Mineralionen in der Lage, Säuren zu puffern. Anders verhält es sich jedoch mit dem basischen Mineralsalzrest, den Hydrogenkarbonationen, die das beste Puffersystem für unser Blut darstellen.

Man kann daher Säuren im Blut oder im Magen mit Natron puffern. Will man die Magensäure mit Natron binden, so nimmt man das Natron nach den Mahlzeiten auf, wodurch es sich mit dem Mageninhalt vermischt und die Säurewirkung der Magensäure reduziert.

Will man hingegen die Säuren im Blut neutralisieren, trinkt man das Natronwasser auf leeren Magen. So gelangt es direkt in den Darm, wo die Ionen ins Blut resorbiert werden und die Säurekonzentration verringern.

---

11 für Fachleute: Der Einfachheit halber nenne ich in diesem Buch die negativ geladenen Reste der Mineralsalze „Mineralsalzreste".

Eine gesunde Ernährung hält normalerweise den pH-Wert des Blutes und des gesamten Körpers im Gleichgewicht, so daß die Anwendung von Natron nur bei stärker übersäuerten Menschen sinnvoll ist.

Was passiert, wenn unser Körper übersäuert?

Je besser der Stoffwechsel funktioniert, um so eher werden diese ständig anfallenden Stoffwechselendprodukte und die mit der Nahrung aufgenommenen Säuren hundertprozentig ausgeschieden. Der Körper befindet sich dann im Stoffwechselgleichgewicht.

Sobald jedoch der Stoffwechsel oder die Ausscheidungsfunktionen überlastet werden oder nachlassen, bleibt ein Teil dieser Endprodukte und Säuren im Körper zurück. Zusammen mit den vielen Umweltgiften werden sie dann im Bindegewebe abgelagert oder sammeln sich letztendlich in den Zellen an. Der Körper verschlackt, wodurch sich alle Stoffwechselfunktionen verschlechtern und das Abwehrsystem geschwächt wird. Sind wir erst einmal chronisch übersäuert, entsteht ein idealer Nährboden für alle möglichen Krankheiten *(ausführlicher in Kapitel 17)*. Außerdem altern wir schneller.

Die **Gicht**, die sich vor allem im Bereich der Gelenke abspielt, ist ein Beispiel für Harnsäureablagerungen. Sie kann bei Nierenfunktionsstörungen auftreten oder wenn man zu viel harnsäurehaltige Nahrungsmittel, wie zum Beispiel Fleisch und tierische Innereien, ißt. Dabei verschlechtert sich die Nierenausscheidung von Harnsäure vor allem dann, wenn gleichzeitig alkoholhaltige Getränke getrunken werden. Deshalb treten die Gichtanfälle besonders nach reichhaltigen Fleischmahlzeiten auf, zu denen viel Alkohol getrunken wird.

Eine weitere direkte Folge des übersäuerten Stoffwechsels ist die Knochenentkalkung oder **Osteoporose**. Wenn nämlich alle Puffersysteme des Blutes überfordert sind, beginnt der Körper, vermehrt Kalzium- und Magnesiumphosphatsalze aus den Knochen zu lösen. Neben der chronischen Blutübersäuerung wird dieser Prozeß der Knochenentkalkung jedoch auch bei einem Kalziummangel im Blut eingeleitet.

In den meisten Fällen ist die Hauptursache für die Osteoporose dennoch eine jahrelange Übersäuerung des Blutes aufgrund einer übersäuernden Ernährungsweise oder einer schlechten Verdauungskraft. Viel seltener ist dafür ein Kalziummangel in der Ernährung verantwortlich.

Die weiblichen Geschlechtshormone erhöhen zwar die Resorption von Kalziumsalzen im Darm, die nachlassende Hormontätigkeit in und nach den Wechseljahren der Frau ist jedoch nicht der Grund für die Osteoporose! Dann müßten alle Männer grundsätzlich darunter leiden, weil sie von Natur aus weniger weibliche Geschlechtshormone produzieren als Frauen.

Die Östrogene sind nur ein Faktor von vielen, die den Kalziumstoffwechsel beeinflussen *(mehr dazu in Kapitel 14)*, was vor allem in der Schwangerschaft und in der Stillzeit von großer Bedeutung ist. In dieser Zeit weist die schwangere oder stillende Mutter nämlich eine vermehrte Produktion dieser Hormone auf, wodurch unter anderem die Kalziumresorption im Darm erhöht wird.

Die Schulmedizin macht sich diese Erkenntnisse zunutze und versucht, mit synthetisch erzeugten Hormonen und Kalziumpräparaten den Kalziumeinbau in die Knochen zu verbessern. Dabei werden die wahren Ursachen der Osteoporose, die meistens im übersäuerten Stoffwechsel und in einem allgemein verschlackten Körper liegen, völlig unberücksichtigt gelassen.

Weder Frauen noch Männer müssen daher im Alter eine Osteoporose bekommen! Sie entsteht nur, wenn alle anderen Puffersysteme nicht mehr ausreichen, die Säuren im Blut zu neutralisieren. Der Körper ist dann gezwungen, das Kalzium- und Magnesiumphosphat aus den Knochen zu lösen, um mit den basischen Phosphationen das Säure-Basen-Gleichgewicht einigermaßen aufrechtzuerhalten. Die Kalzium- und Magnesiumionen haben, wie gesagt, keinen direkten Einfluß auf die Pufferung der Säuren.

Die Osteoporose ist also keinesfalls natürlich und sollte auch nicht als normale Alterserscheinung betrachtet werden. Vielmehr ist sie ein eindeutiges Symptom für einen stark überlasteten oder entgleisten Stoffwechsel!

Wie ernähre ich mich gesund im Säure-Basen-Gleichgewicht?

Eine der wichtigsten Grundvoraussetzungen für einen ausgeglichenen Säure-Basen-Haushalt ist unter anderem eine gesunde Leber-, Nieren- und Lungenfunktion, da alle Stoffwechselendprodukte über diese Organe ausgeschieden werden.

Da viele Menschen aufgrund einer jahrelangen Übersäuerung des Stoffwechsels oft eine geschwächte Entgiftungsfunktion der Nieren aufweisen, kann man diese Organe zum Beispiel mit Zinnkraut- oder Brennnesseltee in ihrer Ausscheidungsfunktion unterstützen.

Die Regeneration dieser Organe ist vor allem davon abhängig, wie viele abgelagerte Stoffwechselendprodukte und Gifte sie zusätzlich zur täglich anfallenden Normalmenge herausfiltern müssen. Eine gesunde, entgiftende Ernährungsweise kann zwar die Menge der auszuscheidenden Substanzen für einige Monate oder Jahre erhöhen; je stärker unser Körper jedoch entsäuert und entgiftet worden ist, um so mehr werden die Nieren wieder entlastet. In den Kapiteln 20 und 21 werde ich die therapeutische Unterstützung der Leber- und Nierenausscheidung ausführlich beschreiben.

Wollen wir uns im Säure-Basen-Gleichgewicht ernähren, muß eine eiweiß-, fett- und kohlenhydratreiche Nahrung einerseits entsprechend viele basische Mineralsalze enthalten und sollte andererseits aber auch in der Lage sein, die körpereigene Bildung der Hydrogenkarbonationen verstärkt anzuregen.

Nahrungsmittel, die im Verhältnis zu den säurebildenden Eiweißen, Fetten und Kohlenhydraten weniger basische Mineralsalze und nur wenig biologische Lebensenergien besitzen, wirken daher säurebildend auf den Organismus. Dazu gehören vor allem Fleisch, Fisch, Eier, Käse, Weißmehlprodukte und polierter Reis.

Am stärksten übersäuert jedoch der raffinierte Zucker unseren Stoffwechsel, da er zu 100 % aus dem Zweifachzucker Saccharose besteht und weder Mineralsalze noch Vitamine enthält. Und wegen seines extremen Mangels an gesunden biologischen Energien regt er außerdem die körpereigene Hydrogenkarbonatbildung nicht an.

Eine Nahrung, die daher überwiegend aus tierischem Eiweiß, aus raffinierten Fetten und isolierten Kohlenhydraten (Weißmehl, geschälter Reis und raffinierter Zucker) besteht, enthält relativ wenig basische Mineralsalze, Vitalstoffe und Aktivierungsenergien *(siehe Definition in Kapiel 6).* Sie übersäuert den Stoffwechsel und führt automatisch zu einem schlechteren Zellstoffwechsel und mit der Zeit sogar zu einer geringeren Ausscheidungsfunktion der Nieren, der Leber und der Lunge.

Wer darüber hinaus viel Alkohol trinkt, verschlechtert diese Situation noch zusätzlich, da Alkohol ein regelrechter Enzym- und Katalysatorblockierer ist. Alkoholische Getränke wirken daher immer säurebildend, unabhängig davon, ob sie vor der Gärung zum Beispiel ein basischer Trauben- oder Apfelsaft waren.

Demgegenüber haben Lebensmittel, die reich an Lebensenergie und Mineralsalzen sind, eine basenüberschüssige Wirkung auf den Körper. Besonders basisch sind alle rohen Früchte, fast alle Gemüsesorten und die rohe Milch.

Wir übersäuern daher vor allem dann,

- wenn wir uns längere Zeit überwiegend von lebensenergiearmen, säurebildenden oder säureüberschüssigen Nahrungsmitteln ernähren,
- wenn wir eine schlechte Verdauungskraft haben,
- wenn die Ausscheidungsfunktionen der Leber, der Nieren oder der Lunge geschwächt sind oder
- wenn wir ständigem Streß ausgesetzt sind.

In der heutigen Zeit sind leider schon die meisten Menschen in den Industrienationen von mindestens ein bis zwei dieser vier Möglichkeiten betroffen. Daher können sogar Babys und Kinder mit geschwächter Verdauungskraft bereits in ihren ersten Lebensjahren einen übersäuerten Stoffwechsel aufweisen!

Es ist somit von großer Bedeutung für einen ausgeglichenen Säure-Basen-Haushalt, daß wir neben einer gesunden Ernährung auch eine gute Verdauungskraft und nicht zu viel Streß in unserem Leben haben!

Je basenüberschüssiger und lebensenergiereicher unsere Nahrung daher ist und je harmonischer sie zusammengestellt wird, um so intensiver werden alle Stoffwechselfunktionen und unsere Ausscheidungsorgane aktiviert. Die Gesundheit unseres Körpers ist deshalb in hohem Maße von den basischen Mineralsalzen, von allen lebensnotwendigen Nähr- und Vitalstoffen und von den verschiedenen feinstofflichen Energien der Lebensmittel abhängig.

Zusammenfassung

Beim Abbau aller Nahrungsmittel entstehen im Stoffwechsel überwiegend saure Stoffwechselendprodukte. Daneben gibt es Nahrungsmittel, die von vornherein schon harnpflichtige Säuren enthalten, wodurch der Säure-Basen-Haushalt zusätzlich belastet wird. Bevor diese Säuren über die Nieren, die Leber oder die Lunge ausgeschieden werden, müssen sie im Blut gepuffert werden. Dazu bedient sich der Körper verschiedener Puffersysteme und einiger basischer Mineralsalzreste, die wir mit der Nahrung aufnehmen.

Je basischer und lebensenergiereicher die Nahrung ist und je mehr natürliche Vitamine und Mineralien sie enthält, um so intensiver werden alle Stoffwechsel- und Ausscheidungsfunktionen aktiviert. Im Rahmen dieser allgemeinen Verbesserung des Stoffwechsels wird unter anderem auch die Bildung der basischen Hydrogenkarbonationen verstärkt angeregt, wodurch die körpereigene Pufferkapazität des Blutes ebenfalls zunimmt.

Auch wenn die Mengen- und Spurenelemente selbst keinen direkten Einfluß auf den pH-Wert des Blutes haben, so sind sie dennoch unentbehrlich für einen gesunden Stoffwechsel und die Harnsäureausscheidung über die Nieren.

Aufgrund dieser starken stoffwechselaktivierenden und harnsäureausscheidenden Wirkungen der Mineralionen und der basischen Wirkung einiger Mineralsalzreste gelten die Mineralstoffe und ihre Salze allgemein als Basen.

Der Säure- und Basenüberschuß in unseren Lebensmitteln

Aus dem Verhältnis der säurebildenden Eigenschaften und säureüberschüssigen Inhaltsstoffe der Nahrungsmittel zu den basenüberschüssigen Mineralstoffverbindungen ergibt sich nun, ob ein Lebensmittel insgesamt säure- oder basenüberschüssig auf den Stoffwechsel des Menschen wirkt.

Basenüberschüssige Lebensmittel
- alle reifen Obstsorten und deren Säfte
- alle Gemüsesorten und Salate und deren Säfte
  – Ausnahmen sind Spargel, Rosenkohl und Artischocken, die ein wenig säurebildend sein sollen
- junge, grüne Erbsen
- Kartoffeln
- Eßkastanien (Maronen)
- süße und gesäuerte Milch (nicht ultrahocherhitzt)
- Molke
- Vollrohrzucker, Vollzucker, Zuckerrübensirup, Zuckerrohrmelasse, Ahornsirup
- Sojabohnen, Sojamilch (angeblich)
- Kakaopulver (angeblich)
- alle Kräuter
- eßbare Pilze (sie enthalten ein wenig Harnsäure)

Lebensmittel im relativen Säure-Basen-Gleichgewicht
- angekeimtes Getreide
- Hirse
- Mandeln
- Kokosnuß

Schwach säurebildende Lebensmittel
- alle Vollkorngetreidesorten und deren Produkte, bis auf Hirse und angekeimtes Getreide
- Haselnüsse und Walnüsse
- Ölsamen, wie zum Beispiel Sonnenblumenkerne, Sesamsamen, Mohnsamen, Kürbiskerne und Cashewkerne
- Sahne, Quark
- Sojabohnenquark (Tofu)
- Spargel, Artischocken, Rosenkohl
- Honig
- Schokolade mit Vollrohrzucker oder Vollzucker

Stark säurebildende (sb) und zum Teil säureüberschüssige (sü) Nahrungsmittel
- raffinierter, weißer Zucker
- Limonaden und Colagetränke mit raffiniertem Zucker
- Schokolade mit raffiniertem Zucker
- Fleisch, Fisch, Eier, Geflügel, Innereien, Würste (sb+sü)
- Hartkäse und Weichkäse
- ausgesiebte Mehle (z. B. Type 405 und 1050) und deren Produkte: Weiß- und Mischbrot, Weißmehlzwieback, Weißmehlkuchen mit raffiniertem Zucker, Teigwaren, Weizengrieß, Gerstengraupen
- geschälter Reis
- alle Hülsenfrüchte (sb und ein wenig sü): Linsen, Bohnen, gelbe Erbsen, Kichererbsen, mit Ausnahme der Sojabohnen
- Erdnüsse (sb+sü)
- Paranüsse
- alle Öle und Fette, besonders wenn sie raffiniert und gehärtet sind
- Genußmittel: alle alkoholischen Getränke und Bohnenkaffee

Entscheidend bei der Gesamtbeurteilung aller Nahrungsmittel auf den Säure-Basen-Haushalt ist neben ihrem Säure- oder Basenüberschuß vor allem die Kombination der Lebensmittel innerhalb einer Mahlzeit und die Verdauungskraft des Menschen.

Eine relativ gesunde und vielleicht basenüberschüssige Mahlzeit kann zum „Gift" werden, wenn sie
- falsch kombiniert wird oder
- nicht richtig verdaut werden kann.

Durch die anschließende Gärung oder Fäulnis der Nahrung im Darm entstehen viele giftige Substanzen und Säuren, so daß der ursprüngliche Basenüberschuß völlig verlorengehen kann.

Daneben können bestimmte Verarbeitungsverfahren der Lebensmittel die basischen Eigenschaften verschlechtern. Beim längeren Kochen, Braten und Backen können zum Teil schwer lösliche Mineralsalze entstehen, die wir im Darm nicht mehr resorbieren können. Die Gesamtmenge der resorbierbaren Mineralsalze nimmt dadurch ab, wodurch die sauren Eigenschaften relativ zunehmen.

Dennoch bleibt zum Beispiel erhitztes Obst oder Gemüse basenüberschüssig, besonders dann, wenn es schonend gedünstet wird.

Beim Erhitzen von Getreide und Hülsenfrüchten scheint die teilweise Zerstörung der Phytinsäure diesen Mineralverlust jedoch wieder auszugleichen.

Die Pasteurisierung verändert den basischen Charakter (Basizität) der Milch nur unwesentlich, während beim Ultrahocherhitzen (H-Milch) nicht nur viele Vitamine zerstört, sondern auch die Mineralsalze in Mitleidenschaft gezogen werden *(mehr dazu in Kapitel 22)*.

Es gibt einige Bücher und Tabellen mit relativ genauen Berechnungen vom Säure- und Basenüberschuß der Nahrungsmittel. Nach meiner Ansicht hat es jedoch keinen Sinn, sich genaue Zahlenwerte einzuprägen und seine Nahrung danach zusammenzustellen. Es genügt, grob zu wissen, welche Nahrung uns entsäuert und entgiftet und welche Nahrung den Körper übersäuert und verschlackt.

Grundsätzlich sind **die meisten konzentrierten Eiweißlieferanten,** vor allem jedoch Fleisch, Fisch, Eier, Käse und ein Großteil der Hülsenfrüchte, säurebildend oder auch säureüberschüssig.

Ebenso verhält es sich mit **allen isolierten Kohlenhydraten und Fetten.** Dazu gehören vor allem der raffinierte, weiße Zucker und alle Fette und Öle, die überhaupt keine Mineralien enthalten. Ißt man die Öle im Verbund mit der ganzen Frucht, so sieht das Verhältnis schon anders aus, da die meisten Ölfrüchte und Ölsamen sehr mineralreich sind.

Das bedeutet nun keineswegs, daß kaltgepreßte Öle ungesund sind! Jedoch entscheidet, ebenso wie bei allen anderen säureüberschüssigen, gesunden Lebensmitteln, die Menge und die Kombination mit anderen basenüberschüssigen Lebensmitteln, ob die gesamte Mahlzeit letztendlich im Säure-Basen-Gleichgewicht, säure- oder basenüberschüssig ist.

Bier ist keinesfalls ein basisches Getränk, wie hin und wieder behauptet wird, sondern immer säureüberschüssig und säurebildend! Zum einen wirken fast alle alkoholischen Getränke mehr oder weniger säurebildend, und zum anderen sind die Ausgangssubstanzen, wie Hefe und Malz, bereits säurebildend und die Hefe zusätzlich sogar säureüberschüssig.

Die getrockneten Zuckerrohr- und Zuckerrübensäfte (Vollrohrzucker und Vollzucker) sind aufgrund ihres Mineralreichtums basenüberschüssig.

Beim **Getreide** sind die meisten Mineralstoffe vor allem in den Randschichten enthalten. Daher nehmen die säurebildenden Eigenschaften beim geschälten Reis oder bei den ausgesiebten Mehlen mit dem Feinheitsgrad des Mehles zu. Leider lassen sich viele Umweltgifte gerade in den Randschichten des Getreidekorns verstärkt nachweisen. Das führte zu der paradoxen Empfehlung, Vollkorngetreide eher zu meiden. Damit gehen uns aber nicht nur ein Großteil der feinstofflichen Energien verloren, sondern auch bis zu 80 % der Mineralien und Vitamine. Trotz der stärkeren Belastung der Randschichten mit Umweltgiften kann das Getreide unseren Körper dennoch entgiften, vor allem dann, wenn es im rohen, angekeimten Zustand gegessen wird!

Die Lösung dieses Problems liegt daher nicht im bevorzugten Verzehr von geschältem Reis oder Getreideprodukten aus ausgesiebten Mehlen, sondern in der Wiederherstellung einer gesunden Umwelt! Biologisch angebautes Getreide ist auf jeden Fall weniger mit chemischen Substanzen belastet. Das betrifft natürlich auch alle anderen pflanzlichen und tierischen Lebensmittel, die ohne Kunstdünger und „Chemie" gewachsen und erzeugt worden sind. Sie haben die Wahl!

Obst und Gemüse sind bis auf wenige Ausnahmen immer basenüberschüssig. Ganz bestimmte Früchte mit ihrem eigenen Enzymreichtum, wie zum Beispiel Melonen, Papayas oder Feigen, eignen sich daher ganz besonders dafür, den Körper zu entsäuern und zu entgiften.

Süße und gesäuerte Milch ist immer basisch. Beim Ultrahocherhitzen der Milch findet allerdings neben der Vitaminzerstörung auch eine Veränderung einiger Mineralsalze zu schwer löslichen Salzen statt, wodurch sich ihr Basenüberschuß verringert *(mehr dazu in Kapitel 22)*.

Die basische Molke entsteht als Nebenprodukt bei der Quark- und Käseherstellung. Sie ist ähnlich mineralreich wie die Milch, enthält aber fast kein Fett und nur wenig Milcheiweiß.

Quark stellt im Prinzip geronnenes Milcheiweiß mit oder ohne Fett dar, aus dem die Molke abgepreßt wurde. Je fester der Quark oder der Käse ist, desto weniger Molke enthält er. Die meisten Mineralstoffe und wasserlöslichen Vitamine der Milch bleiben in der Molke. Das sind vor allem die Kalium- und Kalziumsalze und einige B-Vitamine. Quark hingegen enthält im Verhältnis zum Eiweiß und Fett deutlich weniger Mineralien als Milch, weshalb er leicht säurebildend ist.

Käse stellt bereits ein Eiweißkonzentrat mit viel oder wenig Fett dar. Sein relativer Lebensenergie- und Mineralsalzmangel macht ihn daher zu einem stärker säurebildenden Nahrungsmittel.

Kochsalz, Meersalz oder unraffiniertes Steinsalz hat keinen direkten Einfluß auf den Säure-Basen-Haushalt des Körpers. Da Natriumchlorid jedoch nicht nur für die optimale Zusammensetzung der Verdauungssäfte unentbehrlich ist, sondern eine ebenso zentrale Bedeutung in unserem Blut, für den Zellstoffwechsel und die Ausscheidungsfunktionen des Körpers einnimmt, wirkt es ebenso wie alle anderen Mineralsalze und letztendlich auch alle Vitamine indirekt auf den Säure-Basen-Haushalt ein.

Reines Kakaopulver wird in der Fachliteratur allgemein als leicht basisch angegeben. Ich selbst beziehe mich unter anderem auf die „Wissenschaftlichen Tabellen" von J. R. Geigy *(siehe Literaturverzeichnis)*. Dennoch sollte man Kakao eher als Genußmittel betrachten, da er ein wenig Koffein und eine Menge Oxalsäure enthält. Einerseits kann die Oxalsäure mit dem Kalzium aus der Nahrung im Darm schwerlösliche Kalziumoxalatsalze bilden, wodurch die Kalziumresorption verringert wird; andererseits wird sie teilweise ins Blut resorbiert, kann sich dort mit dem Kalzium zum Kalziumoxalat verbinden und begünstigt bei einer zu großen Menge die Entstehung von Nierensteinen oder von Leber- und Nierenschäden.

Neben dem Kakao gibt es noch ein paar pflanzliche Lebensmittel, die ebenfalls überdurchschnittlich viel Oxalsäure enthalten. Das sind der Rhabarber, der Spinat, die roten Rüben (rote Bete) und ihre Blätter, der Sauerampfer und die Sellerieknolle. Der Oxalsäuregehalt von Tomaten ist hingegen relativ niedrig. Dafür enthalten sie um so mehr Fruchtsäuren (Äpfelsäure, Zitronensäure). Vor allem bei Personen mit einer Erkrankung oder Funktionsschwäche von Leber und Nieren, einem übersäuerten Organismus in Verbindung mit Osteoporose und bei Kindern, die sich noch im Wachstum befinden, sollten Sie Lebensmittel mit einem hohen Oxalsäuregehalt nicht zu häufig oder gar nicht in der Küche verwenden.

Über den **Kaffee** will ich in diesem Buch nicht viele Worte verlieren, da im Prinzip jeder weiß, daß er zu den ungesündesten Getränken überhaupt gehört, auch wenn er massenhaft getrunken wird. Es sei nur noch einmal in Erinnerung gerufen, daß alle Aufputschmittel, und dazu gehört ja auch der stark koffeinhaltige Kaffee, unser Nervensystem auf Dauer stark überstrapazieren können, da wir durch die anregende Wirkung des Koffeins in einen künstlich erzeugten Wachheitszustand versetzt werden, der in der Regel keinesfalls unserer körperlichen Situation entspricht. Andererseits soll Kaffee die Entstehung der Arteriosklerose fördern und auch eine erbgutschädigende Wirkung haben. Schwangere und stillende Mütter sollten daher auf den Kaffeegenuß völlig verzichten, da zirka 1 % des Koffeins und auch andere gesundheitsbedenkliche Inhaltsstoffe des Kaffees über die Plazenta und die Muttermilch an die Feten beziehungsweise Babys weitergegeben werden. Und da die Kaffeeröststoffe außerdem den Leberstoffwechsel schwächen, sollten Sie auch während einer Aufbau- und Entgiftungstherapie generell so wenig Kaffee wie möglich trinken *(siehe auch Kapitel 20)*.

Schwarzer oder Grüner Tee enthalten zwar ebenfalls Koffein (früher als Thein bezeichnet), der Grüne Tee weist jedoch eine Menge Inhaltsstoffe auf, die eine gesundheitsfördernde Wirkung auf unseren Körper ausüben. Dennoch empfehle ich, auch mit dem Genuß von Schwarzem oder Grünem Tee bewußt umzugehen.

Betrachtet man eine gesunde Ernährung aus der Sicht des Säure-Basen-Gleichgewichtes, so sollte sie zu
- **über zwei Dritteln aus basenüberschüssigen Lebensmitteln und zu**
- **höchstens einem Drittel aus leicht säurebildenden Lebensmitteln bestehen.**

Dieses zwei Drittel/ein Drittel-Verhältnis bezieht sich immer auf die rohen, ungebackenen und ungekochten Lebensmittel.

Will man zum Beispiel 100 Gramm der leicht säurebildenden Sonnenblumenkerne essen, ißt man **mindestens** 200 Gramm frisches Obst oder Gemüse dazu.

100 Gramm Getreide im ungekochtem Zustand ergänzt man dementsprechend ebenfalls mit **mindestens** 200 Gramm Gemüse oder Kartoffeln.

Da frisches Vollkornbrot zu einem Drittel aus Wasser besteht, enthält es nur zwei Drittel der ursprünglichen Inhaltsstoffe, weshalb man zu Vollkornbrot nicht ganz so viel Gemüse, Kartoffeln, Milch oder Joghurt kombinieren muß, damit sich die Gesamtnahrung im Säure-Basen-Gleichgewicht befindet.

Grundsätzlich ist es jedoch nicht absolut notwendig, daß sich jede Mahlzeit im Säure-Basen-Gleichgewicht befindet oder leicht basenüberschüssig ist. Entscheidend ist, daß man im Verlauf des Tages eine positive Säure-Basen-Bilanz erreicht. Sie können daher durchaus in einer

Mahlzeit nur Obst essen oder Milch trinken und in einer anderen ein Käsebrot oder Nudeln mit Öl und Tomatensoße zu sich nehmen. Erst wenn Sie sich ausschließlich nach der zweiten und dritten Trennkoststufe ernähren *(siehe Kapitel 11)*, sollten die meisten schwach säurebildenden und alle stark übersäuernden Nahrungsmittel grundsätzlich von der Speisekarte verschwinden.

Aufgrund der Angaben in einigen Büchern über die Basizität von frischen Früchten gegenüber getrockneten kann man sehr leicht zu dem Schluß kommen, daß Trockenfrüchte basischer sind als frische Früchte. Das ist jedoch nicht der Fall. Der Mineralsalzgehalt und der Basenüberschuß einer Frucht ist im frischen Zustand genauso hoch wie im getrockneten. Da sich allerdings beim Trocknungsprozeß das Gewicht verringert, konzentrieren sich fast alle Inhaltsstoffe durchschnittlich auf das Vierfache. Daher erscheinen in den Tabellen bei 100 Gramm Trockenfrüchten zirka viermal höhere Angaben über die Basizität und alle Inhaltsstoffe, mit Ausnahme des Vitamins C, als bei 100 Gramm frischen Früchten. **Bezüglich des Basenüberschusses in der Nahrung ist es daher egal, ob Sie sechs frische Feigen mit einem Gewicht von 400 Gramm essen oder sechs getrocknete Feigen mit einem Gewicht von 100 Gramm!**

Alle ungesunden, säurebildenden oder säureüberschüssigen Nahrungsmittel, wie der raffinierte Zucker, Weißmehlprodukte, geschälter Reis oder die alkoholischen Getränke, werden am besten gar nicht oder nur gering verzehrt. **Da Fleisch, Fisch, Eier und Käse stark säurebildend oder sogar säureüberschüssig sind, sollte man zum Ausgleich mindestens die dreifache Menge an Gemüse oder Obst in derselben Mahlzeit oder am selben Tag zu sich nehmen.** Rohes, angekeimtes Getreide ißt man am besten immer für sich alleine, da es sich mit keiner anderen Nahrung gut kombinieren läßt, noch nicht einmal mit Honig *(siehe Kapitel 11)*! Eine basische Ergänzung ist auch nicht notwendig, da es sich ungefähr im Säure-Basen-Gleichgewicht befindet.

Der Säure-Basen-Charakter eines Lebensmittels ist zwar wichtig, da auf Dauer nur eine sich im Säure-Basen-Gleichgewicht befindende oder basenüberschüssige Nahrung gesund sein kann; jedoch gibt es weitere Kriterien der Lebensmittel, die mindestens ebenso wichtig sind. Dazu gehören vor allem die Kombinationsregeln der Trennkost, die Vitalkräfte und Aktivierungsenergien *(siehe Definition in Kapitel 6)* der rohen Lebensmittel und andere feinstoffliche Energien wie zum Beispiel die Yin-Yang-Energien *(ausführliche Beschreibung in Kapitel 13).*

Wollen wir unser Bindegewebe von allen Umweltgiften und Stoffwechselendprodukten befreien, so reicht es in der Regel nicht aus, sich im Säure-Basen-Gleichgewicht oder basenüberschüssig zu ernähren, Sport zu treiben, oft in der Sauna zu schwitzen oder den Körper mit Natronwasser zu entsäuern. Neben den abgelagerten Umweltgiften haben fast alle Menschen ab einem bestimmten Alter mehr oder weniger starke Ablagerungen von Stoffwechselendprodukten, wie Harnstoff und Harnsäure, die jahrelangen Entsäuerungstherapien trotzen können. In diesen Fällen müssen die Körperzellen und das Bindegewebe direkt aktiviert und entgiftet werden, was unter anderem durch die Freisetzung der Aktivierungsenergien von rohen Früchten, Nüssen, Ölsamen und von rohem, angekeimten Getreide geschehen kann. Eine ausschließliche Entsäuerung des Blutes und Wiederherstellung des Säure-Basen-Gleichgewichtes im Körper schließt daher nicht unbedingt die automatische Entgiftung des Bindegewebes und der Körperzellen von allen Umweltgiften und Stoffwechselendprodukten mit ein.

Die drei Begriffe *Übersäuerung, Vergiftung* und *Verschlackung* werden häufig miteinander vertauscht oder gleichgesetzt. Sie bedeuten jedoch nicht immer dasselbe, weshalb auch die drei Begriffe *Entsäuerung, Entgiftung* und *Entschlackung* unterschiedliche Vorgänge beschreiben können. Ich werde sie daher kurz definieren.

- **Übersäuerung:** Unter der Übersäuerung des Blutes, des Bindegewebes und der Körperzellen versteht man eine Anhäufung von sauren Stoffwechselendprodukten, wodurch der pH-Wert sinkt.
- **Vergiftung:** Unter der Vergiftung des Körpers verstehe ich die toxische Belastung mit körperfremden Substanzen. Dazu gehören alle organischen, chemischen und radioaktiven Umweltgifte, viele chemisch-pharmazeutische Medikamente und alle giftigen Schwermetalle.
- **Verschlackung:** Dieser Begriff ist etwas unglücklich gewählt, obwohl er viel verwendet wird. Ursprünglich bezeichnete er die Übersäuerung des Bindegewebes und der Körperzellen. Heute wird er jedoch zunehmend auch in Verbindung mit der starken Belastung des Körpers mit Umweltgiften, Schwermetallen und anderen chemischen Substanzen gebracht. Ich selbst verwende ihn daher für die gesamte Belastung des Körpers mit Stoffwechselendprodukten und den Giften aus der Umwelt, den Amalgamfüllungen der Zähne und einiger chemischer Medikamente.

- **Entsäuerung**: Unter Entsäuerung verstehe ich die Mobilisation und Ausscheidung von abgelagerten Stoffwechselendprodukten und die Wiederherstellung des Säure-Basen-Gleichgewichtes im Blut, im Bindegewebe und in den Organen. Umweltgifte, Schwermetalle und andere chemische Substanzen werden durch die reine Entsäuerung jedoch nur teilweise mobilisiert.

- **Entgiftung**: Der Begriff Entgiftung beschreibt einen Reinigungsprozeß, bei dem das Bindegewebe und die Organe von allen abgelagerten, körperfremden und giftigen Substanzen befreit werden. Das setzt nicht unbedingt ein Säure-Basen-Gleichgewicht des Körpers voraus, obwohl es die Entgiftung grundsätzlich positiv unterstützt.

- **Entschlackung**: Unter Entschlackung verstehe ich die gleichzeitige Entsäuerung und Entgiftung des Körpers.

Die Anwendung des Natronwassers

Da die meisten Zivilisationskrankheiten und Stoffwechselbeschwerden durch den ständigen Verzehr von unnatürlichen Nahrungsmitteln auftreten können und in der Regel mit einer Übersäuerung des Körpers in Verbindung stehen, kann das Natronwasser die Entsäuerung des Körpers als Ergänzung zur gesunden Ernährung positiv unterstützen. Für viele Menschen kann das Natronwasser daher besonders am Anfang der Ernährungsumstellung auf gesündere, basischere Lebensmittel eine große Hilfe sein!

In den ersten Monaten oder Jahren der schrittweisen Nahrungsumstellung *(siehe die Kapitel 11, 18 und 21)* entsäuert und entgiftet der Körper am intensivsten. Man fühlt sich dann oft müde und schlapp, und es können durch einen eventuellen Leberstau alle möglichen Beschwerden und Verschlimmerungen von Krankheitssymptomen auftreten *(siehe die Kapitel 7 und 19)*. Mit dem Natronwasser unterstützt man die Pufferung der sich aus dem Bindegewebe lösenden Stoffwechselsäuren.

Das Natron (Natriumbikarbonat, Natriumhydrogenkarbonat) oder „Bullrichsalz" kann man in der Apotheke kaufen. In einem Liter Wasser löst man einen halben oder gestrichenen Kaffeelöffel Natron auf. Das Wasser sollte mild salzig schmecken, ähnlich wie ein stark salzhaltiges Mineralwasser. Ist die Lösung einem persönlich zu salzig, nimmt man einfach weniger Salz. Ist sie zu mild, nimmt man etwas mehr.

Ein- bis dreimal täglich trinkt man nun mindestens eine Viertelstunde vor dem Essen ein Glas von dieser Salzlösung auf leeren Magen. Nach ungefähr 10 Minuten hat das Natronwasser den leeren Magen verlassen und wird nun im Darm resorbiert.

Trinken wir das Natronwasser jedoch direkt nach einer Mahlzeit oder trifft das Natron auf noch unverdaute Nahrung im Magen, so wird ein Teil der neuproduzierten Magensäure von den Hydrogenkarbonationen neutralisiert. Das Nahrungseiweiß wird schlechter ausgefällt und unter Umständen können dadurch Verdauungs- oder Darmflorastörungen entstehen.

Vermischt sich das Natronwasser mit irgendwelchen Resten einer Vormahlzeit im Magen, die jedoch von den Magensäften schon verdaut worden sind, so hat die jetzige Magensäurepufferung keine weiteren Auswirkungen.

Die Gefahr einer schlechteren Eiweißverdauung im Magen entsteht bei allen Therapien mit Magensäurebindern und -blockern oder bei der Vagotomie. Bei der Vagotomie handelt es sich um einen chirurgischen Eingriff, bei dem bestimmte Äste des *Nervus vagus* durchtrennt werden. Dadurch wird die Magensekretion gehemmt und die Salzsäurebildung vermindert. Wie weitreichend die Folgen solcher Therapien sein können, werde ich ausführlich in den Kapiteln 16 und 17 beschreiben.

Die Therapie mit Natron zur Bindung von Magensäure bei Sodbrennen, Magenschleimhautentzündungen, Magen-Darm-Geschwüren und sogar bei Magen- oder Zwöffingerdarmkrebs kann zwar sinnvoll sein, ist aber bei gefülltem Magen nicht ganz frei von Nebenwirkungen, wenn zu viel von der Magensäure gebunden und die Verdauung der Nahrungseiweiße dadurch teilweise blockiert wird.

Ganz davon abgesehen gibt es selten zu viel Magensäure! In den meisten Fällen liegt ein Mißverhältnis zwischen der ausgeschütteten Magensäure und dem produzierten Magenschleim vor, der die Magenwand normalerweise vor dem Säureangriff schützt. Ein streßreiches Leben mit ungesunden Nahrungsmitteln führt häufig zu diesem sogenannten „Managersyndrom" des relativen Magenschleimmangels. In extremeren Fällen kann es sogar zu einer streßbedingten, unkontrollierten Ausschüttung von Magensäure in den leeren Magen kommen, die dann erst recht die Magen- und Dünndarmwände angreift.

Will man also die Säuren im Blut puffern, sollte der Magen möglichst immer leer sein, wenn das Natronwasser getrunken wird. So gelangt es ungehindert in den Darm, wo die Ionen ins Blut resorbiert werden.

Für das Natronwasser gelten dieselben Bedingungen wie für alle anorganischen Salze: Es verträgt sich im Magen-Darm-Trakt nicht mit rohen Nüssen und Samen!

Der obere Grenzwert für die Verträglichkeit von anorganischen Salzen in Mineralwässern zusammen mit rohen Nüssen und Samen liegt bei ungefähr 250 mg gelösten Salzen in einem Liter Wasser. Das ist relativ wenig, wenn man bedenkt, daß viele Mineralwässer 1.000 bis 2.000 mg (= 1 bis 2 Gramm) gelöste Salze pro Liter enthalten.

Da wir das Hydrogenkarbonation zur Pufferung der sauren Stoffwechselendprodukte massenhaft selbst in unserem Stoffwechsel aus Kohlendioxid und Wasser herstellen, nehmen wir mit dem Natriumhydrogenkarbonat teilweise körpereigene Substanzen auf. Ein eventuell vorhandener Überschuß an Natriumionen wird dann über die Nieren ausgeschieden. **Bluthochdruckkranke, Herz- oder Nierenkranke sollten diese Anwendung wegen einer möglichen Belastung daher mit ihrem Arzt oder Heilpraktiker besprechen.**

Vielleicht haben sich einige Leser bereits gefragt, warum es denn überhaupt sinnvoll sein kann, Hydrogenkarbonationen zur Pufferung von Stoffwechselsäuren mit dem Natron zuzuführen, wo wir sie doch selbst bilden?

In einem gesunden, entsäuerten Stoffwechsel ist dies natürlich keinesfalls notwendig, da unsere Puffersysteme wenig belastet sind und daher bestens funktionieren. Im übersäuerten und mit Umweltgiften belasteten Körper funktioniert jedoch nicht immer alles so, wie es sein sollte. Ich habe bereits im Kapitel 6 besprochen, daß die vielen schädlichen Umwelteinflüsse die Funktionen der Stoffwechselkatalysatoren und aller anderen Enzyme unseres Körpers vermindern oder blockieren können.

Das betrifft auch das Enzym Carboanhydrase, das unter anderem für die Entstehung des Hydrogenkarbonations aus Wasser und Kohlendioxid verantwortlich ist. Nur in einem entsäuerten, entgifteten und gesunden Körper funktionieren alle Enzymreaktionen optimal. Je mehr wir verschlackt sind, um so schlechter arbeiten sie, weshalb auch die Hydrogenkarbonationen unter Umständen weniger gebildet werden, als sie vielleicht notwendig wären. Daher kann für einige Monate oder Jahre eine zusätzliche Natronwassertherapie sehr hilfreich sein.

Ob Ihnen diese zusätzliche Anwendung guttut, müssen Sie selbst herausfinden. Probieren Sie es aus! Sie kann sehr hilfreich sein, absolut notwendig ist sie jedoch nicht!

Kapitel 9

Krank durch Zucker und Weißmehl

„Guten Tag!" Ich betrete das Wohnzimmer und begrüße jede der drei anwesenden Damen noch einmal einzeln.

„Junger Mann, setzen Sie sich doch zu uns! – Wie geht es Ihnen mit Ihrem Studium?"

Frau Walter ist mit einem Zahnarzt verheiratet, der jedoch aus Altersgründen kaum noch arbeitet. Vor einigen Jahren ist einer ihrer beiden Söhne mit in die Praxis eingestiegen und führt den Familienbetrieb nun weiter.

„Gut! Das Studium ist sehr interessant. Am meisten Spaß machen mir zur Zeit die praktischen Übungen ..."

Während ich den Damen noch ein wenig Frage und Antwort stehe, wird unser Gespräch auch schon unterbrochen.

„Ah, da kommt ja Paula mit dem Kaffee!"

Meine Großmutter tritt durch die Tür, und sofort nimmt der Raum den unverkennbaren Geruch der gerösteten Bohnen an, der mich noch heute an die drei Jahre bei meiner Oma erinnert, sobald er in meine Nase aufsteigt. Denn Kaffeetrinken ist eine ihrer wenigen Leidenschaften, die sie sich nur ungern abgewöhnen würde.

Nachdem meine Großmutter den Kaffee eingeschenkt hat und den Kuchen auszuteilen beginnt, will ich mich gerade erheben, um die Viererrunde zu verlassen, als mich Frau Petschenka anspricht:

„Essen Sie doch auch ein Stückchen Kuchen. Sie sind so schlank, es wird Ihnen sicher nicht schaden."

„Inge, du weißt doch, Herr Müller ißt keinen Kuchen!" wirft Frau Köhler ein und schaut mich mit einem fragenden Blick an, so, als ob sie von mir eine Bestätigung erwartet.

Ich nicke ihr zu und mache es mir noch einmal im Sessel bequem, da ich schon ahne, daß die drei Frauen nun wissen wollen, warum ich keinen Kuchen esse. Und wie ich mich kenne, können solche Gespräche einige Zeit in Anspruch nehmen.

Da ergreift auch schon meine Großmutter das Wort:

„Er hat ganz recht! Zu viel Zucker ist ungesund. Ich habe meinen Zuckerverbrauch auch schon stark reduziert. Bis auf den Kuchen esse ich eigentlich nichts Süßes mehr! Aber ganz auf den Zucker verzichten, nein, das kann ich in meinem Alter nicht mehr."

„Ja, übertreiben sollte man nie!" bestätigt Frau Köhler meine Großmutter und wendet sich dann an mich: „Sie kennen sich doch in dieser Sache recht gut aus. Was ist eigentlich so schädlich am Zucker?"

„Nun, ich möchte Ihnen mit meinen Erklärungen aber nicht den Appetit verderben!"

Einstimmig wird betont, daß dieses Thema keiner der Damen unangenehm ist, und so erzähle ich als erstes etwas über die Wirkung des raffinierten Zuckers als Vitamin- und Mineralstoffräuber:

„Wissen Sie, der raffinierte Zucker und seine Nebenprodukte, wie Glukose oder Glukosesirup, gehören zu den am stärksten industriell verarbeiteten Nahrungsmitteln, und sie enthalten außer dem Zweifachzucker Saccharose oder dem Einfachzucker Glukose überhaupt keine anderen Begleitstoffe mehr. Sie sind also ein reiner Nahrungsextrakt. Unser Stoffwechsel funktioniert jedoch nur dann reibungslos, wenn er auch alle Begleitstoffe bekommt, die normalerweise in allen vollwertigen Lebensmitteln enthalten sind. Je mehr raffinierten Zucker wir essen, um so stärker verursacht er ein Defizit an bestimmten Vitaminen und Mineralstoffen, die beim Abbau des Zuckers zu Energie beteiligt sind. Er ist daher ein regelrechter Vitamin-B- und Mineralstoffräuber für unseren Stoffwechsel.

An diesem Kohlenhydratabbau sind vor allem die Vitamine B1, B2, B3, B5, B6 und Biotin beteiligt. Sie müssen ständig mit der Nahrung zugeführt werden, weil sie nicht lange im Körper gespeichert werden und wir einige dieser B-Vitamine schon nach acht Stunden wieder über den Urin ausscheiden. Besonders Vitamin-B-reich sind unter anderem alle Vollkorngetreidesorten, Nüsse, Ölsamen, Hülsenfrüchte und vor allem die Bier- oder Melassehefe. Natürlicher Vollrohrzucker oder Vollzucker, bei dem es sich um den getrockneten Saft aus dem Zuckerrohr oder den Zuckerrüben handelt, enthält noch einen Großteil der ursprünglichen B-Vitamine, vor allem dann, wenn das Trocknungsverfahren vitaminschonend geschieht.

Bei einem Vitamin-B-Mangel entstehen alle möglichen Störungen im Körper, und viele Krankheiten können dadurch verschlimmert oder sogar ausgelöst werden. Die ersten Warnzeichen sind fast immer dieselben: Konzentrationsschwäche, Nervenschwäche, Gereiztheit, innere Unruhe, Müdigkeit, Leistungsschwäche, Kopfschmerzen, Schlafstörungen, depressive Verstimmungen, Schwindelgefühle, Herzrhythmusstörungen, Haut- und Schleimhautbeschwerden, sowie Wachstumsstörungen von Haaren und Nägeln.

Da einige B-Vitamine unentbehrlich für eine gute Verdauungsfunktion sind *(siehe Kapitel 5)*, können bei einem stärkeren Mangel alle möglichen Verdauungsbeschwerden hinzutreten. Das kann mit einem Appetitmangel aufgrund eines Vitamin-B1-Mangels beginnen und sich auf einige Funktionsstörungen des Magens und der Bauchspeicheldrüse ausweiten, wodurch Verdauungsstörungen mit Blähungen, Durchfällen oder Verstopfung, aber auch hormonelle Erkrankungen, wie Diabetes mellitus, entstehen können. Sobald die Verdauungskraft erst einmal geschwächt ist, entwickelt sich mit der Zeit ein Rattenschwanz von vielen weiteren Störungen und Krankheiten *(siehe die Kapitel 16 und 17)*.

Die Arbeit der Vitamine in den Zellen ist nun aber auch von der Anwesenheit einiger Mineralstoffe abhängig. Daher müssen wir diese mit der Nahrung ebenso zuführen. Ganz bestimmte Mengen- und Spurenelemente arbeiten besonders eng mit den B-Vitaminen zusammen. Das sind vor allem Magnesium, Zink und Mangan. Vollrohrzucker und Vollzucker enthalten alle Mineralien und Spurenelemente noch in genau der Menge, wie sie im ursprünglichen Pflanzensaft vorkommen. Dieser Saft ist besonders kaliumreich, enthält aber auch nicht unbedeutende Mengen an Zink, Mangan und Chrom."

Es ist ganz still im Zimmer geworden, und daher unterbreche ich hier meine Ausführungen. Ich sehe nachdenkliche Gesichter. Schließlich möchte ich keiner Person zu nahe treten.

Es dauert nicht lange, bis Frau Walter das Gespräch fortsetzt:

„Ich nehme schon seit Jahren Vitamintabletten und kaufe mir auch hin und wieder ein Multimineralpräparat in der Apotheke. Damit kann man doch sicherlich die Schäden wieder ausgleichen?"

Diese Frage habe ich erwartet. Sie zeugt von der allgemeinen Unwissenheit über die vielfältigen Schäden, die eine ungesunde Ernährung mit raffiniertem Zucker anrichten kann. Weder Vitamintabletten noch irgendein „Wundermittel" können diese Schäden jemals vollständig korrigieren!

„Wenn es nur die Vitamine oder Mineralien wären, die wir durch den Verzehr von raffiniertem Zucker weniger aufnehmen, dann wären die gesundheitlichen Folgen sicherlich nicht ganz so schlimm. Die möglichen Defizite könnte man mit einer allgemein gesunden Ernährung oder mit vitaminreichen Hefepräparaten einigermaßen gut kompensieren.

Der raffinierte Zucker verursacht jedoch noch weitere Schäden und die lassen sich nicht mehr so leicht ausgleichen! Der Verzehr von nur einem bis zwei Kaffeelöffeln raffinierten Zucker pro Tag reicht schon aus, um bei einer erwachsenen Person die gesunde Darmflora zu schwächen. Bei Babys und kleinen Kindern ist die entsprechende Menge natürlich geringer. Je mehr raffinierten Zucker wir zu uns nehmen, um so kränker wird die Darmflora und um so weniger kann sie ihren natürlichen Aufgaben und Funktionen nachkommen. Die gesunde Dünndarmflora bildet nämlich eine Menge der lebensnotwendigen B-Vitamine. Dazu gehören das Vitamin B12, das Biotin und die Paraaminobenzoesäure (PABA). In der Dickdarmflora entsteht unter anderem das Vitamin K, das nicht nur für die Blutgerinnung notwendig ist, sondern auch eine bedeutende Rolle im gesamten Zellstoffwechsel der Organe und des Bindegewebes spielt.

Die Folge einer erkrankten Darmflora ist jedoch nicht nur eine verringerte Produktion dieser Vitamine, sondern es entsteht bei jeder Darmflorastörung auch ein Mißverhältnis aller Bakterienstämme zueinander. Allein das kann schon krankmachende Auswirkungen auf den Körper haben *(ausführlicher in Kapitel 17).*

Daneben nehmen ganz bestimmte Pilzstämme, deren niedrigentwickelter Urstamm normal und gesund ist, höhere, krankmachende Formen an und können letztendlich über das „Bakterienstadium" zu den Darmpilzen heranwachsen. Es gibt eine Menge dieser Darmpilze, und die meisten Krankheiten werden durch diese krankmachenden Pilzformen mitverursacht. Das beginnt mit arteriellen oder venösen Gefäßerkrankungen, geht über alle möglichen Organ-, Stoffwechsel- und Gelenkerkrankungen und kann letztendlich beim Krebs enden *(siehe die Kapitel 7 und 17).*

Die *Candidapilze* im Dickdarm lieben den raffinierten Zucker ganz besonders. Sie können den Menschen sogar richtig süchtig auf den raffinierten Zucker machen, so stark ist ihr Drang zum Überleben!"

„Ja, das kann ich nur bestätigen!" wirft Frau Petschenka ein. „Meine Enkel sind regelrecht süchtig auf alles, was süß ist, und auch bei mir gibt es Tage, an denen ich eine ganze Tafel Schokolade (mit dem raffinierten Zucker) auf einmal essen muß. Ich kann jetzt zumindest verstehen, warum ich so schlecht schlafen kann und auch sonst allerlei Beschwerden habe. Aber warum geht es meinen Enkeln noch so gut, obwohl sie so viel Zucker essen?"

„Das ist eine gute Frage. Aufgrund des hohen Zuckerkonsums in unserer Bevölkerung müßten wir eigentlich viel kränker sein! Das liegt auf der einen Seite daran, daß sich die Folgen einer verringerten Vitamin- und Mineralstoffaufnahme nicht immer sofort bemerkbar machen müssen. Denn jeder Mensch hat eine unterschiedliche Verwertung aller Nährstoffe in den Körperzellen, die in hohem Maß auch vom Gesamtniveau der Lebensenergien und von der psychischen Situation abhängig ist. Daher kommen gesunde Kinder und Babys, die noch vor Lebenskraft strotzen, oft mit viel weniger Vitaminen und Mineralstoffen aus, als sie mit einer vollwertigen Nahrung aufnehmen. Und so sollte es auch sein! Auf der anderen Seite werden die meisten Vitaminmängel durch eine tiereiweißreiche Ernährungsweise mit viel Fleisch, Fisch, Eiern und Milchprodukten teilweise kaschiert, weshalb trotz der möglichen Vitaminmängel im Körper typische Vitaminmangelkrankheiten oder Wachstumsstörungen bei uns sehr selten auftreten.

Ab einem bestimmten Alter jedoch, wenn die Lebenskraft von Jahr zu Jahr abnimmt und der Körper aufgrund einer jahrelangen übersäuernden Ernährungsweise zunehmend verschlackt ist, beginnt die Zeit der chronischen Beschwerden und Krankheiten. Die meisten chronischen Krankheiten brauchen daher viele Jahre bis Jahrzehnte für ihre Entstehung. Die Arteriosklerose zum Beispiel kann relativ schnell entstehen, sie kann sich aber auch ganz allmählich über einige Jahrzehnte entwikkeln. Die Geschwindigkeit, mit der eine Krankheit entsteht, hat immer viele Gründe: Zu den wichtigsten gehören die Darmfloraverhältnisse, die Lebens- und Ernährungsweise, das Niveau der Lebensenergien, das auch durch die seelisch-geistige Situation beeinflußt wird, und die Erbanlagen.

Der raffinierte Zucker jedenfalls gehört zu den wichtigsten Auslösern für die Arteriosklerose. Einerseits kann er an der Entstehung erhöhter Fett- und Cholesterinwerte im Blut beteiligt sein und fördert daher die Bildung von Cholesteringallensteinen. Andererseits entsteht durch ihn im Darm unter anderem die krankmachende Form des Dünndarmpilzes *Mucor racemosus*, der über die Darmwand ins Blut tritt und letztendlich an der Entstehung der Arteriosklerose durch Cholesterinablagerungen in den Gefäßwänden stark beteiligt ist *(siehe auch Kapitel 17)*."

„Ich kann aber nicht so ganz verstehen, wieso der raffinierte Zucker so schädlich für die Darmflora sein soll und wie es zur Entstehung der Darmpilze kommt. Denn eigentlich ist der Zucker doch ein „reines" Naturprodukt, oder?"

Frau Köhler trinkt nach dieser Frage einen Schluck aus ihrer Kaffeetasse, um sich dann das letzte Stück Kuchen in den Mund zu schieben.

„Vom rein naturwissenschaftlichen Standpunkt aus gibt es bis heute keine Antwort auf diese Frage, auch wenn in einigen Tierversuchen (leider!) die krankmachenden Wirkungen des Zuckers absolut bewiesen wurden. Solange daher die meisten Ärzte und Chemiker noch der Überzeugung sind, daß es außer dem Vitalstoffverlust keinen weiteren Unterschied zum Vollrohrzucker, Vollzucker oder Honig gibt, werden der raffinierte Zucker und seine Nebenprodukte, wie der Glukosesirup, wohl weiterhin in der Krankenhauskost, in der konventionellen Babyfertignahrung und in einigen Medikamenten, Säften und Elixieren verwendet werden.

Dennoch ist es eine Tatsache, daß es kaum ein Nahrungsmittel gibt, das unsere Darmflora mehr schädigt als der raffinierte Zucker. Ich persönlich glaube, daß dieses Phänomen mit dem großen Verlust an wichtigen feinstofflichen Energien zusammenhängt, die beim Raffinationsprozeß verlorengehen. Der Zucker stellt am Ende dieses Verfahrens reine Saccharose oder Glukose dar und wird damit zur „leblosen Materie", mit der unsere gesunden Darmflorabakterien auf jeden Fall stark zu kämpfen haben.

Wird die Menge des raffinierten Zuckers im Darm zu groß, sterben bestimmte Bakterien ab, und es entsteht ein starkes Ungleichgewicht der verschiedenen Bakterienstämme untereinander. In derselben Intensität, wie die gesunden Darmbakterien abnehmen, nehmen die krankmachenden Kulturen und Pilzstämme zu. Sobald die Darmflora wieder gesundet, werden die Pilzstämme auf ihre Urform zurückgedrängt. **In einer gesunden Darmflora befinden sich also alle Bakterienkulturen und die Pilz-Urstämme im Gleichgewicht."**

„Das ist ja alles hochinteressant, was Sie uns da erzählen!" sagt Frau Walter. „In der Zahnmedizin jedenfalls scheinen diese Zusammenhänge noch nicht so bekannt zu sein. Zumindest haben mir weder mein Mann noch mein Sohn davon erzählt. Sie empfehlen ihren Patienten wegen der erhöhten Kariesgefahr durch den Zucker zwar immer, seinen Verzehr möglichst zu reduzieren und sich nach einer zuckerhaltigen Mahlzeit die Zähne zu putzen; daß wir jedoch durch den Zucker so krank werden können, hätte ich nicht gedacht!"

„Eigentlich ist alles extrem Süße oder Saure schädlich für unsere Zähne. Immer wenn die direkte Süße im Mund 15 bis 20 % übersteigt, wird der Zahnschmelz schon angegriffen. Dasselbe geschieht auch durch die Fruchtsäuren oder durch Essig, wenn er zu konzentriert an die Zähne gelangt. Wenn jedoch der Speichel gesund (basisch) ist, kann er die leichte Entmineralisierung des Zahnschmelzes schnell wieder remineralisieren.

Das regelmäßige Zähneputzen ist auf jeden Fall wichtig, um eventuelle Speisereste in den Zahnnischen oder die Zahnplaque zu entfernen. Allerdings sollten wir nach einer Mahlzeit mit besonders sauren Lebensmitteln mindestens eine halbe Stunde mit dem Zähneputzen warten, damit der Speichel den durch die Säuren angegriffenen Zahnschmelz wieder teilweise remineralisiert hat. Sonst kann es durch das zu frühe Putzen bei häufiger Mißachtung dieser Regel allmählich zu einer Schädigung der Zahnkronen kommen.

Was die Süßspeisen anbetrifft, besteht jedoch ein großer Unterschied zwischen dem raffinierten Zucker und allen anderen vollwertigen Süßmitteln, wie Honig, Trockenfrüchten, Zuckerrübensirup, Vollrohrzucker oder Vollzucker, eingedickten Fruchtsäften oder Ahornsirup. Auch wenn sie sich im direkten Angriff auf den Zahnschmelz kaum voneinander unterscheiden, schädigen die vollwertigen Süßmittel im Gegensatz zum raffinierten Zucker die Darmflora nicht, vorausgesetzt, die Nahrungsmittel werden gut kombiniert und es liegt keine Schwäche der Kohlenhydratverdauung vor.

Daneben sind sie bis auf den Honig alle basenüberschüssig und übersäuern den Stoffwechsel nicht. Der raffinierte Zucker hingegen gehört unter anderem wegen seines absoluten Mineralsalz- und Lebensenergiemangels zu den am stärksten säurebildenden Nahrungsmitteln, die es gibt. Daher verstärkt er wie kaum ein anderes Nahrungsmittel die allgemeine Übersäuerung des Stoffwechsels.

Trotz all dieser gesundheitlichen Vorteile der natürlichen Süßmittel sollte man jedoch nie vergessen, daß auch sie aufgrund ihres hohen Zuckeranteils den Zahnschmelz direkt angreifen und so die Entstehung von Karies fördern können. Es ist daher durchaus empfehlenswert, diese Süßmittel niemals pur, sondern immer verdünnt oder mit anderen Lebensmitten vermischt zu sich zu nehmen. Da ich selbst sehr gerne Trockenfrüchte esse, weiche ich sie vor dem Verzehr immer über Nacht in Wasser ein. Dadurch verringert sich der hohe Frucht- oder Traubenzuckergehalt von über 50 % auf mindestens die Hälfte.

Je übersäuerter unser Blut nun ist, um so eher werden zur Neutralisierung der Säuren die Knochen entkalkt *(siehe Kapitel 8)*. Der raffinierte Zucker gehört daher zu den Hauptverursachern der Osteoporose und vieler anderer Muskel- und Gelenkerkrankungen. Da die Zähne die härtesten Knochen im Körper sind, werden auch sie von der allgemeinen Entkalkung nicht verschont. Die Zähne werden dadurch weicher und anfälliger für Karies.

Das ist jedoch noch nicht alles! Die allgemeine Übersäuerung des Körpers bewirkt nämlich auch ein Absinken des pH-Wertes unseres Speichels. Der gesunde Speichelsaft hat normalerweise einen leicht basischen pH-Wert von 7 bis 8. Er ist dann besonders mineralreich und greift den Zahnschmelz keineswegs an. Der Zahnschmelz wird so am besten geschützt und ernährt.

Bei den meisten Erwachsenen liegt jedoch oft nur ein pH-Wert des Speichels von 6 oder 5 vor, der sogar bis auf 4 absinken kann. Dieser saure Speichel entsteht immer infolge der allgemeinen Blut- und Stoffwechselübersäuerung durch unsere übersäuernde Lebensweise mit ungesunden Nahrungsmitteln, durch viel Streß oder wegen einer geschwächten Verdauungskraft. Beim Fasten allerdings und bei allen anderen Entgiftungskuren kann der pH-Wert des Speichels vorübergehend ebenfalls auf Werte von unter 5 absinken *(mehr dazu in Kapitel 19)*. Ein saurer Speichel enthält nun nicht nur weniger Kalzium-, Phosphat- und Fluorionen, die zur Remineralisierung des Zahnschmelzes von großer Bedeutung sind, sondern er greift auch von sich aus den Zahnschmelz an, da er sauer ist! Dazu kommt noch, daß sich im sauren Speichel bestimmte kariesauslösende Streptokokkenstämme und Milchsäurebakterien sehr wohl fühlen, so daß wir uns nicht wundern dürfen, daß die Karies zu einer Zivilisationskrankheit ersten Ranges geworden ist. Erst wenn der Körper entsäuert ist, wird auch der Speichel wieder basisch, und in einem basischen Speichel haben die kariesauslösenden Streptokokken und Milchsäurebakterien keine Überlebenschance mehr!"

„Eine letzte Frage habe ich noch, Herr Müller, und dann entlassen wir Sie auch! Sie sprachen eben vom getrockneten Zuckerrohrsaft beziehungsweise Vollrohrzucker[12], der für die Darmflora unschädlich sein soll. Ist das derselbe Zucker wie der braune Zucker oder der Kandiszucker? Den hätte ich nämlich zu Hause."

Frau Petschenka rührt sich bei dieser Frage den Kaffee um, in den sie kurz zuvor eine Tablette Süßstoff getan hat.

„Nein, beim braunen Zucker beziehungsweise dem Kandiszucker handelt es sich in unserer nördlichen Hemisphäre in der Regel um den bereits raffinierten Saft der Zuckerrüben. Allerdings hat er entweder den letzten Raffinationsschritt nicht erfahren und ist auch noch nicht gebleicht worden, oder der raffinierte Zucker wurde mit Melasse besprüht, was dem Zucker dann die braune Farbe gibt. Im Verhältnis zum getrockneten Zuckerrüben- oder Zuckerrohrsaft (Vollzucker oder Vollrohrzucker) enthält der braune Zucker oder Rohzucker beziehungsweise Rohrohrzucker höchstens ein Fünftel der ursprünglichen Mineralien und Vitamine, und für die Darmflora ist er fast genauso schädlich wie der weiße, vollraffinierte Zucker.

Vielleicht interessiert es Sie noch zum Schluß: Auch bei den anderen Zuckersorten, wie Milchzucker, Fruchtzucker oder Traubenzucker, die im Handel als Pulver, Tabletten oder Bonbons erhältlich sind, handelt es sich um isolierte Kohlenhydrate, die ebenfalls fast immer keine natürlichen

---

12 Die bekanntesten Produktnamen für den getrockneten Zuckerrohrsaft beziehungsweise den Vollrohrzucker sind: Sucanat, Rapadura, Ur-Süße und Mascobado. Sie bekommen diese Produkte in allen Bioläden, Reformhäusern oder Dritte-Welt-Läden.

Vitamine oder Mineralstoffe mehr enthalten. Sie übersäuern den Stoffwechsel daher auf ähnliche Art und Weise, wenn sie in größeren Mengen aufgenommen werden. Jedoch wirken sie nicht ganz so negativ auf die Darmflora wie der raffinierte Zucker aus den Zuckerrüben oder dem Zuckerrohr. Milchzucker kann sogar die Darmflora aufbauen. Empfehlenswert sind dennoch ausschließlich die vollwertigen Süßmittel."

Damit meinte ich auch den Süßstoff, aber ganz so direkt wollte ich nun doch nicht sein.

Auch wenn dieses Gespräch in einer ähnlichen Form tatsächlich stattgefunden hat, so habe ich dennoch vieles von meinen Ausführungen damals noch nicht gewußt und der Vollständigkeit halber ergänzt. Außerdem habe ich die Namen geändert.

Bezüglich der chemisch hergestellten Süßstoffe, wie Saccharin, Cyclamat, Sorbit und die gentechnisch erzeugten Zuckerersatzstoffe, sei noch erwähnt, daß ich sie generell für gesundheitsbedenklich oder sogar -gefährdend halte. Einerseits handelt es sich um künstlich hergestellte Produkte, und andererseits kommen sie in den Mengen, wie sie üblicherweise zum Süßen verwendet und verzehrt werden, in keinem natürlichen Lebensmittel vor. Tatsache ist, daß nicht nur hohe Dosen von Saccharin und Cyclamat Krebs erzeugen können, sondern daß auch „normale" Mengen von Saccharin in Verbindung mit dem Rauchen krebsfördernd sind[13].

Auf jeden Fall belasten diese künstlichen Süßstoffe unseren Stoffwechsel, der auf den Abbau dieser Substanzen keineswegs optimal eingestellt ist.

Neben den eben genannten Wirkungen des raffinierten Zuckers auf unseren Stoffwechsel gibt es noch einige weitere Störungen, die ich kurz erwähnen will:

Das Immunsystem wird durch ihn auf vielfältige Weise geschwächt. Zum einen wirken sich alle Darmflorastörungen und Mangelzustände immer negativ auf das Immunsystem aus, und zum anderen können bestimmte Nahrungsmittelkombinationen die Darmflora und das Immunsystem zusätzlich schwächen. Dazu gehören vor allem die Kombinationen von raffiniertem Zucker mit rohem oder erhitztem Vollkorngetreide oder mit Nüssen und Ölsamen *(ausführlicher in Kapitel 11)*.

Ebenso wird das Energiesystem des Menschen durch den raffinierten Zucker geschwächt wie durch kein anderes Nahrungsmittel. Der Fluß aller Körperenergien wird irritiert und die gesamte Lebenskraft verrin-

---

13 Quelle: „Chemie in Lebensmitteln" von der Katalyse-Umweltgruppe in Köln e.V., 20. Auflage, Verlag Zweitausendeins, Frankfurt am Main, Seite 201f

gert. Man kann sich schlechter konzentrieren, wodurch es schwerer wird, sich innerlich zu sammeln. Diese Beeinträchtigung des Energiesystems hat natürlich Auswirkungen auf den physischen Körper, was sich primär in einer schlechteren energetischen Versorgung aller Körperzellen bemerkbar macht, die dadurch in ihren Stoffwechselaktivitäten nachlassen. Das betrifft nun wiederum alle Drüsen, Organe und das Immunsystem.

Auch wenn der raffinierte Zucker und das ausgesiebte Mehl zwei völlig unterschiedliche Nahrungsmittel sind, so haben sie doch einige Gemeinsamkeiten: Beide übersäuern den Stoffwechsel und können zu ähnlichen Vitaminmangelkrankheiten führen. Allerdings sind diese Wirkungen beim Mehl vom Aussiebungsgrad abhängig.

Man unterscheidet beim **Getreidemehl** nämlich verschiedene Ausmahlungsgrade beziehungsweise Mehltypen. Je höher der Ausmahlungsgrad ist, desto höher ist der Schalenanteil und damit der Nährwert des Mehles. Die Typenbezeichnung des Mehls steht in einem direkten Zusammenhang zum Ausmahlungsgrad und gibt den Mineralstoffgehalt an. Da die Mineralien und Vitamine im Getreide überwiegend in den Randschichten vorkommen, hat ein Mehl mit einem hohen Ausmahlungsgrad und einer höheren Typenbezeichnung auch mehr Vitamine und Mineralien.

Vollkornmehl hat den Ausmahlungsgrad 100 % und bekommt die Typenbezeichnung 1800, was einem Mineralgehalt von zirka 1800 mg in 100 Gramm Mehl entspricht. Es enthält den vollen Nährwert des ganzen Getreidekorns.

Das am meisten ausgesiebte Mehl ist das Weißmehl mit der Typenbezeichnung 405. Der Ausmahlungsgrad vom Weißmehl ist 40 % und das bedeutet, daß so gut wie alle Randschichten und der Keimling vom Mehlkern getrennt wurden. Dieses Mehl enthält durchschnittlich nur noch ein Fünftel aller Nährstoffe des Vollkorngetreides. 80 % der Vitamine, Mineralien und Spurenelemente gehen also verloren.

Andere Mehltypen, wie zum Beispiel die Typen 815 oder 1050, liegen daher zwischen den Nährwerten von Vollkornmehl und Weißmehl.

Bei der Herstellung von poliertem beziehungsweise geschältem Reis werden die vitamin- und mineralstoffreichen Randschichten sowie der Keimling durch ein spezielles Schälverfahren entfernt. Alles, was ich über das Weißmehl sage, trifft daher im großen und ganzen auch auf den polierten Reis und die geschälten Gerstengraupen zu. Sie können also alle Wirkungen von poliertem Reis und den Gerstengraupen mehr oder weniger mit denen des Weißmehls gleichsetzen. Der Einfachheit halber werde ich den geschälten Reis und die Graupen fortan nur noch selten erwähnen.

Weißmehl- oder Mischmehlbrote und natürlich auch Weißmehlnudeln weisen daher immer einen mehr oder weniger großen Mineral- und Vitaminmangel auf. Auf diese Weise werden sie zu stark säurebildenden Nahrungsmitteln *(siehe Tabelle in Kapitel 8)* und führen bei regelmäßigem Verzehr zu einem übersäuerten Stoffwechsel und vor allem zu einem relativen Vitamin-B-Mangel.

Der Faserstoffmangel dieser Produkte verursacht eine geringere Darmbewegung, wodurch es zur Darmträgheit und zu Stuhlverstopfung kommen kann. Bleibt die verdaute Nahrung länger als 24 Stunden im Darm liegen, werden vermehrt Fäulnisprodukte aus dem Dickdarm ins Blut resorbiert und können den Körper zusätzlich übersäuern.

Im Gegensatz zum raffinierten Zucker entstehen durch die Weißmehlprodukte keine gravierenden Darmfloraschädigungen!

Die Darmflora wird zwar durch diese Produkte nicht gerade ideal ernährt; extreme Darmflorastörungen oder sogar Darmpilze entstehen jedoch keinesfalls, vorausgesetzt, die Kohlenhydratverdauung funktioniert normal. Daher sind die Weißmehlprodukte längst nicht so gesundheitsschädlich wie der raffinierte Zucker, so daß eine Weißmehlsemmel als Ausnahme keine schwerwiegenden Schäden oder Mangelzustände verursachen kann. Es sollte jedoch bei der seltenen Ausnahme bleiben, da sich der tägliche Verzehr von Weiß- oder Mischbrot sehr wohl negativ auf die Gesamtkonstitution auswirkt.

Nun könnte man wieder dem Irrglauben verfallen, daß es zumindest beim Verzehr von Weißmehlprodukten oder den geschälten Getreidesorten möglich wäre, die fehlenden Vitamine, Mineralien und Spurenelemente mit entsprechenden Präparaten zu ersetzen. Ich hoffe, daß Sie im letzten Kapitel verstanden haben, daß die primär basisch wirkenden Substanzen eines Lebensmittels nicht die Mineralionen selbst sind, sondern die Mineralsalzreste, und diese werden mit den Mineraltabletten in der Regel nicht mitgeliefert. Die stark säurebildenden Eigenschaften von Weißmehl oder den geschälten Getreidesorten werden durch die Mineralstoffpräparate daher kaum neutralisiert.

„Ja, dann könnte man doch mit dem Natronwasser nachhelfen oder ganz viel Gemüse oder Kartoffeln zu den Weißmehlprodukten essen!?" werden Sie jetzt vielleicht fragen. – Wenn da nicht die feinstofflichen Energien wären! Im Weißmehl sind nämlich, ebenso wie im raffinierten Zucker, alle wichtigen feinstofflichen Energien stark verringert oder verändert. Die starken Aktivierungsenergien für einen gesunden Stoffwechsel werden Sie in diesen Produkten daher vergeblich suchen, und die wertvollen Yang-Energien des Vollkorngetreides sind mit dem Verlust der Randschichten ebenfalls größtenteils verlorengegangen. Was das bedeutet, werde ich Ihnen im Kapitel 13 über die Yin-Yang-Energien erklären.

Zu guter Letzt bedarf es, so glaube ich, keiner langen Erklärungen mehr, um verständlich zu machen, daß nicht nur der raffinierte Zucker, sondern auch das ausgesiebte Mehl den Menschen insgesamt mit weniger Lebensenergien versorgt. Dieser allgemeine Lebensenergienmangel läßt sich auch nicht mit irgendwelchen Vitamin- oder Mineralstoffpräparaten ausgleichen, schon gar nicht mit synthetisch hergestellten Vitalstoffen *(siehe auch Kapitel 14)*.

DIE VERSCHIEDENEN ZUCKERARTEN UND BEZEICHNUNGEN IM ÜBERBLICK

1. raffinierte Zuckerarten:
   a) vollraffinierter Zucker und seine Nebenprodukte:
      Zucker, Saccharose, Glukose, Glukosesirup
   b) teilraffinierter Zucker:
      Rohrohrzucker (=Rohr-Rohzucker), Rohzucker, brauner Zucker, Kandiszucker
2. unraffinierte Zuckerarten:
   Vollrohrzucker = getrockneter Zuckerrohrsaft, Vollzucker = getrockneter Zuckerrübensaft

DIE KRANKMACHENDEN WIRKUNGEN VON RAFFINIERTEM ZUCKER

1. Er ist ein „Vitamin-B- und Mineralstoffräuber".
2. Er verursacht Darmflorastörungen und Darmpilze mit folgenden Auswirkungen:
   – In einer erkrankten Darmflora verringert sich die Eigensynthese von Vitaminen. Dazu gehören unter anderem Vitamin B12, Biotin, PABA und Vitamin K.
   – Die Darmflorastörungen und Darmpilze gehören zu den Hauptursachen vieler Krankheiten und Krankheitssymptome.
   – Die *Candidapilze* im Dickdarm können die Sucht auf raffinierten Zucker verstärken.

3. Er erhöht die Fett- und Cholesterinwerte im Blut.
   Die Folgen können sein:
   – Cholesteringallensteine
   – Arteriosklerose im Zusammenwirken mit dem Dünndarmpilz
     Mucor racemosus
4. Er greift die Zähne direkt an.
5. Er übersäuert das Blut und den Körper wie kaum ein anderes
   Nahrungsmittel mit folgenden Auswirkungen:
   – Die Blutübersäuerung führt zur Knochenentkalkung (Osteoporose), die auch die Zähne betrifft, wodurch sie weicher und kariesanfälliger werden.
   – Der pH-Wert des Speichels wird sauer, so daß der saure Speichel den Zahnschmelz angreift.
   – Im sauren Speichel entstehen Milchsäurebakterien und bestimmte Streptokokken, die an der Kariesentstehung mitbeteiligt sind.
6. Er schwächt das gesamte Immunsystem und das Energiesystem
   des Menschen, wodurch alle Körperzellen mit weniger Lebensenergien versorgt werden und man für alle möglichen Krankheiten anfälliger wird.

DIE KRANKMACHENDEN WIRKUNGEN VON WEISSMEHL UND GESCHÄLTEM REIS

1. Sie sind „Vitamin-B- und Mineralstoffräuber".
2. Sie übersäuern das Blut und den Körper mit denselben Folgen
   wie der raffinierte Zucker.
3. Die Darmmotorik wird geringer aktiviert mit den möglichen Folgen der Darmträgheit, Stuhlverstopfung und Rückvergiftung.
4. Sie schwächen das gesamte Immunsystem und Energiesystem
   des Menschen mit denselben Folgen wie beim raffinierten Zukker, jedoch weniger intensiv.

Kapitel 10

Die Bedeutung der Rohkost

Aus allem, was Sie bisher in diesem Buch gelesen haben, können Sie entnehmen, daß ich grundsätzlich ein Freund der rohen, aufgeschlossenen Lebensmittel bin. Jedoch haben Sie auch erfahren, daß die erhitzte Kost relative Vorteile haben kann, denn nur die wenigsten Menschen können sich ausschließlich von Rohkost ernähren – in der Regel zumindest nicht von heute auf morgen und auch nicht in den Jahreszeiten, in denen die Außentemperatur weniger als 15°C beträgt. Denn die Ernährung mit rohen Lebensmitteln in den kalten Jahreszeiten setzt einerseits einen weitgehend entgifteten Körper mit einem guten Stoffwechsel voraus, und andererseits sollten wir wissen, welche Lebensmittel uns innerlich wärmen, damit wir nicht die meiste Zeit frieren *(siehe Kapitel 13)*!

Grundsätzlich darf die Rohkosternährung auch nicht erzwungen werden! Sie sollte langsam in unserer Ernährung zunehmen, damit sich unsere Seele und unser Körper daran gewöhnen können, bis sie allmählich zu einem festen Bestandteil unserer Lebensweise geworden ist.

Das Wichtigste, das es über die Bedeutung der Rohkost zu berichten gibt, habe ich bereits beschrieben: Nur die rohen, pflanzlichen Lebensmittel können alle Stoffwechselkatalysatoren und Körperenzyme optimal aktivieren, wodurch die Zellen und Zellmembranen verstärkt von allen Giften und Stoffwechselendprodukten befreit werden und sich die Stoffwechselleistung vervielfachen kann.

Ganz bestimmte Lebensmittel, wie die rohen Früchte, Nüsse, Ölsamen und das rohe, angekeimte Getreide, haben bei richtiger Anwendung *(siehe Kapitel 18)* darüber hinaus die Fähigkeit, die Tätigkeit der Stoffwechselkatalysatoren und wahrscheinlich auch aller anderen Körperenzyme bis auf das Zehnfache zu steigern. Dadurch bewirken sie eine ideale Aktivierung aller Hormondrüsen, aller Organe, des gesamten Bindegewebes und des Immunsystems! Innerhalb von einigen Jahren kann man so den Körper von allen Giften und Stoffwechselendprodukten befreien und den Zellstoffwechsel auf ein völlig neues Niveau heben!

Die Rohkost kann also die Vitalität der Zellen und damit des Körpers erhöhen. Das bedeutet jedoch, daß die Körperzellen im vitalisierten

Zustand deutlich mehr an allen Nährstoffen aus dem Blut aufnehmen können, als wenn sie durch die erhitzte Kost „wie ein welkes Blatt erschlaffen" und alle Stoffwechselvorgänge dadurch verlangsamt sind.

Je vitaler Ihr Körper ist, desto weniger Nährstoffe benötigt er, um alle Körperzellen optimal zu ernähren.

Es geht also bei allen Bemühungen, gesund und fit zu werden und zu bleiben, immer um eine Vitalitätserhöhung des Körpers. Viele Wege und Methoden können diesen Prozeß unterstützen, egal, ob sie spezielle Atemübungen machen, ein Anhänger des Hatha-Yoga sind oder ob sie regelmäßig meditieren oder beten. Alle diese Praktiken erhöhen das Energieniveau ihrer Seele und des Körpers. Eine lebendige Nahrung hat denselben Effekt und trägt vor allem zu einer dauerhaften Vitalisierung des Körpers bei. **Außerdem ist sie die natürlichste und einfachste Methode, den Körper gesund zu erhalten. Und wer einen gesunden Körper hat, der profitiert natürlich auch seelisch und geistig davon.**

Immer mehr Erkenntnisse wurden in den vergangenen Jahrzehnten im Bereich der Biochemie gewonnen. Besonders in den letzten Jahren offenbaren sich den Forschern weitere Geheimnisse bestimmter Spurenelemente, Vitamine und der verschiedensten Substanzen unseres Körpers und der Nahrung. Es entsteht dabei ein immer größeres Gebäude aus komplexen und vielfältigen Wechselwirkungen aller Vitalstoffe zueinander, so daß es schon heute fast unmöglich ist, alles im Detail zu überblicken. Die gesunde Vollwertkost bekommt daher von wissenschaftlicher Seite eine zunehmend größere Bedeutung, da sich auf keine andere Art und Weise alle notwendigen Nährstoffe zuführen lassen.

Auf der anderen Seite haben die Wissenschaftler mittlerweile aber auch erkannt, daß die normale Vollwerternährung oft nicht mehr ausreicht, um alle Körperzellen des Menschen, besonders wenn er jenseits der 20 ist, optimal mit allen Substanzen zu versorgen. Daher war man in den USA besonders schnell bei der Sache und produzierte alle möglichen, zum Teil synthetischen Vitamin- und Mineralstoffpräparate, von denen man sich dann die „ewige Jugend" erhoffte. Das ersehnte Erfolgserlebnis blieb jedoch aus.

Im Prinzip ist es jetzt nur noch ein kleiner Schritt zur pflanzlichen Rohkosternährung, denn nur die rohen, pflanzlichen Lebensmittel können ein annäherndes oder optimales Stoffwechselgleichgewicht mit einem größtmöglichen Abtransport aller Stoffwechselendprodukte sowie körperfremder Substanzen und Gifte bewirken, wodurch die Spannkraft und

Vitalität der Zellen erhalten bleibt. Erst dann können alle Zellen auch ab dem dritten Lebensjahrzehnt optimal ernährt werden; und erst dann beginnen auch die Hormondrüsen alle Hormone in den Mengen zu produzieren, wie es für ein gesundes und langes Leben notwendig ist.

Aber welche Gründe sprechen, unabhängig vom Vitalitätsverlust, so stark gegen die erhitzte Nahrung?

Denken Sie nur an Ihr letztes gekochtes Mittagessen, in dem Sie eine bestimmte Menge Eiweiß zusammen mit Gemüse, Kartoffeln, Nudeln oder irgendeiner Getreidesorte gegessen haben. Wie haben Sie sich nach dem Essen gefühlt? – Gehörten Sie vielleicht zu der großen Gruppe von Menschen, die nach dem Essen müde wurde und sich am liebsten für eine halbe Stunde aufs Ohr gelegt hätte und es teilweise auch getan hat? Was ist da geschehen? Diese Müdigkeit hat nämlich zwei Gründe:

Ganz unabhängig vom tagesrhythmusbedingten Leistungstief um die Mittagszeit ist die Mischkost einerseits schwerer verdaulich, und andererseits bewirkt die erhitzte Nahrung die sogenannte Verdauungsleukozytose. Bei der **Verdauungsleukozytose** handelt es sich um eine Reaktion des Körpers, die nur nach erhitzten Nahrungsmitteln auftritt – unabhängig davon, ob die Nahrung heiß oder abgekühlt gegessen oder getrunken wird. Nach der Aufnahme von erhitzten Nahrungsmitteln kann man im Blut nämlich für eine relativ kurze Zeit eine Vermehrung der weißen Blutkörperchen (Leukozyten) nachweisen, ähnlich wie sie im Anfangsstadium einer Entzündung beobachtet wird. Das Blut „sackt" in den Magen-Darm-Trakt, wodurch unser Gehirn kurzfristig weniger mit Sauerstoff versorgt wird, und wir werden müde. Auf diese Weise gelangen die weißen Blutkörperchen, die Polizisten unseres Körpers, verstärkt in den Verdauungstrakt, weil es dort anscheinend etwas zu bekämpfen gibt!

Nach rohen, pflanzlichen Lebensmitteln oder wenn man vor der erhitzten Nahrung pflanzliche Rohkost ißt, tritt die Verdauungsleukozytose nicht oder weniger auf. Man kann daraus schließen, daß unser Körper die erhitzte Nahrung als Fremdkörper betrachtet und daß nur die rohen Lebensmittel optimal für unsere Gesundheit sind.

Ein weiterer Grund, der gegen das Erhitzen von Lebensmitteln spricht, ist die allgemein bekannte Zerstörung der hitzeempfindlichen Vitamine. Dazu gehören vor allem das Vitamin C und die B-Vitamine. Aber auch die Vitamine A, D und E werden durch den Sauerstoffangriff (Oxidation) beim Kochen oder Dämpfen vermindert. Am geringsten sind die Vitaminverluste beim Dünsten. Beim Druckdämpfen werden wegen der verkürzten Kochzeit zwar weniger Vitamine zerstört, dafür verringern sich jedoch aufgrund der höheren Temperaturen andere wichtige Nährstoffe. Unter anderem gehören dazu bestimmte lebensnotwendige Wuchsstoffe, die Professor Kollath *Auxone* nannte. Ich komme am Ende des Kapitels darauf zurück.

Ähnliche Einbußen entstehen aber auch bei den Mineralstoffen. Durch den Hitzeeinfluß werden sie teilweise zu schwerlöslichen Salzen gebunden, so daß sie nicht mehr im Darm resorbiert werden können.

Das Erhitzen führt also immer zu einem Verlust von Vitalstoffen, der beim Vitamin C und einigen besonders temperaturempfindlichen B-Vitaminen bis zu 50 % und mehr betragen kann, bei den Mineralien jedoch deutlich niedriger liegt.

Als Faustregel kann man sich daher merken: Je länger die Kochzeit und je höher die Temperatur ist, um so größer werden die Verluste an den meisten Vitalstoffen.

Neben der Zerstörung und Veränderung von Vitaminen und Mineralstoffen werden durch das Erhitzen von Lebensmitteln aber auch die Fette, Kohlenhydrate und Eiweiße in Mitleidenschaft gezogen. Am wenigsten verändern sich die Kohlenhydrate.

Die Fette jedoch können unter dem Hitzeeinfluß schon mehr leiden. Besonders die für unsere Gesundheit so wichtigen ungesättigten Fettsäuren[14], die vor allem in pflanzlichen Ölen vorkommen, büßen durch das Erhitzen einen Großteil ihrer Stoffwechselaktivität ein. Bei hohen Temperaturen, wie zum Beispiel beim Fritieren und Braten, werden die ungesättigten Fettsäuren unter Anwesenheit von Sauerstoff teilweise oxidiert, oder sie verändern ihre Struktur zu den sogenannten trans-Fettsäuren[15]. Trans-Fettsäuren werden zwar in geringen Mengen auch im menschlichen und tierischen Organismus gebildet, jedoch besteht der

---

14 Fette bestehen aus Glyzerin und maximal drei Fettsäuren. Unter ungesättigten Fettsäuren versteht man im Gegensatz zu den gesättigten Fettsäuren solche Fettsäuren, die zwischen den kettenförmig angeordneten 18 bis 22 Kohlenstoffatomen ein bis maximal sechs elektronenbedingte Doppelbindungen aufweisen und daher nicht mit Wasserstoff abgesättigt sind. Diese doppelten Elekronenbindungen machen diese Fettsäuren nun zu besonders stoffwechselaktiven Substanzen. Unser Körper ist daher auf die Zufuhr von geringen Mengen an zwei- oder dreifach ungesättigten Fettsäuren, die in allen pflanzlichen Ölen und Fetten vorkommen, angewiesen. Wenig mehrfach ungesättigte Fettsäuren sind hingegen in den industriell gehärteten Fetten, im Milchfett (Butter), im Rinder- und Schweinefett sowie im Kokos- oder Palmkernfett enthalten.

15 Die cis- oder trans-Form einer ungesättigten Fettsäure unterscheidet sich ausschließlich in der strukturellen Konfiguration des Moleküls an den Doppelbindungen, wo bestimmte Teile des Moleküls regelrecht verdreht miteinander verbunden sind. Ansonsten sind diese beiden Fettsäureformen (Isomere) völlig identisch aufgebaut.

begründete Verdacht, daß die durch eine erhöhte Hitzeeinwirkung entstandenen trans-Fettsäuren zelltoxisch und damit krebserregend sind. Dr. Johanna Budwig hat in ihren Forschungsarbeiten[16] wichtige Zusammenhänge über den Wert der ungesättigten Fettsäuren für den gesamten Fettstoffwechsel und alle Lebensfunktionen nachgewiesen. Dabei erkannte sie unter anderem die große Bedeutung der mehrfach ungesättigten Fettsäuren für die gesunde Membranbildung der Körperzellen. Die Zellmembranen bestehen vor allem aus bestimmten Fetten, den sogenannten Lipoiden und aus Eiweiß. Die mehrfach ungesättigten Fettsäuren sind nun entscheidend an der Bildung einer gesunden Lipoidmembran beteiligt, wodurch sich die Aufnahme- und Abgabefähigkeit der Zellen für alle Substanzen verbessert. Das hat natürlich positive Auswirkungen auf die meisten Krankheiten bis hin zum Krebs, da ein gesunder, gut funktionierender Zellstoffwechsel zu den wichtigsten Voraussetzungen für die Gesundheit des Körpers gehört.

Mehrfach ungesättigte Fettsäuren sind vor allem in Leinöl, Sonnenblumenöl, Sojaöl, Distelöl und in allen Getreidekeimölen enthalten. Olivenöl enthält vor allem die einfach ungesättigte Ölsäure und nur zirka 8 % der zweifach ungesättigten Linolsäure. Dennoch ist Olivenöl keinesfalls ungesünder als andere pflanzliche Öle, denn die hochungesättigten Fettsäuren sind nur ein Faktor von vielen für eine gesunde Nahrung!

Kaltgepreßte pflanzliche Öle sollte man dem Essen daher immer nach dem Kochen oder Backen zusetzen. Zum Braten verwendet man am besten Kokos- oder Palmkernfett, die beide von Natur aus nur geringe Mengen an ungesättigten Fettsäuren enthalten, wodurch sie weniger hitzeempfindlich sind. Am zweitbesten eignen sich zum Braten Olivenöl, aber auch Sesam- und Maiskeimöl, da sich bei diesen Ölen durch das Erhitzen unter 200°C angeblich keine großen Veränderungen nachweisen lassen[17]. Die Lebensenergien gehen jedoch beim Erhitzen immer teilweise verloren, wodurch die Stoffwechselaktivität und die Fähigkeit, eine gesunde Zellmembran zu bilden, grundsätzlich nachlassen.

Ein immer wieder diskutiertes Thema ist die **Eiweißdenaturierung**: Bei einer Erwärmung der Nahrung auf über 43°C wird das Nahrungseiweiß mit steigender Temperatur irreversibel zerstört beziehungsweise denaturiert. Da an das unerhitzte, nicht denaturierte Eiweiß bestimmte Le-

---

16 Quellen: „Das Fettsyndrom" und „Kosmische Kräfte gegen Krebs" von Dr. Johanna Budwig, Hyperion-Verlag, Freiburg im Breisgau.
17 Quelle: „Fett und Ernährung" von Dr. Lotte Ludwig, Margarine-Institut für gesunde Ernährung Hamburg.

bensenergien gebunden sind, gehen diese durch das Kochen, Rösten und Backen teilweise verloren. Zwar wird das rohe Eiweiß durch die Magensäure ebenfalls ausgefällt und denaturiert, jedoch können wir in diesem Fall die freiwerdenden Lebensenergien über unser Energiesystem aufnehmen und voll nutzen. Es besteht daher ein großer Unterschied, ob wir unsere Nahrung über 43°C erhitzen und dann essen oder ob wir sie roh zu uns nehmen.

Dennoch hat die erhitzte Nahrung den relativen Vorteil, daß sie generell leichter verdaulich ist und den Körper weniger entgiftet, was unter Umständen sehr nützlich sein kann. Wird die Ernährungsumstellung auf rohe und basenüberschüssige Lebensmittel nämlich zu schnell vollzogen, kann die Bindegewebsentgiftung so stark werden, daß es zu einer Überlastung der Ausscheidungsfunktionen von Leber und Nieren kommt. Die Folgen können unangenehme bis gefährliche Entgiftungskrisen sein, die natürlich jede Krankheit negativ beeinflussen *(siehe auch die Kapitel 19 bis 21)*.

Daher muß die Nahrung dem jeweiligen Gesundheitszustand angepaßt werden. Sie sollte aus vollwertigen, gesunden Lebensmitteln bestehen, gut kombiniert sein und der Verdauungskraft entsprechend zusammengestellt werden. Aufgrund der entgiftenden Wirkung sollten sich der Rohkostanteil und die Basizität der Nahrung dann am Gesamtzustand des Organismus orientieren und dürfen nur sehr langsam (über Monate bis Jahre) gesteigert werden. Diese Maßnahmen betreffen im Prinzip jede Person, vor allem aber geschwächte, kranke und alte Menschen *(siehe auch das Kapitel 22: Der Weg zur Gesundheit)*.

Neben der Reduktion bestimmter Lebensenergien verschlechtert sich durch das Erhitzen jedoch auch die Verwertbarkeit bestimmter Eiweißbausteine, der sogenannten Aminosäuren. Rohes, pflanzliches Nahrungseiweiß wird daher in den Körperzellen besser ausgenutzt, weshalb die relative Eiweißwertigkeit von rohen Lebensmitteln höher ist als von erhitzten Nahrungsmitteln.

Machen wir zum besseren Verständnis einen kurzen Ausflug in die Biochemie. Alle natürlichen Lebensmittel enthalten mehr oder weniger Eiweiß. Besonders eiweißreich sind tierische Produkte, wie Fleisch, Fisch, Eier, Quark und Käse. Aber auch verschiedene pflanzliche Lebensmittel können sehr eiweißreich sein, wie zum Beispiel alle Hülsenfrüchte, Nüsse, Ölsamen und einige Getreidesorten. Die Kuhmilch liegt mit ihren 3,3 % Eiweiß grundsätzlich nicht sehr hoch. Trinken wir jedoch einen halben Liter Milch auf einmal oder essen die gleiche Menge Joghurt, so nehmen wir damit bereits 16,5 Gramm Eiweiß auf, fast soviel, wie in 100 Gramm Fleisch enthalten sind.

Diese Nahrungseiweiße oder Proteine stellen nun „riesige" Moleküle dar, die aus mehreren hundert Einzelbausteinen, den sogenannten Aminosäuren, bestehen. Im menschlichen Körper sind 25 verschiedene Aminosäuren bekannt. Die meisten davon kann er selbst herstellen oder aus anderen Aminosäuren umwandeln. Acht Aminosäuren allerdings müssen wir ständig in ausreichender Menge zuführen, da wir sie nicht bilden können. Beim Säugling sind es zehn. Diese Eiweißbausteine werden *essentielle Aminosäuren* genannt.

Beim Verdauungsprozeß *(siehe Kapitel 16)* werden die Proteine in die Aminosäuren zerlegt, die dann über die Darmschleimhaut ins Blut resorbiert werden. In der Leber und in den meisten Körperzellen baut unser Organismus aus diesen Eiweißeinzelbausteinen sein eigenes Körpereiweiß auf.

Da wir täglich Eiweiß im Körper abbauen, müssen wir die verlorengegangenen Aminosäuren regelmäßig ersetzen. Einerseits benötigt unser Stoffwechsel eine individuell unterschiedliche Gesamtmenge an Eiweiß, die beim Erwachsenen bei normaler Tätigkeit bei ungefähr 0,5 bis 1 Gramm pro Kilogramm Köpergewicht liegt, und andererseits müssen auch alle essentiellen Aminosäuren in ausreichender Menge zugeführt werden.

Wir brauchen also immer alle acht essentiellen Aminosäuren in einem bestimmten Verhältnis zu den nichtessentiellen Aminosäuren, damit wir das Gesamteiweiß optimal verwerten können.

Werden eine oder mehr essentielle Aminosäuren weniger aufgenommen, so orientiert sich die Verwertung der Gesamteiweißmenge an der Konzentration der fehlenden Aminosäuren.

Der Gehalt dieser esentiellen Aminosäuren in der Nahrung bestimmt damit die Eiweißwertigkeit.

Alle Nahrungsmittel liefern uns die Aminosäuren nun in den unterschiedlichsten Konzentrationen. Interessant für uns ist also einerseits die Gesamteiweißmenge und andererseits der Gehalt an essentiellen Aminosäuren.

In tierischen Produkten sind diese acht essentiellen Aminosäuren so reichhaltig vertreten, daß wir das Eiweiß von Fleisch, Fisch, Eiern und Milchprodukten zu 75 bis 100 % nutzen können.

Bei allen pflanzlichen Lebensmitteln fehlen jedoch ein oder mehr Aminosäuren teilweise. Pflanzliche Lebensmittel haben daher eine durchschnittliche Eiweißwertigkeit von 50 bis 60 %. Das bedeutet jedoch, daß wir nur 50 bis 60 % vom Pflanzeneiweiß nutzen könnten, wenn wir die fehlenden Aminosäuren nicht irgendwie ergänzen würden.

Nun fehlen zum Glück nicht in allen pflanzlichen Lebensmitteln dieselben Aminosäuren. Häufig ist es sogar so, daß die fehlenden Aminosäuren aus einem Lebensmittel in einem anderen besonders reichhaltig vorkommen, so daß durch eine Kombination dieser beiden Lebensmittel die Eiweißwertigkeit auf bis zu 70 oder 80 % ansteigen kann. Schon seit Jahrtausenden wird die Nahrung daher in vielen Kulturen so kombiniert, daß sich die Gesamteiweißwertigkeit durch diese Kombinationen erhöht. Man orientiert sich dabei vor allem am Sättigungseffekt der Nahrung, der neben der Joulemenge (Kalorien) und der Vitalität der Lebensmittel auch von der Eiweißmenge und der Eiweißwertigkeit bestimmt wird. Entweder wird heute wie früher generell tierisches Eiweiß in Form von Fleisch, Fisch, Eiern und Milchprodukten gegessen, oder man kombiniert zum Beispiel das Getreide mit Hülsenfrüchten.

Es gibt natürlich Ausnahmen, bei denen sich bestimmte Völker fast ausschließlich von Vollkornreis oder von Süßkartoffeln ernähren beziehungsweise ernährten *(siehe die Kapitel 2 und 6)*.

Die Kombination von erhitztem Vollkorngetreide mit möglichst rohem Gemüse erhöht die Eiweißwertigkeit zwar auch ein wenig; jedoch bedarf es noch einer zusätzlichen Ergänzung von ein wenig Fleisch, Fisch, Eiern, Milchprodukten oder Hülsenfrüchten, um eine Gesamteiweißwertigkeit von 70 bis 80 % zu erreichen.

Einige Kombinationen mit einer guten Eiweißwertigkeit:
* erhitztes Getreide mit Hülsenfrüchten oder Tofu
* erhitztes Getreide mit Milchprodukten
* Ei mit Kartoffeln

Nun ist jedoch nicht nur die Quantität der essentiellen Aminosäuren für die Eiweißverwertung verantwortlich, sondern auch die Qualität der Nahrung!

Wie ich am Anfang dieses Themas bereits erwähnte, verändert sich das Nahrungseiweiß durch den Hitzeeinfluß derart, daß dadurch die Verwertung bestimmter Aminosäuren in den Körperzellen abnimmt. Man hat nämlich herausgefunden, daß bestimmte essentielle Aminosäuren bei einer Ernährung mit rohen Lebensmitteln weniger gebraucht werden, als wenn wir uns von erhitzter Nahrung ernähren.

Diese Erkenntnis erklärt nun, warum das Eiweiß einer reinen Rohkostmahlzeit, wie zum Beispiel aus rohen Nüssen oder Ölsamen zusammen mit Obst, trotz der relativ niedrigen Eiweißwertigkeit sehr gut vom Körper verwertet wird und einen hohen Sättigungsgrad besitzt.

Essen wir jedoch ausschließlich geröstete oder gebackene Nüsse zusammen mit Obst, brauchen wir nicht nur mehr von dieser Nahrung, bis wir einigermaßen satt sind, sondern sie hält auch längst nicht so lange vor wie dieselbe Menge an rohen Nüssen oder Ölsamen.

Dasselbe trifft auf rohes Gemüse zu und ebenfalls auf das rohe, angekeimte Getreide, das durch das Ankeimen noch eine zusätzliche Eiweißaufwertung erfährt.

Obst hingegen ist so eiweißarm, daß es für diese Betrachtung keine wesentliche Rolle spielt, auch wenn das Obsteiweiß sehr hochwertig ist.

Fassen wir das Gesagte noch einmal zusammen:

Im menschlichen Organismus sind 25 Aminosäuren bekannt, von denen er unter normalen Bedingungen acht (zehn beim Säugling) nicht selbst herstellen kann, die daher essentielle Aminosäuren genannt werden. Der Gehalt dieser acht essentiellen Aminosäuren in unserer Nahrung bestimmt die Eiweißwertigkeit.

Die Eiweißwertigkeit von tierischen Nahrungsmitteln liegt zwischen 75 und 100 % und von pflanzlichen Lebensmitteln durchschnittlich zwischen 50 und 60 %.

Die Verwertung von pflanzlichem Eiweiß erhöht sich jedoch bei einer Ernährung mit rohen, pflanzlichen Lebensmitteln:

Einerseits verbessert sich durch die allgemeine Vitalitätserhöhung des Körpers die Aufnahmefähigkeit der Zellen für alle Nährstoffe, und andererseits werden bestimmte essentielle Aminosäuren weniger benötigt, wodurch die Ausnutzung des Gesamteiweißes deutlich ansteigt.

Die relative Eiweißwertigkeit von rohen Lebensmitteln ist damit höher als von denselben Nahrungsmitteln im erhitzten Zustand.

Einer der bedeutensten Ernährungswissenschaftler dieses Jahrhunderts war der Arzt Prof. Dr. Werner Kollath. Neben seinen Forschungsarbeiten über die große Bedeutung der Rohkost hat er eine fundamentale Einteilung der menschlichen Nahrung in gesunde und weniger gesunde Lebensmittel erarbeitet[18]. Auch wenn das rohe, ungekeimte Getreide im Gegensatz zum rohen, angekeimte Getreide nicht zu den idealen Lebensmitteln des Menschen gehört *(siehe die Kapitel 2, 5, 6, 11 und 18)*, so enthält das rohe Getreide trotz der fehlenden Aktivierungsenergien auch im ungekeimten Zustand bedeutende Inhaltsstoffe, die Kol-

---

18 „Die Ordnung unserer Nahrung" von Prof. Dr. Werner Kollath, Haug Verlag, Heidelberg.

lath entdeckt und in seiner „Mesotrophielehre" beschrieben hat (siehe auch Fußnote 18 auf Seite 147). Leider gehen diese Erkenntnisse, wie so häufig in der Medizin, auf Tierversuche mit Ratten zurück.

Mesotrophie bedeutet Halbernährung, und die Lehre beschreibt, wie durch eine künstlich herbeigeführte Mangelernährung Störungen und Krankheiten bei den Ratten bis in die nachfolgenden Generationen hinein entstehen.

Als Prof. Kollath jedoch dieser künstlichen Mangelnahrung rohes, nicht denaturiertes Eiweiß (er benutzte ein bei niedrigen Temperaturen gereinigtes Casein, der Haupteiweißbestandteil der Milch) zusetzte, wurden die Ratten wieder gesund und blieben es auch bis in die nachfolgenden Generationen hinein. Die gleiche Beobachtung machte er, wenn er den mangelernährten Ratten zusätzlich rohe Getreidekörner zu fressen gab.

Rohes (natives) Eiweiß und auch die rohen Getreidekörner sind daher bei Ratten in der Lage, extreme Mangelsituationen an Vitaminen, Mineralien und anderen Nährstoffen zu kaschieren.

Ergänzte er diese Mangelnahrung hingegen mit denaturiertem, bei 74°C extrahiertem Casein, verschlimmerten sich alle Krankheitssymptome der Tiere noch zusätzlich. Es kam zu starken Wachstumsstörungen und zu schweren Erkrankungen an den Zähnen, am Skelett und den inneren Organen.

Es mußte also einen Faktor geben, der sowohl im rohen Casein als auch in den Getreidekörnern vorhanden ist, wodurch die Ratten wieder gesund wurden. Da er diesen Faktor weder sehen noch analysieren konnte, gab er ihm den Namen *Auxone*, was soviel wie „Wuchsstoffe" bedeutet.

Wird die Nahrung auf über 43°C erhitzt, gehen die Auxone mehr oder weniger verloren. Bei Getreide und anderen Samen werden diese Wuchsstoffe angeblich jedoch erst bei Temperaturen über 160°C 100%ig zerstört, weshalb der innere Teil von normal gebackenem Brot noch relativ auxonhaltig ist.

Besonders reichhaltig an Auxonen sind alle Getreidesamen, Ölsamen und Nüsse. Das ist auch durchaus nachvollziehbar, da ja in jedem Samen die gespeicherte Kraft ruht, aus der eine ganze Pflanze wachsen kann. Der Same ist somit ein Kraftpaket an Wuchsstoffen.

Andererseits lassen sich die Wirkungen der Auxone aber auch mit bestimmten feinstofflichen Vitalkräften und Energien der rohen, pflanzlichen Lebensmittel vergleichen. Vielleicht sind sie sogar dasselbe?!

Aus diesen Erkenntnissen heraus wurde der Frischkornbrei für die menschliche Ernährung geboren! Später wurde er von anderen Forschern und Autoren übernommen und in ihre Gesundheitslehren eingebaut.

DIE VORTEILE DER ROHKOST

1. Rohe Lebensmittel aktivieren alle Stoffwechselprozesse intensiver als erhitzte Nahrungsmittel, wodurch der Zellstoffwechsel um ein vielfaches zunehmen kann.

   Darüber hinaus stärken sie unser Energiesystem und haben eine positive Wirkung auf unser seelisches Befinden.

2. Es tritt keine Verdauungsleukozytose auf. Man ist leistungsfähiger und braucht weniger Schlaf.

3. Die meisten Inhaltsstoffe der Lebensmittel werden durch das Erhitzen verändert oder vermindert:
   - Die hitzeempfindlichen B-Vitamine und Vitamin C werden teilweise zerstört.
   - Die sauerstoffempfindlichen Vitamine A, D und E werden teilweise oxidiert.
   - Es entstehen zum Teil schwerlösliche Salzverbindungen einiger Mengen- und Spurenelemente, die nicht im Darm resorbiert werden können.
   - Ungesättigte Fettsäuren werden teilweise oxidiert oder bei hohen Temperaturen unter Anwesenheit von Sauerstoff zu trans-Fettsäuren umgewandelt.
   - Das Eiweiß wird denaturiert. Durch den allgemeinen Vitalitätsverlust, der mit der Eiweißdenaturierung verbunden ist, nimmt die Verwertbarkeit bestimmter essentieller Aminosäuren ab, wodurch das Gesamteiweiß schlechter ausgenutzt wird.
   - Die Auxone (Wuchsstoffe) gehen teilweise oder ganz verloren. Sie sind vergleichbar mit bestimmten Vitalkräften und feinstofflichen Energien der rohen, pflanzlichen Lebensmittel.

Nach Kollath würden drei Eßlöffel rohes Getreide pro Tag und Person ausreichen, um den Menschen ausreichend mir Auxonen zu versorgen. Einer Mesotrophieentwicklung oder Mangelernährung würde man damit auf ideale Art und Weise vorbeugen können, solange der Rest der Nahrung ebenfalls Rohkostanteile enthielte und ansonsten vollwertig sei.

Auch wenn nach diesen Forschungsergebnissen noch viele Fragen offen geblieben sind, zum Beispiel, inwieweit sie sich auf den Menschen grundsätzlich übertragen lassen, so war für Kollath eines zumindest sicher:

Rohe, auxonreiche Lebensmittel sind in der Lage, die Zellen so stark zu vitalisieren, daß sie nicht nur mehr Nährstoffe aus dem Blut aufnehmen können, sondern daß vorhandene Vitamin- und Mineralstoffmängel zumindest teilweise aufgehoben werden können.

Das läßt die Vermutung aufkommen, daß der Körper die fehlenden Substanzen selbst bildet. Das würde jedoch bedeuten, daß bestimmte Vitamine oder Mineralstoffe entweder neu entstehen oder aus anderen Elementen transmutiert werden können! Ich werde in den Kapiteln 18 und 23 darauf zurückkommen.

Kapitel 11

Die Naturgesetze der Ordnung
– Die Trennkost –

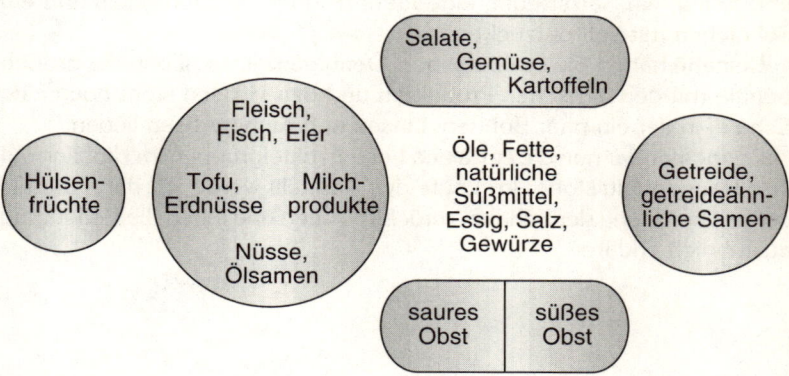

Stellen Sie sich einen Tisch vor, auf dem fünf flache Schalen stehen. Vier von ihnen sind im Kreis angeordnet, und eine steht ein wenig abseits. Alle Schalen sind mit verschiedenen Lebensmitteln gefüllt, und bei der genaueren Betrachtung fällt Ihnen auf, daß es sich jeweils um bestimmte Lebensmittelgruppen handelt.

In der oberen Schale liegen auf der linken Seite ein Salatkopf, eine Gurke und ein paar Tomaten, in der Mitte Karotten und ein Kohlkopf und weiter rechts einige Kartoffeln.

Direkt vor Ihnen auf dem Tisch steht eine Doppelschale. In der linken Hälfte sehen Sie ein paar Orangen, eine Zitrone, eine Ananasfrucht, einen Apfel und einige Weintrauben liegen. In der rechten Hälfte hingegen liegen Bananen, Datteln, ein paar getrocknete Feigen, eine Avocadofrucht und mehrere Oliven.

Die rechte Schale unterscheidet sich ein wenig von den anderen, weil in ihr mehrere kleine Einzelschalen stehen. Sie enthalten alle möglichen Getreidesorten, wie Weizen, Dinkel, Roggen, Hafer, Gerste, Reis, Hirse,

Mais, und die getreideähnlichen Samen Amaranth, Quinoa und Buchweizen.

Dem Getreide gegenüber steht auf der linken Seite eine große Schale, auf der Sie vier unterschiedliche Nahrungsmittelgruppen erkennen. Am unteren Rand liegen einige Mandeln, Haselnüsse und ein paar Sonnenblumenkerne. Zur Mitte hin steht ein Glas mit Milch, neben dem ein Stück Käse liegt. Am oberen Rand sehen Sie ein Ei, einen kleinen Fisch und etwas Fleisch, und ganz links liegen ein paar Erdnüsse und ein Stück Tofu.

In der Mitte dieser vier Schalen stehen jeweils eine Flasche Olivenöl und Essig, ein Salzstreuer, eine Pfeffermühle, ein Honigglas und ein Schälchen mit Vollrohrzucker.

Beinahe hätten Sie es übersehen! Denn ganz links neben der großen Schale mit den tierischen Produkten und den Nüssen steht noch eine Schale, in der ein paar Bohnen, Linsen und Kichererbsen liegen.

Betrachten wir nun die einzelnen Lebensmittelgruppen im Hinblick auf ihre Hauptinhaltsstoffe. Im Laufe des Kapitels werde ich dann auf die obige Anordnung der Schalen zurückkommen und Ihnen die Bedeutung ausführlich erklären.

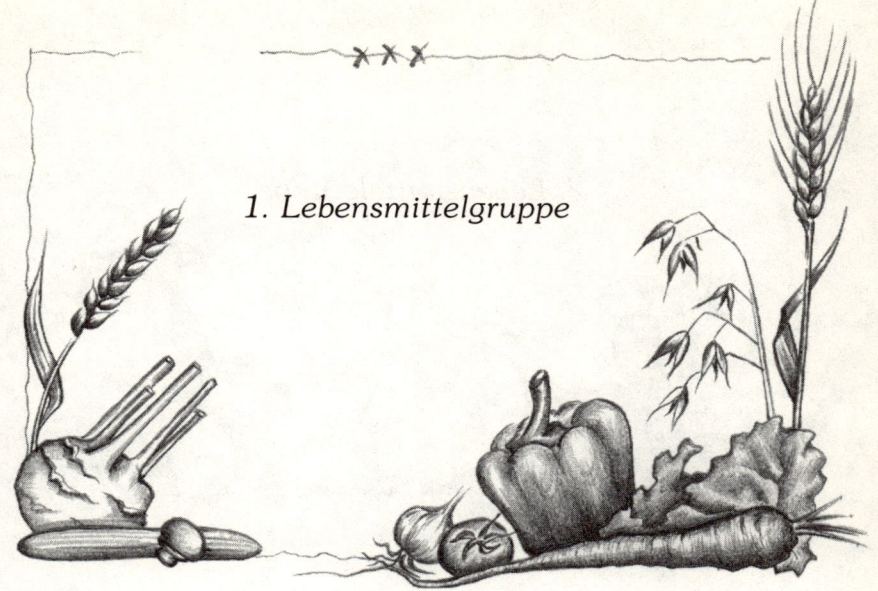

1. Lebensmittelgruppe

Zur ersten Lebensmittelgruppe gehören alle Lebensmittel, die überwiegend aus den langkettigen, komplexen Kohlenhydraten bestehen.

Dazu gehören:
- alle Getreidesorten (Weizen, Roggen, Dinkel und Grünkern, Hafer, Gerste, Reis, Mais und Hirse),
- getreideähnliche Samen, wie Amaranth, Quinoa und Buchweizen,
- Eßkastanien (Maronen),
- Kartoffeln und
- alle Gemüsesorten, Salate und eßbare Pilze.

Das Getreide und die getreideähnlichen Samen enthalten 56 bis 80 % verwertbare komplexe Kohlenhydrate, Maronen 41 %, Gemüsemais und Süßkartoffeln (Bataten) 21 %, normale Kartoffeln 15 %, rote Bete 8,5 % und alle anderen Gemüsesorten zwischen 2 und 5 %, einige Salatsorten, Spinat und Mangold allerdings auch weniger als 1 %. Zwar können die Getreidesorten auch bis zu 15 % Eiweiß und ein wenig Fett enthalten, jedoch ist der Kohlenhydratanteil bei diesen Lebensmitteln bei weitem am höchsten. Die verschiedenen Gemüsesorten enthalten ebenfalls entsprechend wenig Eiweiß, wenn auch sehr hochwertiges. Der Wassergehalt aller Lebensmittel spielt bei dieser Betrachtung keine Bedeutung.

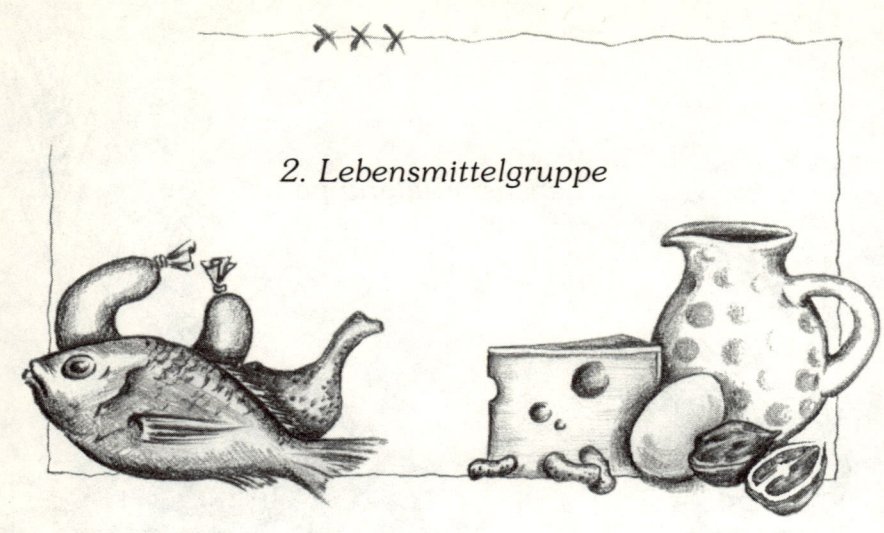

2. Lebensmittelgruppe

Die zweite Gruppe bilden alle möglichen Lebensmittel, die überwiegend aus Eiweiß und Fett bestehen. Der Anteil an komplexen Kohlenhydraten ist bei ihnen relativ niedrig.

Dazu gehören:

- Fleisch, Fisch, Eier und deren Produkte,
- Milch und deren Produkte, wie Dickmilch, Joghurt, Kefir, Quark und Käse,
- Nüsse und Ölsamen,
- Sojabohnen, Tofu und Erdnüsse.

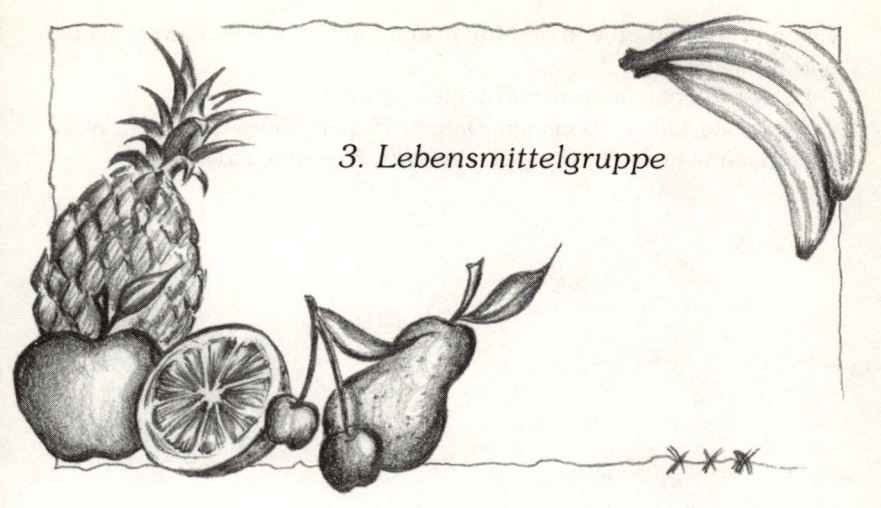

3. Lebensmittelgruppe

Die dritte Lebensmittelgruppe enthält ausschließlich Obst.
Alle Obstfrüchte bestehen mit wenigen Ausnahmen überwiegend aus Wasser und den beiden Einfachzuckern Fruchtzucker (Fruktose) und Traubenzucker (Glukose). Da Einfachzucker nicht mehr verdaut, das heißt, durch die Verdauungsenzyme aufgespalten werden müssen, können sie im Darm sofort resorbiert werden. Früchte liefern uns daher ebenso wie Honig, der zu 80 % aus Glukose und Fruktose besteht, die am leichtesten zu verwertende Energie.

Den höchsten Gehalt an Fruchtzucker im ungetrockneten Zustand haben reife Bananen. Weintrauben sind hingegen sehr glukosereich.

Die Ausnahmen bilden Oliven und Avocadofrüchte, die einen beachtlichen Fettgehalt aufweisen, dafür jedoch sehr wenig Kohlenhydrate enthalten. Fruchtsäuren enthalten sie so gut wie keine.

Grundsätzlich haben in den Trennkostmahlzeiten alle Früchte im frischen Zustand dieselben Eigenschaften und Wirkungen wie im getrockneten.
Es besteht daher kein wesentlicher Unterschied, ob wir zu irgendwelchen Lebensmitteln drei getrocknete Bananen mit einem Gewicht von 100 Gramm oder drei frische Bananen mit einem Gewicht von 400 Gramm essen *(siehe auch Kapitel 8)*.

Eine bedeutende Rolle spielt in der Kombinationslehre hingegen der Fruchtsäuregehalt der Früchte, weshalb man die sauren Früchte mit vielen Fruchtsäuren von den fruchtsäurearmen, eher süßen Früchten unterscheidet.

Zu den fruchtsäurearmen Früchten gehören:

Avocados, Oliven, Bananen, Datteln, Feigen, süße Aprikosen, Weinbeeren, süße Rosinen, Mangos, Papayas, Melonen und Birnen.

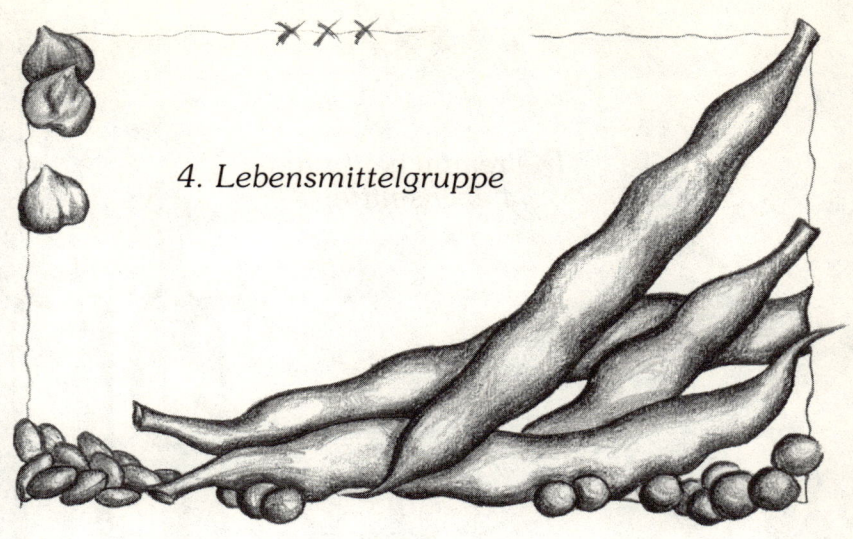

4. Lebensmittelgruppe

Eine vierte Gruppe von Lebensmitteln bilden die Hülsenfrüchte.

Die meisten Sorten enthalten nämlich größere Mengen an komplexen Kohlenhydraten neben viel Eiweiß. Dazu gehören – mit Ausnahme der grünen Bohnen und grünen Erbsen, die zum Gemüse zählen – fast alle Bohnen, die verschiedenen Linsen, die gelben Erbsen und Kichererbsen.

Diese Lebensmittel sind somit die einzigen, bei der die Natur die Trennung von einer größeren Menge an komplexen Kohlenhydraten und viel Eiweiß nicht vorgenommen hat. Das ist auch der wichtigste Grund, warum sie schwerer verdaulich sind.

Sojabohnen und Erdnüsse gehören botanisch zwar auch zu den Hülsenfrüchten, da sie jedoch relativ wenig komplexe Kohlenhydrate und dafür um so mehr Fett enthalten, habe ich sie der zweiten Lebensmittelgruppe zugeordnet.

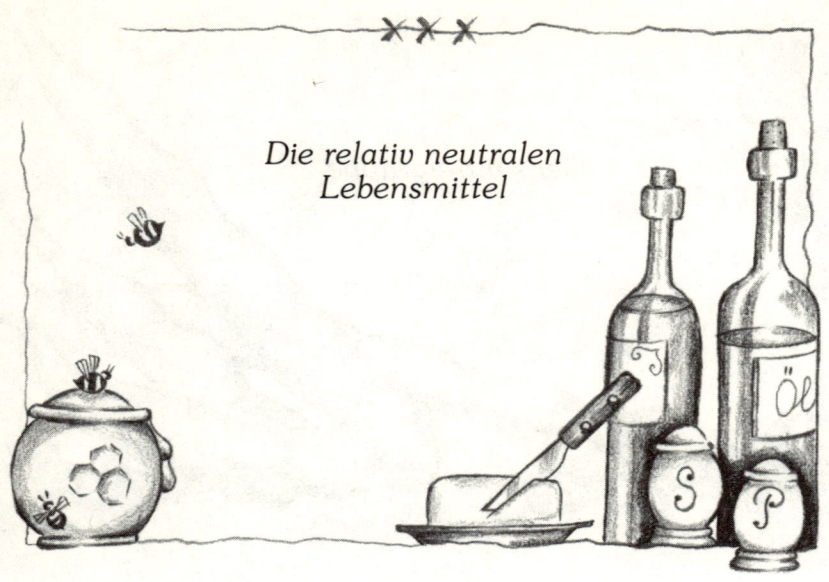

Die relativ neutralen Lebensmittel

Damit haben wir eigentlich fast alle Lebensmittel angesprochen, die ich Ihnen in den fünf Schalen vorgestellt habe. Es fehlen nur noch die verschiedenen Dinge, die in der Mitte der vier Hauptschalen stehen. Es handelt sich dabei um eher neutrale Lebensmittel, die Sie mit fast allen anderen Lebensmittelgruppen mehr oder weniger gut kombinieren können. Dazu gehören:

- Kochsalz, Meersalz, unraffiniertes Steinsalz,
- echte, milchsauer vergorene Sojasoßen, wie Tamari oder Shoyu,
- Gewürze, Kräuter und Essig,
- Öle, Fette und Butter,
- vollwertige, natürliche Süßmittel, wie Vollrohrzucker und Vollzucker, Honig, Ahornsirup und Apfel-Birnen-Dicksaft.

Im Prinzip ist die Trennkost so alt wie es höherdifferenziertes Leben auf der Erde gibt. Seit ewigen Zeiten ernähren sich die meisten Tiere nach diesen natürlichen Gesetzmäßigkeiten. Entweder fressen sie Insekten oder Kleintiere, oder sie sind Raubtiere und fressen Fleisch oder Fisch, oder sie ernähren sich von Pflanzen. Es gibt natürlich auch sogenannte

Allesfresser; jedoch verzehrt in der freien Wildbahn kein Tier regelmäßig kohlenhydratreiche Nahrungsmittel, wie zum Beispiel Gräser und Gräsersamen, Heu, Kastanien oder Eicheln, gleichzeitig mit einer großen Menge an tierischem oder pflanzlichem Eiweiß! – So ernährt sich in den meisten heutigen Kulturen nur der Mensch, und manchmal werden auch seine Haus- oder Nutztiere ebenso artfremd ernährt.

Aber was spricht so stark gegen eine Kombination von größeren Mengen an komplexen Kohlenhydraten mit viel Eiweiß in einer Mahlzeit? Um diese Frage beantworten zu können, müssen wir wissen, wie die komplexen Kohlenhydrate und Eiweiße im Verdauungstrakt in ihre Einzelbausteine zerlegt werden.

Die komplexen Kohlenhydrate werden auch Polysaccharide genannt. Sie bestehen aus mehreren tausend einzelnen Zuckermolekülen, den sogenannten Einfachzuckern oder Monosacchariden, die im Körper vor allem der Energiegewinnung dienen. Da unser Körper jedoch nur die Einfachzucker im Darm resorbieren und im Stoffwechsel verwerten kann, müssen alle Mehrfachzucker im Verdauungstrakt erst zu Monosacchariden aufgespalten werden.

Komplexe Kohlenhydrate gehören vor allem zu den Hauptnahrungsbestandteilen der 1. und 4. Lebensmittelgruppe und kommen daher vor allem im Getreide, in Hülsenfrüchten und Maronen, in Kartoffeln, im Gemüse, aber auch ein wenig in Nüssen und Ölsamen vor.

Der Abbau dieser zum Teil „riesigen" Kohlenhydratmoleküle beginnt bereits im Mund. Sicherlich ist Ihnen schon einmal aufgefallen, daß Brot im Mund süß wird, wenn Sie es längere Zeit kauen. Aber wissen Sie auch, warum das geschieht?

Der Grund dafür ist das kohlenhydratspaltende Speichelenzym Ptyalin, das die langkettigen Polysaccharide teilweise schon im Mund in einfache Zuckermoleküle zerlegt. Da aber unsere Geschmacksknospen der Zunge Einfachzucker schmecken können, wird das Brot mit der Zeit süß.

Im vorletzten Kapitel haben Sie erfahren, daß der gesunde Speichel einen leicht basischen pH-Wert aufweist. Dementsprechend hat auch das Ptyalin seinen optimalen Wirkbereich in einem eher pH-neutralen Milieu. Sobald der pH-Wert jedoch unter 4 absinkt, wird das Ptyalin zunehmend inaktiviert.

Da im Magen durch die Salzsäureausschüttung (Salzsäure = Magensäure) pH-Werte von annähernd 2 erreicht werden können, kann das Ptyalin hier nicht mehr wirken, und die Kohlenhydratverdauung wird vorerst unterbrochen. Erst im Dünndarm wird der weitere Abbau der Polysaccharide durch die kohlenhydratspaltenden Enzyme der Bauchspeicheldrüse fortgesetzt.

Die Verdauung der Kohlenhydrate beginnt daher im Mund und kann nur bei einer relativ geringen Magensäureausschüttung für kurze Zeit im Magen fortgesetzt werden. Der Endabbau der Mehrfachzucker geschieht dann im Darm durch die Enzyme der Bauchspeicheldrüse. Den Nahrungseiweißen ergeht es im Verdauungstrakt ähnlich wie den Kohlenhydraten. Allerdings beginnt die Eiweißverdauung erst im Magen, wo sie durch die Magensäure und das Magenpepsin eingeleitet wird. Im Dünndarm werden die Eiweiße dann zusammen mit den Fetten und den restlichen komplexen Kohlenhydraten in ihre Einzelbausteine zerlegt *(ausführliche Beschreibung in den Kapiteln 16 und 17).*

Je mehr Eiweiß wir nun mit der Nahrung aufnehmen, um so mehr Salzsäure schüttet der Magen aus und um so schneller wird das Ptyalin inaktiviert. Haben wir in derselben Mahlzeit auch eine größere Menge an komplexen Kohlenhydraten aufgenommen, können diese vorerst nicht weiter verdaut werden und bleiben so lange im Magen liegen, bis sie zur Weiterverdauung in den Dünndarm abgegeben werden. Je nach der verzehrten Nahrungsmenge können die unverdauten komplexen Kohlenhydrate einige Stunden im Magen liegenbleiben und zu gären beginnen. Man fühlt sich dann unpäßlich, und es kann zu Blähungen und Sodbrennen kommen.

Ißt man hingegen das relativ eiweißarme Getreide für sich alleine oder ergänzt es ausschließlich mit Gemüse, Öl und Gewürzen, dann produziert der Magen auf jeden Fall weniger Magensäure, als beim gleichzeitigen Verzehr von viel Fleisch, Fisch oder Käse. Der Mageninhalt wird nicht so schnell von der Magensäure durchdrungen, so daß das Ptyalin im Magen noch eine Zeitlang nachwirken kann, was für die Verdauung der Kohlenhydrate von großer Bedeutung ist.

Der Arzt Dr. Howard Hay entwickelte aus diesen Erkenntnissen seine Trennkost, bei der er vor allem größere Mengen an komplexen Kohlenhydraten nicht mit großen Eiweißmengen in einer Mahlzeit kombinierte. Grundsätzlich sollte die Nahrung natürlich möglichst aus vollwertigen Lebensmitteln bestehen und sich im Säure-Basen-Gleichgewicht befinden oder sogar basenüberschüssig sein. Durch diese einfache Trennung werden die Verdauungsorgane entlastet, und die Nahrung wird generell besser verdaut, soweit die Verdauungskraft dazu ausreicht! Die Fäulnis- und Gärungsprozesse werden geringer, was auch der Darmflora zugute kommt. Man fühlt sich leichter und ausgeglichener, und viele chronische Krankheiten und Stoffwechselstörungen können dadurch ausheilen oder sich zumindest deutlich bessern. Das Entscheidende für den Durchbruch der Trennkost war sicherlich, daß sich Hay mit ihr von seiner eigenen chronischen Nierenerkrankung (Brightschen Krankheit) heilen konnte. Seitdem wird sie vor allem bei Nierenerkrankungen, beim Diabetes mellitus, bei Herz-Kreislauf-Krankheiten, bei Rheuma und Gicht, bei Magen- und Zwölffingerdarmerkrankungen, aber auch bei Übergewicht und Fettsucht, eingesetzt.

Ungefähr eineinhalb Jahrzehnte nachdem Hay sich selbst geheilt hatte, konnten der Arzt Dr. O. Hauswirth und der Ingenieur Prof. Dr. F. Kracmar durch bioelektische Potentialmessungen nachweisen, daß eine Nahrung, die aus einer Mischung von erhitztem Fleisch und komplexen Kohlenhydraten besteht, ein deutlich höheres bioelektrisches Potential verursacht als die beiden Nahrungsmittelgruppen für sich alleine[19]. Je niedriger diese Spannung ist, desto wohler und ausgeglichener fühlen wir uns. Je höher die Spannung ansteigt, um so angespannter oder gereizter werden wir. Der Magen-Darm-Trakt selbst kann auf diese Spannungen mit einem erhöhten Magendruck, mit Magenstechen bis hin zu Magen-Darm-Koliken reagieren.

Im Prinzip hatte Hay mit dieser schwerpunktmäßigen Eiweiß-Kohlenhydrat-Trennung die erste Kombinationsregel geboren. Mit der Zeit erkannten Hay und andere Ernährungsforscher jedoch noch weitere Regeln und Feinheiten, wodurch letztendlich ein richtiges System entstand. Als ich schließlich die Aufbaukräfte der Lebensmittel sowie die dritte und vierte Kombinationsregel entdeckt hatte, wurde mir endgültig klar, daß die Trennkost nicht nur irgendeine Diätform ist, sondern die wichtigste Grundlage für eine gesunde Ernährung darstellt, die den Naturgesetzen des Lebens entspricht.

Betrachten wir nun die vier Kombinationsregeln im einzelnen:

1. KOMBINATIONSREGEL

Die erste Regel besagt, daß eine größere Menge an komplexen Kohlenhydraten nicht optimal zusammen mit viel Eiweiß verdaut werden kann.

Lebensmittel aus derselben Gruppe lassen sich bis auf das **rohe** Getreide und die **rohen** Nüsse und Ölsamen immer in einer Mahlzeit kombinieren,

---

19 Quelle: „Über die bioelektrische Natur der Nahrung", ein Beitrag zum Wirkungsmechanismus der Hayschen Trennkost von Dr. med. Otto Hauswirth (Wien) und Prof. Dr. Ing. Franz Kracmar (Wien) in der Zeitschrift „Erfahrungsheilkunde", Karl F. Haug Verlag 1959, Heft 5, Seite 205–208.

da sie demselben Verdauungsprozeß unterliegen. Öle und Fette und alle Lebensmittel, die ich in die Mitte des Tisches plaziert habe, gelten diesbezüglich als neutral und können problemlos dazu kombiniert werden.

2. KOMBINATIONSREGEL

Die zweite wichtige Kombinationsregel besagt, daß sich Fruchtsäuren nicht mit größeren Mengen an komplexen Kohlenhydraten in einer Mahlzeit vertragen.

Das heißt, daß man generell keine sauren Früchte oder Fruchtsäfte mit Getreide, Maronen, Kartoffeln, Gemüse und mit den kohlenhydratreichen Hülsenfrüchten in einer Mahlzeit kombinieren sollte. Bei diesen Kombinationen kann es erfahrungsgemäß im Magen-Darm-Trakt ebenso wie bei der Kombination von relativ viel komplexen Kohlenhydraten mit viel Eiweiß zu entsprechend hohen bioelektrischen Spannungen und zu stärkeren Darmflorastörungen mit all ihren Folgesymptomen kommen *(siehe Kapitel 9 und 17)*.

Fruchtsäurearme Früchte, wie zum Beispiel Bananen, Feigen, Datteln oder süße Aprikosen, vertragen sich schon eher mit Getreide, Kartoffeln oder Gemüse in einer Mahlzeit. Oliven und Avocados hingegen passen hervorragend zu diesen kohlenhydratreichen Lebensmitteln.

Es gibt zwar auch einige Gemüsesorten, wie zum Beispiel Tomaten oder Blumenkohl, die relativ viele Fruchtsäuren enthalten, jedoch lassen sich diese problemlos mit Getreide oder Kartoffeln kombinieren. Eine einzige Ausnahme bildet der Rhabarber, der so viele Fruchtsäuren enthält, daß man ihn keinesfalls zusammen mit Vollkorngetreide, den getreideähnlichen Samen, mit Kartoffeln, Maronen oder anderem Gemüse essen sollte.

Verwenden Sie zum Anmachen von Salaten daher niemals Zitronensaft, sondern ausschließlich Essig.

Alle Essigsorten, wie Obst-, Wein- oder Branntweinessig, vertragen sich sogar mit dem erhitzten Getreide in einer Mahlzeit. Natürlich erhöht Essig auch den Säuregehalt des Magens, weshalb man ihn zusammen mit Getreide nicht übermäßig verzehren sollte, da das Ptyalin sonst schneller inaktiviert wird. Menschen mit einer schwachen Magensäurebildung können den Essig jedoch auch ganz bewußt einsetzen, da er die fehlende Magensäure teilweise ersetzt.

Weil durch das Erhitzen oder Kochen von Obst oder Gemüse immer ein Teil der Fruchtsäuren zerstört wird, nimmt die Verträglichkeit von erhitzten säurehaltigen Früchten mit komplexen Kohlenhydraten zu.

Extrem saure Früchte, wie zum Beispiel Zwetschgen, Johannisbeeren oder Zitrusfrüchte, und natürlich der Rhabarber, vertragen sich jedoch auch im erhitzten Zustand nicht mit Vollkorngetreide, weshalb ein Zwetschgen- oder Rhabarberkuchen mit Vollkorngetreide oder ein Vollkornbrot mit Johannisbeermarmelade starke Störungen im Verdauungstrakt und im Körper hervorrufen kann.

Weißmehl oder geschälter Reis vertragen sich schon besser mit sauren Früchten als Vollkorngetreide. Daher bereitet ein Weißmehlkuchen mit Zwetschgen weniger Probleme im Verdauungstrakt als derselbe Kuchen mit Vollkornmehl, vorausgesetzt, er enthält keinen raffinierten Zucker.

Saures Obst läßt sich hingegen ebenso wie süßes Obst hervorragend mit den eiweiß- und fettreichen Lebensmitteln der 2. Gruppe kombinieren. Es harmonisiert daher auf ideale Art und Weise mit allen Nüssen und Ölsamen und mit Fleisch, Fisch und Eiern. Aber auch mit Milchprodukten verträgt es sich relativ gut, vor allem mit Quark und Käse.

3. KOMBINATIONSREGEL

In der dritten Regel kommen eher die feinstofflichen Energien zum Ausdruck.

Je lebensenergiereicher ein Lebensmittel ist und je mehr Aufbaukräfte es enthält, um so schlechter läßt es sich mit anderen Nahrungsmitteln kombinieren.

Dazu zählen in erster Linie alle rohen Nüsse und Ölsamen und alle rohen Getreidesorten sowie getreideähnlichen Samen im angekeimten Zustand. Für diese Lebensmittel gibt es daher nur ein paar mehr oder weniger gute Kombinationsmöglichkeiten:
* rohes, angekeimtes Getreide für sich alleine
* rohe Nüsse und Ölsamen für sich alleine
* rohe Nüsse und Ölsamen mit Obst
* rohe Nüsse und Ölsamen mit Gemüse
* rohe Nüsse und Ölsamen mit Milchprodukten.

Das Erhitzen dieser Lebensmittel verringert ihre Lebensenergien so stark, daß sie sich dadurch grundsätzlich leichter mit anderen Lebensmitteln kombinieren lassen. Auf eine harmonische Zusammenstellung der Nahrung sollte man aber dennoch achten *(siehe weiter unten in diesem Kapitel)*.

4. KOMBINATIONSREGEL

Salz ist zwar lebensnotwendig, jedoch verträgt es sich im Verdauungstrakt nicht zusammen mit rohem Getreide oder rohen Nüssen und Ölsamen. Erfahrungsgemäß kann es im Verdauungstrakt dadurch zu mehr oder weniger starken bioelektrischen Spannungen und zu leichten bis schweren Darmflorastörungen und Pilzerkrankungen kommen.

Diese Kombinationsregel betrifft jedoch nicht nur das Kochsalz, Meersalz oder unraffinierte Steinsalz, sondern alle anorganischen Mineralsalze, wie sie in allen Mineralwässern vorkommen oder wie man sie in bestimmten Mineralsalzmischungen kaufen kann. Dazu gehört unter anderem Natron.

- Rohe Nüsse und Ölsamen und rohes Getreide vertragen sich also nicht mit Salz und anderen anorganischen Salzen in einer Mahlzeit.
- Rohes Getreide sollte man immer für sich alleine essen, und rohe Nüsse und Ölsamen kombiniert man am besten nur mit Obst, Gemüse oder mit Milchprodukten, die kein zusätzliches anorganisches Salz enthalten.

Bei der genauen Besprechung der Trennkost unterscheide ich drei Trennkoststufen, bei der jede Stufe eine Steigerung der vorigen darstellt.

Die erste Trennkoststufe eignet sich vor allem für die allgemeine Familien- und Kinderernährung und für „Anfänger", die ihre Ernährung langsam umstellen wollen. Ich habe mit diesen Ernährungsempfehlungen ausgesprochen gute Erfahrungen gemacht, vor allem, weil sie sich in jeder Küche leicht anwenden lassen.

Die zweite Trennkoststufe ist schon etwas für „Fortgeschrittene". Sie setzt bereits ein größeres Mitdenken in dieser Ernährungsweise voraus. Außerdem entgiftet sie den Körper mehr als die Kombinationen der ersten Stufe, weshalb man sich nach solchen Mahlzeiten vorübergehend etwas unwohl fühlen kann *(ausführlicher in den Kapiteln 19 und 21)*. Da in dieser Trennkoststufe in der Regel nur noch ausgesprochen harmonische Kombinationen zur Anwendung kommen, eignet sie sich natürlich nicht für Menschen, denen es schwerfällt, mit nur wenig verschiedenen Lebensmitteln in einer Mahlzeit zufrieden zu sein. Vielen Kindern hingegen gefallen diese natürlichen Kombinationen ausgesprochen gut, zumal ich beobachtet habe, daß sie häufig einfachen Mahlzeiten mit gut kombinierten Lebensmitteln instinktiv den Vorzug vor der Mischkost geben.

Die dritte Trennkoststufe entspricht der höchsten Stufe der menschlichen Ernährung mit rohen Früchten, rohen Nüssen und Ölsamen und dem angekeimten Getreide. Sie kann den Körper von allen Schlacken und Umweltgiften befreien und übt eine optimale Aktivierung auf den gesamten Stoffwechsel, die Funktion der Verdauungsorgane und auf alle Hormondrüsen aus. Da für die praktische Anwendung und wegen ihrer starken Entgiftungskraft einiges an Hintergrundwisssen notwendig ist, bespreche ich diese Stufe ausführlich in den Kapiteln 18 bis 21.

1. Trennkoststufe

Kehren wir zurück zu unserem Tisch, auf dem die fünf Schalen stehen *(siehe Grafik am Anfang des Kapitels)*. Im Prinzip können Sie in dieser ersten Trennkoststufe unter Berücksichtigung der vier Kombinationsregeln alle Lebensmittel dieser Schalen mit denen aus den Nachbarschalen kombinieren. Die Lebensmittel in gegenüberliegenden Schalen sind jedoch bis auf die Kombination von fruchtsäurearmen Früchten mit Gemüse und Kartoffeln schon schwerer kombinierbar.

Die Lebensmittel in der Mitte der vier Schalen gelten in dieser Trennkoststufe mehr oder weniger als neutral und können daher zusammen mit fast allen Lebensmitteln gegessen werden.

Getreide und die getreideähnlichen Samen lassen sich im erhitzten Zustand hervorragend mit Kartoffeln und mit allen rohen oder erhitzten Gemüse- und Salatsorten kombinieren. Botanisch betrachtet gehören Avocados und Oliven zwar zu den Früchten; da sie jedoch überwiegend Fett und kaum Fruchtsäuren enthalten, kann man sie ebensogut zum erhitzten Getreide essen wie das Gemüse. Zusammen mit pflanzlichen Ölen, Butter oder Sahne, etwas Essig, Salz, Gewürzen und Kräutern können Sie aus diesen Lebensmitteln einfache, aber sehr schmackhafte und gesunde Mahlzeiten zubereiten.

Wollen Sie das Getreideeiweiß, das ja durch das Gemüseeiweiß schon eine geringe Aufwertung erfährt, noch zusätzlich aufwerten *(siehe Kapitel 10)*, so kann man zu diesen Mahlzeiten eine kleine Menge an Joghurt, Quark, Käse, Tofu, aber auch an Fleisch, Fisch oder Eiern ergänzen. Die Menge von

- 250 ml Milch, Dickmilch, Joghurt oder Kefir,
- 100 Gramm Quark oder Tofu,
- 50 Gramm **erhitzten** Nüssen oder Ölsamen, Käse, Fleisch oder Fisch
- oder einem Hühnerei

sollte bei einer erwachsenen Person jedoch nicht überschritten werden, da der Trennkosteffekt sonst völlig verloren geht. Bei Kindern berechnet man je nach Alter und Größe entsprechend weniger. Die zunehmende Müdigkeit und eventuelle Magen-Darm-Beschwerden nach einer solchen Mahlzeit sind die ersten Warnsignale für ein Überschreiten der individuellen Grenzen.

Zur Aufwertung des Getreideeiweißes eignen sich Nüsse und Ölsamen allerdings nicht so gut wie die anderen eiweißreichen Lebensmittel, da diese beiden Lebensmittelgruppen eine ähnliche Aminosäurezusammensetzung haben und eine gegenseitige Eiweißaufwertung daher kaum stattfindet.

Eier sollte man sowenig wie möglich mit Vollkorngetreide verbacken, da die Speisen dadurch schwerer verdaulich werden. Als Alternative kann man auch etwas Quark verwenden, auch wenn dadurch das Getreide oder der Teig nicht ganz so gut zusammenhält.

Sie können natürlich auch **Müslis** aus Getreideflocken, rohen Nüssen oder Ölsamen und süßen, fruchtsäurearmen Obstsorten zusammen mit Sahne, süßer oder gesäuerter Milch und Quark essen. Je mehr Milchprodukte, Nüsse oder Ölsamen Sie jedoch mit dem Getreide kombinieren, um so weniger handelt es sich um eine Trennkostmahlzeit.

Bitte beachten Sie bei der Zubereitung eines Müslis,

- daß süße Sahne mit einem Fettgehalt von 30 % zirka 2,4 % Milcheiweiß enthält. Vollmilch enthält 3,3 % Milcheiweiß.
- daß sich saure Früchte nicht mit den Vollkorngetreideflocken in einer Mahlzeit vertragen. Meiden Sie daher den sauren Apfel oder den Zitronensaft im Müsli. Ihr Verdauungstrakt wird sich dafür bedanken!
- daß es sich bei allen Getreideflocken um kein aufgeschlossenes Getreide handelt, da die rohen Getreidekörner vor dem Walzen nur einer kurzen Erhitzung mit Wasserdampf ausgesetzt werden. Bei den Flocken handelt es sich zwar nicht um hundertprozentig rohes Getreide; jedoch sind sie noch so roh, daß sie sich nicht zusammen mit Salz in einer Mahlzeit vertragen! Außerdem sind die Aufbaukräfte der Getreideflocken nur geringfügig stärker als die von rohen, ungekeimten Getreidekörnern *(siehe Kapitel 6)*.
- daß sich neben den Getreideflocken auch die **rohen** Nüsse und Ölsamen nicht mit Salz und anderen anorganischen Salzen zusammen in einer Mahlzeit vertragen. Essen Sie daher kein salzhaltiges Brot oder andere salzhaltige Nahrungsmittel direkt vor oder nach einem solchen Müsli. Als Getränk sollten Sie mineralarmes Wasser bevor-

zugen, woraus Sie natürlich auch Tee bereiten können. – Aber bitte keinen (fruchtsäurereichen) Früchtetee!

Der Abstand zwischen dem Verzehr eines Müslis und einer salzhaltigen Speise sollte so groß sein, daß der Magen nach der Müslimahlzeit wieder leer ist. Das gilt natürlich auch dann, wenn Sie zuvor etwas Salziges oder saure Früchte gegessen haben und dann ein Müsli essen wollen *(weiteres dazu in Kapitel 18)!*
Gebackene Müslimischungen, wie zum Beispiel das Crunchy, vertragen sich daher deutlich besser mit Salz in einer Mahlzeit und sind auch leichter verdaulich. Die allgemeine Vitalität und der Nährstoffgehalt solcher Produkte nimmt durch das Erhitzen hingegen ab.

Die Verweildauer der einzelnen Nahrungsmittel und Nahrungskombinationen im Magen kann sehr unterschiedlich sein. Sie orientiert sich einerseits an der Nahrung selbst, andererseits hängt sie aber auch von der Verdauungskraft ab. Der natürliche Hunger ist daher beim gesunden Menschen eines der besten Zeichen, daß der Magen wieder leer ist.

Grundsätzlich liegen Kohlenhydrate am kürzesten im Magen, da der Magen ja nur Eiweiße verdaut. Eiweißhaltige Lebensmittel liegen daher schon länger im Magen. Am längsten jedoch ist die Verweildauer für Fett im Magen, zumal die meisten fettreichen Lebensmittel ebenfalls mehr oder weniger Eiweiß enthalten.

Obst, das überwiegend aus Wasser- und Einfachzuckern besteht, hat generell die kürzeste Verweildauer im Magen. Je nach verzehrter Menge ist der Magen bereits nach 20 bis 40 Minuten wieder leer. Bananen liegen etwas länger im Magen als die wässrigen Obstsorten.

Avocados hingegen können den Magen aufgrund ihres Fettgehaltes je nach Menge ein bis zwei Stunden füllen.

Essen Sie nur Gemüse ohne irgendwelche Zutaten, wird das Gemüse fast ebenso schnell im Magen verdaut wie Obst. Sobald Sie jedoch etwas Öl hinzufügen, verlängert sich die Verweildauer bereits ein wenig.

Eine reine Getreide-Gemüse-Mahlzeit ohne Fett kann schon nach drei Stunden den Magen wieder verlassen haben. Je mehr Öl oder Fett diese Kombination jedoch enthält, desto länger liegt sie im Magen. Das können bei größeren Portionen dann auch bis zu fünf Stunden sein.

Eiweißreiche Mahlzeiten mit Fisch, Fleisch, Eiern, Milchprodukten, Nüssen, Ölsamen und Hülsenfrüchten brauchen ebenfalls mehrere Stunden, um im Magen verdaut zu werden. Immer ist natürlich die Gesamtmenge entscheidend.

Grundsätzlich liegen Mischkostmahlzeiten länger im Magen als entsprechend joulereiche (kalorienreiche) Trennkostkombinationen.

Einen **Frischkornbrei** aus rohem, geschrotetem und in Wasser eingeweichtem Getreide mit Obst, Nüssen und Ölsamen und eventuell ein wenig Sahne und Honig kann ich Ihnen nicht empfehlen, da es außer dem Honig kein anderes Lebensmittel gibt, daß sich einigermaßen gut mit dem rohen Getreide in einer Mahlzeit verträgt! Zum einen besitzt das rohe, ungekeimte Getreide kaum Aktivierungsenergien für den Menschen, und zum anderen können durch solche Kombinationen Verdauungsbeschwerden und stärkere Darmflorastörungen entstehen, vor allem dann, wenn man zum Vollkorngetreide Zitronensaft oder andere saure Früchte ißt *(siehe 2. Kombinationsregel).*

Dennoch bin ich selbst ein absoluter Fan vom rohen, angekeimten Getreide, das ich jedoch immer nur für sich alleine esse, da die Kombination mit Honig ebenfalls nicht optimal ist *(siehe Kapitel 18).*

Wollen Sie **süße Getreidespeisen** essen, so können Sie problemlos alle natürlichen und vollwertigen Süßmittel, wie Honig, Vollrohrzucker (Rapadura, Sucanat, Ur-Süße, Mascobado), Vollzucker oder Ahornsirup, zum erhitzten Getreide ergänzen oder mit Getreide verbacken.

Der raffinierte Zucker und der braune Rohzucker beziehungsweise Kandiszucker oder Rohrohrzucker eignen sich hingegen überhaupt nicht für die Vollwertkost in Verbindung mit Vollkorngetreide, Nüssen und Ölsamen. Zusammen mit diesen vitalstoffreichen Lebensmitteln verursacht der voll- oder teilraffinierte Zucker noch größere Darmflorastörungen, als wenn er alleine oder zusammen mit lebensenergie- und auxonarmen Nahrungsmitteln, wie Weißmehl, geschältem Reis, Fleisch, Fisch und Eiern, gekochten Hülsenfrüchten oder mit erhitzter Milch oder deren Produkten, gegessen wird.

Essen Sie daher niemals raffinierten Zucker zusammen mit rohen oder erhitzten Gerichten aus Vollkorngetreide, den getreideähnlichen Samen, Nüssen oder Ölsamen. Meiden Sie außerdem alle Produkte, in denen diese Lebensmittel mit raffiniertem Zucker kombiniert wurden.

Falls Sie oder Ihre Kinder dennoch einmal raffinierten Zucker erwischt haben, was in unserer heutigen Gesellschaft leider nicht immer zu vermeiden ist, so sollte auch die Folgemahlzeit kein Vollkorngetreide und möglichst auch keine Nüsse oder Ölsamen enthalten. Im Darm würden sich diese Lebensmittel sonst mit dem noch nicht resorbierten Teil des raffinierten Zuckers verbinden, wodurch es verstärkt zu den entsprechenden Darmflorastörungen kommen kann. Die übernächste Mahlzeit kann dann wieder Vollkorngetreide oder Nüsse und Ölsamen enthalten.

Leichte Darmflorastörungen regenerieren sich in der Regel in ein bis zwei Tagen von ganz alleine, wenn die Nahrung gesund ist, gut kombiniert wird und verdaut werden kann. Bei schweren Darmfloraschäden sollte man allerdings einige Tage Geduld haben. Zusätzliche Heilmittel zum Aufbau der Darmflora können die Regeneration zwar beschleunigen, notwendig sind sie jedoch nicht. Gesunde, gut verdaute Lebensmittel sind die beste Nahrung für unsere Darmflora! Zu den Hauptgründen für die ständigen Darmflorabeschwerden bei immer mehr Menschen gehören also neben einer schlechten Verdauungskraft oder dem regelmäßigen Verzehr von raffiniertem Zucker auch die falsch kombinierten Lebensmittel.

Meine Frau und ich geben unseren Kindern zum Beispiel nach einem „lang erkämpften Eis" im Urlaub oder nach einem zuckerreichen Kindergeburtstag am Abend viel Gemüse und Kartoffeln mit Joghurt, Quark oder Käse. Am nächsten Morgen gibt es dann wieder Vollkornbrot oder irgendein harmonisch kombiniertes Müsli *(siehe auch Kapitel 22)*.

Immer wieder erlebe ich in meiner Praxistätigkeit, daß gerade nach solchen gravierenden Kombinationsfehlern alle möglichen Gelenk- und Muskelbeschwerden vor allem der Wirbelsäule und der Extremitätengelenke sowie der Nacken- und Rückenmuskulatur, Kopfschmerzen oder Migräne, Mittelohrentzündungen, Schnupfen, Husten, Beschwerden im Verdauungstrakt oder eine Verschlimmerung der bekannten allergischen oder chronischen Leiden auftreten. Wie diese Krankheiten und Symptome entstehen, erkläre ich in Kapitel 17.

Möchten Sie **Obst mit Vollkorngetreide, Gemüse oder Kartoffeln** kombinieren, eignen sich dafür ausschließlich die fruchtsäurearmen Sorten, da größere Mengen an Fruchtsäuren zusammen mit Getreide oder Gemüse mehr oder weniger starke Verdauungsbeschwerden und Darmflorastörungen bewirken können. Deswegen habe ich die untere Schale auf dem Tisch in zwei Hälften geteilt und das fruchtsäurearme Obst auf die rechte Seite in die Nähe der Schale mit dem Getreide und den getreideähnlichen Samen gelegt.

Zwar enthalten auch Tomaten und einige andere Gemüsesorten ebenfalls eine gewisse Menge an Fruchtsäuren, jedoch wirken sie sich in diesen Lebensmitteln deutlich weniger störend auf die Kombination mit erhitztem Getreide aus. Eine Ausnahme macht der Rhabarber, der nicht nur eine große Menge an Fruchtsäuren enthält, sondern auch relativ viel Oxalsäure *(siehe Kapitel 8)*.

Alle eiweißreichen Lebensmittel, wie Nüsse und Ölsamen, Erdnüsse, Fleisch, Fisch, Eier, Käse, Quark, Sojabohnen und Tofu, können Sie in dieser Trennkoststufe relativ gut mit allen Gemüse- und Salatsorten kombinieren. Am besten eignen sich dafür jedoch die kohlenhydratarmen Sorten, wie die verschiedenen Salatarten, Chinakohl, Gurken, Tomaten, Paprika, Radieschen oder Rettich, da durch diese Lebensmittel die Aufbauenergien für die Eiweiß- und Fettverdauung am wenigsten geschwächt werden *(siehe Kapitel 6)*. Die Kombination von eiweißreichen Lebensmitteln mit größeren Kartoffelmengen entspricht jedoch nicht mehr den Trennkostprinzipien, da Kartoffeln bereits zu viel komplexe Kohlenhydrate (Stärke) enthalten.

Noch besser lassen sich diese Eiweiß- und Fettlieferanten mit Obst kombinieren. Jetzt denken bestimmt einige Leser: Obst enthält doch ebenfalls Kohlenhydrate, und die sollte man doch möglichst nicht zusammen mit eiweißreichen Lebensmitteln essen. – Obst enthält ausschließlich reinen Fruchtzucker oder Traubenzucker, zwei Einfachzucker, die keiner enzymatischen Zerlegung mehr bedürfen und daher als relativ neutrale Inhaltsstoffe zu bewerten sind.

Diese Monosaccharide gären auch nicht im Magen-Darm-Trakt, wenn das Obst gut kombiniert und gekaut wird. **Allerdings entgiftet uns eine Kombination aus rohen Nüssen oder Ölsamen zusammen mit Obst aufgrund der stärkeren Aktivierung der Stoffwechselkatalysatoren wesentlich intensiver als eine Mahlzeit aus rohen Nüssen oder Ölsamen zusammen mit Gemüse** *(siehe Kapitel 6)*. Durch die relativ schnell einsetzenden Entgiftungsreaktionen kann es zum allgemeinen Unwohlsein bis hin zum sogenannten Leberstau mit den stauungsbedingten Beschwerden kommen *(ausführliche Beschreibung in Kapitel 19)*. Daß man dann das Gefühl hat, diese Kombination nicht vertragen zu können, ist nur allzu verständlich. Wie ich in den Kapiteln 18 bis 21 genau ausführen werde, sollte man in solchen Fällen die Mengen dieser Mahlzeiten nur ganz allmählich von Monat zu Monat steigern.

Grundsätzlich ist also die Kombination von rohen Nüssen oder Ölsamen zusammen mit rohem Obst die beste Kombination, die es überhaupt in der Trennkost gibt! Zwar ist eine Mahlzeit aus angekeimtem Getreide ebenso bedeutungsvoll, jedoch kann man bei diesem einzelnen Lebensmittel pro Mahlzeit natürlich nur schlecht von einer Kombination sprechen.

Süße **Milch**, egal von welchen Tieren, ist ebensowenig wie Fleisch, Fisch oder Eier ein ideales Lebensmittel für den Menschen. Die wichtigsten Kriterien, nach denen ich ein gesundes Lebensmittel beurteile, sind vor allem,

- wie es auf den Säure-Basen-Haushalt wirkt,
- ob es Aufbaukräfte für den Menschen enthält und damit bestimmte Funktionen des Stoffwechsels und die Hormondrüsen aktiviert,

- ob es die Darmflora positiv beeinflußt, unter der Voraussetzung, daß es auch gut verdaut wird,
- und ob es den Menschen in seiner seelisch-geistigen Entwicklung unterstützen kann.

Im Gegensatz zu Neugeborenen, bei denen die arteigene, rohe Milch all diese Kriterien erfüllt, lassen die Aktivierungsenergien für die Verdauungsorgane, für einen optimalen Stoffwechsel und für die Hormondrüsen schon beim Kleinkind zunehmend nach. Artfremde und erhitzte Milch ist grundsätzlich wesentlich schwächer in diesen Wirkungen als arteigene und rohe Milch *(mehr dazu in Kapitel 22)*.

Dennoch kann die Milch von Tieren auch für Kinder oder Erwachsene mit einer gesunden Verdauungskraft eine relativ gesunde Nahrung sein, da sie basenüberschüssig ist, die Darmflora nicht schwächt und den Menschen zwar erdet, ihn jedoch in seiner spirituell-geistigen Entwicklung nicht „blockiert".

Verdaut wird die Milch am besten, wenn man sie ganz für sich alleine „ißt" oder nur mit ein wenig Honig süßt. In einigen alten Kulturen kennt man diese Kombination von Milch mit Honig. Sie ist uns sogar in der Bibel überliefert worden. Eine besonders ausgeprägte Heilkraft hat diese Nahrungsmittelkombination meines Wissens nach jedoch nicht, außer daß sie, wenn sie gut verdaut wird, aufgrund ihres Basenüberschusses den Körper ein wenig entsäuern kann. Die Kraft, all die verschiedenen Umweltgifte aus dem Bindegewebe und den Organen zu lösen, hat sie jedoch nicht.

Außer mit Honig kann man die Milch und deren Produkte aber auch mit Obst oder Gemüse essen oder mit den anderen Lebensmitteln der zweiten Lebensmittelgruppe kombinieren. Eine Mahlzeit aus Milch mit Getreide ist schon schwerer verdaulich, weshalb man immer nur geringe Mengen von Milch oder Milchprodukten zusammen mit Getreide essen sollte.

Gesäuerte Milchprodukte sind grundsätzlich leichter verdaulich, da bei ihnen ein Teil des Milchzuckers bereits zu Milchsäure umgewandelt wurde und das Milcheiweiß teilweise vorverdaut ist. Ob und wie Sie Milchprodukte am besten vertragen, müssen Sie selbst herausfinden. Ich werde in den Kapiteln 12 und 22 noch einmal auf dieses Thema zurückkommen. Es sei auch noch einmal daran erinnert, daß sich bei Menschen mit einer schwachen Magensäurebildung anorganische Salze, wie das Koch- oder Meersalz, schlechter mit Milch und gesäuerten Milchprodukten, wie Joghurt, Kefir oder Dickmilch, zusammen in einer Mahlzeit vertragen als mit Quark oder Käse *(siehe Kapitel 3)*.

Hülsenfrüchte ißt man am besten im weichgekochten Zustand für sich alleine. Roh sind sie ebenso wie das Getreide unaufgeschlossen und wegen des Alkaloids Phasin, das Blausäure enthält, sogar ein wenig giftig. Zusammen mit Öl, Salz, Gewürzen, Essig oder auch ein wenig Gemüse wird eine solche Mahlzeit bei gesunder Verdauungskraft in der Regel gut vertragen und verursacht auch keine Blähungen, wenn die Nahrung gut gekaut wird. Sobald Sie jedoch Brot oder Fleisch dazu essen, wird diese Kombination schon schwerer verdaulich. Weißbrot oder geschälter Reis sind diesbezüglich weniger problematisch als Vollkornbrot, Vollkornnudeln, Vollkornreis oder andere gekochte Getreidesamen.

Alle Sprossen, mit Ausnahme der Getreide- oder Ölsamensprossen, kann man ab einer Keimlingslänge von zwei bis drei Zentimetern als Gemüse betrachten. Gekeimte Hülsenfrüchte, wie zum Beispiel die Mungobohnen, sollten jedoch bereits eine Sprossenlänge von mindestens vier Zentimetern erreicht haben, damit ein Großteil des Eiweißes zu Aminosäuren abgebaut worden ist, wodurch sich diese Lebensmittel besser mit Getreide kombinieren lassen. Sie können alle Sprossen roh oder gedünstet essen. Die Sprossen von Hülsenfrüchten ziehe ich persönlich jedoch im gedünsteten Zustand vor, da meiner Ansicht nach das Phasin auch im gekeimten Zustand noch teilweise vorhanden ist und erst durch das Erhitzen völlig zerstört wird. Außerdem schmecken sie mir roh nicht.

Getreidesprossen, aber auch angekeimte Ölsamen, wie zum Beispiel angekeimte Sonnenblumenkerne oder deren Sprossen, sind aufgrund meiner Erfahrungen keine ideale Nahrung für unsere Darmflora, weshalb ich sie nicht empfehlen kann.

Besonders heilkräftig ist hingegen der **Getreidegrassaft**, der ebenso wie das rohe, angekeimte Getreide oder die rohen Früchte, Nüsse und Ölsamen besondere Reinigungs- und Entgiftungskräfte besitzt. Man kann das Weizengras auspressen oder auch kauen. Die Faserstoffe sollte man dann jedoch auf jeden Fall wieder ausspucken, da sie, wie die Getreidesprossen, unsere Darmflora und unser Immunsystem eher schwächen als stärken.

2. Trennkoststufe

Wenn Sie die Heil- und Aufbaukräfte der Lebensmittel intensiver nutzen wollen, reicht die erste Trennkoststufe in der Regel nicht aus. In der zweiten Trennkoststufe bleiben dann eigentlich nur ein paar Kombinationen übrig, bei denen alle feinstofflichen Energien deutlich stärker zur

Wirkung kommen. Alle Stoffwechselvorgänge werden dadurch besser aktiviert, und der Körper wird intensiver entgiftet.

Es ist jedoch absolut notwendig, seine Ernährungsgewohnheiten nur ganz langsam zu verbessern, da sich eine zu starke Entgiftung sonst sehr negativ auf das seelische und körperliche Wohlbefinden auswirken kann *(ausführlicher in Kapitel 19)*.

Erhitztes Getreide essen Sie nun alleine für sich oder zusammen mit möglichst rohen Salaten und Gemüsesorten. Salz, Gewürze, Essig, kaltgepreßte Öle, Honig und andere natürliche, vollwertige Süßmittel können Sie in beliebiger Menge ergänzen. Durch eine solche Mahlzeit wird die Kohlenhydrat- und Fettverdauung relativ gut aktiviert, sofern man kaltgepreßte Öle zum Getreide ißt.

Die Verwendung von Butter anstelle der kaltgepreßten, pflanzlichen Öle hat generell den Nachteil, daß Butter die Fettverdauung nicht aktiviert *(siehe Kapitel 6)*. Außerdem passen pflanzliche Öle, allen voran das Olivenöl, energetisch besser zum Getreide als Butter.

Viele Jahre lang aß ich mindestens einmal täglich Vollkornbrot oder selbstgebackene Getreidefladen (Chapatis), die ich mit Olivenöl, Oliven und einigen rohen Gemüsesorten kombinierte. Das war für mich eine vollkommene, runde Mahlzeit. Hin und wieder ergänzte ich diese Kombination mit ein wenig Käse oder Quark. Als sich später im Zuge der Aufbautherapie mit den rohen Nüssen und Ölsamen und dem rohen, angekeimten Getreide meine Verdauungskraft gebessert hatte, ersetzte ich den Käse durch einen Viertelliter Joghurt.

Eine hervorragende Kombination besteht aus **Nüssen und Ölsamen mit frischem Obst oder Trockenfrüchten**, die man vor dem Verzehr jedoch besser in mineralarmem Wasser einweicht, damit der hohe Fruchtzuckergehalt verringert wird und die Zähne nicht angreift *(siehe Kapitel 9)*. In dieser Trennkoststufe können Sie grundsätzlich beliebig viele Sorten miteinander kombinieren.

Rohe Nüsse und Ölsamen haben die höchsten Aufbauenergien für die gesamte Eiweiß- und Fettverdauung. Nur Oliven und das kaltgepreßte Olivenöl könnten zumindest die Fettverdauung noch stärker aktivieren als alle Nüsse und Ölsamen, wenn sie für sich alleine gegessen würden.

Für sich allein verzehrt und nur mit Salz, echten, milchsauer vergorenen Sojasoßen und Gewürzen geschmacklich abgerundet, können **Hülsenfrüchte** ebenfalls die Eiweiß-, Fett- oder Kohlenhydratverdauung relativ gut aktivieren, je nachdem, ob sie überwiegend aus Eiweiß und Fett oder aus Eiweiß und komplexen Kohlenhydraten bestehen. Als Ergänzung zu solchen Mahlzeiten fallen in dieser Stufe also alle Öle, Fette und das Gemüse weg.

Die stärksten Aufbauenergien haben Hülsenfrüchte im ungekeimten und gekochten Zustand. Läßt man die Hülsenfrüchte hingegen keimen, werden sie zwar leichter verdaulich und bilden auch eine Menge an Vitaminen und Enzymen, verlieren jedoch zunehmend ihre Aufbauenergien und entwickeln die energetischen Yin-Qualitäten von Gemüse *(ausführlicher in Kapitel 13)*.

Fleisch, Fisch und Eier ißt man in dieser Stufe ausschließlich mit möglichst viel rohem oder erhitztem Obst zusammen. Alle neutralen Lebensmittel können Sie beliebig dazukombinieren. Gesundes Fleisch, Fisch und die Eier können Sie grundsätzlich zwar auch roh essen, besondere gesundheitliche Vorteile werden Sie dadurch jedoch kaum erfahren, da diese Nahrungsmittel weder im erhitzten noch im rohen Zustand ideal für den Menschen sind.

Enthält der Fisch oder das Fleisch Fett, so wird in der Kombination mit Obst neben der Eiweißverdauung auch die Fettverdauung aktiviert. Die katalysatoraktivierenden Energien sind bei diesen Nahrungsmitteln jedoch deutlich schwächer als bei den meisten anderen, wodurch eine besonders schnelle Reaktivierung der Verdauungsorgane mit ihnen nicht erreicht werden kann. Demzufolge findet auch keine Aktivierung des Bindegewebes oder der Hormondrüsen statt.

Als **Milchprodukte** kommen in dieser Stufe nur noch frische Rohmilch, Dickmilch, Joghurt und Kefir in Frage, die man für sich alleine oder mit etwas Honig ißt. Käse und Quark übersäuern den Stoffwechsel wegen der fehlenden kaliumreichen Molke zu sehr. Im Prinzip betrifft das natürlich mindestens ebenso stark Fleisch, Fisch und Eier *(siehe Kapitel 8)*. Ich habe die letztgenannten Nahrungsmittel dennoch in die zweite Trennkoststufe aufgenommen, da sie im Gegensatz zu den Milchprodukten relativ starke Aufbauenergien besitzen *(siehe Kapitel 6)*.

3. Trennkoststufe

In der dritten Trennkoststufe kommen alle wichtigen Kombinationsregeln und meine Erkenntnisse über die Aufbau- und katalysatoraktivierenden Energien zur Anwendung. Der Übersicht halber erwähne ich die beiden „Lebensmittelkombinationen" an dieser Stelle, werde die Anwendung aber erst in den Kapiteln 18 bis 21 ausführlich erklären.

Das Ziel dieser Stufe ist nicht nur eine Entlastung des Verdauungstraktes, sondern vor allem die intensive Reaktivierung des Stoffwechsels, der Verdauungsorgane und die Entsäuerung und Entgiftung des gesamten Körpers. Nur zwei Lebensmittelkombinationen kommen hierfür in Frage:

1. eine Sorte rohes, angekeimtes Getreide
2. eine rohe Nuß- oder Ölsamensorte zusammen mit einer rohen Obst- sorte.

Zusammenfassung

In der ersten Trennkoststufe lassen sich unter Berücksichtigung der vier Kombinationsregeln alle Lebensmittel der beiden Kolonnen, alle neutralen Lebensmittel und die in Pfeilrichtung miteinander verbundenen Lebensmittel kombinieren. Die erste Kolonne wird dabei aus den eher eiweißreichen Lebensmittteln und Obst gebildet, die zweite aus denjenigen Lebensmitteln, die als Energielieferanten überwiegend komplexe Kohlenhydrate enthalten, wie Getreide, Kartoffeln und Gemüse.

Zur Aufwertung des Getreideeiweißes sollten bei einer gesunden, erwachsenen Person folgende Nahrungsmittelmengen nicht überschritten werden:

- 250 ml Milch, Dickmilch, Joghurt oder Kefir,
- 100 Gramm Quark oder Tofu,
- 50 Gramm erhitzte Nüsse oder Ölsamen, Käse, Fleisch oder Fisch
- 1 großes Hühnerei.

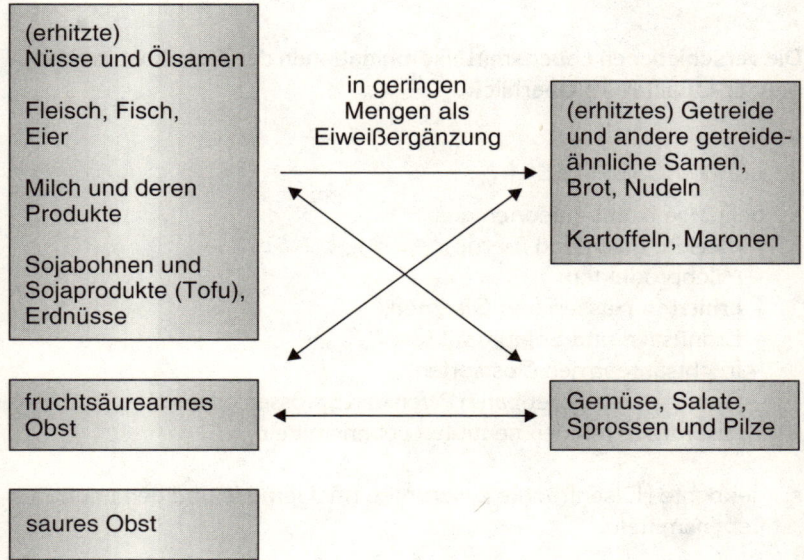

Die relativ neutralen Lebensmittel: Salz; echte, milchsauer vergorene Soja-soßen, wie Tamari oder Shoyu; Gewürze, Kräuter, Essig, Öle und Fette, Butter, Honig, Ahornsirup, Vollrohrzucker und Vollzucker, Apfel-Birnen-Dicksaft.

In der zweiten Trennkoststufe fallen die Verbindungspfeile zwischen den beiden Kolonnen weg. Unter Berücksichtigung der vier Kombinations-regeln werden in dieser Stufe daher nur noch bestimmte Lebensmittel aus derselben Kolonne eventuell zusammen mit den neutralen Lebens-mitteln kombiniert. Dazu gehören:

- erhitztes Getreide + Kartoffeln + Gemüse und Salate
- Nüsse und Ölsamen + Obst
- Fleisch, Fisch und Eier + Obst
- Milch + Honig.

In der dritten Trennkoststufe gibt es nur zwei Lebensmittelkombinationen:
1. eine Sorte rohes, angekeimtes Getreide
2. eine rohe Nuß- oder Ölsamensorte zusammen mit einer rohen Obst-sorte.

Hülsenfrüchte werden generell am besten für sich alleine, zusammen mit den neutralen Lebensmitteln oder auch mit etwas Gemüse gegessen.

Die verschiedenen Lebensmittelkombinationen der Trennkost in anstei-gender Qualität im Überblick:

1. TRENNKOSTSTUFE

- beliebige Kombinationen aus:
  - Fleisch, Fisch und Eiern,
  - Milchprodukten,
  - **erhitzten** Nüssen und Ölsamen,
  - Erdnüssen und Sojaprodukten,
  - fruchtsäurearmen Obstsorten,
  - Gemüse, Salaten, eßbaren Pilzen und Sprossen **oder** sauren Früchten
  - zusammen mit den neutralen Lebensmitteln.

- gekochte Hülsenfrüchte zusammen mit Gemüse und den neutralen Lebensmitteln.

176

- Milchprodukte zusammen mit Honig, Obst, Gemüse oder Nüssen und Ölsamen.

- beliebige Müslimischungen aus:
  - Getreideflocken,
  - **fruchtsäurearmen** Obstsorten,
  - rohen oder gerösteten Nüssen und Ölsamen,
  - natürlichen Süßmitteln,
  - Milchprodukten **ohne** zusätzlichem Salz,
  - **mineralarmem** Wasser.

- beliebige Kombinationen aus:
  - dem **erhitzten** Vollkorngetreide oder den **erhitzten** getreideähnlichen Samen,
  - allen Gemüse- und Salatsorten, Sprossen, eßbaren Pilzen,
  - Kartoffeln und Maronen,
  - **fruchtsäurearmen** Obstsorten,
  - geringen Mengen an **erhitzten** Nüssen oder Ölsamen,
  - geringen Mengen an Milchprodukten,
  - geringen Mengen an Fleisch, Fisch, Eiern oder Sojaprodukten
  - zusammen mit den neutralen Lebensmitteln.

2. TRENNKOSTSTUFE

- Fleisch, Fisch, Eier, Erdnüsse oder Sojaprodukte zusammen mit Obst und den neutralen Lebensmitteln,
- gekochte Hülsenfrüchte nur mit Salz, Sojasoßen und Gewürzen,
- süße oder gesäuerte Milch für sich alleine oder mit Honig,
- **erhitztes** Vollkorngetreide oder **erhitzte** getreideähnliche Samen zusammen mit Gemüse, Salaten, eßbaren Pilzen, Sprossen, Avocados, Oliven und den neutralen Lebensmitteln,
- **rohe** Nüsse und Ölsamen zusammen mit Gemüse, Salaten, eßbaren Pilzen oder Sprossen,
- verschiedene **rohe** Nuß- und Ölsamensorten zusammen mit verschiedenen Obstsorten.

3. TRENNKOSTSTUFE

- jeweils nur **eine rohe** Nuß- oder Ölsamensorte mit **einer rohen** Obstsorte
- **eine Sorte rohes, angekeimtes** Getreide für sich alleine.

Die Trennkost ist zwar generell gesünder als die Mischkost, jedoch kann man sich auch mit der Mischkost einigermaßen gesund ernähren, wenn man ein paar Regeln einhält. Auch wenn Sie nur hin und wieder eine Trennkostmahlzeit zu sich nehmen, so sollten Sie die vier wichtigsten Ernährungsregeln unbedingt beachten, damit die schlimmsten Darmflorastörungen vermieden werden:

1. **Nehmen Sie so wenig raffinierten Zucker wie möglich auf.**
2. **Essen Sie niemals raffinierten Zucker zusammen mit Vollkorngetreide, Nüssen oder Ölsamen im erhitzten oder rohen Zustand. Dasselbe gilt für Getränke, die raffinierten Zucker enthalten, wie zum Beispiel Limonaden, Colagetränke, Malzbier und einige alkoholische Getränke.**
3. **Essen Sie niemals saure Früchte zusammen mit Vollkorngetreide, Kartoffeln, Maronen oder Gemüse in einer Mahlzeit.**
4. **Essen Sie niemals rohe Nüsse, Ölsamen oder rohes Getreide zusammen mit Salz oder in, vor oder direkt nach einer Mahlzeit, die Salz oder anorganische Mineralien (Mineralwässer, kalkreiches Leitungswasser etc.) enthält.**

Die „Organuhr" des Körpers

Zum Schluß dieses Kapitels möchte ich noch kurz auf die sogenannte **Organuhr** eingehen.

Alle Funktionen unserer Organe und Hormondrüsen unterliegen einem individuellen Tages- oder Monatsrhythmus. So wird zum Beispiel die Gallenflüssigkeit am intensivsten in den Stunden nach Mitternacht gebildet und sammelt sich dann in der Gallenblase, um während des Tages bei fettreichen Mahlzeiten in den Dünndarm abgegeben zu werden. Zwar wird auch tagsüber von der Leber ständig Galle produziert, jedoch reicht dieser relativ geringe Gallenfluß für die Verdauung einer fettreichen Mahlzeit nicht aus, weshalb man dann auf die gespeicherte Gallenflüssigkeit aus der Gallenblase angewiesen ist.

Pferde haben zum Beispiel keine Gallenblase und dürfen daher nie zu viel Hafer bekommen, weil sie das Fett des Hafers sonst nicht verdauen können und krank davon werden. Der Hafer enthält zirka 7 % Fett, so daß ein Kilogramm Hafer bereits 70 Gramm Fett enthält. Für ein Tier ohne Gallenblase können daher einige Kilogramm Hafer pro Tag nicht nur zu viel Eiweiß, sondern auch zu viel Fett enthalten. Bedenken Sie dabei, daß in der freien Wildbahn kein Pferd jemals so viele fett- und eiweißreiche Getreidekörner auf einmal fressen würde.

Gesunde Menschen mit Gallenblase können fettreiche Lebensmittel tagsüber daher am besten verdauen. Neben den Kohlenhydraten gehört das Fett zu unseren besten Energielieferanten und kann die Glukoseverbrennung im Zellstoffwechsel auf ideale Art und Weise unterstützten. Aber auch geschmacklich wird erhitztes Vollkorngetreide erst durch ein wenig Öl oder Fett zu einer runden Mahlzeit.

Da Fett im Stoffwechsel vor allem zur Energiegewinnung verbrannt wird, dient es uns am Abend natürlich weniger gut. Nicht „verbranntes" Fett wird während des Schlafes dann als Depotfett im Unterhautfettgewebe gespeichert. Wer daher abnehmen oder zumindest nicht zunehmen möchte, sollte abends eher fettarm essen. Wer seine Mahlzeiten dann noch nach den Regeln der Trennkost kombiniert und sich ausschließlich von vollwertigen Lebensmitteln ernährt und natürlich nicht „allzu viel" ißt, wird dies mit der Zeit auch an seinem Gewicht merken. Je gesünder nämlich unser Stoffwechsel ist, um so eher werden wir unser Idealgewicht erreichen.

Wenn wir uns am Abend von unserem Tageswerk erholen, beginnt die Regenerationsphase des Körpers, die sich in der Nacht während des Schlafes fortsetzt. In den Regenerations- oder Ruhephasen findet jedoch auch der Körperaufbau statt, für den wir vor allem Aminosäuren, also Eiweiß benötigen. In den Aktivitätsphasen hingegen brauchen unser Gehirn und unsere Muskeln vor allem Energie, die wir am leichtesten aus allen Kohlenhydraten und Fetten gewinnen.

Gesundheitsbewußte Sportler und vor allem Kraftsportler machen sich diese Erkenntnisse zunutze und essen daher tagsüber überwiegend kohlenhydratreiche Lebensmittel. Abends oder nach dem Training ernähren sie sich hingegen eher eiweißreich, wodurch der Muskelaufbau am besten unterstützt wird.

Aber auch für weniger körperlich aktive Menschen ist es sinnvoll, die Haupteiweißmahlzeit zumindest nicht vormittags zu sich zu nehmen, da unsere Verdauungsorgane morgens erst einmal „aufwachen" müssen. Gegen vier Uhr morgens werden der Magen und die Bauchspeicheldrüse nämlich „geweckt" und zunehmend mit Lebensenergien versorgt, so daß sie im Verlauf des Tages immer leistungsfähiger werden, bis sie gegen 18 Uhr ihre maximale Leistung erreichen. Danach fällt die Sekretionsleistung allmählich wieder ab, weshalb man nach 20 Uhr möglichst keine großen Mahlzeiten mehr zu sich nehmen sollte. Man kann daher sogar bei Menschen, die morgens überhaupt keine Magensäure bilden, am Abend dennoch eine gewisse Säureproduktion nachweisen.

Ich selbst habe diesen Zustand viele Jahre erlebt. Morgens konnte ich daher lange Zeit nur Obst oder relativ eiweißarme Getreidegerichte aus Reis oder Hirse verdauen. Am Abend war meine Verdauungskraft bereits soweit angestiegen, daß ich mich zu dieser Zeit schon etwas eiweißreicher ernähren konnte und mich dadurch einigermaßen bei Kräften hielt.

Aufgrund dieser tageszeitbedingten Maximalleistungen der Verdauungsorgane ist es daher sinnvoll,

- Lebensmittel oder Mahlzeiten, die viele komplexe Kohlenhydrate und Fett enthalten, eher morgens und mittags zu essen und
- mittags oder abends eher die eiweißreicheren Nahrungsmittel, wie Fleisch, Fisch, Eier, Milchprodukte oder Hülsenfrüchte zu bevorzugen.

Kapitel 12

Die Relativität der Wahrheit – Anthroposophie und Hildegard-Lehren –

Noch während der drei Jahre meines Aufenthalts in Münster begann ich, mich mit den Schriften von Hildegard von Bingen und von Rudolf Steiner, dem Begründer der Anthroposophie, zu beschäftigen. Dabei interessierten mich neben deren religiösen und geisteswissenschaftlichen Lehren natürlich auch die Aussagen, die sie über eine menschengerechte Ernährung gemacht haben. Besonders fasziniert war ich von der ganzheitlichen Betrachtungsweise beider Richtungen, bei denen die Religion kein abstraktes Gedankengebäude darstellt, sondern viele wichtige Aspekte des Lebens integriert. Diese Bücher gehörten neben einigen anderen, wie zum Beispiel dem „Friedensevangelium der Essener", zu denen, wodurch ich das Christentum völlig neu entdeckte und mir die Bedeutung der Lehre Jesu zunehmend bewußter wurde.

Auch wenn in der Anthroposophie, in den Hildegard-Übersetzungen oder in den Essener-Schriften der Ernährung eine große Bedeutung zukommt, so unterscheiden sich die jeweiligen Ernährungsempfehlungen jedoch gewaltig voneinander. Sie können sich sicherlich vorstellen, in welch einer inneren Zerrissenheit ich damals steckte, da meine Überzeugung von der großen Bedeutung der Rohkost als ideale Ernährungsform von Jesus im „Friedensevangelium der Essener" zwar gestützt, von den beiden anderen Autoren jedoch größtenteils abgelehnt wurde. Absolut unvereinbar erschienen mir daher die Aussagen von Jesus im Friedensevangelium *(siehe Kapitel 23)* mit denen von Hildegard von Bingen, zumal Hildegard von Bingen ihr Wissen zumindest teilweise durch göttliche Visionen erhalten haben soll. Aber auch Rudolf Steiner war bekannt für seine medialen und visionären Fähigkeiten gewesen. Als ich dann noch die ersten Bücher von Ohsawa, dem Begründer der Makrobiotik, in die Hände bekam, der ebenfalls kein Rohkostanhänger war, begann ich, immer mehr an der absoluten Wahrheit der Rohkosternährung zu zweifeln. Ich wollte damals nur die Wahrheit erfahren! Daß diese jedoch von Kultur zu Kultur und von Zeitalter zu Zeitalter völlig anders ausgelegt werden kann und daß es diesbezüglich neben einer absoluten Wahrheit auch relative Wahrheiten gibt, sollte mir erst in den folgenden Jahren bewußt werden.

Nachdem ich nach Bochum umgezogen war, begann ich schließlich damit, meine Ernährungsweise umzustellen. Ich ernährte mich wieder zunehmend von erhitzten Nahrungsmitteln und probierte die meisten vegetarischen Ernährungsempfehlungen aus, die ich aus den Originalübersetzungen der Hildegard-Schriften *(siehe Literaturverzeichnis)* entnehmen konnte. Im Prinzip kann man die Ernährungslehren der Hildegard von Bingen sehr gut mit denen von Rudolf Steiner und anderen anthroposophischen Autoren, wie zum Beispiel Udo Renzenbrink *(siehe Literaturverzeichnis),* kombinieren, weshalb sich auch viele Anthroposophen zu den „Küchengeheimnissen der Hildegard-Medizin" hingezogen fühlen.

Anders sieht es natürlich mit der Makrobiotik aus, da allein die Philosophie des Yin und Yang den meisten Europäern mehr oder weniger fremd ist und eine bewußte Auseinandersetzung erfordert. Dabei ist es gar nicht so schwer, die beiden Urkräfte des Yin und Yang auch in unser Denken zu integrieren. Am Anfang mag es vielleicht ein wenig ungewohnt sein; mit der Zeit erkennt man jedoch die Universalität dieser beiden Energieformen, so daß sie eine enorme Bereicherung in unserem Leben darstellen können *(siehe nächstes Kapitel).*

Da das Salz nicht nur bei Ohsawa, sondern auch bei den Anthroposophen und bei Hildegard von Bingen eine beachtliche Rolle spielt, wurde ich dadurch angeregt, die Bedeutung des Salzes für unseren Stoffwechsel zu erforschen. Auch wenn ich in den Kapiteln 2 und 3 die große Bedeutung des Salzes für die Magensäurebildung beschrieben habe, möchte ich an dieser Stelle noch einmal darauf hinweisen, daß es einige Ernährungsweisen gibt, bei denen man kein oder nur wenig zusätzliches Salz benötigt. Ich werde in den Kapiteln 18 und 23 darauf zurückkommen. Für die normale Ernährung mit pflanzlichen und tierischen Nahrungsmitteln ist eine gewisse Menge Salz jedoch unentbehrlich, wenn wir eine gute Magensäurebildung haben wollen!

Ebenfalls wird in allen drei Ernährungsrichtungen das Getreide erhitzt. Entweder wird es gekocht, gebacken, gedarrt oder geröstet. Eine Antwort, warum das Getreide in fast allen alten Kulturen traditionell erhitzt wird, fand ich nur bei Rudolf Steiner und etwas später auch in einem Ayurveda-Buch. Steiner zufolge muß das Getreide, nachdem es geerntet worden ist, im Gegensatz zum reifen Obst für den menschlichen Organismus noch aufgeschlossen werden. Das geschieht, indem man den

„Reifungsprozeß" des Getreides, der durch die Sonnenreifung noch nicht ganz abgeschlossen ist, mit dem Kochen oder Backen vollendet.

Wie Sie ja bereits wissen, ist es tatsächlich so, daß das rohe, ungekeimte Getreide für die menschliche Ernährung weder energetisch (Aufbaukräfte) noch physisch (Phytinsäure) aufgeschlossen ist. Erst durch das Erhitzen oder Ankeimen werden die Aufbaukräfte für den menschlichen Organismus aktiviert und die Phytinsäure teilweise abgebaut. Außerdem kann das rohe, angekeimte Getreide ebenso wie eine rohe Nuß- oder Ölsamensorte, eine rohe Obstsorte oder die Kombination aus einer rohen Nuß- oder Ölsamensorte mit einer rohen Obstsorte die Darmflora des Menschen derart aufbauen und stärken, daß die Phytase dadurch optimal gebildet wird. Letztendlich hat man das Getreide in allen alten Kulturen auch deshalb erhitzt, da es sich im rohen Zustand erfahrungsgemäß weder mit anorganischen Salzen, wie zum Beispiel dem Koch- oder Meersalz, noch mit irgendwelchen anderen Lebensmitteln im Magen-Darm-Trakt verträgt.

Die Milch hat besonders in der Anthroposophie einen relativ hohen Stellenwert. Aber nicht nur, weil sie ein guter Kalzium- oder Kaliumlieferant ist oder die in pflanzlichen Lebensmitteln kaum vorkommenden Vitamine D und B12 enthält, sondern weil das Milcheiweiß einen besonderen Bezug zu unserem Empfindungsleib beziehungsweise unseren Gefühlen hat. Da die Milchnahrung ja die erste Nahrung für einen Säugling darstellt, ist sie sozusagen der materialisierte Ausdruck für Zuwendung und Liebe und vermittelt im höchsten Maße das Gefühl von Sicherheit und Geborgenheit. Beim heranwachsenden oder erwachsenen Menschen hat die Milch daher eine ähnliche Wirkung. Sie erhöht das Bedürfnis des Menschen, sich gefühlsmäßig zu äußern oder auszutauschen und kann so das Einfühlungsvermögen und die soziale Kontaktbereitschaft verstärken. Ähnliche Wirkungen haben allerdings auch die meisten pflanzlichen Lebensmittel auf den Menschen, wenn auch etwas abgeschwächter.

Die Fleischnahrung hingegen kann genau das Gegenteil bewirken, da sie weniger den Empfindungsleib des Menschen nährt, sondern vor allem die ichbezogenen Willenskräfte. Das soll nun keinesfalls bedeuten, daß überwiegende Fleisch- oder Fischesser, wie zum Beispiel die Eskimos, zu egoistischen Einzelgängern werden, was ja keinesfalls der Realität entspricht. Jedoch kann die Fleischnahrung den Menschen im Gegensatz zur Ernährung mit pflanzlichen Lebensmitteln und Milchprodukten gefühlsmäßig härter, aber auch durchsetzungsfähiger machen, was in einem so rauhen Klima nördlich des 65. Breitengrades manchmal sogar überlebensnotwendig ist.

Ohsawa hat die starke Wirkung der Milch auf unser Gefühlsleben ebenfalls erkannt. Jedoch lehnte er sie für Menschen ab dem Kleinkindalter kategorisch ab, da nach seiner Ansicht die Milch von Tieren die Entwicklung der eigenen Urteilskraft keinesfalls fördern würde und uns bei regelmäßigem Verzehr eher zu „urteilsschwachen, unfreien Herdenmenschen" (sinngemäßes Zitat) macht. Zweifelsohne gehört sie, sobald wir aus dem Säuglingsalter herausgewachsen sind, in der Tat zu den am schwersten zu verdauenden Lebensmitteln und kann uns am stärksten verschleimen. Man muß dabei bedenken, daß die Makrobioten relativ viel Salz essen und sich die Milch vor allem dann nicht mit Salz verträgt, wenn die Magensäurebildung schwach ist *(siehe Kapitel 3)*. Außerdem setzt eine Ernährung mit Milch generell eine gute Eiweißverdauungskraft voraus, und die ist ja bei vielen Menschen heutzutage bereits geschwächt.

In Indien hingegen wird die Kuh wegen ihrer nährenden und „lebenspendenden" Milchproduktion schon seit Jahrtausenden als „heilige Mutter" verehrt und mit dem lebenserhaltenden Aspekt Gottes (Vishnu) in Verbindung gebracht. Die Milch gilt in Indien daher als heilige Nahrung und stellt neben Reis, Weizen und Linsen eines der bedeutendsten Grundnahrungsmittel dar.

Ich selbst betrachte die Milchprodukte für unsere heutige Zeit als eine reine Kompromißlösung. Sicherlich brauchen weder ein erwachsener Mensch noch ein ausgewachsenes Tier die Milch von anderen Tieren! Wer sich jedoch in unserer heutigen verstandesgeprägten Hightech-Gesellschaft vegetarisch ernähren möchte, kann die Milch nutzen, um sich mit dem tierischen Milcheiweiß besser zu erden als mit allen anderen pflanzlichen Lebensmitteln *(siehe Kapitel 3)*. Wenn Sie die Milch oder deren Produkte daher in den empfohlenen Trennkostkombinationen zu sich nehmen, werden Sie sie bei gesunder Verdauungskraft auch problemlos vertragen *(mehr zum Thema Milch in Kapitel 22)*.

Bei diesen Betrachtungen beziehe ich mich grundsätzlich immer auf den gesunden Menschen. Denn bei entsprechenden Verdauungsschwächen und bei einem Milchallergiker kann die Milch natürlich eine Menge unangenehme körperliche oder seelische Reaktionen hervorrufen.

Ein besonderes Charakteristikum in den Hildegard-Büchern ist die sogenannte **„Subtilitätslehre"**. Jede Pflanzen- oder Tierart besitzt nämlich ein ureigenes Wesen und subtile Energien und Eigenschaften, die wir beim Verzehr dieser Lebensmittel teilweise aufnehmen und die uns psychisch oder körperlich beeinflussen können.

So gehören zum Beispiel die meisten Getreidesorten bei Hildegard von Bingen zu den gesündesten Lebensmitteln des Menschen, da sie unser natürliches Wesen am wenigsten beeinflussen und uns körperlich und seelisch am besten stärken und aufbauen können. Das betrifft allerdings nur das Vollkorngetreide. Ausgesiebte Mehle lehnte sie grundsätzlich ab, da sie den Menschen auf Dauer schwächen.

Bestimmte andere Lebensmittel wiederum können angeblich die seelische und körperliche Harmonie des Menschen so stark stören oder aufwühlen, daß diese bei ihr ebenfalls einen weniger guten Stellenwert bekamen. Dazu gehören zum Beispiel Porree, Pflaumen oder auch Erdbeeren, die ihr zufolge die Qualität des Blutes verschlechtern, die „Säuren im Körper aufwallen lassen" oder den Körper vermehrt verschleimen. Ich selbst kann diesen Aussagen nach meinen eigenen Erfahrungen jedoch nur teilweise zustimmen.

Bei ihren Bewertungen der Lebensmittel unterschied sie aber auch verschiedene **Temperamente**, die man unter anderem auch bei den Anthroposophen findet. So teilt sich angeblich das eher unruhige Temperament der Ziege über die Milch oder das Fleisch auf den Menschen mit. Im Gegensatz dazu haben die Milch und das Fleisch von Kühen oder Schafen ein ruhigeres „Temperament".

Vom Hafer schreibt sie, daß er dem Menschen einen frohen Sinn und einen reinen und klaren Verstand bereite. Ich selbst habe nach einem Haferessen oft die Erfahrung gemacht, daß ich voller Tatendrang war, ja fast ein wenig euphorisch wurde. Das uralte Sprichwort: „Ihn sticht der Hafer!" geht auf diese anregende Wirkung des Hafers zurück, was man natürlich auch bei Pferden beobachten kann, die viel Hafer zu fressen bekommen.

Als König unter den Getreidesorten betrachtete sie jedoch – neben dem Weizen – den Dinkel, von dem sie schreibt, daß er das beste Getreide sei und daß es dem Menschen „rechtes Fleisch und rechtes Blut" bereite und ihm einen frohen Sinn und Freude im Gemüt mache.

Fleisch gilt bei Hildegard von Bingen immer als Kräftigungsmittel, Schweinefleisch lehnte sie jedoch eher ab. Grundsätzlich empfahl sie dennoch vor allem gesunden Menschen, nur wenig Fleisch zu essen.

Da das Eiweiß im Fleisch aufgrund seiner Aminosäurezusammensetzung besonders hochwertig ist *(siehe Kapitel 10)* und leicht in menschliches Eiweiß umgewandelt werden kann, muß der Mensch selber nur wenig dazu tun, um seinen Körper mit Fleisch aufzubauen. Im ausgehungerten oder geschwächten Zustand können tierische Produkte daher äußerst nützlich sein. Wer jedoch generell viel Fleisch ißt, schwächt auf längere Sicht seinen Stoffwechsel, weil er nicht gefordert wird, bestimmte Aminosäuren selbst zu bilden oder zu transformieren. Außerdem gehört Fleisch zu den Nahrungsmitteln, welche die Stoffwechselkatalysatoren am wenigsten aktivieren und den Körper am intensivsten übersäuern. Dadurch verschlacken wir schneller, wodurch der Boden für alle möglichen Stoffwechselstörungen und Krankheiten bereitet wird *(ausführliche Beschreibung in Kapitel 17)*.

Je weiter weg die Lebensmittel evolutionsmäßig von uns entfernt sind, desto weniger **Seelenqualitäten** besitzen sie, und um so mehr unterstützen sie uns in unserer seelischen, geistigen und spirituellen Entwicklung. Je mehr Seelenqualitäten sie jedoch besitzen, um so mehr können sie unsere Emotionen und unser Verhalten beeinflussen und uns seelisch auf „ihre Daseinsebene hinabziehen". Da uns das Fleisch von Tieren als Nahrungsmittel am nächsten steht, kann es uns seelisch und bewußtseinsmäßig am meisten beeinflussen. Als nächstes folgen die Fische und Eier. Essen wir Gemüsepflanzen, muß die ganze Pflanze „getötet" werden. Die Gemüsenahrung besitzt daher noch mehr Seelenqualitäten als die reine Samen- und Früchtenahrung, bei der die Erzeugerpflanzen selbst nicht gegessen werden. Interessanterweise sind es nun aber gerade die Früchte und Samen, welche die höchsten Aufbaukräfte für unseren Körper in sich tragen. Daher werden diese Lebensmittel die Nahrung der Zukunft sein *(mehr dazu in Kapitel 24)*!

Milch und Honig nehmen hier eine Sonderstellung ein, da durch deren Verzehr direkt kein Leben zerstört wird. Dennoch besitzen weder die Milch noch der Honig bedeutende Aktivierungsenergien für den erwachsenen Menschen.

Je mehr wir unseren Körper daher befähigen oder anregen, bestimmte Substanzen selbst zu bilden, um so gesünder ist unser Stoffwechsel und um so unabhängiger werden wir.

Lebensenergiereiche, pflanzliche Lebensmittel, wie die rohen Samen und Früchte, können daher unsere Stoffwechselfunktionen so stark aktivieren, daß dadurch bestimmte Substanzen, wie zum Beispiel die Stoffwechselkatalysatoren, Enzyme, Hormone, bestimmte Aminosäuren und Vitamine und sogar Mineralstoffe, vermehrt gebildet oder transmutiert werden. Nutzen Sie daher diese Lebensmittel, um durch „die Überwindung der Materie an ihr stark zu werden"!

Eine große Bedeutung haben in den Hildegard-Lehren, aber auch in den anthroposophischen Ernährungslehren die **Kalt/Warm-Eigenschaften** der Lebensmittel. Parallelen dazu finden sich unter anderem in den traditionellen Ernährungslehren der Sufis und in anderen Qualitätsbeurteilungen alter Kulturen des eurasischen Raumes.

Lebensmittel mit wärmenden Eigenschaften erhöhen die Stoffwechseltätigkeit, wodurch der Körper von innen erwärmt wird. Diese Eigenschaften sind jedoch nicht identisch mit den feinstofflichen Aufbaukräften der lebensenergiereichen pflanzlichen Lebensmittel. So hat zum Beispiel Fleisch die Eigenschaft, uns innerlich zu erhitzen, jedoch aktiviert es die körpereigenen Enzym- oder Hormonproduktionen am schlechtesten von allen natürlichen Nahrungsmitteln.

Kühlende Lebensmittel hingegen verringern bestimmte Stoffwechselfunktionen, wodurch es zur inneren Abkühlung kommt.

Leider gibt es in den Büchern, die ich gelesen habe, keine allgemeine Übereinstimmung über die kalten und warmen Eigenschaften der Lebensmittel, weshalb ich sie nur grob beschreiben werde, so wie ich sie selbst erfahren habe. Viel bedeutsamer scheinen mir vielmehr die Yin-Yang-Energien zu sein, auf die ich im nächsten Kapitel eingehen werde. Wie ich im Kapitel 3 schon ausführte, sind die Kalt/Warm-Eigenschaften der Lebensmittel nicht identisch mit den Yin-Yang-Energien, auch wenn die Wirkungen dieser Energien bei den meisten Lebensmitteln sehr ähnlich sind *(ausführliche Beschreibung in Kapitel 13)*.

Zu den Lebensmitteln mit warmen beziehungsweise erhitzenden Eigenschaften gehören nach meinen Erfahrungen in abnehmender Reihenfolge Fleisch, Fisch und Eier, alle Getreidesorten, Hülsenfrüchte, Käse, alle Nüsse und Ölsamen sowie alle Öle und Fette. Innerhalb der einzelnen Nahrungsmittelgruppen gibt es natürlich wiederum mehr und weniger starke Unterschiede.

So erhitzen zum Beispiel beim Getreide Dinkel und Weizen am stärksten unseren Stoffwechsel. Hirse, Roggen, Gerste und Mais sind schon etwas „kühler". Am „kühlsten" unter den Getreidesorten ist jedoch der Reis, obwohl er natürlich grundsätzlich den Körper erhitzt!

Der Hafer fällt bei dieser Betrachtung ein wenig aus der Reihe, weil er mehr Energie zur Verdauung benötigt als andere Getreidesorten. Dadurch ist er etwas schwerer verdaulich und kann bei Menschen mit schwacher Verdauungskraft leichter Blähungen und andere Verdauungsbeschwerden verursachen, vor allem dann, wenn er nicht gut gekaut wird. Ein Mensch mit einer geschwächten Verdauungskraft wird durch den Hafer daher weniger gut erwärmt und ernährt, weshalb verdauungsschwache Menschen eher die anderen, leichter verdaulichen Getreidesorten bevorzugen sollten. Ein gesunder, verdauungsstarker Mensch wird hingegen durch den Hafer ebenso erwärmt wie durch den Dinkel oder Weizen.

Neben all diesen Nahrungsmitteln hat auch unser Kochsalz beziehungsweise das unraffinierte Meer- oder Steinsalz erhitzende Eigenschaften und kann daher die Stoffwechseltätigkeit erhöhen, was besonders in den kalten Jahreszeiten und Klimazonen von Bedeutung sein kann.

Kühlende Eigenschaften haben vor allem alle Obstsorten, die meisten Gemüsesorten, Milch, Joghurt und Kefir.

Je nach Jahreszeit und körperlicher Tätigkeit kann man sich diese Nahrungseigenschaften zunutze machen, um die innere Körperwärme zu erhöhen oder zu verringern. Sie sehen: Nicht alles ist eine Frage von Joule beziehungsweise Kalorien.

In der Sufi-Medizin, aber auch teilweise in der anthroposophischen Medizin werden bestimmte Krankheiten unter anderem der Kälte- oder Hitzekategorie zugeordnet. Da die meisten chronischen Krankheiten durch eine Verringerung der Stoffwechselfunktionen hervorgerufen werden, stellen sie also Kältekrankheiten dar. Zwei typische Kältekrankheiten mit den entsprechenden Ablagerungen im Bindegewebe sind zum Beispiel Krebs und Rheuma *(siehe auch Kapitel 17)*. Um sie zu heilen, versucht man in der anthroposophischen Medizin, die Stoffwechselleistung mit stoffwechselsteigernden Heilkräutern, wie zum Beispiel den Mistelextrakten, oder mit erhitzenden Lebensmitteln zu erhöhen. Dazu wird dann vor allem gekochtes oder gebackenes Vollkorngetreide verwendet.

Nachdem ich mich viele Jahre mit allen möglichen Ernährungsrichtungen beschäftigt und sie auch lange Zeit praktiziert hatte, ist mir vor allem durch die Ayurveda-Lehre *(siehe Kapitel 15)* und durch das „Friedensevangelium der Essener" *(siehe Kapitel 23)*, aber auch durch die Schriften von Rudolf Steiner und Hildegard von Bingen *(siehe Literaturverzeichnis)* bewußt geworden, daß die verschiedenen Lebensmittel uns nicht nur physisch, sondern auch seelisch und geistig ernähren. Bestimmte Lebensmittel können uns sogar auf unserem spirituellen Weg unterstützen, andere wiederum hemmen uns. Mit der Zeit konnte ich nicht nur die meisten Wirkungen der Lebensmittel, die ich in den entsprechenden Schriften beschrieben fand, bei mir selbst nachvollziehen, sondern ich entdeckte auch noch einige andere Wirkungen, die nicht in den Büchern erwähnt werden. Zu den wichtigsten Entdeckungen zählen zweifelsohne die Aufbauenergien und die katalysatoraktivierenden Energien der Lebensmittel, aber auch einige auf die Psyche oder auf den Körper wirkende Eigenschaften.

Immer mehr Menschen sind heute auf der Suche nach dem Sinn des Lebens und der „Wahrheit", die sich häufig auch auf eine möglichst optimale Ernährungsweise erstreckt.

Um Ihnen bei dieser Suche zu helfen, versuche ich in diesem Buch so objektiv wie möglich die Essenzen der wichtigsten Ernährungsrichtungen mit unseren naturwissenschaftlichen Ergebnissen zu verbinden. Wenn Sie am Ende des Buches verstanden haben, daß die vielen angeblichen Wahrheiten oft nur Teilwahrheiten darstellen und daher relativ sind, je nachdem, von welchem Standpunkt aus Sie diese betrachten, habe ich eines meiner Ziele erreicht. Das wichtigste Ziel dieses Buches ist jedoch die Beschreibung eines Weges, der nach meiner Ansicht der Wahrheit am nächsten kommt. Um diese Wahrheit zu erfahren, müssen Sie sich letztendlich persönlich auf diesen Weg begeben und ihn durch eigene Erfahrungen kennenlernen.

Auch wenn die Ernährung den Menschen in seiner seelischen und geistigen Entwicklung unterstützen kann, darf sie nie zur Religion werden! Die Nahrung sollte uns gesund erhalten und uns die notwendige physische oder auch seelische Kraft geben, unsere täglichen Aufgaben zu erfüllen. Falls man durch die Nahrung jedoch seine innere Seelenwärme verliert, egal, ob das durch Fleisch oder Alkohol geschieht oder durch eine fanatische Einstellung gegenüber irgendeiner Ernährungsrichtung, so sollte man seine Ernährungsweise ernsthaft überdenken. Damit Sie Ihre individuelle Aufgabe erfüllen können, kann es unter Umständen sogar notwendig sein, daß Sie sich der momentanen Umgebung einigermaßen anpassen, um nicht durch Ihre Lebensweise den Zugang zu den Mitmenschen zu behindern oder zu verlieren. Gewisse Kompromisse sind daher oft unumgänglich!

Eine gesunde Ernährungsweise ist zwar wichtig, für die seelische und geistige Gesundheit des Menschen bleibt sie jedoch immer nur eine sekundäre Angelegenheit, so wie Jesus schon sagte: „Der Mensch lebt nicht vom Brot allein ...!"

Kapitel 13

Yin und Yang – Urkräfte des Lebens

Bereits einige Zeit, bevor ich nach Bochum umgezogen war, hatte ich begonnen, mich für die geistigen Philosophien des Fernen Ostens zu interessieren. Tief ergriffen von dem jahrtausendealten chinesischen Kulturgut, wollte ich mehr über die Zusammenhänge der beiden Urkräfte des Lebens, Yin und Yang, erfahren. In den makrobiotischen Lehren, die von dem Japaner Ohsawa verbreitet wurden, fand ich das fernöstliche Weltbild von Yin und Yang am besten beschrieben. Viele Jahre fesselten mich diese beiden Energien, und mit der Zeit entwickelte ich ein völlig neues Grundverständnis für die Wechselwirkungen von Himmel und Erde und dem Menschen, der inmitten dieser Kräfte sein Gleichgewicht finden muß.

Da das Salz in den meisten alten Kulturen und besonders bei Ohsawa einen hohen Stellenwert in der Ernährung des Menschen besitzt, wurde ich letztendlich davon überzeugt, daß das Salz wichtig für unseren Stoffwechsel sein mußte. Kaum war ich nach Bochum umgezogen, entdeckte ich in einem alten Physiologiebuch meines Vaters die Bedeutung des Salzes für die Magensäurebildung, das Blut und den Zellstoffwechsel. Voller Begeisterung über diese zum Teil uralten, aber in einigen neuzeitlichen Ernährungskreisen scheinbar völlig vergessenen Zusammenhänge machte ich mich eines Tages auf, um mir „ein wenig" Meersalz zu kaufen.

Während ich die Ladentür öffne, werde ich von einem freundlichen Glockengeläut begrüßt. Kaum hat sich die Tür hinter mir geschlossen, habe ich das Gefühl, die äußere Welt verlassen zu haben, denn der Duft von exotischen Kräutern und ätherischen Ölen versetzen meine Sinne regelrecht in eine andere Dimension. Neugierig schaue ich mich im Laden um, bis mein Blick bei Silvia hängenbleibt. Zwischen ihren schulterlangen, dunklen Haaren begegne ich zwei tiefgründigen Augen, und wegen ihres natürlichen Auftretens fasse ich sofort Vertrauen zu ihr und trage mein Anliegen vor:

„Ich möchte gern drei Kilo Meersalz!"

Ihre Augen beginnen auf einmal zu leuchten, und ein kurzes Schmunzeln gleitet über ihre Lippen:

„Drei Kilo? – Kann es auch loses Salz sein?" fragt sie.

„Das ist mir egal, Hauptsache, es ist Meersalz."

Dann dreht sie sich um und holt aus einer Holzkiste zwei riesige Klumpen Salz hervor.

„Ich wäre froh, wenn ich dir die hier verkaufen könnte. Es macht nämlich sehr viel Arbeit, das verklumpte Salz wieder fein zu klopfen!" Mir war es egal, ob ich rieselfeines oder verklumptes Salz kaufte. Ich wollte vorerst sowieso nur zwei Gramm Salz täglich essen; und die konnte ich mir ja auch jeden Tag von den Blöcken abkratzen. Also erwarb ich meine Salzklumpen zu einem etwas günstigeren Preis und erzählte Silvia, was ich damit vorhatte. Sie war eine begeisterte Zuhörerin, und mir gefiel es, einer anderen Person mein bisheriges Wissen über meine Erfahrungen mitteilen zu können. Am meisten interessierten sie jedoch meine Ausführungen über die Makrobiotik. Obwohl ich sie bis dahin selber noch nicht hundertprozentig praktiziert hatte, da ich das Getreide zu der Zeit noch roh aß, hatte ich die Yin-Yang-Philosophie dennoch recht gut verstanden. Spontan lud sie mich ein, noch am selben Abend einen Vortrag über die Ernährung im Yin-Yang-Gleichgewicht in einem Dritte-Welt-Café zu halten. Sie leitete dort einen Kochkurs und war sich sicher, daß dieses Thema eine Bereicherung für alle Kursteilnehmer darstellen würde.

Mein kleiner Vortrag war ein voller Erfolg. Meine Yin-Yang-Erkenntnisse, die ich mit den Kombinationsregeln von Hay und den wertvollen Elementen der Rohkosternährung verknüpft hatte, wurden mit großem Interesse aufgenommen. Auch Silvia war beeindruckt. Seit diesem Abend trafen wir uns häufiger, und es entwickelte sich eine geistige Freundschaft, die trotz großer räumlicher Entfernung bis heute anhält.

Nur wenige Tage später fragte mich Silvia, ob ich nicht in einem etwas größeren Rahmen noch einmal über dieses Thema einen organisierten Vortrag halten wollte. Ich hatte erst einige Bedenken, da ich ja selbst noch nicht gesund war und die letztendliche Wahrheit, wenn es sie überhaupt geben würde, noch nicht gefunden hatte. Da ich jedoch mit der Verknüpfung dieser drei Ernährungsrichtungen unter Vermeidung aller fanatischen Ansätze nur Grundwahrheiten weitergab, willigte ich schließlich ein. Silvia war froh über meine Entscheidung und organisierte den vorangekündigten Vortrag im selben Kaffeehaus.

Aufgeregt fahre ich mit dem Fahrrad durch Bochum. Es ist kurz vor 20 Uhr. Ich nehme bewußt ein paar tiefe Atemzüge. Die Luft ist schwer, und es riecht nach Diesel und anderen Abgasen. – „Alles pathologisches Yang", schießt es mir in den Kopf. Wenige Minuten später betrete ich, innerlich unruhig, den Vortragsraum. Silvia ist bereits da und begrüßt mich. Nach und nach kommen immer mehr Gäste. Bis zum Vortragsbeginn sind es vielleicht 20 bis 30 Zuhörer, und Silvia hält eine kleine Vorrede. Nun übergibt sie mir das Wort, und mein Herz beginnt zu galoppieren. Ich spreche über die Ursprünge der Makrobiotik. Dabei spüre ich, wie ich langsam ruhiger werde, und das Reden beginnt mir Spaß zu machen. Ich versuche, mich auf meine Zuhörer einzustellen und mich in ihre Auffassungsfähigkeit hineinzufühlen:

„... In den Kulturen von China und Japan spielen die Yin-Yang-Energien also bis heute eine große Rolle. Sie bilden die Wurzeln des geistig-philosophischen Weltbildes der Chinesen und stellen die Grundlage der traditionellen chinesischen, koreanischen und japanischen Medizin dar. Aber was bedeuten nun Yin und Yang?"

Gespannt blicke ich in die Runde und suche nach den richtigen Worten.

„Yin und Yang sind zwei sich ergänzende universelle Energieformen oder Urkräfte des Lebens, die nur zusammen ein Ganzes und Vollkommenes darstellen. Diese Einheit, in der es noch keine Aufspaltung in Yin und Yang gibt, bezeichnen die Chinesen als *Tao*. In unserer materiellen Welt, in wir leben, befinden wir uns jedoch nicht mehr in der Einheit mit Gott oder eben diesem Tao. Wir sind äußerlich getrennt von Gott und können ihn daher nur im Geiste beziehungsweise im Herzen erleben. Daher kann man unsere Welt auch als eine polare oder dialektische Welt bezeichen, in der alle Erscheinungsformen immer zwei Seiten haben. Diese zwei Seiten, die wir in der ganzen materiellen Schöpfung finden, haben die Chinesen Yin und Yang genannt."

Ich mache eine Atempause. Es herrscht konzentrierte Aufmerksamkeit, und ich bin froh, daß ich verstanden werde.

„Grundsätzlich gibt es zu allen Dingen auf der Erde immer ein Gegenstück, und keine der beiden Seiten ist besser oder schlechter als die andere. Nur gemeinsam bestimmen oder bilden sie das Leben. Beide Seiten brauchen und ergänzen sich daher gegenseitig.

So definierten die Chinesen den Himmel als Yang und die Erde als Yin. Der Tag, das Licht und die Wärme sind Yang, die Nacht, die Dunkelheit und die Kälte sind Yin. Das Sonnenlicht ist also yang, und die Erde und das Wasser sind yin. Gemeinsam mit dem yang-betonten Licht bilden die Erde und das Wasser als yin-betonter Gegenpol nun die drei wichtigsten Lebensgrundlagen für das Pflanzenwachstum und damit für alles Leben auf der Erde. Das Yang kann daher ohne das Yin kein Leben erschaffen und umgekehrt ..."

Während ich die wichtigsten Yin-Yang-Gegensatzpaare, die es in der Natur gibt, erkläre, trete ich an unsere vorbereitete Tafel und schreibe sie auf das Papier:

Yin	Yang
Erde	Himmel
Nacht	Tag
Dunkelheit	Licht
Kälte	Wärme
Winter	Sommer
Feuchtigkeit	Trockenheit
weich	hart
groß	klein

Die Yin-Yang-Qualitäten in unserer Nahrung

Schließlich komme ich zu den Nahrungsmitteln und beschreibe ihre Yin- und Yang-Qualitäten.

„Das Sonnenlicht erzeugt also Wärme, weshalb der Sommer gegenüber dem Winter yang ist. Die Wärme wiederum erzeugt Trockenheit, weshalb die Trockenheit gegenüber der Feuchtigkeit oder dem Wasser ebenfalls yang ist. Je wäßriger daher ein Lebensmittel ist, um so mehr überwiegt der Yin-Anteil. Dazu gehören vor allem Obst, Gemüse und Milch. Wenn Sie daher ein Lebensmittel, wie zum Beispiel Obst, trocknen, so verliert es seine Feuchtigkeit und wird damit ein wenig yangiger gegenüber der frischen Frucht. Sobald Sie jedoch Wasser zum Trockenobst dazutrinken, wird dieser Yin-Verlust wieder ausgeglichen.

Die Trockenheit bewirkt jedoch auch, daß die Materie härter und kompakter wird. Daher spielen die Größe und die Struktur bei der Betrachtung von Yin und Yang ebenfalls eine Rolle, weshalb groß und klein oder weich und hart ebenfalls Yin-Yang-Gegensatzpaare darstellen. Getreide ist zum Beispiel gegenüber einem Apfel trocken, hart und klein. Getreide enthält daher mehr Yang-Qualitäten als ein Apfel."

Ich trete noch einmal an die Tafel und ergänze die zuletzt erwähnten Gegensatzpaare in den Yin-Yang-Rubriken. Danach schaue ich in die Runde, und da ich keine fragenden Gesichter sehe, setze ich meinen Vortrag fort.

„Wenn man nun die verschiedenen Nahrungsmittelgruppen in bezug auf ihre Yin- und Yang-Wirkungen auf den Menschen miteinander vergleicht, kommt man zu folgender Gegenüberstellung:

Yang-überschüssig sind Kochsalz beziehungsweise das Meer- oder Steinsalz sowie alle anderen Salz- und Mineralverbindungen, Fleisch, Fisch, Eier, Hefe, alle Vollkorngetreidesorten und getreideähnliche Samen, wie Buchweizen, Amaranth oder Quinoa. Andere bedeutende Yang-Quellen gibt es in der Nahrung des Menschen nicht.

Yin-überschüssig sind daher alle anderen Lebensmittel, allerdings mit größeren Unterschieden. Weniger yin-überschüssig sind die Hülsenfrüchte. Danach folgen Ölsamen und dann die Nüsse. Stärker yin-überschüssig ist Gemüse, Obst und auch Milch, gefolgt von Ölen und Fetten. Man kann die Yin- oder Yang-Qualitäten natürlich auch noch innerhalb der einzelnen Gruppen differenzieren. So ist zum Beispiel Wurzelgemüse trockener und härter als Salat. Daher sind Karotten innerhalb der Gemüsegruppe mehr yang als Salat."

Zum besseren Verständnis skizziere ich in einer einfachen Grafik *(siehe gegenüberliegende Seite)* die unterschiedlichen Yin- und Yang-Qualitäten der verschiedenen Lebensmittel, so wie sie sich auf den Menschen beziehen, an die Tafel. Ich betone dabei, daß es nicht entscheidend ist, daß die Yin-Yang-Unterschiede exakt stimmen, sondern daß es darauf ankommt, die relativen Unterschiede verstanden zu haben. Ansonsten kann man durch solche Tabellen sehr leicht zu großer Einseitigkeit neigen.

Nachdem ich die Grafik fertig gezeichnet habe, wende ich mich wieder meinen Zuhörern zu:

„Die gesamte Materie wird also durch diese beiden polaren Energien gebildet. Es gibt daher nichts in dieser Welt, das ausschließlich yin oder yang ist. Eine absolute Trennung von Yin oder Yang ist mit dem Leben nicht vereinbar und bedeutet immer den Tod. Alle unsere Nahrungsmittel sind daher mehr oder weniger yin- oder yang-überschüssig. **Zum besseren Verständnis habe ich in der Grafik deshalb bei den meisten Lebensmitteln nur den jeweiligen Überschuß eingezeichnet. Jedoch enthalten alle Lebensmittel auch die Gegenenergie, wenn auch in entsprechend geringerem Verhältnis.**

Wie sich durch die Manipulation eines Lebensmittels auch die Qualitäten von Yin und Yang verändern können, wird bei der Käseherstellung sehr deutlich. Da hierbei der wäßrige Yin-Anteil der Milch, die Molke, herausgepreßt wird, verliert das dadurch enstehende Milchprodukt einen Großteil seiner Yin-Qualitäten. Durch das Hinzufügen von Salz wird der Käse zusätzlich yangisiert. Je härter, salziger und eventuell fettärmer das Endprodukt dann ist, um so geringer wird der Yin-Anteil. Dennoch bleibt jeder Käse mehr oder weniger ein gering yin-überschüssiges Nahrungsmittel, vor allem, wenn die Yang-Wirkung des im Käse vorkommen-

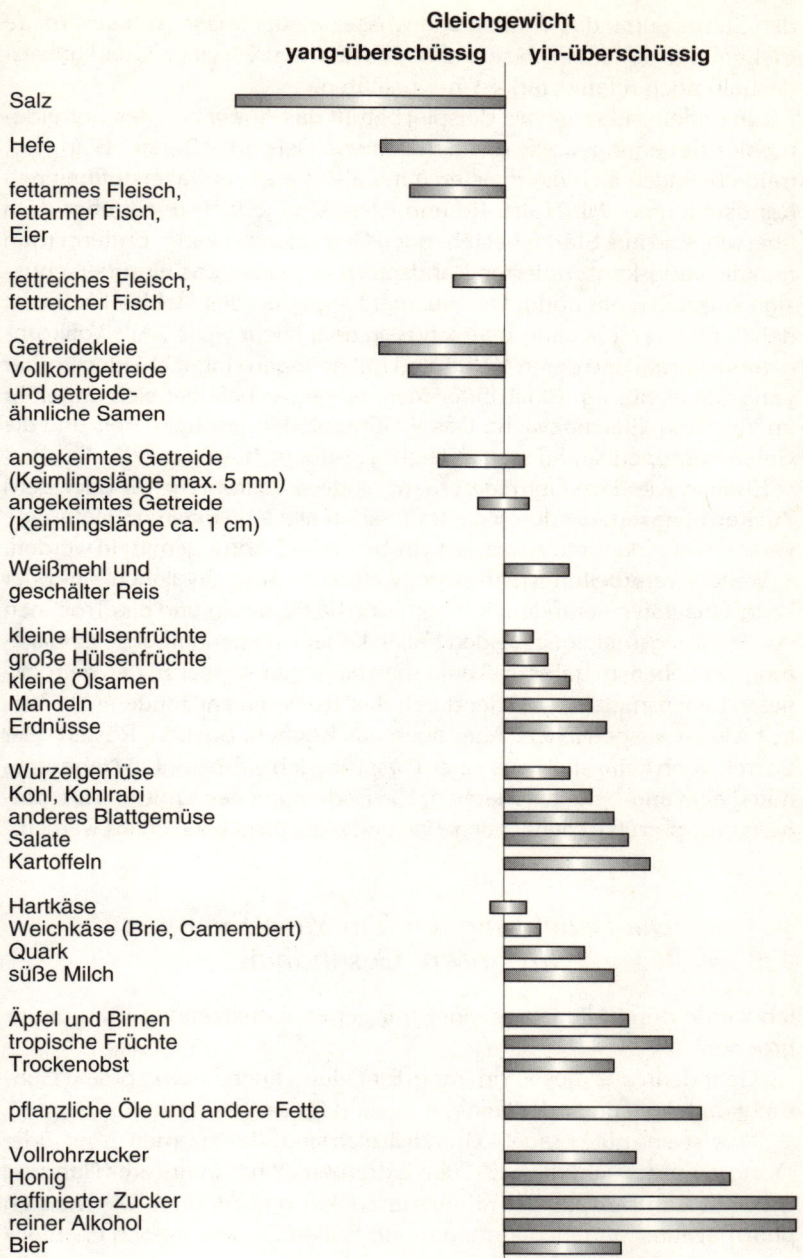

Gleichgewicht

yang-überschüssig yin-überschüssig

Salz

Hefe

fettarmes Fleisch,
fettarmer Fisch,
Eier

fettreiches Fleisch,
fettreicher Fisch

Getreidekleie
Vollkorngetreide
und getreide-
ähnliche Samen

angekeimtes Getreide
(Keimlingslänge max. 5 mm)
angekeimtes Getreide
(Keimlingslänge ca. 1 cm)

Weißmehl und
geschälter Reis

kleine Hülsenfrüchte
große Hülsenfrüchte
kleine Ölsamen
Mandeln
Erdnüsse

Wurzelgemüse
Kohl, Kohlrabi
anderes Blattgemüse
Salate
Kartoffeln

Hartkäse
Weichkäse (Brie, Camembert)
Quark
süße Milch

Äpfel und Birnen
tropische Früchte
Trockenobst

pflanzliche Öle und andere Fette

Vollrohrzucker
Honig
raffinierter Zucker
reiner Alkohol
Bier
Wein

den Salzes durch das Trinken von Wasser wieder ausgeglichen wird. Je mehr Molke daher ein Käse enthält, desto mehr yin ist er. Quark besitzt deshalb noch relativ starke Yin-Qualitäten.

Ein anderes klassisches Beispiel betrifft das Aussieben des Getreidemehles beziehungsweise das Schälen von Reis oder Gerste. Beim Getreide befinden sich die meisten Mineralstoffe in den faserstoffhaltigen Randschichten. Mineralstoffe und Kleie sind jedoch gegenüber dem überwiegend aus Stärke bestehenden Getreidekern yang. Entfernt man nun die yang-konzentrierten Randschichten, bleibt das yin-überschüssige Auszugsmehl übrig. Der Ausmahlungsgrad des Mehles bestimmt daher, ob das Mehl yang-überschüssig oder leicht yin ist. Alle Vollkorngetreidesorten und deren Mehle sind mit geringen Unterschieden immer yang-überschüssig. Ein 1050er-Mehl hingegen befindet sich ungefähr im Yin-Yang-Gleichgewicht. Das Weißmehl, der geschälte Reis und die Gerstengraupen sind dagegen leicht yin-überschüssig.

Ebenso wie dem Getreide ergeht es dem Vollrohrzucker oder dem Zuckerrübensaft, die durch die Raffination alle Mineralien und Vitamine verlieren und dadurch zu extrem yin-betonten Nahrungsmitteln werden.

Weitere Verarbeitungsmethoden, welche die ursprünglichen Yin- oder Yang-Qualitäten verändern können, sind das Erhitzen und das Trocknen von Nahrungsmitteln. In beiden Fällen findet eine geringfügige Yangisierung der Lebensmittel statt. Trinkt man hingegen Wasser zu den getrockneten Lebensmitteln, wird der durch das Trocknen entstandene Yin-Verlust wieder ausgeglichen. Aber auch das Kochen, Backen, Rösten oder Darren kann keinesfalls aus einem ursprünglich yin-betonten Nahrungsmittel ein yang-betontes machen. Die Bedeutung des Erhitzens als Yangisierungsprozeß ist daher nur gering und sollte nicht überschätzt werden."

Die Bedeutung der Yin-Yang-Energien für unsere Gesundheit

Ich werde durch die Frage einer mir gegenübersitzenden Frau unterbrochen:

„Geht denn aus dieser Yin-Yang-Einteilung auch hervor, ob ein Nahrungsmittel gesund oder weniger gesund für den Menschen ist?"

„Das ist eine gute Frage. – Grundsätzlich sind alle extremen „Yins" oder „Yangs" immer schädlich. Zu den extremen „Yins" in unserer Nahrung gehören zum Beispiel der raffinierte Zucker und Alkohol. Die meisten pharmazeutischen Medikamente und Süßstoffe sind jedoch ebenfalls extrem yin. Das extremste Yin, das der Mensch je geschaffen hat, ist die unnatürliche radioaktive Strahlung. Daher ist diese Strahlung für alles Leben immer tödlich. Bei der Kernspaltung wird allerdings auch eine enorme Hitze freigesetzt, die das yangige Gegenstück zur radioaktiven Strahlung darstellt.

Zu den extremen „Yangs" gehören vor allem Temperaturen von über 43°C, einige Verbrennungsprodukte fossiler, pflanzlicher oder tierischer Energieträger und Nahrungsmittel sowie alle möglichen Metalle und Schwermetalle. Der Grund für die Schädlichkeit von mehr als 43°C liegt vor allem in der irreversiblen Zerstörung von pflanzlichem und tierischem Eiweiß, woran natürlich der Verlust von wichtigen Lebensenergien gebunden ist *(siehe Kapitel 10)*. Nur wenige Bakterien, Viren und andere mikroskopisch kleine Lebensformen können höhere Temperaturen überleben. Ernähren wir uns hingegen von unerhitzten Lebensmitteln, gerinnt das Eiweiß unter dem Einfluß der Magensäure erst im Magen, und wir können die freiwerdenden Lebensenergien voll nutzen.

In der Makrobiotik gelten nun diejenigen natürlichen und vollwertigen Lebensmittel als besonders gesund, deren Yin- oder Yang-Qualitäten nur wenig vom Yin-Yang-Gleichgewicht abweichen. Dazu gehören vor allem alle Getreidearten, die meisten Gemüsesorten, Hülsenfrüchte und die Nüsse und Ölsamen. Eine der wichtigsten Voraussetzungen für unsere Gesundheit ist nämlich das annähernde Gleichgewicht der Yin-Yang-Energien im Körper. Aus der Sicht der Traditionellen Chinesischen Medizin und der Makrobioten entstehen Krankheiten vor allem dann, wenn dieses Yin-Yang-Gleichgewicht aufgrund psychischer oder körperlicher Ursachen gestört ist.

Ohsawa beschrieb nun in seinen Büchern so treffend wie kaum ein anderer, daß die meisten Zivilisationskrankheiten durch zu viel „pathologisches Yin", wie er es nannte, entstehen. Er verurteilte daher aufs schärfste den raffinierten Zucker, Alkohol, die raffinierten Fette, Weißmehlprodukte und den geschälten Reis sowie die vielen chemischen und pharmazeutischen Produkte unserer Zeit. Daneben lehnte er jedoch auch eine übermäßige Eiweißernährung mit tierischen Nahrungsmitteln, vor allem mit Milchprodukten ab. Ernähren wir uns daher lange Zeit von diesen Nahrungsmitteln, verschlechtert sich mit der Zeit unsere Konstitution, und es stellen sich chronische Krankheiten ein. Um dieser allgemeinen Yinisierung und Eiweißüberernährung der Menschheit entgegenzuwirken, entwickelte er seine makrobiotische Ernährungsweise, die auf folgendem Naturgesetz, das auch in der Yin-Yang-Monade zum Ausdruck kommt, basiert:

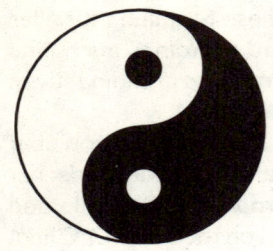

Das Yin nährt das Yang und das Yang aktiviert das Yin.

Überwiegt eine der beiden Energien, wird die andere dadurch geschwächt. Fehlt jedoch eine Energie, kann die andere ihre Funktion ebenfalls nicht erfüllen.

Optimal ist daher ein Gleichgewicht von Yin und Yang.

Für die Ernährung bedeutet das unter anderem, daß die Yang-Energien einen Yin-Überschuß abbauen und den Körper von Yin-Ablagerungen befreien können.

Die Yin-Energien hingegen verringern das Yang im Körper und können uns von den Yang-Schlacken entgiften.

Allerdings wirken diese Energien beim Menschen am besten in Verbindung mit denjenigen Lebensmitteln, bei deren Verzehr am wenigsten Leben zerstört wird und die evolutionsmäßig am wenigsten mit uns verwandt sind. Und das sind vor allem die Getreidesorten, Nüsse, Ölsamen und Früchte und in geringerem Maße auch Hülsenfrüchte, Gemüse und die Milch von Tieren.

Das vorrangige Ziel der makrobiotischen Ernährungsweise ist es nun, durch eine leichte Yangisierung des Körpers einen allmählichen Abbau des überschüssigen Yins zu erreichen. Ohsawa wußte sehr wohl, daß in der Regel viele Jahre notwendig sind, um eine yinige Grundkonstitution zu harmonisieren und den Körper von allen Yin-Giften und -Schlacken zu befreien.

Daher empfahl er Kranken, sich überwiegend von gekochtem Vollkorngetreide mit Meersalz zu ernähren und nur wenig Flüssigkeit in Form von Getränken wie Wasser oder Tee zusätzlich zum gekochten Getreide aufzunehmen; ihm zufolge hat das Wasser nämlich eine relativ starke Yin-Betonung. Vollkorngetreide und Salz sind hingegen yang-überschüssig, weshalb eine überwiegende Ernährung mit Getreide und Salz den Menschen relativ schnell yangisieren und von vielen Yin-Giften und -Schlacken befreien kann.

Die Ernährung von Gesunden sieht in der Makrobiotik allerdings schon reichhaltiger aus. Das erhitzte Getreide bleibt jedoch immer Hauptnahrungsmittel, das nun mit möglichst gering yin-überschüssigen Lebensmitteln ergänzt wird. Dazu zählen bestimmte Gemüsesorten, die in der Regel gekocht oder gedünstet werden, gekochte Hülsenfrüchte und deren

Produkte, wie Miso oder Tofu, geröstete Nüsse und Ölsamen und in geringen Mengen einige kaltgepreßte, pflanzliche Öle.

Das Erhitzen der Lebensmittel spielt in der Makrobiotik also eine große Rolle, da man damit die Nahrung zusätzlich zu yangisieren versucht. Ohsawas Ernährungsempfehlungen sind daher mehr oder weniger yang-überschüssig und entbehren aufgrund der konsequenten Erhitzung der meisten Lebensmittel fast jeder Lebendigkeit. Daß die überwiegende Getreideernährung einem Europäer mit einer yinigen Grundkonstitution große Probleme bereiten kann, ist in den makrobiotischen Kreisen sehr wohl bekannt. Es können bei der intensiven Yangisierung durch das Getreide starke Entgiftungsreaktionen und eine Menge an körperlichen und seelischen Beschwerden auftreten, die jedoch nach einigen Wochen oder Monaten wieder vergehen, sobald sich der Körper an die Nahrung angepaßt hat. Aufgrund dieser schweren Durchführbarkeit von Ohsawas überwiegenden Getreideernährung für die meisten Europäer, haben seine Schüler und Nachfolger, wie zum Beispiel Michio Kushi, einen gemäßigteren Weg eingeschlagen.

Dennoch werden auch heute noch alle Milchprodukte *(siehe auch Kapitel 12)*, die meisten Früchte, Honig, der Vollrohrzucker oder Vollzucker und einige Gemüsesorten, wie die Kartoffeln, Tomaten oder Auberginen, aufgrund ihrer stärkeren Yin-Qualitäten oder verschleimenden Wirkung in der Makrobiotik abgelehnt. Andere tierische Eiweißquellen, wie Fisch, Fleisch und Eier, gelten ebenfalls als ungesund. Wegen dieser relativ strengen und teilweise einseitigen Ernährungsweise gehört die Makrobiotik, so wie sie von Ohsawa oder Kushi praktiziert und gelehrt wurde und wird, nach wie vor zu den eher umstrittenen Ernährungslehren unserer Zeit.

Daß die stärker yin- oder yang-haltigen Nahrungsmittel, wie Obst oder Fleisch, dennoch eine große Bedeutung für uns haben können, wird vor allem dann deutlich, wenn wir die verschiedenen Klimazonen oder Jahreszeiten betrachten. Da das Klima im Sommer warm oder sogar heiß sein kann, werden wir durch die Hitze von außen yangisiert, wodurch sich unsere Körpertemperatur erhöht. Steigt die innere Wärme jedoch über eine bestimmte Temperatur an, beginnen wir zu schwitzen. Die Verdunstungskälte des Schweißes führt dann zur gewünschten angenehmen Kühlung des Körpers. Um diesen Prozeß zu unterstützen, essen wir vorzugsweise yin-betonte Lebensmittel, wie Obst, Gemüse oder Milchprodukte. Der Yin-Überschuß dieser Lebensmittel bewirkt eine Ausdehnung der Körperzellen und Hautporen, so daß wir die innere

Wärme leichter nach außen abgeben können und unser Körper dadurch abkühlt.

Wenn es hingegen draußen kalt ist oder sogar friert, braucht unser Körper mehr Yang-Energien, wodurch sich unsere Hautporen zusammenziehen und die Körperwärme weniger nach außen abgegeben und vermehrt im Körperinneren gespeichert wird. Haben Sie sich im Winter schon einmal ausschließlich von Obst, Gemüse, Milch oder Joghurt ernährt? Ich garantiere Ihnen, daß Sie trotz warmer Kleidung sehr leicht zu frieren beginnen! Und das kann uns regelrecht an die Nieren gehen. Tatsächlich gehören die Nieren zu denjenigen Organen, deren gesunde Konstitution vor allem von den Yang-Energien abhängig ist. Da alles Feste und Kompakte im Körper mehr yang ist als das Weiche, Flüssige oder Hohle, sind die Knochen, das Herz, die Nieren, die Leber, die Bauchspeicheldrüse, die Milz und die Lungen mehr yang gegenüber dem Blut oder den Hohlorganen, wie der Magen, die Därme, die Gallenblase oder die Harnblase[20]. Diese stärker yang-geprägten Körperteile benötigen für eine gesunde Funktion daher ein wenig mehr Yang-Energien als das Blut oder die Hohlorgane, so daß Sie in den kalten Jahreszeiten mehr von den yang-überschüssigen Lebensmitteln brauchen als in den warmen. Sie werden automatisch mehr Vollkorngetreide, Fleisch oder Fisch essen.

Verstehen Sie nun, warum Eskimos überwiegend von Fisch und Fleisch leben „müssen"? Hingegen können Sie in den Tropen nicht genügend von den sehr yin-überschüssigen tropischen Früchten essen.

Die Natur bringt in der Regel genau das hervor, was der Mensch in der Klimazone, in der er lebt, für sein Wohlergehen benötigt. Die Empfehlung, nur die Nahrungsmittel der Saison besonders aus der eigenen Region zu essen, ist daher nicht ganz unbegründet."

Nach diesen Worten beendete ich den ersten Teil meines Vortrages und besprach nach einer kurzen Pause die Bedeutung der Rohkost und die Kombinationsregeln der Trennkost, die sich hervorragend mit der Yin-Yang-Lehre verbinden lassen. Abschließend betonte ich noch einmal, daß es keinesfalls notwendig ist, daß sich unsere Mahlzeiten immer im Yin-Yang-Gleichgewicht befinden müssen, da unsere Yin-Yang-Energien nicht nur durch die Nahrung beeinflußt werden, sondern auch durch

---

20 Für diejenigen Leser, die sich mit der Traditionellen Chinesischen Medizin auskennen: Man darf ein anatomisches Yang- oder Yin-Organ nicht mit den entsprechenden Meridianen gleichsetzen, da zu einem Yang-Organ immer ein Yin-Meridian und zu einem Yin-Organ ein Yang-Meridian gehört. Beispiel: Das Herz ist ein Yang-Organ und der Herzmeridian ist aufgrund seiner Lage und der Fließrichtung des Chi ein Yin-Meridian.

das Klima und durch unsere körperlichen oder geistigen Aktivitäten. Denn anstrengende körperliche Arbeiten und sportliche Betätigungen, aber auch spirituelle Praktiken, wie zum Beispiel das Meditieren, können uns ebenfalls yangisieren oder zumindest die Yin-Yang-Energien in uns ausgleichen. Das Saunen stellt natürlich ebenfalls einen starken Yang-Einfluß dar. In der Praxis bedeutet das, daß Sie bei einer intensiven Yangisierung durch Sport, an heißen Sommertagen oder wenn Sie viel meditieren durchaus mehr yin-überschüssige Lebensmittel essen können. Im Winter und in den anderen kalten Jahreszeiten werden Sie automatisch yang-betontere Nahrungsmittel bevorzugen.

Auch wenn ich durch diesen und durch spätere Vorträge vielen Zuhörern die große Bedeutung der Yin-Yang-Energien in Verbindung mit der Bedeutung der Rohkost und den Kombinationsregeln der Trennkost näherbringen konnte, so war mir damals durchaus bewußt, daß mir noch ein wesentliches Steinchen in diesem großen Ernährungsmosaik fehlte.

Fünf Jahre später war es dann soweit: Mit der Entdeckung der Aufbauenergien und der katalysatoraktivierenden Energien hatte ich den Schlüssel in die Hände bekommen, durch den man nicht nur die Verdauungsorgane reaktivieren, sondern wodurch auch der gesamte Körper von allen Yin- und Yang-Ablagerungen entgiftet werden kann. Zu diesem Zeitpunkt wurde mir endgültig klar, daß Ohsawas strenge Ernährungslehre, die überwiegend aus erhitztem Getreide, Meersalz und relativ wenig Wasser besteht, einseitig ist. Denn mit den Yang-Energien des Getreides lassen sich vor allem die Yin-Gifte und -Schlacken im Körper mobilisieren, auch wenn diese einen wichtigen Teil der allgemeinen Verschlackung ausmachen. Um jedoch die Yang-Gifte und -Schlacken, wie zum Beispiel Schwermetalle oder alle möglichen organischen Verbrennungsprodukte sowie die abgelagerten Eiweiße und bestimmte Endprodukte aus dem Eiweißstoffwechsel, zu lösen, braucht man Lebensmittel mit qualitativ hochwertigen Yinenergien, die zugleich auch die Stoffwechselkatalysatoren maximal aktivieren können. Das aber sind nun einmal alle rohen Obstsorten sowie alle Nüsse und Ölsamen.

Die meisten chronischen Krankheiten und Stoffwechselstörungen in der heutigen Zeit werden immer mehr auch durch die vielen verschiedenen Umweltgifte hervorgerufen. Es handelt sich dabei um eine Vielzahl von chemischen Verbindungen, die überwiegend yin sind, aber auch um viele yang-betonte Substanzen, wie Schwermetalle oder bestimmte Rückstände, die bei der Verbrennung von organischen Energieträgern, wie Erdöl, Erdgas und Kohle, entstehen.

Wenn wir unseren Körper mit Hilfe der Nahrung von all diesen Fremdstoffen entgiften wollen, reicht es heutzutage nicht mehr aus, sich mit erhitzten pflanzlichen Lebensmitteln leicht yang-überschüssig oder im Yin-Yang-Gleichgewicht zu ernähren. Wir brauchen dazu die vitalen Kräfte der rohen, aufgeschlossenen Lebensmittel. Zwar entgiftet uns das erhitzte Vollkorngetreide relativ intensiv von vielen Yin-Ablagerungen, wenn wir das gekochte Getreide, so wie Ohsawa es empfohlen hatte, nur zusammen mit etwas Salz essen und es möglichst gut kauen, jedoch ist die Wirkung des angekeimten, rohen Getreides diesbezüglich um ein vielfaches stärker.

Rohe Nüsse und Ölsamen sowie rohes Obst können uns, wie gesagt, von allen Yang-Giften befreien. Die verschiedenen Gemüsesorten hingegen wirken diesbezüglich wesentlich schwächer, da sie die Stoffwechselkatalysatoren nur sehr gering aktivieren können.

Und wie Sie ja bereits wissen, kommen dem rohen, angekeimten Getreide und den rohen Nüssen und Ölsamen noch zwei weitere wichtige Bedeutungen zu: Sie sind wie kein anderes Lebensmittel in der Lage, unsere Verdauungsorgane aufzubauen und alle anderen Organ- und Zellfunktionen zu stärken und im optimalen Stoffwechselgleichgewicht zu halten.

Auch wenn Sie in den beiden folgenden Kapiteln noch weitere Hintergrundinformationen für eine gesunde Ernährung erhalten werden, so habe ich das Wichtigste bereits gesagt.

Eine gesunde Ernährung besteht für mich daher aus naturbelassenen, vollwertigen Lebensmitteln, die man so wenig wie möglich erhitzt und den Kombinationsregeln entsprechend zusammenstellt. Bei der Wahl der Lebensmittel sollten Sie darauf achten, daß die Gesamtmenge pro Tag leicht basenüberschüssig ist oder daß sie sich zumindest im Säure-Basen-Gleichgewicht befindet. Wer seine Nahrung dann noch im Einklang mit Yin und Yang nach den Jahreszeiten ausrichtet oder seinen körperlichen beziehungsweise geistigen Tätigkeiten anpaßt, wird sich auch im Sommer wohlfühlen und im Winter nicht allzusehr frieren.

Ich möchte an dieser Stelle jedoch noch einmal darauf hinweisen, daß die gesündeste Nahrung zum Gift werden kann, wenn sie nicht richtig verdaut wird. Eine gesunde Verdauungskraft ist daher eine der wichtigsten Grundvoraussetzungen für unsere Gesundheit. Ab Kapitel 16 beschreibe ich ausführlich, was alles passieren kann, wenn die Verdauungskraft geschwächt ist und wie Sie eine geschwächte Verdauungskraft wieder aufbauen können.

Der Unterschied zwischen den Yin-Yang-Energien und den Kalt/Warm-Eigenschaften

Zum Schluß dieses Kapitels will ich noch eine Frage beantworten, die sich vielleicht einige Leser gestellt haben: Worin nämlich der Unterschied zwischen den Kalt/Warm-Eigenschaften und den Yin-Yang-Energien besteht.

Ich rufe noch einmal in Erinnerung: Erhitzende Lebensmittel erhöhen die Stoffwechseltätigkeit, wodurch die innere Körperwärme zunimmt. Kühlende Nahrungsmittel hingegen verringern die Stoffwechselaktivitäten. Dadurch nimmt die innere Körperwärme ab.

Die Yang-Energien bewirken zwar auch eine Erhöhung der inneren Wärme, jedoch geschieht das vor allem dadurch, daß sich die Körperzellen und Hautporen eher zusammenziehen und der Körper die Wärme speichert.

Die Yin-Energien hingegen bewirken eher eine Ausdehnung der Körperzellen und Hautporen, wodurch der Körper mehr Wärme nach außen abgibt und dadurch abkühlt.

Die meisten kühlenden Lebensmittel sind auch yin-überschüssig, jedoch haben nicht alle erhitzenden Nahrungsmittel gleichzeitig einen Yang-Überschuß. Denken Sie nur an die Nüsse und Ölsamen oder an die Öle und Fette, bei denen es sich um yin-überschüssige Lebensmittel mit erhitzenden Eigenschaften handelt. Essen Sie zum Beispiel eine bestimmte Menge Nüsse, so wird Ihnen wesentlich schneller warm als bei einer Mahlzeit aus Obst mit entspechendem Joulegehalt. Das liegt daran, daß Nüsse erhitzende Eigenschaften besitzen und Obst auf unseren Körper kühlend wirkt. Dennoch sind die Nüsse yin-überschüssig, weshalb sich gleichzeitig die Hautporen öffnen und viel von der erzeugten Körperwärme nach außen abgegeben wird. Die Folge ist, daß uns eine Nußmahlzeit anfänglich zwar wärmt, diese Wärme den Körper jedoch relativ schnell verläßt, so daß wir in den kalten Jahreszeiten nach einer Nußmahlzeit leichter anfangen zu frieren als nach einer entsprechenden Mahlzeit aus yang-überschüssigem Getreide oder Fleisch.

Durch die Kombination von yang-überschüssigen Lebensmitteln, wie Getreide, Fisch oder Fleisch, mit den erhitzenden, pflanzlichen oder tierischen Ölen oder Fetten wird der Körper am intensivsten und längsten erwärmt. Wenn wir unsere Nahrung dann noch erhitzen, führen wir dem Körper natürlich nochmals zusätzliche Wärme zu und erleichtern den Verdauungsprozeß. Erhitztes Vollkorngetreide oder Vollkornbrot mit Butter oder Öl kann uns im Winter daher hervorragend yangisieren und wärmen. Dasselbe geschieht natürlich auch durch Fisch oder Fleisch mit einem hohen Fettanteil. Und genau das sind die Hauptnahrungsmittel der traditionell lebenden Eskimos. Angekeimtes Getreide wirkt diesbezüglich ein wenig schwächer als ungekeimtes Vollkorngetreide oder Fisch, Fleisch und Eier, da ein Teil der Yang-Energien durch den Wachstumsprozeß in Yin-Energien umgewandelt wurde *(siehe Grafik, Seite 195)*.

In den kalten Jahreszeiten sollten wir daher durchaus mehr von den yang-überschüssigen und erhitzenden Lebensmitteln zu uns nehmen. Für Vegetarier eignen sich dazu neben dem angekeimten, rohen Getreide am besten die Kombinationen von gekochtem oder gebackenem Vollkorngetreide mit kaltgepreßten, pflanzlichen Ölen oder Butter, Gemüse und eventuell geringen Mengen an Milchprodukten, Tofu, Nußmusen oder gerösteten Nüssen oder Ölsamen. Wer Fleisch-, Fisch- oder Eigerichte essen möchte, sollte natürlich die besseren Kombinationen der Trennkost bevorzugen.

Kapitel 14

Die Bausteine der Nahrung

Silvia und ich trafen uns fortan häufiger in unserer Freizeit. Da Silvia elf Jahre älter ist als ich, fand ich in ihr eine reife Gesprächspartnerin, mit der ich meine Erfahrungen und mein Wissen aus allen Bereichen des Lebens austauschen konnte. Ich erinnere mich noch gut an viele Abende, an denen wir in ihrer kleinen Wohnung in intensive Gespräche vertieft waren, Kräutertee tranken und dazu ihr selbstgebackenes Vollkorngebäck aßen.
Die Gespräche mit Silvia fanden vor allem in den Jahren 1986 und 1987 statt. Um den Inhalt des nachfolgenden Gespräches dennoch auf den neuestes Stand zu bringen, habe ich einige Informationen und Zusammenhänge, die erst in den letzten Jahren erforscht und veröffentlicht worden sind, in den Dialog miteingebaut, wodurch er natürlich nur teilweise authentisch ist.

„Nun bin ich seit zwei Jahren Vegetarierin, und eigentlich geht es mir ganz gut. Aber wie kann ich mir sicher sein, daß ich auch alle Stoffe bekomme, die mein Körper zum Leben braucht? Es gibt doch ganz bestimmte Vitamine und Mineralien, die besonders viel in tierischen Nahrungsmitteln vorkommen und in pflanzlichen Lebensmitteln fehlen! Ich denke dabei vor allem an das Vitamin B12 und an bestimmte Spurenelemente."
  Bei dieser Frage mußte ich an meine Begegnung mit dem Generalmajor während der Bundeswehrzeit denken *(siehe Kapitel 2).* Damals hatte er mich indirekt vor einer einseitigen vegetarischen Ernährung gewarnt. In der Zwischenzeit waren vier Jahre vergangen, und mein körperlicher Zustand war alles andere als gesund. In diesen vier Jahren hatte ich mich jedoch mit den meisten Ernährungslehren beschäftigt, die Sie bereits in diesem Buch kennengelernt haben. Auch wenn zum damaligen Zeitpunkt noch so manche Frage unbeantwortet war und ich die Aufbaukräfte der Nahrung, mit denen ich meine Verdauungsorgane wieder reaktivieren konnte, erst einige Jahre später entdecken sollte, so war mir zu jenem Zeitpunkt bereits klar, wie man sich mit oder ohne tierischen Produkten allgemein gesund ernähren kann.

Wer sich daher ernsthaft mit dieser Frage beschäftigt, wird auf einen Berg von vielen verschiedenen wissenschaftlichen Ergebnissen und Aussagen stoßen. Mir ist es damals ebenso ergangen, und es war für mich nicht einfach, alle einzelnen Teile dieses riesigen Puzzles zusammenzusetzen. Als das Puzzle dann fertig war, schien alles ganz einfach zu sein – so einfach, daß ich über mich selbst staunte, wieviel Zeit ich gebraucht hatte, um aus einem wissenschaftlichen Chaos vieler hundert Einzelinformationen eine einfache Wahrheit zu formulieren.

„Das ist eine der wichtigsten Fragen, die sich jede Person, die ihre Ernährung auf eine vegetarische oder fleisch-, fisch- und eiarme Kost umstellt, stellen sollte! Jeder Mensch braucht, um körperlich gesund zu bleiben, neben den Eiweißen, Kohlenhydraten oder Fetten eine Vielzahl an Vitaminen und Mineralstoffen. Es gibt natürlich auch ein paar Ausnahmesituationen, bei denen der Körper in die Lage versetzt wird, einige dieser Substanzen oder sogar alle selbst zu bilden *(ausführliche Beschreibung in den Kapiteln 18, 23 und 24)*. Für dich und mich, und natürlich für fast alle anderen Menschen auf der Erde, gelten momentan jedoch die „normalen" Gesetzmäßigkeiten, durch die wir auf eine äußere Zufuhr der meisten Nährstoffe mit der Nahrung angewiesen sind.

Die wichtigsten Vitamine sind die Vitamine A, C, D, E und die vielen B-Vitamine. Bei den Mineralstoffen unterscheidet man zwei Gruppen. Zur ersten gehören die sogenannten Mengenelemente, von denen wir täglich einige Gramm benötigen. Dazu gehören das Natriumchlorid sowie Kalium, Kalzium, Magnesium und Phosphor. Die zweite Gruppe wird von den sogenannten Spurenelementen gebildet, die wir in wenigen Mikrogramm bis Milligramm mit der täglichen Nahrung aufnehmen. Die wichtigsten sind Eisen, Zink, Mangan, Chrom, Jod, Kupfer und Selen. Es gibt natürlich noch wesentlich mehr, zum Teil wichtige Spurenelemente, wie zum Beispiel Vanadium, Lithium, Germanium oder sogar Arsen, jedoch kommt es bei ihnen mit einer vollwertigen, ausgewogenen Ernährungsweise äußerst selten zu Mangelsituationen."

„Ich glaube," unterbricht mich Silvia, „daß ich bezüglich der Vitamine auf jeden Fall genügend Vitamin C aufnehme. Denn ausreichende Mengen an frischen Früchten und Gemüsesorten habe ich schon immer gegessen *(siehe Nährwerttabelle am Ende dieses Kapitels)*. Außerdem ist ja auch viel Vitamin C in allen frischen Keimen und Sprossen enthalten. Und da ich meine Salate immer mit kaltgepreßten Ölen anrichte und ab und zu auch Nüsse esse, dürfte ich doch auch genügend Vitamin E aufnehmen?"

„Ja, **Vitamin E** ist vor allem in Nüssen und Ölsamen, aber auch in den Keimen der Getreidekörner und Hülsenfrüchte sowie in den fetthaltigen Früchten, wie Avocados oder Oliven, enthalten." „Die große Bedeutung dieses Vitamins für unsere Gesundheit ist ja mittlerweile relativ gut bekannt. Aber welche Aufgaben erfüllt das Vitamin E eigentlich in den Pflanzen selbst?"

„Es schützt die sogenannten ungesättigten Fettsäuren des Pflanzenöls in der Frucht vor dem Sauerstoffangriff, damit sie nicht oxidieren und ranzig werden. Dennoch verliert das Vitamin E besonders in den Nüssen und Ölsamen nach wenigen Jahren seine Schutzwirkung, so daß sich diese Früchte nicht so lange lagern lassen wie zum Beispiel das Getreide. Ist ein Öl erst einmal ausgepreßt, kann es durch den direkten Sauerstoffkontakt deutlich schneller ranzig werden als in der Frucht. Das betrifft vor allem diejenigen Öle, die größere Mengen von den mehrfach ungesättigten Fettsäuren enthalten, wie zum Beispiel das Leinöl.

Genauso ergeht es aber auch dem gemahlenen Vollkornmehl, das nun der vollen Sauerstoffoxidation ausgesetzt ist und relativ schnell ranzig werden kann. Ursprünglich diente daher die Entfernung des Keimlings, bei der auch ein Großteil der Kleie verlorengeht, der besseren Haltbarkeit des Mehles. Wenn daher jede Bäckerei ihre eigene Mühle hätte, so wie sie heute schon ein wesentlicher Bestandteil der meisten Vollkornbäckereien ist, könnte das Getreide vor Ort frisch gemahlen werden und das Haltbarkeitsproblem würde dadurch wegfallen. Aber wie du ja weißt, sind die Auszugsmehle bereits zu einem so festen Bestandteil der Eßkultur unserer zivilisierten Welt geworden, daß es noch viele Jahre dauern wird, bis diese Produkte infolge des wachsenden Gesundheitsbewußtseins der Bevölkerung an Bedeutung verlieren werden.

Genauso wie das Vitamin E die ungesättigten Fettsäuren vor der Oxidation schützt, schützt es aber auch im Körper des Menschen viele Substanzen vor dem Sauerstoffangriff. Außerdem dient es uns noch als ein wichtiger Fänger von freien Radikalen und schützt uns so vor deren Angriffen auf unsere Zellen und unser Erbgut."

Wie uns die Nahrung vor den freien Radikalen schützen kann

„Man hört und liest in letzter Zeit so viel von diesen freien Radikalen und ihren krebsfördernden Eigenschaften, aber kaum jemand weiß, um was es sich dabei eigentlich handelt!?"

„**Freie Radikale** sind im Prinzip zerrissene Moleküle, die ein ungebundenes Atom besitzen, das in den meisten Fällen ein freies Elektron besitzt. Diese negative oder auch positive Ladung der freien Radikale macht diese Moleküle zu extrem reaktiven Teilchen, die immer auf der Suche sind, ihre Ladung zu neutralisieren. Sie können dabei fremden Molekülen Elektronen oder ganze Teile entreißen und bieten dadurch ein gefährliches Potential für eine Zellschädigung, insbesondere dem Erbgut. Freie Radikale fördern daher den vorzeitigen Alterungsprozeß, Autoimmunerkrankungen und Krebs. Im Prinzip werden alle Stoffwechselfunktionen und Krankheiten durch sie negativ beeinflußt."

„Wodurch entstehen denn die freien Radikale in unserem Körper?" Silvia scheint ein wenig besorgt zu sein, da meine letzten Sätze ja nicht gerade erbauend klingen.

„Grundsätzlich fallen sie vor allem als Nebenprodukte bei der Sauerstoffverwertung in den Zellen selbst an. Ungefähr 5 % des Sauerstoffs, den unsere Zellen aufnehmen, wird zu Sauerstoffradikalen, den sogenannten ‚Reaktive Oxygen Spezies', kurz ROS, abgebaut und belasten unseren Körper. Das geschieht übrigens bei allen luftatmenden Lebewesen gleichermaßen, weshalb alles tierische und menschliche Leben den ständigen Angriffen der freien Radikale ausgesetzt ist.

Daneben gibt es jedoch noch eine Menge an äußeren Umwelteinflüssen, welche die Entstehung der freien Radikale in unserem Körper stark erhöhen können. Dazu gehören vor allem alle unnatürlichen Strahlungen, wie die technisch erzeugte radioaktive Strahlung, die Funkstrahlung oder die ständig zunehmende UV-Strahlung des Sonnenlichtes, eventuell sogar die Bildschirmstrahlen von Fernsehern und Computern, alle möglichen Umweltgifte, Smog und alle schädlichen Auto- und Industrieabgase und natürlich die erhöhte Ozonkonzentration im Sommer, das Rauchen, geräucherte oder gepökelte Nahrungsmittel, chemische Konservierungsmittel und sicherlich auch einige chemisch-pharmazeutische Medikamente. Aber auch anstrengende körperliche Tätigkeiten und ein länger andauernder Hitzeeinfluß können die Entstehung von freien Radikalen im Körper erhöhen.

Daß man sich besonders in den letzten beiden Jahrzehnten für die Folgen der freien Radikale in unserem Körper interessiert, liegt natürlich vor allem daran, daß sie zunehmend zu einer Bedrohung des tierischen und menschlichen Lebens werden. Schuld daran sind letztendlich die stetig zunehmenden Umweltbelastungen."

„Und wie schützt uns dann das Vitamin E vor den freien Radikalen?" „Vitamin E ist nur einer von vielen **Radikalenfängern**, die man bisher kennt. Einige davon bildet der Körper selber, wozu zum Beispiel das

Coenzym Q10 *(siehe Kapitel 23)*, das reduzierte Glutathion *(siehe Kapitel 17)* und einige Enzyme gehören. Andere müssen wir mit der Nahrung zuführen.

Neben dem Vitamin E sind das vor allem Vitamin C, Vitamin A sowie die pflanzlichen Vitamin-A-Vorstufen, die Karotene, und das Spurenelement Selen.

All diese Radikalenfänger haben nun die Fähigkeit, sich mit den freien Radikalen zu verbinden und sie dadurch unschädlich zu machen. Sie sind also in der Lage, die negative oder positive Ladung der freien Radikale zu neutralisieren, ohne selbst zum Radikal zu werden."

„Na, das sind ja schöne Aussichten für unsere Zukunft! Wie können wir uns denn vor den schädlichen Wirkungen der freien Radikale schützen?"

„Am besten wäre natürlich, wenn wir dieses Problem ursächlich angehen könnten. Unter gesunden Umweltbedingungen wäre diese Frage ja nie so brisant geworden! Aber so wie es aussieht, werden wir in den nächsten 20 Jahren eher eine Verschlimmerung als eine Besserung dieser äußeren Umstände zu erwarten haben.

Die beste Vorsorge, die wir in unserer heutigen Zeit daher treffen können, ist, sich so gesund wie möglich zu ernähren und möglichst auf Nikotin und Alkohol zu verzichten. Denn nur dadurch wird gewährleistet, daß wir soviel wie möglich von den körpereigenen Radikalenfängern bilden. Außerdem sollte man darauf achten, daß die Nahrung reich an natürlichem Vitamin C, E und A beziehungsweise den pflanzlichen Karotenen ist.

Haselnüsse, Mandeln, Walnüsse, Sonnenblumenkerne, Sesamsamen und besonders die Leinsamen sind ausgesprochen reich an Vitamin E. Ebenso enthalten alle daraus hergestellten kaltgepreßten Öle, aber auch das Sojaöl und die Getreidekeimöle viel Vitamin E. Weizenkeimöl enthält sogar bis zu 280 mg Vitamin E pro 100 ml Öl. Das ist mehr als der zwanzigfache Tagesbedarf. Olivenöl hingegen ist nicht so reich an Vitamin E.

Vitamin A finden wir eigentlich in allen tierischen Produkten. Da es in der Leber gespeichert wird, ist es vor allem in den Lebern von allen Landtieren und Fischen enthalten. Ansonsten kommt es noch viel in Eiern und im Fettanteil von Milchprodukten vor.

Allerdings ist der Mensch nicht auf die Zufuhr von Vitamin A angewiesen, da wir dieses Vitamin auch aus den pflanzlichen Provitaminen, den Karotenen, von denen es mehr als 500 gibt, selber im Körper herstellen können. Sehr karotenreich sind Karotten, Spinat, Kürbis, Grünkohl, Brokkoli, Tomaten, Avocados, Rettich und grüner Salat. Bei den Früchten haben besonders Papayas, Zuckermelonen und Aprikosen viele Karotene. Im übrigen enthalten die meisten pflanzlichen Lebensmittel mehr oder weniger Karotene. Damit die Karotene auch optimal im Darm resorbiert werden können, sollte unbedingt Fett in der Nahrung sein. Ein wenig Öl im Gemüse oder am Salat und ein paar Nüsse zu den Aprikosen erhöhen die Karotenverwertung um das Zweieinhalbfache.

Selen kommt in der Regel in allen Lebensmitteln vor. Jedoch ist die Konzentration dieses Spurenelements in den Lebensmitteln von der Bodenbeschaffenheit abhängig. Es gibt selenarme und selenreichere Böden, und die Böden von Europa, Nordamerika, Südafrika, Australien und vor allem China sind dafür bekannt, daß sie eher selenarm sind.

Wir leben in einer Zeit, in der krankheitsfördernde Umweltfaktoren immer mehr zunehmen. Im gleichen Maße nehmen die freien Radikale in unserem Körper zu. Daher kann es durchaus sinnvoll sein, die eben beschriebenen Radikalenfänger Vitamin E, C, A und Selen in Form von nahrungsergänzenden Präparaten regelmäßig einzunehmen, um damit die Abwehrkraft zusätzlich zu steigern. Jedoch empfehle ich dir grundsätzlich, natürliche Vitaminextrakte und -präparate zu bevorzugen, auch wenn sie teurer sind, denn den synthetischen Vitaminen stehe ich aus mehreren Gründen eher skeptisch gegenüber *(mehr dazu in den Kapiteln 20 und 21)*.

Leider werben heute bereits viele Firmen mit dem Begriff ‚natürliche Vitamine‘, obwohl es sich in den meisten Fällen dennoch um künstlich hergestellte Vitamine handelt. Die Hersteller solcher Präparate berufen sich darauf, daß die Ausgangssubstanzen, aus denen die Vitamine synthetisiert werden, natürlich vorkommende Bestandteile bestimmter Lebensmittel sind. Was die Unnatürlichkeit der Vitamine anbetrifft, ist es jedoch völlig egal, ob die Vitamine aus pflanzlichen Kohlenhydraten oder aus bestimmten Bestandteilen des Erdöls hergestellt werden. Sie sind und bleiben synthetisch hergestellte Vitamine, denen die natürlichen Lebenskräfte fehlen und die unser Immunsystem teilweise als Fremdstoffe erkennt! Allergien auf synthetische Vitamine sind daher keine Seltenheit mehr. Selbstverständlich können auch bestimmte Hefebakterien aus synthetischen Vitaminen keine natürlichen machen, selbst wenn unser Körper die von solchen Hefebakterien verstoffwechselten synthetischen Vitamine ein wenig besser verwerten kann als die reinen Vitamine. Man sollte beim Kauf von entsprechenden Präparaten daher genau nachfragen, ob es sich um Vitaminextrakte oder um mit irgendwelchen Verfahren erzeugte Vitamine handelt. Die Werbestrategien der meisten vitaminvertreibenden Firmen sind mittlerweile für den Laien so undurchsichtig, daß man schon ein Fachmann auf diesem Gebiet sein muß, um ein wirklich natürliches Vitaminpräparat von einem synthetischen unterscheiden zu können.

Um natürliche Vitamine handelt es sich daher nur dann, wenn sie von bestimmten Bakterien, von Pflanzen, Tieren oder von uns Menschen selbst erzeugt werden – und nur die kann unser Körper optimal verwerten! Dennoch gibt es einige gute Vitaminpräparate. Natürliches Vitamin A gibt es zum Beispiel als Extrakt aus dem Fischlebertran; natürliche Vitamin-C-Präparate werden unter anderem aus den Acerolakirschen oder den südamerikanischen Camu-Camu-Beeren hergestellt, und natürliches Vitamin E gewinnt man meistens aus Sojaöl. Natürlich gebundenes Selen wird in Form von Selen-Hefe oder Selen-Spirulina (eine in selenreichem Wasser gezüchtete Süßwasseralge) angeboten. Coenzym Q10 ist in der Regel immer natürlichen Ursprungs, da es seit 1977 durch die Fermentation von Tabakblättern und anderen Pflanzen gewonnen wird. – In der biologischen Krebsprophylaxe und -therapie spielen diese Substanzen und Präparate daher eine immer größer werdende Rolle."

Ist der Mensch vom Ursprung her Vegetarier?

Ich mache eine kleine Pause, um meinen roten Faden wiederzufinden.

„Du hattest mich doch gefragt, wie man als Vegetarier zu allen lebensnotwendigen Vitalstoffen kommt. Viele Problemstoffe gibt es eigentlich nicht. Jedoch kann es neben dem Vitamin B12 und einigen Spurenelementen unter ungünstigen Umständen oder bei falscher Ernährungsweise auch zu einem Vitamin-D-Mangel kommen.

Vitamin D ist wie das Vitamin A in allen tierischen Produkten enthalten. Wer regelmäßig Fleisch, Fisch, Eier und Milchprodukte ißt, wird kaum einen Vitamin-D-Mangel entwickeln können. Im Lebertran von Fischen findet man die höchsten Vitamin-D-Mengen. In pflanzlichen Lebensmitteln ist kaum Vitamin D enthalten. Jedoch kann der Mensch mit Hilfe der UV-Strahlen des Sonnenlichtes sein eigenes Vitamin D in der Haut bilden. Dabei wird das körpereigene Cholesterin in Vitamin D umgewandelt. Wenn wir also ausreichend lange in der Sonne sind, brauchen wir uns um einen möglichen Vitamin-D-Mangel keine Gedanken machen. Da das Vitamin D ebenso wie die Vitamine A und B12 in der Leber gespeichert wird, lassen sich auch einige sonnenarme Monate ohne irgendwelche negative Folgen für die Gesundheit überbrücken. Bei hellhäutigen Menschen reicht bereits eine halbe Stunde direkte Sonnenlichtbestrahlung mit unbedecktem Gesicht und freien Armen aus, um den täglichen Bedarf an Vitamin D zu bilden. Sogar das indirekte Sonnenlicht vermag die Vitamin-D-Bildung in der Haut zu aktivieren, wenn auch etwas langsamer. Babys sollten daher mindestens eine Stunde täglich mit unbedecktem Gesicht und freien Händen in der indirekten Sonne unter freiem Himmel liegen. Dunkelhäutige Menschen, wie die Afrikaner oder die australischen Ureinwohner, müssen sich hingegen bis zu sechsmal solange in der Sonne aufhalten, bis sie dieselbe Menge an Vitamin D in der Haut gebildet haben.

Aufgrund der zunehmenden UV-Strahlung des Sonnenlichtes wegen der Ozonlöcher in der Stratosphäre wird natürlich diese biologische Fähigkeit der Vitamin-D-Bildung in der Haut immer mehr zu einem Gesundheitsrisiko, je länger wir uns der direkten Stahlung aussetzen. Daher kann es besonders für Menschen mit empfindlichem Hauttyp, die wenig in der Sonne sind und sich vegetarisch ernähren, sinnvoll sein, zumindest auf die Butter und andere fetthaltige Milchprodukte nicht zu verzichten, um so den Vitamin-D-Bedarf zu decken. Da das Vitamin D fettlöslich ist, enthält fettarme Milch natürlich entsprechend weniger Vitamin D und Magermilch oder Magerquark fast gar kein Vitamin D mehr. Wer sich daher lakto-vegetarisch ernährt und regelmäßig Milchprodukte mit dem vollen Fettgehalt oder Butter aufnimmt, führt seinem Körper mit dem Milchfett in der Regel genügend Vitamin D zu *(mehr dazu in Kapitel 22: Ernährung für Mutter und Kind)*.

Man sollte immer bedenken, daß wir uns zur Zeit in einer Ausnahmesituation befinden, in der alle Naturelemente und so auch die Intensität unseres Sonnenlichtes durch die allgemeine Umweltzerstörung krank sind und daher auch unser Leben bedrohen. In einer solchen Situation sind wir gezwungen, gewisse Kompromisse einzugehen, so daß bestimmte Präparate, die zum Beispiel die Radikalenfänger oder das Vitamin D enthalten, sinnvoll und nützlich sein können!"

„Das würde doch grundsätzlich bedeuten, daß der Mensch sich an eine pflanzliche Ernährung bereits angepaßt hat. Er kann das Vitamin A aus pflanzlichen Vorstufen herstellen und produziert mit Hilfe der Sonne sein eigenes Vitamin D in der Haut?" Silvia schaut mich erwartungsvoll an.

„Im Prinzip schon! Jedoch würde ich diese Tatsachen andersherum formulieren. Ich bin nämlich davon überzeugt, daß der Mensch als Vegetarier erschaffen wurde und nicht primär ein Fleischesser war. Eine zufällige Evolution schließe ich grundsätzlich aus. Wie auch immer der Schöpfungsplan im Sinne einer ursprünglichen Evolution ausgesehen hat, so kann ich mir nicht vorstellen, daß unser Schöpfer menschliche Wesen erschafft, für die er als Nahrung ursprünglich Fleisch vorgesehen hatte. Wir sollten zumindest geistig zum Ebenbild Gottes heranwachsen. Die Entwicklung des Menschen in Richtung der Verfeinerung seiner Sinne und der Vervollkommnung seiner Charaktereigenschaften würde eine Ernährung mit Fleisch eher behindern. Denn Fleisch hat stark erdende

Eigenschaften für unser Bewußtsein und fördert daher das rationale und eher materielle Denken. Wohin das führt, können wir seit Jahrtausenden auf der ganzen Welt beobachten.

Unser gesamter Verdauungsapparat ist eigentlich ideal auf pflanzliche Lebensmittel, wie Samen, Nüsse, Früchte und Gemüsepflanzen, ausgerichtet. Unser Gebiß enthält 16 bis 20 Mahlzähne, die ein optimales Werkzeug zum Zerkleinern von allen möglichen Samen und Früchten darstellen. Hast du schon einmal in das Maul einer Katze geschaut? Du findest dort zwar ein paar spitze Backenzähne, aber keinen richtigen Mahlzahn. Vernünftige Schneidezähne, so wie wir Menschen sie zum Abbeißen von irgendwelchen größeren Lebensmitteln haben, sucht man bei einer Katze auch vergebens. Hingegen haben alle Raubtiere ausgeprägte Reißzähne, die wiederum uns Menschen fehlen.

Außerdem eignet sich unser zirka sechs Meter langer Darm mit den vielen Darmzotten zur Oberflächenvergrößerung optimal zur Auswertung von relativ faserstoffarmen, pflanzlichen Lebensmitteln.

Raubtiere hingegen haben immer einen kurzen, glattwandigen Darm, damit das Fleisch sehr schnell wieder ausgeschieden werden kann. Hätten sie einen den Rindern oder gar Elefanten vergleichbar langen Darm, würde die Fleischnahrung diese Tiere von innen vergiften.

Der Mensch ist daher von seiner biologischen Bestimmung her ein reiner Pflanzenesser. Allerdings kann er auch Fleisch und Fisch verdauen, was jedoch auf Dauer gesundheitliche Folgen mit sich bringt. Auch wenn man mit einer vollwertigen Mischkost relativ gesund lebt, so verschlechtern sich dadurch im Vergleich zur reinen Pflanzenkost auf jeden Fall die Darmfloraverhältnisse."

Während ich meine letzten Worte spreche, schaut Silvia zum Fenster. Es ist stockdunkel draußen. Vor der Scheibe fliegen ein paar Nachtfalter unermüdlich auf und ab. Sie haben nur ein Ziel: dem Licht näher zu kommen. Mit einem etwas traurigen Blick wendet sie sich mir schließlich wieder zu.

„Warum ist in unserer Welt nur alles so kompliziert, wenn die Wahrheit doch so einfach ist?"

„Die Wahrheit als solche zu erkennen ist nicht nur eine Frage der Naturwissenschaften, sondern vor allem eine Angelegenheit des Bewußtseins. Je mehr wir Menschen in der Materie verstrickt sind, um so schwerer fällt es uns, größere Zusammenhänge zu erkennen und zu überblicken. Das Leben erscheint dann kompliziert und unüberschaubar. Je mehr wir jedoch versuchen, nach den göttlichen Naturgesetzen zu leben, um so einfacher werden die Wahrheiten, die wir entdecken. Erst diese Wahrheiten können unserem Leben einen tiefen Sinn geben und uns zu wirklich freien Menschen machen. Je klarer und einfacher daher eine Lehre ist, um so eher entspricht sie einer göttlichen Wahrheit.

Was die Ernährung anbetrifft, so wurde von vielen Forschern bereits bewiesen, daß eine vegetarische Lebensweise mit vollwertigen Lebensmitteln im allgemeinen eine gesündere Darmflora fördert. Dazu gehören zum Beispiel Professor Günther Enderlein, Dr. Edward Bach, Dr. F. X. Mayr und auch Dr. Ralph Bircher. Bis heute jedoch scheinen all ihre Rufe ungehört geblieben zu sein. Ich glaube dennoch fest daran, daß eine Zeit kommen wird, wo kaum ein erwachsener Mensch in der zivilisierten Welt diese Wahrheit nicht kennen wird.

Wir hatten eben darüber gesprochen, daß unser Körper die Vitamine A und D aus pflanzlichen oder körpereigenen Vorstufen selbst erzeugen kann und wir sie daher nicht mit tierischen Lebensmitteln aufzunehmen brauchen. In Bezug auf das Vitamin B12 liegt nun ein weiterer Beweis dafür vor, daß der Mensch völlig ohne tierische Produkte leben kann ..."

Ich erkläre Silvia, wie die gesunde Darmflora aus dem Kobalt, das in allen natürlichen Lebensmitteln ausreichend vorkommt, das **Vitamin B12** herstellt und daß es dann gebunden an den Intrinsicfaktor, der mit dem Magensaft abgesondert wird, im unteren Dünndarm ins Blut resorbiert wird *(siehe Kapitel 5)*.

„Ganz besonders wichtig ist, daß die Darmflora gesund ist, denn sonst kann sie das Vitamin B12 nicht ausreichend bilden. Das setzt natürlich eine möglichst gesunde Nahrung und eine gesunde Verdauungskraft voraus. Damit haben wir eigentlich alle kritischen Vitamine besprochen, deren Versorgung vor allem für Vegetarier problematisch sein kann.

Die anderen B-Vitamine, wie B1, B2, B3, B5, B6 oder das Biotin und die PABA (Paraaminobenzoesäure), sind in der üblichen vegetarischen Vollwertnahrung ausreichend enthalten. Außerdem werden einige von ihnen, wie das Biotin und die PABA, ebenfalls von einer gesunden Darmflora gebildet *(siehe Kapitel 9)*. Besonders reich an Vitamin B sind vor allem alle Getreidesorten, Nüsse und Ölsamen, die Hülsenfrüchte und das Gemüse. Aber auch Milch und deren gesäuerte Produkte, wie Joghurt, Dickmilch oder Kefir, sind reich an einigen B-Vitaminen. Da die B-Vitamine jedoch wasserlöslich sind, gehen sie bei der Quark- und Käseherstellung mit dem Abpressen der Molke teilweise verloren, weshalb diese Produkte relativ wenig B-Vitamine enthalten. Fleisch, Fisch und Eier können ebenfalls größere Mengen an B-Vitaminen aufweisen, vor allem Schweinefleisch."

Eigenschaften und Wirkungen der Vitamine

„Kannst du mir noch kurz sagen, wofür die Vitamine gut sind? Ausführlicher kann ich das ja bei Bedarf nachlesen."

„Nun ja, **das Vitamin A beziehungsweise die Karotene** hast du neben den Vitaminen C und E und dem Selen ja schon als Radikalenfänger kennengelernt. Am bekanntesten ist es als ‚Augen-Vitamin', mit dessen Hilfe wir überhaupt sehen können. Darüber hinaus erfüllt es jedoch noch eine Menge andere wichtige Funktionen. Neben seinen Wirkungen auf das Abwehrsystem und die Sehfunktion der Augen ist es unentbehrlich für ein gesundes Knochenwachstum, für die Bildung von weiblichen Sexualhormonen, den männlichen Spermien und für gesunde Haut- und Schleimhautfunktionen. Aber auch die Schönheit und der Glanz unserer Haare und Nägel ist von diesem Vitamin abhängig.

Die B-Vitamine sind im gesamten Zellstoffwechsel aller Organe, der Nerven und des Gehirns von großer Bedeutung. Wenn du deine Konzentrationskraft und deine Gedächtnisleistung daher stärken willst, brauchst du viel von den B-Vitaminen. Bei einem Mangel an B-Vitaminen kann es zu allen möglichen Beschwerden der Nerven, der Haut, der Schleimhäute sowie der Haare und Nägel kommen. Die ersten Warnzeichen eines Vitamin-B-Mangels sind meistens eine zunehmende Müdigkeit, eine ständige Nervosität oder depressive Verstimmungen. Wer längere Zeit unter einem Vitamin-B-Mangel leidet, kann auch verschiedene Verdauungsbeschwerden entwickeln, und bei Kindern können sich Wachstumsstörungen und konzentrationsbedingte Lernschwierigkeiten einstellen.

Vitamin C ist ebenfalls im ganzen Stoffwechsel notwendig. Es stärkt nicht nur unsere Abwehrkräfte, sondern fördert auch ein gesundes Nervensystem und zusammen mit den Vitaminen A und D einen gesunden Knochenbau. Außerdem ist es mitverantwortlich für gesunde Funktionen der Muskeln und der Blutgefäße, was vor allem bei der Prophylaxe oder Therapie von Arteriosklerose Beachtung finden kann. Die Wirkung auf das Zahnfleisch ist dir ja durch die Krankheit Skorbut bekannt.

Zu den Hauptwirkungen von **Vitamin D** gehört die Förderung der Resorption von Kalzium und Phosphor aus dem Darm ins Blut. Da Kalzium und Phosphor jedoch die beiden wichtigsten Mineralstoffe für unsere Knochen und Zähne sind, brauchen wir das Vitamin D ebenso wie die Vitamine A und C für ein gesundes Knochensystem.

Vitamin E schließlich ist – neben der Wirkung als Radikalenfänger – noch der wichtigste biologische Antioxidant und schützt andere Vitamine, ungesättigte Fettsäuren und auch Hormone im Blut vor der Sauerstoffoxidation. Es schützt die Gefäße ebenso wie Vitamin C vor Ablagerungen, ist am Hormonhaushalt beteiligt und scheint den Körper durch seine vielfältigen Wirkungen länger jung zu halten."

„Das ist ja eine richtige Wissenschaft für sich bei all den vielen Wirkungen."

„Das ist vollkommen richtig! Jedoch können diese vielen Einzelinformationen auch ganz schön verwirren, vor allem deshalb, weil man durch die enormen Bedeutungen der einzelnen Vitalstoffe das Gefühl suggeriert bekommt, daß man mit der Nahrung, und sei sie noch so ausgewogen, niemals genügend von ihnen aufnimmt. Die Frage ist also, wieviel von den Vitaminen und Mineralien brauchen wir wirklich, und gibt es nicht noch andere wichtige Faktoren der Ernährung, wodurch die Bedeutung dieser Vitalstoffe eher zweitrangig wird?

Um dennoch herauszufinden, was man grundsätzlich essen muß, um dem Körper alle notwendigen Vitalstoffe, die er unter normalen Bedingungen selbst nicht bilden kann, zuzuführen, habe ich viele Monate lang verschiedene Nährwerttabellen studiert. Letztendlich bin ich zu dem Schluß gekommen, daß eine Ernährung aus Obst mit Nüssen und Ölsamen, aus Getreide und Gemüse mit einer Ergänzung von Salz alles enthält, was der Mensch zum Leben braucht. Allerdings setzt eine solche Ernährungsweise eine gesunde Darmflora voraus, mit der wir unser eigenes Vitamin B12 erzeugen können, und wir sollten unsere Haut hin und wieder der Sonne aussetzen, um genügend Vitamin D zu bilden.

Die Bedeutung der Hauptmineralstoffe

Ernähren wir uns hingegen von der üblichen Mischkost mit Fleisch, Fisch und Eiern, Getreideprodukten aus den ausgesiebten Mehlen oder dem geschälten Reis, mit Kartoffeln, Gemüse, Obst und den raffinierten Produkten aus der Zucker- und Ölindustrie, so kann es neben den in diesen Lebensmitteln weniger vorkommenden Vitaminen B und E auch zu Mangelsituationen im Bereich einiger Mengen- und Spurenelemente kommen.

Am häufigsten kommt bei einer solchen Ernährung der **Magnesiummangel** vor, denn die besten Magnesiumquellen sind das Vollkorngetreide, alle Nüsse und Ölsamen sowie Hülsenfrüchte. Wer daher neben den tierischen Produkten überwiegend geschälten Reis oder Produkte aus den ausgesiebten Mehlen ißt, kann relativ schnell einen Magnesium- und möglicherweise auch einen Vitamin-B-Mangel entwickeln, denn diese Nahrungsmittel, und dazu gehört auch die Milch, enthalten nur sehr wenig Magnesium. Da der Mensch jedoch relativ viel Magnesium zum

Leben braucht, deutet dieser große Bedarf eindeutig auf eine menschengerechte Ernährung mit den eher pflanzlichen, magnesiumreicheren Lebensmitteln hin.

Die Symptome des Magnesiummangels sind in unserer streßgeplagten Gesellschaft regelrecht zu einer Zeiterscheinung geworden. Einerseits enthält die eben beschriebene Mischkost und vor allem die Fast-Food-Nahrung nur wenig Magnesium, und andererseits führt Streß unter anderem zu einem erhöhten Magnesiumverlust über den Urin. Da Magnesium allgemein entkrampfend und entspannend wirkt, indem es die Zellen wie ein Schlüssel für eine bessere Sauerstoffaufnahme öffnet und den Zellstoffwechsel verbessert, kann es bei einem Mangel dieses Mineralstoffs zu Muskelkrämpfen oder Muskelzuckungen, Übelkeit, Durchblutungsstörungen im Gehirn mit Konzentrationsstörungen, Kopfschmerzen oder Schwindel und zu nervösen Herzbeschwerden bis hin zur Herzenge kommen.

Magnesium ist jedoch zusammen mit einigen anderen Spurenelementen und Vitaminen auch an der Bildung von über 300 Enzymen in unserem Körper beteiligt. Daneben dienen die meisten Vitamine und Mineralstoffe, und so auch das Magnesium, den Enzymen zusätzlich als Co-Faktoren für ihre Arbeit. Ein Magnesiummangel kann daher schwerwiegende Folgen für unseren gesamten Stoffwechsel nach sich ziehen, zumal die Enzyme durch die vielen Umweltgifte und schädlichen Strahlen oder durch einen übersäuerten Stoffwechsel ebenfalls in ihrer Bildung und in ihren Funktionen behindert oder blockiert werden.

Kalium ist das am meisten vertretene Mineral überhaupt in unseren pflanzlichen und tierischen Nahrungsmitteln. Es ist daher in allen natürlichen, unverarbeiteten Lebensmitteln in großer Menge enthalten. Bei der Käseherstellung, beim Aussieben des Getreidemehls und beim Schälen von Reis geht es allerdings, ebenso wie die meisten anderen Mineralien und Vitamine, mit der Molke oder mit den Randschichten des Getreides teilweise verloren. Bei einem Mangel an Kalium kann es vor allem zu Störungen im Bereich des Wasserhaushaltes, der Nerven und der Muskeln kommen. Es können aber auch Herzrhythmusstörungen auftreten.

Kalzium gehört neben Kalium zu den Hauptmineralstoffen der Milch. Reines Muskelfleisch hingegen und die meisten Fischarten sind relativ kalziumarm. Auch Getreide und Obst enthalten nur sehr wenig Kalzium, dafür sind jedoch ein paar Gemüsesorten sowie einige Nüsse und Ölsamen zum Teil richtige Kalziumbomben. Dazu gehören vor allem Sesamsamen, Mandeln, Haselnüsse und Leinsamen. Unter den Gemüsesorten fallen diesbezüglich ganz besonders Brokkoli, Grünkohl, Mangold und Spinat auf *(siehe Nährwerttabelle am Ende des Kapitels)*. Einige

Kräuter, wie die Petersilie oder der Schnittlauch, aber auch die Brennessel und die Löwenzahnblätter sind ebenfalls sehr kalziumreich. Wußtest du, daß 100 Gramm Sesamsamen ebensoviel Kalzium wie 100 Gramm Goudakäse, 600 ml Kuhmilch oder 2,5 Liter Muttermilch enthalten?" Silvia schüttelt etwas erstaunt den Kopf.

„Ja, dann könnte man mit einer rein pflanzlichen Lebensweise seinen Kalziumbedarf ja ebenso gut abdecken wie mit einer Ernährung, die Milchprodukte oder besonders kalziumreiche Fischarten enthält!?"

„Ja, da hast du völlig recht! Vor allem dann, wenn unser Körper durch eine gesunde Lebensweise weniger verschlackt ist. Ein entsäuerter und entgifteter Stoffwechsel benötigt nämlich grundsätzlich weniger an allen Vitalstoffen als ein verschlackter Körper! Das liegt daran, daß durch den erhöhten Zellstoffwechsel, wie er vor allem durch rohe, pflanzliche Lebensmittel bewirkt wird, alle Nährstoffe besser verwertet werden *(siehe Kapitel 10).*

Außerdem werden in einem entsäuerten Stoffwechsel weniger oder gar keine Mineralien, wozu vor allem die Phosphationen aus dem Kalzium- und Magnesiumphosphat der Knochen gehören, zur Pufferung der Säuren im Blut herangezogen *(siehe die Kapitel 8 und 9).* Das Problem einer Unterversorgung mit Kalzium und Phosphat stellt sich daher vor allem bei den Menschen, die einen übersäuerten Stoffwechsel haben. Daß man aber auch mit einer relativ kalzium- und Vitamin-D-armen Ernährungsweise keinerlei Knochen- oder Gelenkbeschwerden haben muß, beweist seit Jahrtausenden die traditionelle Lebensweise vieler asiatischer Völker.

Wer sich hingegen viel mit den übersäuernden Lebensmitteln, wie dem raffinierten Zucker oder mit Fleisch, Fisch, Eiern und Weißmehlprodukten, ernährt und zusätzlich ständigem Streß ausgesetzt ist, wird seinen Mineralhaushalt wahrscheinlich nie ins Gleichgewicht bekommen. Ständige Fäulnisprozesse im Darm aufgrund einer schlechten Verdauungskraft übersäuern uns natürlich ebenso.

Der Knochenaufbau ist jedoch nicht nur von den Vitaminen D, C oder A und von der Kalzium- und Phosphoraufnahme abhängig, sondern auch vom Magnesium und dem Vitamin K, wie die neuesten Forschungsergebnisse gezeigt haben[21]. Das bedeutet also, daß unser Stoffwechsel auch mit dem Vitamin K ausreichend versorgt sein sollte. Es gibt zwar Vitamin-K-reiche Lebensmittel, zu denen vor allem einige Gemüsesorten gehören, jedoch bildet unsere gesunde Dickdarmflora ebenfalls Vitamin K. Wer sich

---

21 Quelle: „Fit durch Vitamine" von Klaus Oberbeil, 9. Auflage 1995, Seite 124, Südwest Verlag, München

daher ungesund ernährt, regelmäßig darmfloraschädigende Medikamente einnimmt oder eine schlechte Verdauugskraft hat, wird niemals in einer idealen Symbiose mit seiner Darmflora leben können. Eine Ernährung mit pflanzlichen Lebensmitteln kann uns also ebenso gut aufbauen und ernähren wie mit tierischen Produkten. Die Getreidesamen, bestimmte Nüsse und Ölsamen, Obst und Gemüse und eventuell die Hülsenfrüchte bilden somit die wichtigste Grundlage für eine ausgeglichene Ernährung und versorgen uns, bis auf die Vitamine B12 und D, mit allen lebensnotwendigen Eiweißen, Kohlenhydraten, Fetten, Vitaminen und Mineralstoffen.

Bei alldem mußt du jedoch auch bedenken, daß der Auf- und Abbau der Knochen vor allem durch ganz bestimmte Hormone gesteuert wird. Da nun die Aktivität der Hormondrüsen besonders von unserer Lebenskraft abhängig ist, besteht ein direkter Zusammenhang zwischen dem **Niveau der Lebensenergien** und dem Knochenaufbau. In unseren Jugendjahren sind unsere angeborene Lebenskraft und die Funktionen aller Hormondrüsen noch relativ hoch, weshalb wir unsere Knochensubstanz besonders gut in der Kindheit und in den Jugendjahren bilden können. Ab dem Beginn des dritten Lebensjahrzehnts nimmt die angeborene Lebenskraft jedoch zunehmend ab. Wenn wir unsere Lebensenergien dann nicht durch eine entsprechende Lebensweise aufrechterhalten, werden mit der Zeit automatisch alle Hormondrüsen schlechter funktionieren. Besonders deutlich wird das am bekannten Schrumpfen der Thymusdrüse, deren Hormone nicht nur für unser Abwehrsystem eine große Bedeutung haben, sondern auch für das Wachstum und den allgemeinen Stoffwechsel. Heute weiß man zwar schon, daß zum Beispiel das Vitamin A geradezu ein Jungbrunnen für die Thymusdrüse ist, wirklich entscheidend für die Jungerhaltung aller Körperzellen und Hormondrüsen sind jedoch nicht nur irgendwelche Vitalstoffe, sondern vor allem unsere Lebensenergien. Je höher die Lebensenergien unseres Körpers daher sind, um so eher behalten alle Körperzellen und Hormondrüsen ihre volle Funktion. Das trifft ganz besonders auf die Thymusdrüse zu, die sonst in einem durchschnittlichen Alter von 50 Jahren bereits so klein ist, daß sie fast keine Hormone mehr produziert.

Auch wenn alle möglichen spirituellen und yogaähnlichen Praktiken eine starke Wirkung auf die Körperzellen und Hormondrüsen ausüben können, so stellt die gesunde Ernährung mit rohen, aufgeschlossenen pflanzlichen Lebensmitteln in jedem Fall das wichtigste Element einer jung erhaltenden Lebensweise dar. Eine Kombination der verschiedenen Möglichkeiten und Wege wäre natürlich ideal."

„Das bedeutet ja wiederum, daß wir uns am gesündesten mit pflanzlichen Lebensmitteln ernähren!?"

„Im Prinzip schon! Dennoch gibt es wichtige Gründe, die auch für eine Ernährung mit tierischen Produkten sprechen, vor allem dann, wenn wir durch einen gelegentlichen Verzehr von raffiniertem Zucker oder wegen einer chronischen Verdauungsschwäche keine idealen Darmfloraverhältnisse haben. Außerdem kann sich nicht jeder Mensch nur von pflanzlichen Lebensmitteln ernähren. Viele Menschen essen einfach gerne Fisch oder Fleisch. Andere wiederum fühlen sich seelisch unausgeglichen oder werden sogar regelrecht „krank", wenn sie kein Fleisch zu essen bekommen. Letztendlich gibt es jedoch auch Menschen, die so stark verschlackt sind, daß eine reine Pflanzenkost mit vollwertigen Lebensmitteln eine zu intensive Entgiftung provozieren würde. In solchen Fällen müssen die pflanzlichen Lebensmittel dann ganz allmählich in der Nahrung gesteigert werden. – Und wie du ja selbst weißt, können wir die tierischen Nahrungsmittel auch ganz bewußt zum Erden einsetzen *(siehe Kapitel 3)*.

Aber kehren wir noch einmal zu den Mineralien zurück. Eines der wichtigsten Mineralsalze habe ich nämlich noch nicht besprochen. Es ist das **Natriumchlorid**, unser normales Koch- oder Meersalz. Die auf dem Land wachsenden Pflanzen enthalten nämlich kaum Salz. Alle tierischen Produkte sind schon etwas reicher an Natriumchlorid. In der Regel ist daher eine Ergänzung der Nahrung mit Salz notwendig *(siehe Kapitel 2)*. Wir brauchen das Salz für die Magensäurebildung und für viele weitere Funktionen im Körper. Außerdem hat das Salz erhitzende Eigenschaften und ist stark yang-überschüssig *(siehe Kapitel 13)*. Es stärkt die Willenskraft des Menschen und unterstützt uns so in der Verfolgung bestimmter Ziele *(siehe Kapitel 3)*.

Da sich Salz und alle anderen anorganischen Salzverbindungen nicht mit rohen Nüssen und Samen in einer Mahlzeit vertragen und gemeinsam mit ihnen stärkere Darmflorastörungen entstehen können, solltest du unbedingt die Kombinationsregeln der Trennkost beachten *(siehe Kapitel 3 und 11)*."

Während ich meine letzten Sätze ausspreche, schaut mich Silvia etwas nachdenklich an:

„Bei den anorganischen Salzen handelt es sich doch um Mineralverbindungen der Erde oder des Wassers, die von den Pflanzen noch nicht verstoffwechselt und in die Zellen eingebunden worden sind! Alle Mineralien, die wir daher mit pflanzlichen oder tierischen Nahrungsmitteln aufnehmen, sind organisch gebunden. Nun heißt es jedoch immer, daß man organisch gebundene Mineralien besser verwerten kann als die anorganischen Salze! Können wir denn überhaupt die anorganischen Mineralien der Mineralwässer nutzen, oder stellen sie nur einen Ballast für unseren Körper dar?"

„Nach meinen persönlichen Erfahrungen und nach allem, was ich darüber gelesen habe, schon! Sonst könnte man zum Beispiel den Eisengehalt des Blutes und der roten Blutkörperchen nicht mit dem anorganischen Eisen(II)sulfatsalz positiv beeinflussen. Seit einigen Jahrzehnten wird es in der Medizin zur Behandlung von Eisenmangelanämien eingesetzt. Außerdem ist doch das Natriumchlorid, unser normales Kochsalz, ebenfalls ein anorganisches Salz, das in der Regel sogar lebensnotwendig für uns ist. Das Meersalz enthält darüber hinaus noch eine Menge andere anorganische Mineralsalzverbindungen, vor allem das Magnesiumchlorid und das Magnesiumsulfat, die wir ebenfalls im Körper verwerten können.

Daß durch anorganische Kalziumsalze, wie sie zum Beispiel in größerer Menge in vielen Mineralwässern vorkommen, generell Kalkablagerungen in den Gefäßen entstehen können, halte ich für ein Gerücht! Allein durch das Beispiel der Hunza, einem Volk im Himalaya, wird diese Behauptung entkräftet, da die Hunza mit ihrer überwiegend vegetarischen Vollwertkost und dem kalkreichen Gletscherwasser bei voller Gesundheit ein überdurchschnittliches Alter erreicht haben. Die ältesten Hunza sollen bis zu 130 Jahren und älter geworden sein.

Sicherlich können bei entsprechenden Stoffwechselstörungen Kalk-, Fett- und Eiweißablagerungen in den Blutgefäßen oder in den Nieren entstehen; jedoch sind für diese Ablagerungen bestimmte Stoffwechselstörungen und nicht die Mineralien an sich verantwortlich.

Dennoch werden die organisch gebundenen Mineralverbindungen zweifelsohne besser im Darm resorbiert als die anorganischen Salze, und sie können auch leichter im Stoffwechsel verwertet werden *(weiteres dazu in den Kapiteln 18 und 23)*. Diese Erkenntnis machen sich einige Chemiker zunutze und versuchen die Natur zu kopieren, indem sie die Mineralien an natürliche Aminosäuren binden, wodurch sogenannte Chelatsalze entstehen. Diese künstlich hergestellten Chelatverbindungen sind nun tatsächlich wesentlich verträglicher als so manch anderes anorganisches Mineralpräparat, und sie werden auch sehr gut im Darm resorbiert und in den Stoffwechsel eingebaut. Die Lebenskraft der natürlich gebundenen organischen Mineralverbindungen haben sie jedoch keinesfalls, weshalb es bei diesen Präparaten auch gewisse energetische Nebenwirkungen gibt, solange sie im Blut noch nicht in die Mineralionen und die Aminosäuren zerlegt worden sind *(mehr dazu in Kapitel 20)!*

Grundsätzlich können wir also alle wasserlöslichen anorganischen Mineralsalze ebenfalls verwerten, wenn auch etwas schlechter als die organisch gebundenen Mineralstoffe.

Die Unverträglichkeit von anorganischen Salzen bei vielen Rohköstlern ist hingegen fast immer auf die schlechte Kombinierbarkeit von rohen Samen und Nüssen mit den anorganischen Salzen zurückzuführen!"

Die Rolle der Spurenelemente für den Stoffwechsel

„Dann sind also die Mineralien Kalium, Kalzium, Magnesium, Phosphor und das Natriumchlorid die wichtigsten Vitalstoffe, die wir benötigen?"

„Die wichtigsten nicht unbedingt, aber die häufigsten. Denn insgesamt nehmen wir täglich bis zu 10 Gramm und mehr dieser Salze in der Nahrung zu uns. Das sind ein bis zwei volle Kaffeelöffel. Allein das Kochsalz kann dabei schon die Hälfte ausmachen. Genauso wichtig wie die Mengenelemente sind jedoch die Spurenelemente.

Eisen ist wohl das bekannteste unter ihnen. Für die Blutbildung ist es unabdingbar. Wenn wir zu wenig Eisen aufnehmen, nehmen die roten Blutkörperchen im Blut ab, und unser Körper wird nicht mehr richtig mit Sauerstoff versorgt *(siehe Kapitel 4)*. Produzieren wir genügend Magensäure, ist es für uns kein Problem, das pflanzliche dreiwertige Eisen zu zweiwertigem umzuwandeln (zu oxidieren), um es dann im Dünndarm zu resorbieren. Allerdings sollte man schon wissen, welche Lebensmittel besonders eisenhaltig sind.

Rotes Fleisch und Eier sind ja bekannt als gute Quellen für zweiwertiges Eisen. Bei den pflanzlichen Lebensmitteln fallen besonders die Sesamsamen, der Leinsamen, die Sonnenblumenkerne sowie Hirse, Amaranth und Quinoa auf. Diese Lebensmittel besitzen bis zu viermal soviel Eisen wie Fleisch. Ansonsten sind alle Vollkorngetreidesorten, alle Nüsse, Ölsamen und Hülsenfrüchte sehr eisenhaltig. Aber auch einige Gemüsesorten enthalten beachtliche Mengen an Eisen. Mit Abstand am meisten Eisen kommt in den Brennesseln vor. Obst und Milch sind hingegen relativ eisenarm *(siehe Nährwerttabelle)*.

Wer sich daher von all diesen Lebensmitteln ernährt, eine gute Magensäurebildung und eine gesunde Darmflora hat, die genügend Vitamin B12 produziert, wird immer eine gesunde Blutbildung haben."

„Ich muß einfach staunen," sagt Silvia, „wie der Mensch und die Natur aufeinander abgestimmt sind. An eine zufällige Evolutionsentwicklung kann man bei diesem perfekten Zusammenspiel aller Einzelfaktoren wirklich nicht mehr glauben! Für mich kann das nur durch eine allmächtige Intelligenz ins Leben gerufen worden sein. Um so weniger kann ich verstehen, warum wir unsere Umwelt immer mehr zerstören und immer mehr künstliche Nahrungsmittel herstellen, denen wir dann allerlei chemische Zusatzstoffe und synthetisch erzeugte Vitamine zufügen! Das können doch nur Menschen tun, die den Zugang zur Natur völlig verloren haben!"

Ich nicke ihr zu, und in mir steigt eine tiefe Traurigkeit auf, denn schon seit vielen Jahren beobachte ich diese verrückte Entwicklung. Erst zerstören wir die Natur und die Qualität unserer Nahrung, um dann an den Folgen der Zerstörung oder der Mangel- und Fehlernährung der Menschen mit irgendwelchen symptomatischen Maßnahmen Geld zu verdienen. All das bräuchte nicht sein, wenn wir nur die Naturgesetze des Lebens beachten und respektieren würden.

Wir sitzen uns einige Zeit schweigend gegenüber, bis ich wieder das Wort ergreife:

„Auch wenn die momentane Situation nicht rosig aussieht, so bin ich dennoch davon überzeugt, daß die Zeit bald reif sein wird, wo die Menschen durch all diese Fehler zum Umdenken gezwungen werden. Wir haben in diesem Jahrhundert so viele Fehler gemacht, daß wir uns weitere Fehltritte kaum noch erlauben können. Aber so wie jedes Kind durch seine eigenen Fehler lernen muß, so ergeht es momentan der Menschheit. Wollen wir nur hoffen, daß sie rechtzeitig erwachsen wird und die Verantwortung für sich und diesen Planeten übernimmt!

Aber laß uns noch kurz die letzten Spurenelemente besprechen. Neben dem Eisen gehören nämlich **Zink und Mangan** zu den wichtigsten Spurenelementen in unserem Stoffwechsel. Zusammen mit dem Magnesium sind sie für die Bildung vieler Enzyme im Körper verantwortlich, wozu auch die Bildung der Verdauungsenzyme in der Bauchspeicheldrüse gehören.

Daneben ist Zink unentbehrlich für das Wachstum und die Geschlechtsreife. Bei einem Mangel kommt es zu Wachstumsstörungen, zur verzögerten Geschlechtsreifung, zum vorzeitigen Altern mit Haarausfall und grauen Haaren oder auch zu Haut- und Nagelerkrankungen. Prostataleiden beim Mann werden ebenfalls durch einen Zinkmangel begünstigt.

Außer für die Bildung und Aktivierung von Enzymen spielt Mangan auch noch eine große Rolle im Bereich des Fettstoffwechsels und ist ebenfalls unentbehrlich für das Knochenwachstum, eine normale Nervenfunktion und die Fortpflanzung.

Neben diesen drei Spurenelementen haben aber auch **Chrom und Kupfer** eine große Bedeutung im Stoffwechsel des Menschen. Chrom ist zusammen mit Zink und Mangan vor allem an der Insulinproduktion in speziellen Zellen der Bauchspeicheldrüse beteiligt. Kupfer ist wichtig für die Resorption von Eisen im Darm und für den Einbau von Eisen in das Hämoglobin der roten Blutkörperchen. Außerdem erhöht Kupfer die Verwertung von Vitamin C, wodurch die Immunabwehr indirekt gestärkt wird. Es hat jedoch auch eine direkte Wirkung auf das Abwehrsystem, weil die Antikörper einen Kupferkern besitzen. Eine ausreichende Kupferversorgung ist daher bei allen allergischen und rheumatischen Erkrankungen sowie bei allen Infektionskrankheiten und beim Krebsgeschehen wichtig."

„Das kann ich nie behalten, was du mir da alles erzählt hast!" stöhnt Silvia. „Aber ich denke, das ist auch gar nicht notwendig. Wichtig für mich ist nur, wie ich all diese Substanzen über die Ernährung zu mir nehmen kann."

„Wie ich dir eben schon sagte, enthalten unsere natürlichen Lebensmittel im Prinzip alle lebensnotwendigen Vitalstoffe in ausreichenden Mengen. Das bezieht sich natürlich auch auf die Spurenelemente, die besonders reichhaltig im Vollkorngetreide, in Nüssen und Ölsamen, in Hülsenfrüchten und teilweise auch im Gemüse vorkommen.

Nun hat die Natur diesbezüglich jedoch einen kleinen Haken eingebaut. Denn besonders die Getreidekörner, die Hülsenfrüchte und auch die meisten Nüsse und Ölsamen enthalten die sogenannte Phytinsäure, die einige dieser Spurenelemente und das Kalzium im Darm an sich binden kann, wodurch diese Mineralstoffe schlechter resorbiert werden *(siehe Kapitel 5)*. Allerdings produziert die gesunde Darmflora das Enzym Phytase, wodurch die Phytinsäure zum Teil abgebaut wird und die zuvor gebundenen Mineralien der Resorption im Darm wieder zur Verfügung stehen. Du siehst also, daß unsere Gesundheit regelrecht von einer gesunden Darmflora abhängig ist. Zwar wird die Phytinsäure auch durch das Erhitzen oder durch die Sauerteigführung, die Hefegärung oder durch das Ankeimen der Getreidekörner teilweise zerstört beziehungsweise abgebaut, jedoch ist der Phytinsäureabbau durch die Phytase im gesunden Darm mit Sicherheit am effektivsten.

Wegen dieser Komplexsalzbildung der Phytinsäure mit einigen Mineralstoffen empfehlen viele Wissenschaftler, auf tierische Produkte nicht zu verzichten. Denn einerseits fehlt Fleisch, Fisch und Eiern die Phytinsäure, und andererseits enthalten sie ebenfalls Eisen, Zink, Kupfer und Chrom in ähnlichen Mengen wie das Getreide, die Nüsse und Ölsamen oder die Hülsenfrüchte. Mangan hingegen findet man vor allem in Samen, Nüssen, Hülsenfrüchten und im Gemüse *(siehe Nährwerttabelle)*.

Dennoch sind sich viele Wissenschaftler mittlerweile darüber einig, daß die Phytinsäure auch nützliche Funktionen im Stoffwechsel des Menschen erfüllt. In den letzten Jahren häufen sich nämlich die Hinweise, daß die Phytinsäure das Auftreten einiger Erkrankungen, wie Dickdarmkrebs, Karies, Arteriosklerose, Diabetes mellitus und Herzgefäßerkrankungen, aber auch das Entstehen von Nierensteinen verhindern kann. Besonders intensiv wird zur Zeit der Einfluß der Phytinsäure auf unser Immunsystem erforscht und inwieweit sie generell in der Lage ist, die Entstehung oder Vermehrung von Krebszellen zu verhindern.

Wenn die Bäckerindustrie daher in diesen Jahren damit beginnt, unter Zusatz von künstlich hergestellter Phytase bei der Getreideteigführung die Phytinsäure abzubauen, so stehe ich dieser Entwicklung äußerst skeptisch gegenüber. Die Natur hat noch nie etwas Unvollkommenes hervorgebracht! Daher sollten wir auch unser Hauptlebensmittel, das Getreide, so belassen, wie es seit Jahrtausenden von den Menschen aller Kulturen verzehrt wird – ganz zu schweigen von der allergieauslösenden Gefahr, die von den mit Schimmelpilzen oder gentechnisch hergestellten Enzymen selbst ausgeht."

Die Vorteile einer lebensenergiereichen Vollwertkost

Nach diesen Worten frage ich Silvia, ob sie alles verstanden hat.

„Ich denke schon. Um wirklich gesund zu werden und zu bleiben, sollten wir also unbedingt eine gesunde Darmflora haben, mit der wir unser eigenes Vitamin B12 und daneben auch das Vitamin K, das Biotin, die PABA und die Phytase zum teilweisen Abbau der Phytinsäure bilden. Produzieren wir genügend Vitamin D in der Haut oder nehmen wir es mit dem Milchfett auf, können wir uns unbedenklich ausschließlich mit pflanzlichen Lebensmitteln oder lakto-vegetarisch ..."

„... ernähren!" setze ich ihren Satz fort. „Und wenn wir eine gesunde Magensäurebildung haben, können wir das pflanzliche Eisen optimal verwerten, und viele andere Mineralstoffe, wie Kalzium, Zink, Mangan und Chrom, werden ebenfalls besser im Dünndarm resorbiert (siehe Kapitel 5). Je weniger unser Körper dann noch verschlackt ist und je mehr wir unsere Körperzellen mit einem möglichst hohen Anteil lebendiger, pflanzlicher Lebensmittel in unserer Nahrung vitalisieren, desto besser können alle Nährstoffe in die Zellen aufgenommen werden (siehe Kapitel 10)."

„Dann haben wir jetzt alle wichtigen Vitalstoffe besprochen!?" Silvia schaut mich irgendwie erleichtert an. „Auch wenn ich nicht alles behalten kann, was du mir erzählt hast, so weiß ich nun jedenfalls, daß man sich mit einer rein vegetarischen Ernährung durchaus gesund ernähren kann. Ernährt man sich lakto-vegetarisch, so geht man noch weniger Risiken ein, daß zum Beispiel die Vitamine B12 oder D oder das Kalzium in der Nahrung fehlen könnten!"

„Das klingt ein wenig einschränkend?"

„Nun ja, ich verstehe zumindest, daß viele Menschen keine Lust haben, sich mit diesem umfassenden Gebiet zu beschäftigen und daher dem allgemeinen Strom folgen und weiterhin Fleisch essen. Sie sind dann nicht wegen des Vitamins B12 oder der Phytase auf eine gesunde Darmflora angewiesen, da sie mit dem Fleisch immer genügend Vitamin B12 und Vitamin D sowie die eher kritischen Spurenelemente, wie Eisen und Zink, aufnehmen. Und gegen einen Muskelkrampf wegen eines eventuellen Magnesiummangels nimmt man dann irgendein Magnesiumpräparat ein. Einfacher ist diese Ernährung schon!"

„Einfacher vielleicht, aber nicht gesünder! Besonders in der heutigen Zeit mit den starken Umweltbelastungen sollten wir unser Immunsystem so intensiv wie möglich stärken. Die Lebensenergien der rohen Früchte, Nüsse und Samen sind dafür bestens geeignet. Zugleich sind diese Lebensmittel aber auch besonders reich an den drei wichtigsten Radikalenfängern unserer Nahrung, den Vitaminen E, C und A beziehungsweise den Karotenen, und sie können unser Bindegewebe von allen Stoffwechselschlacken und Umweltgiften befreien.

Ernährt man sich daher mit Fleisch, Fisch und Eiern, sollte man auf jeden Fall auf eine vollwertige Nahrung achten und gleichzeitig auch viel Vollkorngetreide und Gemüse mit kaltgepreßten pflanzlichen Ölen essen.

Für diejenigen Menschen, die aus ethischen oder gesundheitlichen Gründen keine tierischen Produkte essen möchten, bestehen also absolut keine Nachteile, solange sie eine gesunde Verdauungskraft und eine intakte Darmflora haben und das Vitamin D mit Hilfe der Sonnenstrahlen in der Haut bilden. Auf den raffinierten Zucker sollten dennoch nicht nur die Vegetarier verzichten, da die Darmflora durch ihn grundsätzlich krank wird. Eine kranke Darmflora ist nämlich die Brutstätte für alle möglichen Stoffwechselstörungen sowie die meisten akuten und chronischen Leiden (ausführliche Beschreibung in Kapitel 17).

Haben wir daher eine gesunde Darmflora und ernähren wir uns von aufgeschlossenem Vollkorngetreide, von Gemüse, Obst, Nüssen und Ölsamen, von kaltgepreßten Ölen und eventuell von Milchprodukten, werden wir mit allen Vitalstoffen versorgt, die unser Körper benötigt. Nur Salz und **Jod**, was für die Bildung des Schilddrüsenhormons Thyroxin wichtig ist, sollten wir ergänzen, da diese Mineralien in den Landpflanzen relativ wenig vorkommen. Die besten Jodquellen sind hingegen alle Meerestiere und Meeresalgen. Wer daher ein- bis zweimal wöchentlich

Meeresfische oder regelmäßig Meeresalgen ißt, wird auf jeden Fall ausreichend mit Jod versorgt. Um den Tagesbedarf an Jod von 150 bis 200 Mikrogramm mit jodiertem Speisesalz einigermaßen zu decken, müßte eine erwachsene Person zirka 10 Gramm Jodsalz täglich zu sich nehmen. Weil das für die meisten Menschen jedoch fast unmöglich ist, bieten sich die Kelptabletten an, von denen Erwachsene durchschnittlich eine am Tag schlucken können. Ich persönlich bevorzuge ebenfalls die Kelptabletten, vor allem auch deshalb, weil sie natürlich gebundenes Jod enthalten. Falls man jedoch unter einer Schilddrüsenüberfuntion leidet, sollte man diese Selbstanwendung mit einem Arzt oder Heilpraktiker besprechen.

Die einzigen Präparate, die ich daher hin und wieder einnehme, sind Kelptabletten und im Winter eventuell ab und zu den Inhalt einer Kapsel, die einen Vitamin-D-Extrakt aus Fischlebertran enthält – vor allem dann, wenn ich im Sommer nur selten Gelegenheit hatte, mich in der Sonne aufzuhalten. Und da fast alle Trockenfrüchte deutlich weniger Vitamin C als die frischen Früchte enthalten, ergänze ich die meisten Mahlzeit, die aus Nüssen oder Ölsamen mit eingeweichten Trockenfrüchten bestehen, mit ein wenig getrocknetem Camu-Camu-Pulver, das sehr reich an natürlichem Vitamin C ist."

Mögliche Nachteile einer reinen Obst- oder Gemüseernährung

„Nach alldem, was du mir heute erzählt hast, ist mir nun auch klar geworden, warum die reine Obst- oder Gemüseernährung ebenfalls viele Nachteile mit sich bringen kann. Rohes Obst und Gemüse können unseren Körper zwar aufgrund ihrer vitalen Lebensenergien und ihrem Basenüberschuß hervorragend entgiften, jedoch mangelt es dieser Nahrung an vielen Vitaminen und Mineralstoffen. Mit der Zeit kann es durch eine solche Ernährungsweise doch sicherlich zu Mangelerscheinungen im Körper mit entsprechenden Organunterfunktionen kommen, oder?"

„Da hast du völlig recht! Allerdings kann uns das yin-überschüssige rohe Obst und Gemüse überwiegend nur von den Yang-Schlacken und -Giften befreien *(siehe Kapitel 13)*. Das sind in erster Linie alle möglichen Stoffwechselendprodukte aus dem Eiweißstoffwechsel, wie zum Beispiel Harnsäure und Harnstoff sowie abgelagerte Eiweißmoleküle oder -bruchstücke, eine Menge an Umweltgiften, wie die Schwermetalle, bestimmte Produkte aus der Erdöl-, Erdgas- und Kohleverbrennung und die meisten Gifte, die wir durch das Rauchen einatmen. Die meisten chemischen Substanzen hingegen, die wir über die Nahrung, das Wasser, die Luft oder über chemisch-pharmazeutische Medikamente aufnehmen und teilweise im Körper ablagern, werden durch die Yin-Energien von rohem Obst oder Gemüse weniger gut mobilisiert. Dafür benötigen wir vor allem die Yang-Energien, zum Beispiel aus dem Getreide.

Alle Dinge haben also immer zwei Seiten! Auch wenn unser Körper durch das rohe Obst oder Gemüse weniger gut von den Yin-Giften und -Schlacken befreit wird, so können diese Lebensmittel dennoch eine hervorragende Heilkost darstellen. Viele Krankheiten und Stoffwechselstörungen können dadurch verschwinden, vor allem dann, wenn sie durch eine schwache Verdauungskraft mit den entsprechenden Folgezuständen im Darm und im ganzen Körper in Verbindung standen. Obst oder Gemüse benötigen nämlich für ihre Verdauung nur wenig Magensäure, Galle und die anderen Verdauungsenzyme des Magens oder der Bauchspeicheldrüse. Menschen, die daher aufgrund einer schwachen Verdauungskraft durch den Verzehr von anderen tierischen oder pflanzlichen Lebensmitteln krank werden, können Obst oder Gemüse in den meisten Fällen noch problemlos verdauen. Deshalb geht es vielen Menschen mit einer Verdauungsschwäche so gut oder zumindest besser, wenn sie sich ausschließlich oder überwiegend von Obst oder Gemüse ernähren. Die Darmflora regeneriert sich, und wenn durch diese Ernährung das Bindegewebe einigermaßen entgiftet ist, kann man regelrecht zu neuem Leben erblühen.

Als Entgiftungs- und Heilkur kann die reine Obst- oder Gemüsenahrung daher durchaus sinnvoll sein. Als Dauernahrung eignet sie sich für die meisten Menschen jedoch keinesfalls, da ihr nicht nur die Yang-Energien fehlen, sondern auch eine Menge wichtiger Inhaltsstoffe. Dazu gehören vor allem Natriumchlorid, Magnesium, Kalzium, Phosphor und viele Spurenelemente sowie die Vitamine D, E und einige B-Vitamine. Zwar erhöht eine Ernährung mit rohen, pflanzlichen Lebensmitteln die Verwertung aller Nährstoffe in den Zellen, jedoch kann der relative Mangel dieser Vitalstoffe im Obst oder Gemüse dadurch nur teilweise kompensiert werden. Da die optimalen Stoffwechsel- und Organfunktionen auch vom Gesamtniveau aller notwendigen Nährstoffe im Körper und in den Organen abhängig sind, kann es bei der reinen Obst- oder Gemüseernährung nach einigen Monaten bereits zu mehr oder weniger starken Mangelsituationen mit entsprechenden Leistungsverringerungen des Stoffwechsels und der Verdauungsorgane kommen. Die Verdauungskraft nimmt durch eine solche Ernährungsweise daher auf jeden Fall ab, auch wenn sich das vor allem dann nicht bemerkbar macht, solange man sich konsequent nur von Obst oder eiweißarmen Gemüsesorten ernährt. Andere eiweiß-, fett- oder kohlenhydratreichere Lebensmittel werden aber zunehmend schlechter verdaut, wodurch natürlich eine regelrechte Abhängigkeit von Obst und Gemüse entsteht. Es ist daher absolut notwendig, daß die Verdauungskraft nach einer solchen Kur wieder aufgebaut wird. Ansonsten kann man nach der Kur mehr gesundheitliche Probleme entwickeln, als man vorher schon hatte ..."

Da ich die Aufbauenergien und katalysatoraktivierenden Energien der Lebensmittel erst fünf bis sechs Jahre später entdeckte, konnte ich Silvia damals noch nicht erzählen, daß Obst und Gemüse so gut wie keine Aufbaukräfte für unsere Verdauungsorgane enthalten. Wer sich daher monate- oder jahrelang nur von Obst, Gemüse oder Kartoffeln ernährt, schwächt seine Verdauungskraft nicht nur infolge eines möglichen Vitalstoffmangels, sondern auch wegen der fehlenden Aktivierungsenergien *(siehe die Kapitel 6 und 18).*

„Ein weiteres Problem kann bei der reinen Obst- oder Gemüseernährung durch den relativ niedrigen Eiweißgehalt dieser Lebensmittel entstehen. Da die meisten Obstsorten selten mehr als 1 % Eiweiß enthalten, muß eine erwachsene Person einige Kilogramm frisches Obst täglich essen, um 10 bis 20 Gramm Eiweiß aufzunehmen. Auch wenn der Stoffwechsel mit dieser geringen Eiweißmenge gerade noch auskommt, so kann man mit dieser Nahrung auf Dauer natürlich keine besonders anstrengenden Körperleistungen vollbringen.

Wie du ja weißt, habe ich mich selbst einige Jahre ähnlich ernährt und an meinem eigenen Körper die fatalen Folgen einer solchen Ernährungsweise erfahren. Anfangs erlebte ich durch sie zwar eine unbeschreibliche geistige Freiheit, jedoch verlor ich mit der Zeit immer mehr die Motivation und manchmal auch die Kraft, die täglichen Alltagspflichten zu erfüllen. Mit anderen Worten: Die reine Pflanzenkost mit rohen Lebensmitteln erdete mich damals nicht genügend, um mein Tageswerk optimal erfüllen zu können. Es ist daher sehr wichtig zu wissen, wie und warum man sich körperlich und vielleicht sogar seelisch und geistig durch eine solche Ernährung verändert und wie man sich mit einer entsprechenden Nahrung wieder erden kann.

Kommen wir noch einmal auf den Yin-Überschuß in Obst und Gemüse zurück. Ernähren wir uns nämlich lange Zeit überwiegend von yin-überschüssigen Lebensmitteln, brauchen wir unbedingt einen Yang-Ausgleich, um einigermaßen im Yin-Yang-Gleichgewicht zu bleiben. Ein mehrere Wochen oder Monate anhaltender starker Yin-Überschuß verändert sonst die körperliche Gesamtkonstitution und eventuell auch unser seelisches Empfinden und Verhalten, woraus sich eine Menge an körperlichen Störungen und seelischen Unausgewogenheiten entwickeln können.

Eine der direkten Folgen einer zu starken Yinisierung des Körpers hast du selbst ja schon kennengelernt: Je yin-betonter du dich ernährst, desto leichter beginnst du in den kalten Jahreszeiten zu frieren. Da ein kalter Winter einen äußeren Yin-Einfluß darstellt, brauchen wir zur Aufrechterhaltung des Yin-Yang-Gleichgewichtes in dieser Jahreszeit mehr Yang. Die Yang-Energien schützen uns dann vor der Kälte, indem sie unter anderem ein Zusammenziehen unserer Hautporen bewirken, wodurch wir mehr Wärme im Körperinneren speichern und ein tieferes Eindringen der Kälte in unseren Körper verhindert wird. Fehlen diese schützenden Yang-Energien im Winter, wie es zum Beispiel bei einer ausschließlichen Ernährung mit Obst und Gemüse der Fall ist, werden wir nicht nur durch die Nahrung yinisiert, sondern auch durch die Kälte. Diese allgemeine Yinisierung schwächt nun jedoch nicht nur unsere Abwehrkräfte, sondern auch unsere Yang-Organe *(siehe Kapitel 13)*. Um wirklich gesund zu werden und zu bleiben, sollten wir daher möglichst im Yin-Yang-Gleichgewicht leben.

Wer sich dennoch ausschließlich von Obst oder Gemüse ernähren will, muß seinen Körper dann auf eine andere Art und Weise yangisieren. In tropischen Gegenden oder an heißen Sommertagen in unserer gemäßigten Klimazone geschieht das größtenteils durch die äußere Hitze. Andererseits werden wir aber auch durch anstrengende körperliche Aktivitäten yangisiert. Allerdings müssen diese Aktivitäten uns schon ein wenig fordern, so daß sich unser Puls auf mindestens 100 Schläge pro Minute erhöht. Bei Sportlern mit einem unterdurchschnittlichen Ruhepuls wird dieser Effekt hingegen bereits bei ungefähr 80 Herzschlägen pro Minute erreicht.

Aber auch das intensive Meditieren oder Beten sowie bestimmte körperliche Praktiken, wie zum Beispiel die Hatha-Yoga-Übungen und andere yogaähnliche Körperübungen, Tai Chi oder Qi Gong, harmonisieren unsere Yin-Yang-Energien, weshalb einige Yogis und Yoginis unbedenklich nur von Obst oder Gemüse leben können.

Will man nun einen ernährungsbedingten Yin-Überschuß allein mit diesen Übungen und Praktiken ausgleichen, muß man sie schon eine Zeitlang pro Tag praktizieren. Die Wirkung auf unseren Körper und unser Energiesystem ist dabei jedoch nicht nur von der Gesamtdauer und der korrekten Ausführung der Übungen abhängig, sondern vor allem von der bewußten Ausführung.

Darüber hinaus besteht aber auch noch die Möglichkeit, daß wir Menschen aufgrund einiger Meditations- oder Yogatechniken oder aufgrund unseres Bewußtseins grundsätzlich weniger oder gar keine feste Nahrung mehr aufzunehmen brauchen. Alles, was wir dann an Nahrung benötigen, wird im Körper selbst gebildet." Silvia schaut mich mit einem gedankenversunkenen Blick an. Aber auch ich bin ein wenig nachdenklich. Denn ich war mir bereits seit einigen Monaten sicher, daß es neben der „kosmischen Ernährung" eine Ernährungsform geben muß, wodurch unser Stoffwechsel in die Lage versetzt wird, bestimmte fehlende Vitamine oder Mineralien selbst zu bilden oder zu transmutieren *(siehe die Kapitel 18 und 23)*. Ich wußte damals jedoch noch nicht, wie diese Ernährungsweise genau aussieht.

Der Abend war bereits weit fortgeschritten, und so trennten wir uns schließlich. Auf meinem Fahrrad fuhr ich durch die Nacht und schaute dabei sehnsüchtig in den Himmel, so als ob ich in der Ferne des Weltalls die Antworten auf meine vielen Fragen, die ich damals hatte, erfahren könnte. Sicherlich ist es gut zu wissen, wie man sich ausgewogen ernähren kann. Aber ich ahnte schon damals, daß es noch viele Geheimnisse zu entdecken gibt, auf die uns die materielle Wissenschaft keine Antworten geben kann.

Nährwerttabelle

Fast alle Angaben in der Nährwerttabelle stammen aus dem Buch: „Die große GU Nährwert Tabelle" von Prof. Dr. I. Elmadfa, Neuausgabe 1996/97, das im Gräfe und Unzer Verlag erschienen ist.

Wer sich daher ausführlicher informieren möchte, dem kann ich diese mittlerweile wirklich ausführliche Nährwerttabelle nur empfehlen.

Die durchschnittlichen Tagesempfehlungen in diesem Tabellenauszug beziehen sich auf eine erwachsene, nicht schwangere Person, da der Bedarf für alle Nährstoffe in der Schwangerschaft steigt.

Es ist praktisch jedoch fast unmöglich, alle empfohlenen Nährstoffmengen jeden Tag allein mit der Nahrung zuzuführen. Daß wir auch mit viel weniger Vitalstoffen auskommen und dabei ausgesprochen gesund sein können, hat Dr. Ralph Bircher in seinem Buch „Geheimarchiv der Ernährungslehre" an vielen unterschiedlichen Ernährungsweisen verschiedener Naturvölker aufgezeigt. Was sie alle gemeinsam haben, ist ihre vollwertige Ernährung, in der es absolut keine industriell verarbeiteten Nahrungsmittel oder chemisch erzeugten Zusatzstoffe gibt.

Je gesünder und lebensenergiereicher wir uns daher ernähren, desto besser werden alle Nährstoffe von den Körperzellen verwertet, weshalb der tatsächliche Bedarf für die meisten Vitalstoffe durchaus wesentlich niedriger liegen kann.

Die meisten Vitamine und Mineralien werden heute in Milligramm (mg) angegeben. Nur bei den Vitaminen A und D sowie bei Chrom und anderen gering vorkommenden Spurenelementen verwendet man als Gewichtseinheit das Mikrogramm (µg). Einige Werte habe ich der Übersicht halber auf- oder abgerundet.

1 Gramm = 1.000 Milligramm = 1.000.000 Mikrogramm
1 Milligramm (mg) = ein tausendstel Gramm = 1.000 Mikrogramm
1 Mikrogramm (µg) = ein millionstel Gramm = 0,000001 Gramm

Früher wurden die meisten Vitamine in „Internationalen Einheiten" = I. E. berechnet, von denen jeweils eine bestimmte Menge als medizinische Größe in der Lage ist, entsprechende Ausfallserscheinungen zu verhindern. Da es sich bei den Internationalen Einheiten um individuelle Wirkmengen handelt, besitzt jedes Vitamin eine andere Umrechnungsgleichung für die Gewichtseinheit.

1 I. E. Vitamin A = 0,60 µg Karotin
1 I. E. Vitamin A = 0,30 µg Vitamin A
1 I. E. Vitamin D = 0,025 µg Vitamin D
1 I. E. Vitamin E = 1 mg Vitamin E

Elementabkürzungen der Mineralstoffe:
K = Kalium, P = Phosphor, Ca = Kalzium, Mg = Magnesium, Fe = Eisen, Zn = Zink, Mn = Mangan, Cu = Kupfer, Cr = Chrom

Vitamin A:
Fleisch, Fisch und Eier enthalten vor allem fertiges Vitamin A. Milchprodukte enthalten sowohl fertiges Vitamin A als auch Karotene. Alle pflanzlichen Lebensmittel enthalten vor allem Karotene.

Bei den Mengenangaben in der Tabelle bedeutet eine **Null**, daß diese Substanz nicht nachzuweisen war und ein **Strich**, daß noch keine Analysenwerte vorliegen. Ein **Pluszeichen** hingegen weist darauf hin, daß Spuren der Substanz vorhanden sind.

Vitamine pro 100 g in	A µg	B1 mg	B2 mg	B6 mg	C mg	D µg	E mg
durchschnittliche Tagesempfehlung	1000	1,2	1,6	1,7	75	5	12
Amaranth (Korn)	–	0,80	0,19	–	–	–	–
Dinkel (Korn)	0	0,42	0,10	0,30	0	–	1,4
Gerste (Korn)	0	0,43	0,18	0,56	0	–	0,6
Hafer (Korn)	0	0,52	0,17	0,96	0	–	1,0
Hirse (Korn)	0	0,26	0,14	0,52	0	–	0,4
Mais (Korn)	185	0,36	0,20	0,40	0	–	2,2
Reis (Korn)	0	0,41	0,09	0,28	0	–	0,7
Reis (poliert)	0	0,06	0,03	0,15	0	–	0,4
Roggen (Korn)	60	0,35	0,17	0,29	0	–	2,0
Weizen (Korn)	3	0,46	0,11	0,27	0	–	1,6
Weizenmehl (Type 405)	+	0,06	0,03	0,18	0	–	0,3
Haselnüsse	4	0,40	0,20	0,31	3	–	26,6
Mandeln	23	0,22	0,60	0,16	0	–	25,2
Sesamsamen	6	1,00	0,25	–	–	–	5,7
Sonnenblumenkerne	–	1,90	0,14	0,60	–	–	21,8
Walnüsse	10	0,35	0,10	0,87	3	–	12,3
Butter	653	0,01	0,02	–	+	1,30	2,2
Olivenöl	120	0,00	0,00	0,00	0	–	13,2
Sonnenblumenöl	4	0,00	–	–	–	–	50,0
Erbsen (gelb)	13	0,76	0,27	0,12	1	–	–
Linsen	17	0,45	0,26	0,60	–	–	–
Sojabohnen	63	1,00	0,50	1,00	0	0,00	1,5
Apfel	4	0,04	0,03	0,10	12	–	0,5
Apfelsine	11	0,09	0,04	0,10	50	–	0,3
Avocado	12	0,08	0,15	0,50	13	–	1,3
Banane, roh	+	0,05	0,06	0,37	11	–	0,3
Blumenkohl	2	0,10	0,11	0,20	69	–	0,1
Brokkoli	143	0,10	0,20	0,17	110	–	0,5
Feldsalat	650	0,07	0,08	0,25	35	–	0,6
Karotten	1600	0,07	0,05	0,30	7	–	0,6
Kartoffel, roh	1	0,10	0,05	0,30	17	–	0,1
Paprikafrüchte	180	0,07	0,05	0,27	140	–	2,5
Tomaten	84	0,06	0,04	0,10	25	–	0,8
Weißkohl	12	0,05	0,05	0,10	47	–	1,7
Vollmilch (Rind)	31	0,04	0,18	0,05	2	0,06	0,1
Sahne (30 % Fett)	274	0,03	0,15	0,04	1	1,10	0,8
Goudakäse (48 % Fett i. Tr.)	310	0,04	0,30	0,06	0	1,30	0,8
Hühnereier	202	0,13	0,35	0,12	+	1,80	0,8
Rindfleisch	20	0,23	0,26	0,40	+	–	0,5
Schweinefleisch	6	0,90	0,23	0,50	2	–	0,3
Hering	38	0,04	0,22	0,45	+	31,00	–
Schellfisch	17	0,05	0,17	–	–	ca.1,00	0,4

Mineralien pro 100 g in	K mg	P mg	Ca mg	Mg mg	Fe mg	Zn mg	Mn mg	Cu mg	Cr µg
durchschnittliche Tagesempfehlung	2000	1400	900	350	12	13	2–5	2–3	50–200
Amaranth (Korn)	484	582	214	309	9,0	–	–	–	–
Dinkel (Korn)	447	411	22	130	4,2	–	–	–	–
Gerste (Korn)	444	342	38	114	2,8	3,1	1,70	0,30	13
Hafer (Korn)	355	342	79	129	5,8	4,5	3,70	0,50	13
Hirse (Korn)	150	310	20	170	9,0	1,8	1,90	0,90	–
Mais (Korn)	330	256	15	120	1,5	2,5	0,50	0,20	32
Quinoa (Korn)	804	328	80	276	8,0	–	–	–	–
Reis (Korn)	150	325	23	157	2,6	1,5	2,50	0,20	–
Reis (poliert)	103	120	6	64	0,6	0,5	1,00	0,10	–
Roggen (Korn)	510	373	64	120	4,6	1,3	2,40	0,50	25
Weizen (Korn)	381	341	44	128	3,3	4,1	3,40	0,60	3
Weizenmehl (Type 405)	108	74	15	10	1,1	1,1	0,70	0,30	–
Haselnüsse	630	330	225	150	3,8	1,9	5,70	1,30	14
Mandeln	835	454	252	170	4,7	2,1	1,90	0,90	12
Sesamsamen	458	607	787	347	10,0	–	–	–	–
Sonnenblumenkerne	725	618	100	420	6,3	11,0	0,40	5,00	7
Walnüsse	570	410	87	135	2,1	2,7	2,00	0,90	–
Butter	16	21	13	3	0,1	0,2	+	+	6
Erbsen (gelb)	930	378	51	116	5,2	3,8	1,30	0,70	4
Linsen	810	412	74	77	7,5	5,0	–	0,70	–
Sojabohnen	1750	550	201	220	6,6	1,0	2,80	1,10	–
Apfel	144	12	7	6	0,5	0,1	0,07	0,10	–
Apfelsine	189	22	42	14	0,4	0,1	0,03	0,07	1
Avocado, roh	503	38	10	29	0,6	–	+	0,20	–
Banane, roh	382	27	8	36	0,7	0,2	0,50	0,10	8
Blumenkohl	311	54	22	17	1,6	0,2	0,20	0,10	2
Brennessel	316	61	190	–	41,0	–	–	–	–
Brokkoli	373	82	113	24	1,3	0,9	0,30	0,20	1
Feldsalat	420	49	32	13	2,0	0,5	–	0,10	–
Karotten	290	36	41	17	2,1	0,6	0,20	0,10	5
Kartoffel, roh	411	50	6	20	0,4	0,3	0,20	0,20	33
Paprikafrüchte	177	26	10	12	0,7	0,2	0,10	0,10	–
Tomaten	242	18	9	14	0,6	0,2	0,10	0,10	5
Weißkohl	208	29	49	20	0,5	0,2	0,10	0,10	1
Vollmilch (Rind)	157	102	120	12	0,1	0,4	0,01	0,01	3
Sahne (30 % Fett)	112	63	80	10	+	0,3	+	+	–
Goudakäse (48 % Fett i. Tr.)	100	500	750	34	0,3	3,9	–	0,01	95
Hühnereier	144	221	58	13	2,7	1,4	0,03	0,10	20
Rindfleisch	385	194	4	21	1,9	4,2	0,02	0,10	14
Schweinefleisch	387	204	3	27	1,5	1,9	0,08	0,05	–
Hering	360	250	34	31	1,1	–	0,05	0,30	–
Schellfisch	300	262	20	25	1,0	0,3	0,02	0,20	–

Kapitel 15

Die Heilkräfte des Ayurveda

Rückblickend befand ich mich mit meinem Wissen über die lebenswichtigen Inhaltsstoffe der Nahrung und die Bedeutung des Salzes, über die Trennkost, den Wert der Rohkost und die Yin-Yang-Energien fast an meinem Ziel. Ich konnte mir kaum vorstellen, was hier noch fehlen könnte. Aber irgendeinen Faktor mußte es noch geben, das spürte ich. Denn meine Verdauungskraft verbesserte sich trotz der Anwendung all dieses Wissens nur sehr langsam, und meine Allergien wollten auch nicht verschwinden.

Auf der Suche nach neuen Impulsen vertiefte ich mich schließlich auch in den Teil der indischen Ayurveda-Lehre, der sich mit der Ernährung des Menschen befaßt. Ich war ergriffen von der Übereinstimmung der geistigen Philosophie dieser uralten indischen „Wissenschaft vom Leben" mit meinen eigenen Erfahrungen.

Sicherlich haben auch Sie schon einmal die vitalisierende Wirkung von rohen Früchten, Salaten oder von frisch gekochten oder gebackenen Getreidegerichten oder Vollkornbroten auf Ihr seelisches und körperliches Befinden gespürt. Ich persönlich fühle mich jedenfalls nach diesen Lebensmitteln, vorausgesetzt, sie werden den Kombinationsregeln entsprechend zusammengestellt, immer äußerst wohl und ausgeglichen.

Die Inder bezeichnen Lebensmittel, die solche Wirkungen auf den Menschen haben, als sattvische Lebensmittel. **Sattva** bedeutet Licht, Klarheit und Wissen. Alle sattvischen Lebensmittel fördern daher die innere Harmonie und geistige Klarheit. Sie unterstützen den Menschen in seiner geistigen und spirituellen Entwicklung und können uns helfen, eine andere Perspektive gegenüber der Welt zu entwickeln, so als ob wir das Leben wie auf einem Berg stehend besser überblicken können. Die Alltagsprobleme erscheinen dann unter einem anderen Licht und sind so besser zu bewältigen.

Es ist daher nicht verwunderlich, daß sich indische Yogis und Mönche – und überhaupt die meisten spirituellen Menschen – überwiegend von sattvischen Lebensmitteln ernähren.

Sattvische Lebensmittel sind immer nahrhaft und leichtverdaulich. Sie liefern viele feinstoffliche Lebensenergien, aber auch eine Menge an physischen Nährstoffen, ohne den Körper jedoch zu belasten. Zu ihnen gehören alle rohen, frischen oder getrockneten Obstsorten, frische Salate und roh zu essende Gemüsesorten, rohe Nüsse und Ölsamen, rohes angekeimtes Getreide, frisch gebackenes Brot oder frisch gekochte Getreidegerichte, frische Rohmilch, Joghurt und Buttermilch, Butter und kaltgepreßte Öle, Honig, Vollrohrzucker, Stein- und Meersalz. Fällt Ihnen etwas auf? Es handelt sich um diejenigen Lebensmittel, die in jeder Hinsicht die höchsten Qualitäten in sich tragen.

Die Inder haben übrigens Getreide immer gekocht oder gebacken. Alte Hinduschriften erwähnen: „Was die Sonne am Himmel ist, ist das Feuer auf der Erde." Bestimmte Nahrungsmittel, die roh unbekömmlich sind oder die durch eine zusätzliche Hitzeeinwirkung aufgeschlossen werden müssen, werden daher im Ayurveda gekocht oder gebacken. Rudolf Steiner, der sein spirituelles Wissen unter anderem aus den theosophischen Lehren bezogen hatte, die wiederum stark durch die indischen Religionen und das Ayurveda-System geprägt sind, empfahl ja ebenfalls das Erhitzen des Getreides. Er begründete es damit, daß der Reifungsprozeß der Getreidekörner, der durch die Sonne begonnen wird, erst durch die zusätzliche Feuerhitze abgeschlossen wird.

In den Essener-Schriften spricht Jesus allerdings ganz andere Worte: „Mit dem Todesfeuer, das heißer ist als euer Blut, kocht ihr eure Nahrung in euren Heimen und auf euren Feldern ... Eßt daher nichts, das durch ein stärkeres Feuer als das Feuer des Lebens getötet wurde ... Denn eßt ihr lebende Nahrung, so wird sie euch beleben; doch tötet ihr eure Nahrung, so wird die Nahrung auch euch töten. Denn Leben kommt nur vom Leben, und vom Tod kommt immer nur Tod." Was das Getreide anbetrifft, gibt es daher nur eine Lösung, um es nicht durch die Feuerhitze aufschließen zu müssen: das Keimen. Auch dazu gibt Jesus im „Friedensevangelium der Essener" genaue Anweisungen. Ich komme im Kapitel 23 „Leben kommt nur vom Leben" darauf zurück.

Bei einer Ernährung, die ausschließlich aus sattvischen Lebensmitteln besteht, verspürte ich früher jedoch oft, daß mir die Kraft für meine damaligen Alltagspflichten und -aufgaben fehlte. Entweder mußte ich während meiner medizinischen Ausbildungen meinen Geist mit viel überflüssigem Lernstoff belasten, oder ich war als Zivildienstleistender im Krankenhaus der Laufjunge für alles. In beiden Fällen konnte ich mir durchaus sinnvollere Aufgaben und Tätigkeiten vorstellen, die mehr meinem Naturell entsprechen. Ich brauchte daher eine Nahrung, die mir mehr Kraft und Energie gab, mich aktiv den Anforderungen und Pflichten meines damaligen Alltagslebens stellen zu können. Ich begann daher, regelmäßig Käse zu essen. Außerdem aß ich mehr gekochtes Gemüse und Salz und ergänzte meine Nahrung zum Teil mit scharfen Gewürzen, wie Pfeffer und Senf. Mit dieser Ernährungsvariante fühlte ich mich irgendwie dynamischer und kampfeslustiger und konnte so diese für mich schwierigeren Zeiten leichter durchstehen.

In den Ayurveda-Büchern fand ich die Erklärung für meine Erfahrung: Scharfe Gewürze, viel Salz, gesalzener Käse, pasteurisierte Milch, gekochtes Gemüse, aber auch in Öl gebackene oder gekochte sattvische Lebensmittel gehören zu den sogenannten rajasischen Nahrungsmitteln. **Rajas** bedeutet Aktivität, Antrieb und Bewegung. Durch diese Lebensmittel bekommen wir mehr Kraft, um auch anstrengende oder unangenehme Dinge des Lebens bewältigen zu können. Auf der anderen Seite werden wir durch diese Nahrungsmittel aus unserer „sattvischen Harmonie" herausgerissen, wodurch sich die geistige Klarheit teilweise verliert und wir leichter in die Wirren der Welt mit all ihren emotionalen Ausbrüchen verstrickt werden.

Mit dem Verzehr von rajasischen Nahrungsmitteln beginnen daher auch die physischen und psychischen Krankheiten. Dennoch wird in der Ayurveda-Lehre empfohlen, neben den sattvischen auch geringe Mengen an rajasischen Lebensmitteln zu essen, um in der heutigen Gesellschaft unseren Mann beziehungsweise unsere Frau stehen zu können. Wir bringen damit natürlich sowohl ein körperliches als auch ein seelischgeistiges Opfer. Essen wir keine rajasischen Lebensmittel, kann der tägliche „Lebenskampf" eine enorme psychische Leistung von uns erfordern, weil der Geist ständig gezwungen werden muß, in der Materie aktiv zu sein. Wer diese Kraft und Konzentration nicht hat, kann dadurch regelrecht krank werden. Rajasische Nahrungsmittel aktivieren uns also, nach außen tatkräftig zu werden auf Kosten eines Verlustes der sattvischen Klarheit und inneren Harmonie.

Neben diesen beiden Zuständen des menschlichen Bewußtseins, welche die Inder *Gunas* nennen, gibt es noch eine dritte Bewußtseinsoder Energieform. Nahrungsmittel, die dieses dritte Guna, das sogenannte tamasische Prinzip, im Menschen aktivieren und verstärken, sind Fleisch, Fisch, Eier, geröstete Erdnüsse, sterile Nahrung, Dosennahrung, eingefrorene Nahrung, Weißmehlprodukte, geschälter Reis, raffinierter Zucker, raffinierte Öle und Fette, alkoholische Getränke, Kaffee und auch Drogen. Gebackenes Vollkornbrot und andere gekochte Vollkorngetreidegerichte, die älter als ein halber Tag sind, verlieren zunehmend ihre sattvischen Energien, um tamasischer zu werden. Frisch gebackenes Brot ist daher deutlich sattvischer als mehrere Tage altes Brot. Wer ißt

nicht frisches Brot viel lieber als altes? Es hat wesentlich mehr Lebensenergien, und wenn man es gründlich kaut, was man ja bei einem alten
und härteren Stück Brot auf jeden Fall tun muß, entstehen bei gesunder Verdauungskraft auch keine Verdauungsbeschwerden. Vollkornnudeln, die durch ihren Verarbeitungsprozeß teilweise ein Fertignahrungsmittel darstellen, verlieren durch das Herstellungsverfahren ebenfalls an
Vitalität und büßen so einen Teil ihrer sattvischen Natur ein.

Tamas bedeutet Trägheit im Sinne der geistig-sprituellen Kraft. Tamas
ist somit das Gegenteil von Sattva. Ein Übermaß an Tamas im Menschen
kann daher alle negativen Charaktereigenschaften verstärken. Die tamasische Energie hält den Menschen in geistiger Dunkelheit, Unklarheit
und im Zweifel, und sie bindet ihn an die Materie. Alle Krankheiten auf
der körperlichen und seelischen Ebene werden durch solche Nahrungsmittel gefördert. Im Ayurveda werden daher tamasische Nahrungsmittel eher abgelehnt.

Wer sich jahrelang überwiegend sattvisch ernährt hat, wird ein deut-
liches Gespür für tamasische Nahrungsmittel bekommen. Man fühlt sich
nach dem Verzehr solcher Nahrungsmittel körperlich und seelisch schwerer und geistig weniger frisch. Auf einen Menschen, der jahrelang kein
Fleisch gegessen hat, kann die starke Erdung des Bewußtseins nach
einer Fleischmahlzeit daher sehr befremdend wirken. In der Regel ver-
geht dieses Gefühl jedoch nach wenigen Tagen wieder.

Wer sich dennoch mit Fleisch, Fisch und Eiern relativ gesund ernähren möchte, sollte als erstes nach und nach auf alle anderen tamasischen
Nahrungs- und Genußmittel verzichten. Alles weitere kommt von ganz
allein, soweit Sie ein klares Ziel vor Augen haben.

Im Ayurveda-System gibt es neben diesen drei, eher auf das Bewußtsein wirkenden Grundkräften der Nahrung außerdem drei Energien, die
überwiegend auf den Körper wirken. Durch die Verbindung von Körper,
Seele und Geist im Menschen wird allerdings in keiner mir bekannten
traditionellen Gesundheitslehre der alten Kulturen – und somit auch nicht
bei den Indern – eine absolute Trennung dieser drei Ebenen vorgenommen. Eine Ernährung, welche die geistige Entwicklung des Menschen
unterstützt, ist daher grundsätzlich auch gesund für den Körper. Und was
für den Körper wirklich gesund ist, fördert in der Regel auch die seelisch-
geistige Harmonie. Daher beeinflussen die rein physisch wirkenden
Energien immer auch das seelische Befinden des Menschen.

Die Inder unterscheiden also wiederum drei Grundenergien, die vor
allem den Stoffwechsel des Körpers und alle Organfunktionen regulie-

ren und möglichst immer im Gleichgewicht zueinander stehen sollten. Sie nennen sie *Doshas*.

Vata oder **Vayu** entspricht dem luftigen Element im Menschen. Es werden damit alle Funktionen im Körper angesprochen, bei denen bestimmte Bewegungen und Verteilungsvorgänge stattfinden. Das betrifft die motorischen Vorgänge des Verdauungstraktes, das gesamte Transportsystem des Menschen, wie die Blut- und Lymphgefäße, aber auch die Reizübertragungen des Nervensystems.

Pitta entspricht dem Feuerelement. Es liefert dem Körper die notwendige Hitze, die er für alle Funktionen benötigt. Der gesamte Stoffwechsel und die Verdauungskraft werden durch die Pitta-Energien angeheizt.

Kapha schließlich ist eine Mischung aus dem Wasser- und Erdelement. Wasser und Materie bilden sozusagen den Körper, und daher baut Kapha den Körper auf und hält ihn feucht und geschmeidig. Zusammen mit der Vata-Energie kann dann alles im Körper fließen, und es kommt zu keinen Stauungen oder Ablagerungen. Zusammen mit Pitta unterstützt Kapha die Verdauung und den Stoffwechsel, denn ohne Wasser und die beständige Kraft der Materie kann nichts im Körper dauerhaft funktionieren.

Diese Energien sind nicht mit den Yin-Yang-Energien vergleichbar, da beide Systeme völlig verschiedene Energieebenen im Menschen und in der Natur beschreiben. Dennoch wirken sie ineinander, wodurch sie sich durchaus ergänzen. In jedem Dosha finden sich nämlich sowohl Yin- als auch Yang-Anteile, und umgekehrt kann das Yin oder Yang in der Natur oder im Menschen alle Doshas enthalten. An zwei Beispielen möchte ich Ihnen dieses Ineinandergreifen darstellen.

Erstes Beispiel: Das Blut im Menschen besteht aus flüssigen und aus festeren Anteilen. Der flüssige Teil ist gegenüber den Blutkörperchen und Bluteiweißen yin, und umgekehrt sind die Blutkörperchen und Bluteiweiße gegenüber dem flüssigen Plasma yang. Da Kapha allem Flüssigen und Festen im Körper entspricht, bildet es daher das Blut. Somit hat das Kapha des Blutes einen Yin- und einen Yang-Anteil.

Andererseits sind alle Körperflüssigkeiten, wozu unter anderem das Blut und die Lymphe gehören, gegenüber den festen Körperstrukturen yin. Diese yin-betonten Flüssigkeiten werden nun durch die strukturschaffenden Kräfte des Kapha gebildet, durch die Bewegungsenergie des Vata transportiert und durch das Pitta erwärmt.

Zweites Beispiel: Alle Getreidesamen haben mit geringen Unterschieden dieselbe Yang-Wirkung auf den Körper. Jedoch unterscheiden sie sich in den drei Doshas erheblich voneinander: Reis und Weizen haben einen

Überschuß an Kapha, Gerste ist mehr vata-überschüssig, und Roggen und Hirse vermehren sowohl die Vata- als auch die Pitta-Energien.

Da nun jeder Mensch eine ganz bestimmte Grundkonstitution besitzt, die auch mit der individuellen Wesensart und den Charaktereigenschaften in Verbindung steht, findet man nur relativ selten einen Menschen, der in allen drei Doshas ausgeglichen ist. Sehr dynamische Menschen haben oft einen Überschuß an Pitta. Gesellige, aber auch empfindsame Menschen entsprechen eher dem Vata-Typen, und ausdauernde oder kräftige Menschen können stark von Kapha geprägt sein.

Solange ein dynamischer (pitta) Mensch auch seine empfindsamen (vata) Seiten lebt und zudem willensstark (kapha) in der Durchsetzung seiner Ziele ist, lebt er im Gleichgewicht dieser drei Doshas. Fehlt jedoch die eher empfindsame Natur in seiner gesamten Persönlichkeit oder unterdrückt er sie, so entsteht ein Ungleichgewicht der Kräfte, wodurch das Pitta und eventuell das Kapha überwiegen. Je stärker nun dieses Ungleichgewicht der Kräfte ist, um so eher kann es sich auf die Konstitution des Körpers auswirken.

Bei jedem Menschen überwiegen also in der Regel ein bis zwei Doshas. Entsprechend sind ein bis zwei Doshas schwächer ausgebildet. Die daraus resultierende Grundkonstitution des Körpers kann man mit verschiedenen Methoden erkennen. Eine davon ist die ayurvedische Pulsdiagnose, mit der man relativ schnell, ohne daß man den Menschen besonders gut kennen muß, die konstitutionelle Situation der drei Doshas erfahren kann.

Da ich selbst eher ein Kapha-Vata-Typ bin und mir ein wenig von der spontanen Kraft der Pitta-Energie fehlt, hoffte ich, mit mehr Pitta-Energien in meiner Nahrung meine Verdauungskraft anregen zu können. Aus den ayurvedischen Kapha-Pitta-Vata-Listen entnahm ich nun diejenigen Lebensmittel, welche die Pitta-Energie im Körper vermehren können. Neben der bevorzugten Wahl bestimmter Gemüse- und Obstsorten aß ich daher monatelang recht häufig Hirse und Roggen. Ab und zu wählte ich auch Gerste oder Reis und aß den kapha-vermehrenden Weizen immer in einer Mischung mit Roggen als Roggen/Weizen-Vollkornbrot.

Leider veränderte sich die Situation in meinem Verdauungstrakt durch diese Maßnahmen kaum. Auch meine allergischen Reaktionen blieben eher konstant.

Für mich war damit klar, daß ich weder mit den Yin-Yang-Energien, noch mit der Anwendung der drei Doshas allein meine Verdauungskraft aufbauen und meine vielen Allergien heilen konnte. Am meisten hatten mir dabei noch die Trennkost und die Wiederverwendung von Salz geholfen.

Dennoch spielen all diese verschiedenen Energien eine mehr oder weniger große Rolle für ein harmonisches und gesundes Leben im Einklang mit der Natur und den Jahreszeiten sowie bei der Behandlung vieler körperlicher oder seelischer Störungen und Krankheiten.

Um jedoch eine stark geschwächte Verdauungskraft mit der Nahrung aufbauen zu können und um eine wirkliche Allergiefreiheit zu erreichen, müssen nach meiner Erfahrung die Aufbauenergien und die katalysatoraktivierenden Energien *(Definition: siehe Kapitel 6)* zur Anwendung kommen.

Kapitel 16

Alles Wichtige über Allergien

Inhaltsübersicht
- Ausführliche Beschreibung der verschiedenen Entstehungsmöglichkeiten von Allergien
- Symptomatische und ursächliche Allergietherapien und Heilungswege
- Die körperlichen Allergiesymptome
- Die psychischen Allergiesymptome

Dieses Kapitel ist die direkte Fortsetzung von Kapitel 7 „Die Wahrheit ist ganz einfach". Für das bessere Verständnis kann es jedoch sinnvoll sein, zuvor Kapitel 6 und 7 noch einmal zu lesen, um erst dann mit diesem Kapitel fortzufahren.

Ich schaue aus dem Fenster und beobachte die Blätter der Bäume, wie sie im Wind leicht hin- und herschaukeln. Immer mehr fallen zu Boden, um im ewigen Kreislauf von Leben und Sterben zu Erde zu werden. Eine Erde, die mit Sonne und Wasser unsere Nahrung bereitet. – Es ist Herbst, und der Saft des Lebens aller Bäume und Sträucher zieht sich zurück ins Innere der Hölzer. Dort wird das Leben überwintern, um dann im Frühling erneut in die Äste zu schießen und uns mit der Farbenpracht seines grünen Kleides zu erfreuen und mit seinen Früchten zu ernähren. Vor diesem Leben habe ich den höchsten Respekt. Die Natur wurde von unserem Schöpfer perfekt erschaffen, und wir Menschen dürfen sie für uns nutzen und von ihr leben. Wir haben jedoch kein Recht dazu, sie auszubeuten oder zu zerstören. Denn wenn wir die Natur zerstören, zerstören wir uns selbst!

Wieder einmal schweifen meine Gedanken in die Zukunft. Ich sehe mich in unserem Garten unter einer Dattelpalme stehen, umgeben von Feldern und Wiesen, wie ich sie von heute her kenne. Es gibt Straßen, auf denen jedoch keine typischen Autos mehr fahren. In einiger Entfernung sehe ich vielmehr ein eher ovales Gefährt, das über dem Boden zu schweben scheint. Motorgeräusche höre ich nicht, und Abgase stößt es auch keine aus. Die Welt ist leiser geworden. Ich nehme bewußt ein paar tiefe Atemzüge. Die Luft ist frisch und voller Lebenskraft. Am blauen Himmel ziehen ein paar kleine Wolken dahin, als plötzlich ein Flugzeug in nicht allzu großer Entfernung lautlos vorbeifliegt. Das Flugzeug ist rund, und einen Kondensstreifen suche ich vergebens.

Nachdem ich mir ein paar Datteln gepflückt habe, mache ich es mir auf dem Rasen bequem und betrachte unser Haus am Rande des Gartens. Es ist ähnlich wie ein Fachwerkhaus aus Holz und Stein gebaut. Obwohl wir seit einigen Jahrzehnten die Freie Energie nutzen, sind noch einige Solarplatten auf dem Dach zur Warmwasserbereitung. An der Seite des Hauses führt ein Regenwasserrohr in eine unterirdische Wasserzisterne. Auf einmal öffnet sich die Verandatür, und Anna-Maria und Jonathan betreten den Garten.

„Hallo, Großvater!" höre ich sie schon aus der Ferne rufen.

„Seid gegrüßt, ihr beiden! Kommt und setzt euch zu mir."

Während die beiden auf mich zukommen, muß ich an meine eigenen Jugendjahre denken ... Doch dann sind Anna-Maria und Jonathan auch schon bei mir und setzen sich zu mir auf den Rasen.

„Großvater!" beginnt Jonathan. „Unser letztes Gespräch hat mich sehr beschäftigt. Kann ich dir noch ein paar Fragen dazu stellen?"

Ich nicke ihm zu und freue mich über sein großes Interesse an diesen wichtigen Dingen des Lebens.

„Du hast uns erzählt, daß die meisten stärkeren Allergiker auch eine schlechte Eiweißverdauung haben, so daß bei ihnen ein Teil der nicht verdauten Eiweiße ins Blut gelangt und das Immunsystem zusätzlich zu allen anderen natürlichen und unnatürlichen Substanzen, die wir über den Verdauungstrakt, die Haut oder über die Atemwege aufnehmen können, belastet. Wie wird das Eiweiß denn im Normalfall verdaut?"

„Eiweiß beziehungsweise Proteine kommen in fast allen natürlichen Lebensmitteln vor. Am höchsten ist die Konzentration in den Sojabohnen, die bis zu 40 % davon enthalten können. Frisches Obst hingegen enthält nur sehr wenig Eiweiß. Viele Früchte weisen nicht einmal mehr als 0,2 % und selten mehr als 1 % auf. Gemüse ist ebenfalls relativ eiweißarm. Wer daher nur von Obst oder Gemüse lebt, benötigt natürlich keine gute Eiweißverdauung. Wer jedoch Fleisch, Fisch, Eier und Milchprodukte, Hülsenfrüchte, Nüsse, Ölsamen und Getreide verdauen will, muß je nach der verzehrten Menge eine gute Verdauungskraft haben.

Im Mund werden nur die komplexen Kohlenhydrate verdaut. Je länger wir die Nahrung kauen, um so besser kann das Speichelenzym Ptyalin diese langkettigen Kohlenhydrate aufspalten. Essen wir hauptsächlich kohlenhydrathaltige Nahrung in einer Mahlzeit, wird weniger Magensäure ausgeschüttet, so daß das Ptyalin im Magen nicht so schnell durch die Säure inaktiviert wird und noch eine Zeitlang weiterwirken kann *(siehe Kapitel 11)*.

Die Eiweißverdauung hingegen beginnt immer erst im Magen. Je nachdem, wieviel Eiweiß unsere Nahrung enthält, produziert der Magen entsprechend mehr oder weniger Magensaft, soweit er natürlich dazu in der Lage ist. Der Magensaft enthält drei wesentliche Bestandteile: Magensäure (=Salzsäure), Pepsinogen und Magenschleim. Je mehr Magensäure ausgeschüttet wird, um so mehr Magenschleim muß produziert werden. Der Magenschleim legt sich dann an die Magenwand und schützt sie so vor dem Säureangriff. Die Säure verdaut nämlich nicht nur Fremdeiweiß, sondern kann genauso körpereigenes Gewebe angreifen. Wer daher zu wenig Magenschleim im Verhältnis zur Säureproduktion bildet, beginnt sich im wahrsten Sinne des Wortes selbst zu verdauen. Solche relativen Unterfunktionen der Magenschleimbildung äußern sich in der Regel mit chronischen Magenschleimhautentzündungen und können letztendlich bis zum Magengeschwür oder sogar zum Magenkrebs führen. In der alten Zeit gab es sehr viele streßgeplagte Menschen, bei denen sich im Zusammenwirken mit einer magnesium- und vitalstoffarmen Ernährung solche Leiden entwickelten *(siehe auch Kapitel 14)*.

Die Salzsäure zieht nun aus allen Nahrungsmitteln das Eiweiß heraus und läßt es gerinnen. Diesen Vorgang nennt man auch ‚Ausfällung der Proteine'. Gleichzeitig wird das Pepsinogen im Magen durch die Salzsäure zu Pepsin aktiviert und beginnt mit der Aufspaltung der ausgefällten Eiweißmoleküle in kleinere Bruchstücke. Das Pepsin gehört also zu den eiweißspaltenden Enzymen, die ebenso wie alle anderen Enzyme eine bestimmte Reaktion bewirken, ohne dabei jedoch verbraucht zu werden. Alle Enzyme können daher nach erledigter Arbeit viele Male hintereinander dieselbe Leistung vollbringen. Nachdem die Eiweiße im Magen durch die Säure ausgefällt und durch das Pepsin in größere Bruchstücke zerlegt worden sind, ist die Verdauungsarbeit im Magen auch schon abgeschlossen. Die Fette bleiben übrigens beim Erwachsenen im Magen unverdaut liegen. Nur der Labmagen des Babys kann auch Fette aufspalten.

Die größeren Eiweißbruchstücke gelangen nun portionsweise durch den Magenausgang in den oberen Dünndarm, den sogenannten Zwölffingerdarm. Man nennt ihn so, weil er tatsächlich nicht viel länger ist als zwei nebeneinanderliegende Hände und zwei Finger. Nur wenige Zentimeter hinter dem Magenausgang gibt die Bauchspeicheldrüse zusammen mit der Gallenblase ihre Verdauungssäfte in den Dünndarm ab. Diese Säfte emulgieren und spalten nun fast alles auf, was wir mit der Nahrung aufnehmen: die Fette und Eiweißbruchstücke und die noch nicht aufgespaltenen Kohlenhydrate. All diese Moleküle werden also erst im Dünndarm in ihre Einzelbausteine zerlegt. Die Eiweißbruchstücke aus dem Magen werden hier durch die eiweißspaltenden Bauchspeicheldrüsenenzyme zu den Aminosäuren abgebaut. Bei den Aminosäuren handelt es sich demnach um die Einzelbausteine der großen Eiweißmoleküle, die wir mit der Nahrung aufnehmen *(siehe auch Kapitel 10)*. Zusammen mit den aufgespaltenen Kohlenhydraten und Fetten werden sie über die Darmwand resorbiert und gelangen schließlich auf dem Blutweg zur Leber und zu den Körperzellen, die daraus die individuellen Körpereiweiße aufbauen."

Die Entstehung von Allergien durch nicht verdautes Eiweiß

„Das ist ja alles unglaublich genial eingerichtet!" staunt Jonathan. „Und kannst du uns noch einmal genau erklären, wie es infolge einer Eiweißverdauungsschwäche zu den Allergien kommt?"

„Wenn an irgendeiner Stelle dieses dreistufigen Eiweißabbaus eine Störung entsteht, ist dadurch der gesamte Abbau gestört. Nehmen wir einmal an, jemand möchte zwei Scheiben Brot und einen halben Liter Joghurt essen. Insgesamt nimmt die betreffende Person mit dieser Nahrung zirka 20 Gramm Eiweiß zu sich. Hat sie jedoch eine stärkere Funktionsschwäche des Magens oder der Bauchspeicheldrüse und kann mit dem geschwächten Organ nicht mehr als 15 Gramm Eiweiß pro Mahlzeit verdauen, so bleiben 5 Gramm unverdaut. Erwachsene Menschen mit gesunder Verdauungskraft können übrigens ein vielfaches dieser Eiweißmenge verdauen.

Befindet sich die Störung nun im Bereich der Magensäureproduktion, wird das Eiweiß nur unvollständig ausgefällt. Das Pepsin kann jedoch unausgefälltes Eiweiß nicht angreifen. Dieses Eiweiß gelangt dann völlig unberührt in den Darm und kann dort auch von den eiweißspaltenden Enzymen der Bauchspeicheldrüse nicht weiter zerlegt werden.

Ist hingegen die Produktion von Pepsinogen geschwächt, wird das Eiweiß zwar durch die Magensäure ausgefällt, jedoch nicht vollständig in die größeren Eiweißbruchstücke, die sogenannten Polypeptidketten, weiter zerlegt. Da nun aber die eiweißspaltenden Bauchspeicheldrüsenenzyme nur diese Polypeptide in Aminosäuren zerlegen können, kann unausgefälltes oder ausschließlich ausgefälltes Eiweiß, das nicht durch das Pepsin weiterverdaut worden ist, nicht endaufgespalten werden.

Fehlen die eiweißspaltenden Bauchspeicheldrüsenenzyme, so leistet der Magen zwar ganze Arbeit und alles kommt auch vorschriftsmäßig im Darm an, aber die Endaufspaltung der Polypepdide in die Aminosäuren ist dann unvollständig. Übrig bleiben in diesem Fall die nicht verdauten Polypeptidketten (Eiweißbruchstücke).

Bezüglich der Darmflorastörungen und der Allergieentstehung durch nicht verdautes Eiweiß ist es nun völlig egal, welche Stufe dieses dreistufigen Eiweißabbaus nicht richtig funktioniert. Denn sowohl die nicht ausgefällten oder ausschließlich ausgefällten ganzen Eiweißmoleküle als auch die Polypeptide beginnen ab einer bestimmten Menge im mittleren und unteren Darmabschnitt verstärkt zu faulen, was zu einer mehr oder weniger starken Störung der Darmflora führt. Die gesunde Dünn- und Dickdarmflora reagiert nämlich äußerst sensibel auf zu viel faulendes Eiweiß. Nicht verdaute Kohlenhydrate oder Fette können übrigens ähnliche Schäden im Darm anrichten *(ausführlich in Kapitel 17)*, jedoch lösen diese Verdauungsstörungen nur äußerst selten Allergien aus.

Bleiben wir jedoch vorerst nur bei den Folgen einer zu schwachen Eiweißverdauung. Die Darmflora erkrankt also, wobei es einerseits zu einer Verschiebung der gesunden Bakterienstämme zueinander und andererseits zu einer generellen Abnahme der gesunden Darmflorabakterien mit einem eventuellen Pilzwachstum kommt. Die Darmwand wird aufgrund der Darmfloraerkrankung mit der Zeit großporiger, so daß die nicht verdauten Eiweißmoleküle oder Eiweißbruchstücke vermehrt ins Blut übertreten können *(siehe Kapitel 5)*. Da jedoch nur die Aminosäuren im Blut erwünscht und körperfremdes Nahrungseiweiß oder dessen größere Bruchstücke im Blut hochgradig giftig sind, muß der Körper dieses Eiweiß sofort vernichten. Dazu schlägt das Immunsystem Alarm und mobilisiert bestimmte weiße Blutkörperchen und Enzyme, die sich auf das Eiweiß stürzen und es regelrecht auffressen und zerlegen. Je stärker nun das Immunsystem ist und je weniger Fremdeiweiß im Blut ankommt, um so besser kann der Körper diese Belastung abfangen. Wenn jedoch das Abwehrsystem aus irgendwelchen äußeren, inneren oder psychischen Gründen überlastet oder geschwächt wird oder die Fremdeiweißmenge im Blut durch eine besonders reichhaltige Eiweißmahlzeit oder eine weitere Schwächung der Eiweißverdauung zunimmt, kann es passieren, daß die normale Immunabwehr zur Vernichtung der Fremdeiweiße im Blut nicht mehr ausreicht. Dann greift der Körper zu einer Notlösung und produziert vermehrt spezielle Antikörper zumeist gegen das Fremdeiweiß, das die Überbelastung ausgelöst hat. Die Antikörper koppeln sich an das Eiweiß an, und es entsteht ein Fremdeiweiß-Antikörperkomplex. Alle Fremdkörper, die eine solche Immunreaktion im Blut auslösen können, werden als *Antigene* bezeichnet. Dazu können die Fremdeiweiße aus der Nahrung ebenso gehören wie die Pflanzenpollen, alle Krankheitserreger und alle möglichen anderen natürlichen und unnatürlichen Substanzen aus der Umwelt, wie Hausstaub, Holzstäube, Metalle, die vielen Umweltgifte und so weiter.

Solche Antigen-Antikörperkomplexe schwimmen erst einmal eine Zeitlang im Blut, bis sie von speziellen weißen Blutkörperchen, den sogenannten eosinophilen Leukozyten, gefressen und abgebaut werden. Daher liegt bei stärkeren Allergikern in der Regel ein erhöhter Blutwert dieser Eosinophilen vor.

Bestimmte Zellen des Abwehrsystems haben nun die Fähigkeit, sich dieses spezielle Fremdeiweiß beziehungsweise Antigen, gegen welches das Immunsystem besonders viele Antikörper produzieren mußte, zu merken. Sobald die betroffene Person wieder einmal mit diesem Antigen in Kontakt kommt oder dieses aufnimmt, wird von den entsprechenden Gedächtniszellen eine Immunantwort in Gang gesetzt, bei der vorsichtshalber eine große Menge an spezifischen und unspezifischen Antikörpern produziert und ins Blut ausgeschüttet werden. Diese überschießende Abwehrreaktion des Immunsystems nennt man dann eine Allergie. Bei starken Allergien reicht schon der äußere Kontakt mir dem Antigen, um diese Antikörperflut auszulösen.

Meidet man das Antigen mehrere Monate, so vergißt der Körper die letzte allergieauslösende Überbelastung des Abwehrsystems allmählich, und die Allergie kann unter günstigen Bedingungen wieder verschwinden. Ist das Immunsystem jedoch stark geschwächt, können stärkere Allergien auch bei jahrelanger Karenz noch bestehenbleiben.

Bei der normalen Immunabwehr merkt sich der Körper zwar auch die Antigene und produziert ebenfalls Antikörper, jedoch fehlt die überschießende Reaktion.

Wer also einmal mit einer überschießenden Antikörperbildung gegen ein Fremdeiweiß oder eine andere Substanz reagiert hat, weil die Belastung für die normale Immunabwehr zu groß oder das Abwehrsystem durch äußere oder innere Gründe geschwächt gewesen war, wird beim nächsten Kontakt mit diesem Antigen in der Regel allergisch darauf reagieren. Bei starken Allergien ist die überschießende Antikörperbildung dabei deutlich intensiver als bei einer schwachen Allergie. Der Intensitätsgrad einer Allergie ist daher ganz von der allergieauslösenden Erstbelastung und vom Zustand des Abwehrsystems abhängig. Allerdings kann jede erneute Belastung eine vorhandene Allergie verschlimmern oder zusätzliche Allergien verursachen.

Andererseits können Allergien, die durch eine Verdauungsschwäche verursacht werden, nach einigen Monaten von ganz allein verschwinden, wenn immer nur soviel Eiweiß gegessen wird, wie optimal verdaut werden kann. Um das zu erreichen, gibt es zwei Möglichkeiten: Entweder reduziert man die Gesamteiweißmenge pro Mahlzeit auf die Menge, die gut verdaut werden kann, oder man sorgt dafür, daß die fehlenden Verdauungssäfte wieder ausreichend gebildet werden.

Die Substitution (Ersetzung) von Magensäure oder Verdauungsenzymen mit entsprechenden Präparaten ist natürlich naheliegend, aber teuer! Wirklich geheilt wird man durch diese Therapie allerdings nicht, und außerdem bleibt man von den Medikamenten abhängig. Dennoch sind die schnellsten Erfolge bei allen verdauungskraftbedingten Körperstörungen und Allergien mit einer Kombination aus einer Eiweißreduktion, der Substitution von Verdauungsenzymen oder Magensäure sowie der Meidung der Hauptallergene – soweit das überhaupt möglich ist – zu erzielen. Für sich alleine stellt dieser Weg jedoch keine Endlösung dar, da man ohne die Reaktivierung der geschwächten Verdauungskraft entweder auf die Enzym- oder Magensäurepräparate angewiesen bleibt oder die eiweißarme Ernährung ständig beibehalten muß. Die beste und natürlichste Lösung ist daher die Reaktivierung der geschwächten Verdauungskraft, auch wenn das der mühsamste und längste Weg ist."

„Eigentlich ist es ja ganz einfach, wie Allergien aufgrund einer geschwächten Eiweißverdauung entstehen können!" meint Anna-Maria und versucht meine lange Rede noch einmal mit ihren Worten zusammenzufassen:

„Infolge einer Eiweißverdauungsschwäche des Magens oder der Bauchspeicheldrüse gelangen bei einer übermäßigen Eiweißaufnahme zu viele unverdaute Eiweißmoleküle oder -bruchstücke in den mittleren und unteren Darmabschnitt, wodurch es zu einer verstärkten Eiweißfäulnis und zu entsprechenden Darmflorastörungen kommt. Deshalb haben alle Allergiker, deren Allergien auch mit einer geschwächten Verdauungskraft in Verbindung stehen, in der Regel ebenfalls eine gestörte Darmflora. Die Darmwand wird großporiger, und das nicht verdaute Eiweiß kann teilweise über die Darmwand ins Blut übertreten und führt schließlich bei einer Überbelastung der normalen Immunabwehr zu einer überschießenden Antikörperproduktion. Das Immunsystem merkt sich jedoch diese Eiweißart, und sobald die betreffende Person wieder einmal dieses Nahrungsmittel zu sich nimmt, werden automatisch massenhaft

Antikörper dagegen ins Blut ausgeschüttet. Das nennt man dann eine Allergie! Richtig?"

„Ja, das ist völlig korrekt! Auch wenn die Eiweißallergien mit Abstand am häufigsten unter den Nahrungsmittelallergien vorkamen und auch heute noch vorkommen, so kann man grundsätzlich aber auch auf Kohlenhydrate, Fette oder alle möglichen anderen Inhaltsstoffe der Nahrung oder Nahrungszusatzstoffe allergisch reagieren. Besonders allergieauslösend sind dabei vor allem die raffinierten, die chemisch behandelten und die gentechnisch oder künstlich erzeugten Nahrungsmittel und Nahrungszusatzstoffe, wie zum Beispiel synthetische Farbstoffe und Konservierungsmittel. Relativ häufig traten daher neben den Eiweißallergien auch Allergien auf diese eher unnatürlichen Nahrungsbestandteile, insbesondere auf den raffinierten Zucker auf. Gegen den unbehandelten getrockneten Zuckerrohr- oder Zuckerrübensaft (Vollrohrzucker oder Vollzucker) stellte ich interessanterweise fast nie eine Allergie fest, auch dann nicht, wenn eine Person auf raffinierten Zucker oder teilraffinierten Rohzucker beziehungsweise braunen Zucker oder Kandiszukker allergisch reagierte."

„Großvater," fragt mich Jonathan, „sag uns doch bitte, wieviel Prozent der starken Allergiker damals auch unter einer umwelt- oder ernährungsbedingten Eiweißverdauungsschwäche litten?"

„Es ist schwer, genaue Prozentzahlen anzugeben, da ich diesbezüglich keine objektiven statistischen Untersuchungen gemacht habe. Ich kann mich daher nur auf meine private Statistik aus meiner Praxistätigkeit stützen, wonach es jedoch mindestens 80 % aller Allergiker waren. Die meisten stärkeren Allergiker wiesen also zugleich eine mehr oder weniger geschwächte Eiweißverdauungskraft auf. Viele von ihnen hatten sogar zusätzliche Impfblockaden, wodurch das Abwehrsystem ebenfalls geschwächt war. Die rein psychischen oder durch Schocks ausgelösten Allergien kamen mit Sicherheit nicht häufiger als bei 2 % meiner Patienten vor.

Kurz nach der Jahrtausendwende hatten über 60 % aller Menschen in den hochtechnisierten und industriell belasteten Ländern Europas oder den USA mehr oder weniger Allergien. In besonders belasteten Regionen wurde damals bereits jedes vierte bis dritte Kind mit einem so stark geschwächten Immunsystem und einer so schwachen Verdauungskraft geboren, daß es entweder sofort oder in den ersten Lebensmonaten Allergien entwickelte, vor allem natürlich gegen die Proteine der Tiermilch oder Fertignahrungsmittel und häufig sogar gegen die Muttermilch *(siehe die Kapitel 7 und 22)."*

Ohne Umweltgifte keine allergischen
Babys und Kinder!

Anna-Maria blickt mich traurig an: „Konnte man diesen allergischen Babys und Kindern denn nur durch den Aufbau der Verdauungskraft helfen, oder kam es auch vor, daß die Allergien und damit die allergischen Symptome von selbst verschwanden?"

„Vor der Jahrtausendwende und in den ersten Jahren danach nahm die Zahl der Allergiker von Jahr zu Jahr zu. Erst als wir die Umweltbelastungen in den Griff bekamen, reduzierten sich allmählich diese starken Zuwachsraten. Das war übrigens der Zeitpunkt, wo auch die letzten Wissenschaftler und Politiker, die vorher eine Beziehung zwischen Allergien und Umweltgiften abgestritten oder ignoriert hatten, einsichtig wurden. Die meisten von ihnen und ihre Familien waren nämlich mittlerweile selbst betroffen. Seitdem nun die Übertragung von Umweltgiften und anderen chemischen oder sonstigen toxischen Substanzen in der Schwangerschaft und durch das Stillen auf die Babys nachläßt, nimmt die Gesamtzahl der gesund geborenen Babys wieder zu. Deswegen wäre es besonders in der damaligen Zeit für die meisten Mütter wichtig gewesen, den Körper vor einer Schwangerschaft entgiftet zu haben. Dieses Wissen um die große Bedeutung der Reinheit und Gesundheit des Körpers vor einer Schwangerschaft setzte sich jedoch erst viele Jahre nach der Jahrtausendwende durch.

Die meisten Allergien und allergischen Konstitutionen verschwinden daher vor allem dann von ganz alleine, wenn die Mütter keine Gifte mehr auf die Babys übertragen und wenn wir sowenig unnatürliche Substanzen wie möglich aufnehmen.

Andererseits besteht jedoch auch die Möglichkeit, daß leicht allergische Babys oder Kleinkinder ihre Allergien während des Wachstums verlieren. Das hängt zum einen damit zusammen, daß sich das Immunsystem erst in der frühen Kindheit richtig ausbildet, und zum anderen kommt es während der Wachstumsphase von Babys bis ins Jugendalter ungefähr zu einer Verzehnfachung der Verdauungskraft, wodurch letztendlich auch die Leistung des geschwächten Verdauungsorgans im entsprechenden Verhältnis zu den gesunden Organen zunimmt. Je nach der Ausgangssituation kann diese Zunahme der Verdauungskraft schon im Kleinkindalter, häufig aber auch erst im Schulalter für eine vollständige Eiweißverdauung ausreichen, so daß man geradezu aus den Allergien ‚herauswächst'.

Das Mißverhältnis zwischen der Verdauungsleistung des geschwächten Organs und den normalen Funktionen bleibt jedoch meistens bestehen. Wenn dann infolge irgendwelcher äußerer oder innerer Umstände dieses Organ wieder geschwächt wird, können die früheren Verdauungsbeschwerden, Darmflorastörungen und Allergien natürlich schnell wieder auftreten."

Nach diesen Worten gebe ich meinen beiden Urenkeln zu erkennen, daß ich eine kurze Redepause brauche. Jonathan legt sich mit dem Rücken auf den Rasen und scheint die Wolken am Himmel zu beobachten, wie sie langsam über uns hinwegziehen. Anna-Maria hingegen pflückt sich ein paar Feigen und läßt sie sich gut schmecken. Dennoch verraten mir die etwas ernsten Gesichtszüge meiner beiden Gesprächspartner, daß sie über den Inhalt meiner Ausführungen nachdenken.

Untersuchungsmethoden für Allergien

Es sind vielleicht fünf Minuten vergangen, als sich Jonathan wieder hinsetzt und mich freundlich anlächelt. Ich nicke den beiden zu, was Anna-Maria dazu veranlaßt, mit einer weiteren Frage unser Gespräch fortzusetzen:

„Großvater, ich habe mich eben gefragt, wie du eigentlich die Allergien feststellst, denn besonders aufwendige Blutuntersuchungen hast du ja nie machen lassen, oder?"

„Nein, Anna-Maria! Von Anfang an diagnostizierte ich die Allergien mit dem sogenannten kinesiologischen Auratest, den ich zu Beginn meiner beruflichen Tätigkeit entdeckt habe. Ich werde euch den Test später einmal in meiner Praxis zeigen[22]. Mit diesem Test kann man in wenigen Minuten nicht nur das Vorhandensein der wichtigsten Allergien und Überempfindlichkeiten feststellen, sondern auch deren Intensität. Für die Therapiekontrolle kann das natürlich von großer Bedeutung sein, da man mit dieser Methode auch geringfügige Verringerungen der Allergien schon einige Zeit, bevor der Patient selbst eine deutliche Besserung wahrnimmt, relativ genau feststellen kann."

„Dann braucht man für diese Untersuchungsmethode also kein Blut abnehmen?"

„Nein, Blut brauche ich dafür nicht! Dennoch kann ein geübter Kinesiologe mit diesem Verfahren ebenso gute Ergebnisse bekommen wie mit

---

22 Diese Untersuchungsmethode, die sich in einer entsprechenden Variante auch zur Diagnose der meisten anderen Krankheiten anwenden läßt, stelle ich Ihnen ausführlich in meinem Buch über die Aurakinesiologie und auf meinen Seminaren vor. – Siehe Schlußwort.

dem IgE-Test, bei dem das Blut auf spezifische Antikörper, die sogenannten Immunglobuline E, untersucht wird *(siehe Kapitel 1)*. Allerdings ist diese Blutuntersuchung in der alten Zeit noch so teuer gewesen, daß sie in keinem preislichen Verhältnis zum kinesiologischen Auratest stand, bei dem man die Ergebnisse außerdem sofort vorliegen hat.

Die kostengünstigeren Hauttestungen, die damals bei den meisten Allergikern relativ häufig zur Bestimmung der Allergien in vielen Arztpraxen durchgeführt wurden, sind hingegen bei einem Großteil der Patienten nur sehr wenig aussagekräftig. Das liegt in erster Linie daran, daß die Haut vor allem dann auf ein aufgetragenes, eingeriebenes oder eingespritztes Allergen reagiert, wenn sie selbst zumindest einen schwachen Reaktionsort darstellt. Viele Allergiker reagieren jedoch mit ihren Allergien nur sehr gering oder überhaupt nicht im Bereich der äußeren Körperhaut, weshalb man bei ihnen meistens nur die stärkeren Allergien über die Haut nachweisen kann."

Heuschnupfen – eine Vorstufe für Nahrungsmittelallergien?

„Kannst du uns erklären, wie der **Heuschnupfen** entsteht?" möchte Jonathan wissen.

„Bei den reinen Pollenallergikern ohne Nahrungsmittelallergien liegen in vielen Fällen ebenfalls entsprechende Eiweißverdauungsschwächen vor. Zwar gelangt das Nahrungseiweiß auch hier teilweise unverdaut in die mittleren und unteren Darmabschnitte und beginnt dort ebenfalls zu faulen, jedoch tritt insgesamt nicht mehr unverdautes Eiweiß über die Darmwand ins Blut über, was nicht hundertprozentig mit der normalen Immunabwehr vernichtet werden kann. Es handelt sich in solchen Fällen also um einen kompensierten beziehungsweise latenten Nahrungsmittelallergiker. Wenn allerdings im Frühling oder Sommer die Polleneiweiße aus der Luft über die Schleimhäute der Atemwege zusätzlich ins Blut gelangen, kann dieses Fremdeiweiß das Faß zum Überlaufen bringen, so daß zumindest gegen bestimmte Pollen Allergien entstehen.

Viele Pollenallergiker haben also ebenfalls eine geschwächte Verdauungskraft, die jedoch häufig noch so stark ist, daß das Immunsystem mit den unverdauten Nahrungseiweißen im Blut gerade noch zurechtkommt. Sie sind daher potentielle Nahrungsmittelallergiker; denn wenn die Verdauungskraft weiter sinkt oder die Eiweißmenge in der Ernährung zunimmt, können sie relativ schnell zusätzliche Nahrungsmittelallergien entwickeln. Reduziert man hingegen die Gesamteiweißmenge in der

Nahrung und ernährt sich mit möglichst gesunden Lebensmitteln, nehmen die Allergien in den meisten Fällen mit der Zeit ab. Ich selbst beobachtete daher bei mir im Alter von 18 Jahren allein durch eine eiweißärmere Ernährung eine Verringerung meiner Heuschnupfensymptome. Eine weitere Verbesserung dieser Symptome trat vor allem dann ein, als ich anfing, Schweinefleisch und etwas später jegliches Fleisch in meiner Ernährung zu meiden. Wenige Jahre später nahmen die Allergien allerdings aufgrund der wachsenden Verdauungsschwäche wieder zu *(siehe Kapitel 2)*.

Ein geradezu klassischer Verlauf, wie Allergien entstehen konnten, führte daher besonders bei Erwachsenen innerhalb von einigen Jahren über den Heuschnupfen oder andere vereinzelte Allergien, wie zum Beispiel gegen Hausstaub, Tierhaare, Chlorwasser, Waschmittel, irgendwelche Metalle oder irgendeine chemische Substanz, zu den Nahrungsmittelallergien. Ich erinnere mich noch gut daran, wie mir häufig immer wieder dieselbe Geschichte erzählt wurde: Erst begann vor mehreren Jahren alles mit einem leichten Heuschnupfen, der dann von Jahr zu Jahr immer stärker wurde. Mit der Zeit kamen jedoch noch weitere Allergien dazu, bis schließlich die ersten Allergien gegen bestimmte Nahrungsmittel auftraten.

In vielen Fällen beginnen daher besonders bei Erwachsenen die allergischen Symptome mit einem Heuschnupfen oder mit anderen vereinzelten Allergien. Je mehr dann im Laufe der Jahre die Verdauungskraft infolge der zunehmenden Organbelastungen mit Umweltgiften oder aufgrund einer ungesunden Lebensweise *(siehe Kapitel 7)* abnimmt und die Immunabwehr überfordert wird, um so mehr Allergien kommen dazu, bis man nach einigen Jahren die ersten Nahrungsmittelallergien entwickelt.

Es gibt natürlich auch Pollenallergiker, die keine Eiweißverdauungsschwäche aufweisen. Bei ihnen liegt dann ausschließlich ein durch innere oder äußere Faktoren geschwächtes und überfordertes Abwehrsystem *(siehe Kapitel 7)* vor, das die Pollen nicht mehr auf dem normalen Weg vernichten kann.

Alle Allergiker mit oder ohne einer geschwächten Verdauungskraft für Eiweiß profitieren daher immer von einer gesunden, nicht allzu eiweißreichen Ernährung, womit sie das Immunsystem stärken und eine eventuelle Eiweißbelastung des Blutes verringern können. Viele der reinen Heuschnupfenallergiker können deshalb allein mit einer gesünderen Lebensweise, womit sie den Körper entgiften und das Immunsystem stärken, ihre Heuschnupfensymptome verringern oder beseitigen. Alle anderen Therapien, die das Immunsystem ebenfalls stärken, wie zum Beispiel die Bioresonanztherapie oder die Eigenblut- oder Eigenharntherapie, können natürlich ebenfalls eine Beschwerdefreiheit erreichen. Liegt jedoch eine stärkere Schwäche des Immunsystems oder der Eiweißverdauungskraft vor, sind die entsprechenden Erfolge mit diesen Therapien in der Regel nur unvollkommen oder nicht von Dauer, da sie nicht die Ursachen der Allergien beheben. In solchen Fällen kann nur dann eine dauerhafte Heilung erreicht werden, wenn mit der Therapie nicht nur das Immunsystem gestärkt und der Körper entgiftet wird, sondern wenn ebenfalls eine geschwächte Verdauungskraft wieder aufgebaut wird."

„Reagieren denn alle verdauungskraftbedingten Nahrungsmittelallergiker auch auf Pollen allergisch?" möchte Anna-Maria wissen. „Denn wenn man schon auf bestimmte Nahrungsmittel allergisch reagiert, dann müßte man doch auch auf die Blütenpollen reagieren?"

„Jeder Mensch hat aufgrund seiner genetischen, psychischen und körperlichen Verfassung eine völlig unterschiedliche Reaktionsbereitschaft des Immunsystems. Das erkennt man allein schon daran, daß die meisten Heuschnupfenallergiker auf verschiedene Blütenpollen allergisch reagieren. Dennoch gibt es ganz bestimmte Pollen, wie zum Beispiel die Gräser- oder einige Baumpollen, die bei sehr vielen Menschen Allergien auslösen können. Ob nun ein Nahrungsmittelallergiker auch auf Pollen reagiert oder nicht, hängt also ganz von der individuellen Konstitution des Abwehrsystems ab. Das Immunsystem hat nämlich genauso wie der gesamte Körper des Menschen seine Schwachstellen, und wenn diese überfordert werden, kommt es zu Allergien.

Nahrungsmittelallergiker müssen also nicht unbedingt auch auf Pollen allergisch reagieren. Anders sieht es hingegen bei allen Pollenallergikern aus, die zugleich eine geschwächte Verdauungskraft haben. Wenn nämlich bei ihnen mit der Zeit die Verdauungskraft weiter abnimmt, nehmen nicht nur die Pollenallergien zu, sondern es entwickeln sich auch zunehmend die Nahrungsmittelallergien. Diese Entwicklung beginnt dann häufig mit Allergien auf die besonders eiweißreichen Nahrungsmittel, wie Fleisch, Fisch, Eier, Hefe und Milchprodukte, geht über Hülsenfrüchte, Nüsse und Ölsamen zum Getreide über und endet schließlich beim Gemüse und Obst. Grundsätzlich kann man natürlich nur auf diejenigen Nahrungsmittel allergisch reagieren, die man auch gegessen hat. Besonders unangenehm ist dieser Verlauf vor allem deshalb, weil im gleichen Maße, wie die Verdauungskraft abnimmt, nicht nur die Allergien zunehmen, sondern auch die Verdauungsbeschwerden und Darmflorastörungen stärker werden."

Eine Therapie ist nur so gut
wie ihr dauerhafter Erfolg!

„Du hast uns in unseren letzten Gesprächen bereits erzählt, daß man mit einer gesunden Ernährungsweise nicht nur das Abwehrsystem stärkt, sondern auch die Verdauungskraft aufbauen kann *(siehe die Kapitel 18 bis 21)*. Kannst du noch einmal kurz die anderen Wege und Methoden beschreiben, mit denen man das Immunsystem, die Allergien und die Verdauungskraft therapieren kann?"

Da Jonathan meine Arbeitsweise ein wenig kennt, weiß er auch, daß ich ab und zu mehrere Methoden einsetze, um das Abwehrsystem zu stärken und aufzubauen. Seitdem jedoch in den letzten drei Jahrzehnten die Zahl der Multiallergiker stark zurückgegangen ist, setze ich diese ergänzenden Methoden immer seltener ein.

„Grundsätzlich gibt es zwei Möglichkeiten, die Allergien zu behandeln: Entweder stärkt man das Abwehrsystem für sich alleine, oder man behandelt den ganzen Menschen und berücksichtigt dabei, daß neben der Stärkung der Abwehrkraft auch die Verdauungskraft aufgebaut und der Körper entgiftet wird.

Viele Maßnahmen zur Stärkung des Immunsystems sind im Prinzip uralt, auch wenn sie besonders im letzten Jahrhundert wieder ‚neu entdeckt' wurden. Dazu gehören zum Beispiel die Eigenblut- und die Eigenharntherapie, alle möglichen Ansätze der Phytotherapie, die Stärkung des Immunsystems mit bestimmten Vitaminen und Mineralstoffen *(siehe Kapitel 14)* und viele energetische Therapien, wozu unter anderem die jahrtausendealten Yogamethoden oder die chinesischen Qi-Gong-Übungen, die ‚Fünf Tibeter', die Akupunktur, die neuzeitliche Bioresonanzverfahren und bestimmte kinesiologische Therapien zählen. Aber auch die von der Schulmedizin durchgeführte Desensibilisierungskuren konnten früher durchaus erfolgreich sein, selbst wenn sie zu den unangenehmsten und manchmal auch gefährlichsten Allergietherapien zählten.

Wenn es daher um die Behandlung von nur wenigen Allergien geht, so gehört die Bioresonanztherapie neben den kinesiologischen Anwendungen oder der Geistheilung sicherlich zu den effektivsten und sanftesten Heilmethoden. Beim Bioresonanzverfahren kann man entweder ‚ungesunde Schwingungen' des Körpers in ‚gesunde' umwandeln, wodurch sich die allgemeine Krankheitssituation und damit auch die Allergien bessern können, oder man therapiert zusätzlich einzelne Allergien, indem für eine relativ kurze Zeit die invertierten (umgekehrten) Schwingungen der Allergene auf den Körper übertragen werden. Durch die

Übertragung dieser Gegenschwingungen der Allergene wird das Immunsystem gezielt in die Lage versetzt, die behandelten Allergene wieder normal bekämpfen zu können. Nach nur wenigen Behandlungen mit einer bestimmten Bioresonanzmethode können die Allergien dadurch völlig verschwunden sein.

Wie ich schon sagte, können all diese Verfahren jedoch nur denjenigen Menschen dauerhaft helfen, die grundsätzlich nur wenige Allergien haben und eine möglichst intakte Verdauungskraft aufweisen, so daß die Allergien bei ihnen nicht durch eine Eiweißüberlastung des Immunsystems entstanden sind. Werden zusätzlich zu diesen eher symptomatischen Allergietherapien auch die Ursachen *(siehe Kapitel 7)*, die zu den Allergien geführt hatten, erkannt und beseitigt, bleibt das Immunsystem in der Regel auch nach der Therapie stabil, und die Allergien kommen nicht wieder.

Liegen hingegen mehrere Allergien vor und stehen diese auch mit einer geschwächten Verdauungskraft in Verbindung, können die eher symptomatischen Maßnahmen zur Stärkung des Immunsystems allerhöchstens eine Linderung der Symptome bewirken, da unser Abwehrsystem generell nur eine ganz bestimmte Gesamtkapazität besitzt und sich diese nur bis zu einem gewissen Grad stärken läßt. Bildhaft gesprochen, wird diese Gesamtabwehrkraft durch die eben genannten, das Immunsystem stärkenden Verfahren für eine gewisse Zeit aufgebaut, ‚aufgeputscht' oder über bestimmte Allergien ‚geschoben' oder ‚verschoben'. Therapiert man daher einen Multiallergiker zum Beispiel mit dem Bioresonanzverfahren, so kommt es relativ häufig vor, daß die therapierten Allergien zwar schwächer werden oder sogar für eine gewisse Zeit verschwinden, dafür jedoch andere, eventuell zuvor behandelte Allergien wieder stärker hervortreten. In solchen Fällen hat es daher nur wenig Sinn, ausschließlich das Immunsystem zu stärken, damit es besser mit den vielen verschiedenen Fremdeiweißen oder sonstigen Antigenen im Blut umgehen kann. Die einzige erfolgversprechende Lösung ist die Verringerung der belastenden Substanzen im Blut und im gesamten Körper. Mehrere, durch eine Eiweißverdauungsschwäche verursachte oder mitbedingte Allergien können daher nur über den Aufbau der Verdauungskraft und die Entgiftung des Körpers endgültig und dauerhaft ausgeheilt werden. Mit welcher Methode beziehungsweise mit welchem Weg man dieses Ziel erreicht, ist dabei völlig unerheblich!

Auch wenn ich die Gesamtkonstitution und die Verdauungskraft meiner Patienten in der Regel homöopatisch behandelt habe *(siehe Schlußwort)*, so ist der Weg über die Ernährung dennoch ein ganz besonderer. Wir können nämlich mit bestimmten Lebensmitteln nicht nur unsere

Verdauungskraft aufbauen und unseren Körper von allen Umweltgiften und Stoffwechselendprodukten befreien, sondern sie sind auch in der Lage, das gesamte Immunsystem und alle unsere Hormondrüsen optimal zu aktivieren. Außerdem können sie unseren Stoffwechsel im optimalen Gleichgewicht halten, wodurch wir grundsätzlich gesünder und länger jung bleiben *(mehr dazu in Kapitel 23)*. Letztendlich unterstützen diese Lebensmittel uns jedoch auch in unserer seelisch-geistigen Entwicklung *(siehe Kapitel 15)*, weshalb sich besonders in den letzten Jahrzehnten immer mehr Menschen überwiegend von ihnen ernähren."

„Gibt es denn neben der Aufbau- und Entgiftungstherapie mit der Ernährung nicht auch noch andere Ernährungstherapien, mit denen man den Allergikern helfen kann?"

Damit spricht Anna-Maria verschiedene Therapiemöglichkeiten an, die ich persönlich jedoch nur bei den stärkeren Allergikern als vorübergehende Ergänzung zur Konstitutionstherpie eingesetzt beziehungsweise empfohlen habe. Vorrangig konzentrierte ich mich immer auf die ursächlichen Störungen im Körper oder in der Seele, die zu den Allergien geführt hatten.

„Ja, Anna-Maria, eine wichtige Notwendigkeit bei der Behandlung von Allergien kann die Allergenkarenz sein. Wenn man also die Substanzen festgestellt hat, worauf ein Mensch allergisch reagiert, kann es sehr hilfreich sein, den Kontakt mit diesen Substanzen fortan zu meiden oder entsprechende Nahrungsmittel vorübergehend nicht mehr zu essen – natürlich nur so lange, bis die Ursachen der Allergien behoben sind!

Es gab jedoch vor allem in den Jahren um die Jahrtausendwende und im ersten Jahrzehnt danach so zahlreiche Multiallergiker, die auf so viele Substanzen und Lebensmittel allergisch reagierten, daß die Vermeidung aller Allergene und die sogenannten ‚Weglaß-Diäten' bei ihnen nicht mehr möglich waren, da sonst kaum noch Nahrungsmittel zum Leben übriggeblieben wären. Trotzdem bewirkte natürlich eine Vermeidung oder Reduktion der Hauptallergene zumindest eine Erleichterung der Symptome. Zu den sogenannten Allergieverschiebungen kam es aber dennoch relativ häufig, vor allem dann, wenn die Verdauungskraft nicht aufgebaut wurde. Wenn zum Beispiel ein Mensch mit einer sehr schwachen Eiweißverdauungskraft den Weizen wegen einer entsprechenden Allergie durch Dinkel ersetzte, war zwar unter günstigen Umständen nach einigen Monaten die Weizenallergie verschwunden, dafür konnte er jedoch zunehmend auf den Dinkel allergisch reagieren. Dieselben Verschiebungen konnten natürlich auch bei allen anderen Lebensmitteln auftreten, zum Beispiel, wenn Kuhmilch gegen Ziegenmilch oder Stutenmilch ausgetauscht wurde, man das Schweinefleisch durch Rindfleisch ersetzte oder alle tierischen Eiweißquellen mied und dafür mehr Nüsse oder Hülsenfrüchte aß. Entscheidend für die Entstehung der meisten Nahrungsmittelallergien ist ja das nicht verdaute Eiweiß. Das Weizen- oder Kuhmilcheiweiß wird dann bei einer entsprechend geschwächten Verdauungskraft genauso schlecht verdaut wie das Dinkel-, Ziegen- oder Stutenmilcheiweiß, auch wenn diese drei Eiweißarten generell ein wenig schwächer in ihrer allergieauslösenden Wirkung sind als das Kuhmilch- oder Weizeneiweiß.

Zur Entlastung und Stärkung des Abwehrsystems führte man neben diesen Weglaß-Diäten aber auch die sogenannte ‚Rotations-Diät' ein, mit der man zwar die allergischen Symptome ebenfalls lindern, jedoch keinesfalls heilen kann. Man fand nämlich heraus, daß die allergischen Reaktionen auf die allergieauslösenden Lebensmittel weniger stark auftreten, wenn man die Nahrungsmittel täglich wechselt. Außerdem hat es sich als wirksam erwiesen, möglichst wenig Lebensmittel in einer Mahlzeit zusammen zu essen und darauf zu achten, daß sie harmonisch kombiniert werden *(siehe Kapitel 11)*."

Die Rolle der Erbfaktoren bei der Entstehung von Krankheiten

„Welche allergischen Symptome des Körpers gibt es denn eigentlich, und wie kommt es, daß der eine zum Beispiel Neurodermitis hatte und ein anderer Asthma?"

Jonathans Frage hatte ich in den letzten Jahrzehnten unzählige Male beantwortet. Ich denke zurück an die Zeit, in der ich selbst noch meinen allergischen Schnupfen hatte, morgens mit verquollenen Augen, Kopfschmerzen und Zerschlagenheitsgefühlen aufgestanden war und viele Stunden gebraucht hatte, um mich wieder einigermaßen wohl zu fühlen. Meine Gedanken durcheilen die vielen Jahre der Forschung, bis ich in den Jahren 1992 und 1993 schließlich die Aufbauenergien und die katalysatoraktivierenden Energien entdeckt hatte. Zwei Jahre später waren meine Allergien verschwunden ...

„Großvater! Wo bist du?" Anna-Maria berührt mich sanft am Arm, und schon verblassen meine Erinnerungen wieder. Ich lächle den beiden zu, und nach einem tiefen Atemzug fühle ich mich wieder ganz im Hier und Jetzt.

„Um deine Frage genau beantworten zu können, muß ich ein wenig ausholen. Wie ich euch bereits erzählte, hat jeder Mensch seine erblich bedingten Schwachstellen im Körper. Das sind die Stellen, die eigentlich jeder bei sich kennt. Bei dem einen sind es die Haare, die vielleicht schon mit 25 Jahren grau werden oder auszufallen beginnen, und bei einem anderen sind es vielleicht die Gelenke, die Haut, irgendein Organ, das Zahnfleisch oder die Zähne selbst.

Diese Schwachstellen sind nun einerseits genetisch im Erbgut verankert, und andererseits werden bestimmte Schwachstellen durch die sogenannten **Miasmen** verstärkt. Der Begriff Miasma kommt aus dem Griechischen und bezeichnet in diesem Zusammenhang vier Grundkrankheiten beziehungsweise Grundstörungen, die seit Jahrtausenden mit den Keimzellen von einer Generation zur nächsten vererbt werden oder auch im Leben erworben werden können. Schon vor ungefähr 250 Jahren hatte der deutsche Arzt und Begründer der Homöopathie, Samuel Hahnemann (1755–1843), diese Grundkrankheiten erkannt, auch wenn er sie teilweise anders benannt und etwas anders beschrieben hatte. Dazu gehören die Krätze, die Syphilis, der Tripper (= Gonorrhoe) und die Tuberkulose. Man kann diese vier Miasmen daher in gewisser Hinsicht als Urkrankheiten der Menschheit betrachten, an denen besonders in früheren Zeiten viele Menschen litten und sogar gestorben sind. Auf jeden Fall haben sie sich im Erbgut der Menschen festgesetzt und werden seitdem als Grundstörungen von Generation zu Generation weitervererbt. Durch viele Untersuchungen an meinen Patienten habe ich herausgefunden, daß wir in der Regel immer ein Miasma von jedem Elternteil vererbt bekommen, so daß wahrscheinlich die meisten Menschen auf der Erde – zumindest jedoch die hellhäutige europäische und amerikanische Bevölkerung – immer mit mindestens zwei verschiedenen oder mit einem doppelt vorhandenen Miasma belastet sind. Bei diesen Miasmen werden also keineswegs die entsprechenden Krankheiten vererbt, sondern es handelt sich vielmehr um vererbte Grundstörungen, die in einer direkten Beziehung zu den aktivierten genetischen Schwachstellen des Körpers stehen.

Die Miasmen kann man daher auch als Verstärker ganz bestimmter Erbanlagen bezeichnen. Einerseits hat also jeder Mensch seine genetisch bedingten Schwachstellen, und andererseits sind nun die Miasmen dafür verantwortlich, welche dieser Schwachstellen bei entsprechenden Störungen des Körpers oder der Seele zuerst in Erscheinung treten.

Gäbe es diese Miasmen nicht, wären wir auf jeden Fall widerstandskräftiger und würden alle Krankheiten grundsätzlich schneller und leichter überwinden. Eines der obersten Ziele in der homöopathischen Konstitutionstherapie ist daher die Beseitigung dieser Miasmen. Dieses Ziel kann jedoch nicht nur mit individuellen homöopathischen Mitteln erreicht werden, sondern auch mit anderen Methoden, wie zum Beispiel der Geistheilung, der Meditation oder der jahrelangen Ernährung mit rohen Früchten, Nüssen, Ölsamen und angekeimtem Getreide im Sinne der dritten Trennkoststufe *(ausführliche Beschreibung in Kapitel 18)*. Die meisten Krankheiten haben also immer einen direkten Bezug zu einem bestimmten Miasma. Wir entwickeln daher bei entsprechenden Stoffwechselstörungen oder psychischen Krankheitsursachen vor allem diejenigen Symptome und Krankheiten, die nicht nur in unserem Erbgut als Schwachstellen verankert sind, sondern die gleichzeitig in einer direkten Beziehung zu den Miasmen stehen und durch sie sozusagen leichter aktiviert werden können.

Je gesünder daher unser Stoffwechsel ist, um so weniger werden die Miasmen und die erblich bedingten Schwachstellen und Krankheitsanlagen aktiviert. Je mehr unser Körper jedoch übersäuert oder mit lebensfeindlichen Umweltfaktoren und Chemikalien belastet ist, um so mehr treten sie in den Vordergrund.

Die Umweltgifte und viele chemische Medikamente können nun zu einer so starken Aktivierung der Miasmen führen, daß sie in einer völlig neuen Intensität in Erscheinung treten. Daher bezeichnet man diese lebensfeindlichen Umweltfaktoren und Chemikalien auch als fünftes Miasma, obwohl sie natürlich kein Miasma darstellen, sondern die anderen vier nur in einer extremen oder verzerrten Form erscheinen lassen.

An zwei Beispielen möchte ich euch diesen Sachverhalt erklären. Die Krätze ist eine stark juckende, ekzemähnliche Hautkrankheit, die durch die Krätzemilben hervorgerufen wird. Nehmen wir einmal an, ein kleines Baby kommt mit einer geschwächten Verdauungskraft auf die Welt und entwickelt bereits in den ersten Lebenstagen eine Muttermilchallergie. Nur unter der Voraussetzung, daß dieses Baby eine genetisch bedingte Hautschwäche und zumindest einmal das Krätzemiasma geerbt hat, wird es infolge dieser Allergie im Bereich der Haut mit einem allergisch bedingten Ekzem reagieren, was man dann Neurodermitis nennt. **Alle Neurodermitiker haben daher eine schwache Hautanlage und sind zumindest einmal mit dem Krätzemiasma belastet.** Die Haut beim Neurodermitiker ist somit ausschließlich der erblich und miasmatisch bedingte Reaktionsort für die Allergien, deren Ursache ein geschwächtes und überfordertes Abwehrsystem infolge der Umweltgifte und meistens auch einer Eiweißverdauungsschwäche ist. Ihr könnt euch sicher vorstellen, daß dieses Kind mit einem doppelt vererbten Krätzemiasma zu den extremeren Neurodermitikern gehören würde. Liegt bei diesem Kind jedoch als zweite Grundstörung das Tuberkulosemiasma vor, so wäre damit die miasmatische Voraussetzung erfüllt, daß es außer auf der Haut auch im Bereich der Atemwege, zum Beispiel mit allergischem Asthma oder einer allergischen Bronchitis, reagieren könnte.

Es gibt natürlich auch viele Allergiker, die weder im Bereich der Haut noch an irgendwelchen Schleimhäuten allergisch reagieren. Diese Menschen sind in der Regel zwar auch miasmatisch belastet; jedoch sind bei ihnen zumindest die Haut und die Schleimhäute nicht oder kaum erblich geschwächt, so daß weder die Körperhaut noch die Atemwege oder die Schleimhäute der Augen, Ohren oder des Verdauungstraktes als Reaktionsorte für die Allergien in Erscheinung treten. Bei ihnen können dann jedoch eher nervlich bedingte Allergiesymptome, wie zum Beispiel Hitzewallungen, Kälteschauer, Magenkrämpfe, Herzklopfen, oder psychische Reaktionen besonders ausgeprägt sein. Ganz selten kommt es hingegen auch vor, daß ein stärkerer Allergiker weder körperliche noch psychische Symptome aufweist. Das sind dann meistens ruhige und ausgeglichene Persönlichkeiten, die mit sich, ihrer Familie und ihrer Umgebung relativ harmonisch leben.

Grundsätzlich entstehen Krankheiten also immer dann, wenn unsere Darmflora oder unser Stoffwechsel erkrankt beziehungsweise übersäuert und verschlackt ist. Die Ursachen dafür können alle möglichen äußeren oder inneren Gründe sein, wozu sowohl die allgemeine Lebensweise, die Umweltbelastungen, aber auch viele psychische Faktoren gehören. Die Erbanlagen, die Miasmen oder sogar die akuten seelischen Konflikte selbst sind dann letztendlich dafür verantwortlich, in welchen Körperbereichen oder Organen sich die krankmachenden Störungen manifestieren.

Die erblich bedingten Krankheitsanlagen und Miasmen sind daher niemals die Ursachen der Krankheiten, sondern bestimmen ausschließlich die Art und den Reaktionsort der Erkrankung. Die krankheitsauslösenden Ursachen selbst sind fast immer dieselben: ein durch äußere, ernährungsbedingte oder psychische Faktoren geschwächter Körper."

„Dann ist es also so," unterbricht mich Anna-Maria, „daß wir von unseren Eltern bestimmte Schwachstellen und Krankheitsanlagen vererbt bekommen, daß jedoch letztendlich unsere Lebens-, Denk- und Verhaltensweise und natürlich die Umweltfaktoren diese Krankheitsanlagen aktivieren können. Damit bestimmt der Mensch also durch sein Leben selber, ob er gesund bleibt oder krank wird!?"

„Im Prinzip hast du recht, und auf die meisten Menschen trifft das auch zu. Aber, wie so häufig, gibt es auch Ausnahmen: Eine Krankheit muß nämlich nicht immer durch innere oder äußere Faktoren dieses Lebens ausgelöst werden, sondern sie kann in seltenen Fällen auch andere, eher geistige Gründe haben. Ein anderes Mal werde ich euch mehr über die

Entstehung und den Sinn solcher Krankheiten erzählen. Vorher will ich jedoch noch deine Frage beantworten, Jonathan, wie es nämlich zu den allergischen Symptomen kommt und wo beziehungsweise wie sie sich äußern können.

Die körperlichen Symptome von Allergien

Bei einer Allergie werden also von bestimmten weißen Blutkörperchen vermehrt Antikörper produziert und ins Blut ausgeschüttet. Ich sagte euch ja schon, daß es sich bei einer Allergie um eine Notmaßnahme des Körpers handelt, bei der das Immunsystem mit einer überschießenden Antikörperproduktion reagiert, um bestimmte Eindringlinge so schnell wie möglich zu binden, da es sonst zu lebensbedrohlichen Schockzuständen kommen kann. Die Antikörper koppeln sich dann an die Antigene, wodurch zumindest die Schocksituation vermieden wird. Solange jedoch diese Antigen-Antikörper-Komplexe nicht von den sogenannten eosinophilen Leukozyten aufgefressen worden sind und noch frei im Blut schwimmen, können sie zusammen mit dem vermehrt ausgeschütteten Gewebshormon Histamin und anderen gefäßwirksamen hormonähnlichen Substanzen, wie den Prostaglandinen, die allergischen Reaktionen an den erblich bedingten Schwachstellen auslösen. Das Histamin und die Prostaglandine werden bei allergischen Reaktionen vor allem deshalb ausgeschüttet, um bestimmte kleinere Blutgefäße zu erweitern, so daß das Blut und damit die weißen Blutkörperchen und Antikörper leichter in alle Regionen des Körpers vordringen können.

Theoretisch können die allergischen Reaktionen nun an all den Häuten und Schleimhäuten vorkommen, die einen direkten Kontakt zur Außenwelt haben, mit der Außenwelt in Verbindung stehen oder wichtige Flüssigkeiten und Stoffwechselendprodukte nach außen abgeben, wie zum Beispiel die Harnblase oder die Gallenblase. Aber wie ihr ja wißt, sind davon nur die miasmatisch geprägten Schwachstellen betroffen. Niemals reagiert ein Mensch an allen Häuten und Schleimhäuten gleichzeitig, sondern immer nur an seinen erblich oder psychisch bedingten Schwachstellen.

Die allergischen Symptome sind dann an den Häuten und Schleimhäuten ziemlich identisch. Die Häute oder Schleimhäute entzünden sich und können zu jucken beginnen. Bei stärkeren Allergien reagieren sie zusätzlich mit Quaddeln, oder sie bilden vermehrt Schleim und andere dünnflüssige Sekrete. Außerdem können sie stark anschwellen, oder es entstehen Wasseransammlungen im Gewebe, sogenannte Ödeme, was besonders im Bereich der Atemwege zu lebensbedrohlichen Situationen führen kann.

Beim Neurodermitiker ist also die Haut der erblich bedingte Reaktionsort für die Allergien. Beim allergisch bedingten Asthma sind es die Bronchiolen, das sind die kleinsten Atemwegsäste kurz vor den Lungenbläschen, und bei der allergischen Bronchitis sind es die Schleimhäute der Bronchien. Hat jemand einen allergischen Schnupfen, ist die Nasenschleimhaut der vererbte und miasmatisch geprägte Reaktionsort. In den meisten Fällen ist diese Schwachstelle jedoch mit den Bindehäuten der Augen gekoppelt, so daß es bei entsprechenden Allergien ebenfalls zu Bindehautreizungen kommen kann. Sehr häufig schwellen bei einer entsprechenden Veranlagung auch die Augenlider an.

Generell können nun neben der Körperhaut alle inneren und äußeren Schleimhäute der Atemwege, des Verdauungstraktes, der Ohren und der Augen betroffen sein, ja sogar der Tränen-Nasen-Gang kann allergisch anschwellen, so daß die Tränenflüssigkeit nicht abfließen kann und das betroffene Auge ständig tränt. Eine weitere, wenn auch eher seltene Reaktionsmöglichkeit der Augen ist die allergisch bedingte Lederhautentzündung. Im Bereich der Ohren treten als allergische Reaktionsorte relativ häufig der äußere Gehörgang und die Schleimhäute der Eustachischen Röhre in Erscheinung. Die Eustachische Röhre ist der Belüftungskanal des Mittelohres und beginnt mit einer kleinen Öffnung im mittleren Rachenraum. In seltenen Fällen kann aber auch die Mittelohrschleimhaut allergisch reagieren, wodurch es dann – ähnlich wie beim Paukenhöhlenerguß nach einer Mittelohrentzündung – zur Schwerhörigkeit kommen kann. Im Bereich der Atemwege können die Nasen- und Nasennebenhöhlenschleimhäute, der Rachen, die Kehlkopfschleimhaut, die Luftröhre, die Bronchien und die Bronchiolen allergisch reagieren. Neben dem allergisch bedingten Schnupfen können die Nasenschleimhäute jedoch auch mit häufigem Nasenbluten auf Allergien reagieren. Im Bereich des Verdauungstraktes stehen an allererster Stelle die Magen-, Dünndarm- und Dickdarmschleimhaut. Etwas seltener treten die Lippen, die Mundschleimhaut, die Speiseröhre, die Gallenblase, die Gallengänge oder der Ausführungsgang der Bauchspeicheldrüse als Reaktionsorte in Erscheinung. Noch seltener können aber auch die Häute oder Schleimhäute der Harnröhre oder Harnblase oder der äußeren Geschlechtsorgane allergisch reagieren.

Viele chronische Erkrankungen der Haut, der Augen oder Ohren, der Atemwege, des Verdauungstraktes oder des Urogenitaltraktes können daher mit allergischen Reaktionen in Verbindung stehen. Werden die Allergien auch durch eine Verdauungsschwäche verursacht, treten sie fast immer gemeinsam mit Darmflorastörungen und Darmpilzen auf, was die Symptome der Allergien natürlich stark verschlimmern kann. In welcher Beziehung die verschiedenen Darmpilzstämme und die Allergien zueinander stehen und wie die Pilzerkrankungen alle möglichen akuten und chronischen Krankheiten beeinflussen oder sogar hervorrufen können, werde ich euch bei unserem nächsten Treffen erzählen *(siehe nächstes Kapitel)*.

Die häufigsten allergischen Symptome des Körpers sind:
* **alle möglichen juckenden Hautausschläge mit und ohne Quaddeln, trocken oder nässend,**
* **Fließschnupfen mit Niesattacken,**
* **entzündlich-juckende Reizungen der Bindehäute und Augenlidschwellungen,**
* **juckende Schleimhautschwellungen der Eustachischen Röhre,**
* **allergische Entzündungen des Rachens, des Kehlkopfs, der Luftröhre oder der Bronchien mit den entsprechenden Symptomen, wie Halsschmerzen, chronischer Schleimbildung, Schluckbeschwerden und Husten,**
* **das allergische Asthma,**
* **allergisch bedingtes Brennen, Kribbeln oder andere Sensibilitätsstörungen der Mundschleimhaut oder Zunge,**
* **allergische Magenreizungen mit Krämpfen, Schmerzen und Erbrechen**
* **und alle möglichen allergisch bedingten Darmbeschwerden. Das können Durchfälle, Verstopfung und Schleimhautentzündungen bis hin zu Darmkrämpfen mit den entsprechenden Schmerzen sein.**

Die Zöliakie beziehungsweise die einheimische Sprue ist eine typische, allergisch bedingte Erkrankung der Dünndarmschleimhaut, bei der man auf das Klebereiweiß Gluten bestimmter Getreidesorten mit allergischen Schleimhautveränderungen des Dünndarms reagiert.

Neben den Häuten und Schleimhäuten können jedoch auch bestimmte Gehirnbereiche, die Sinneszellen der Ohren, der Nase, der Augen oder der Zunge und vereinzelte oder mehrere Nerven oder Nervengeflechte als allergische Reaktionsorte in Erscheinung treten. Auch wenn die entsprechenden Symptome wesentlich häufiger mit anderen Störungen des Körpers oder der Seele in Verbindung stehen, so sollte man bei ihnen immer auch an einen Zusammenhang mit Allergien denken! *(Mit Hilfe der aurakinesiologischen Differentialdiagnostik lassen sich diese Körperstörungen relativ einfach von anderen Krankheitsursachen unterscheiden. Siehe Schlußwort.)*

Es handelt sich um folgende Symptome:
- Kopfschmerzen,
- Kreislaufbeschwerden, Blutdruckschwankungen,
- Gleichgewichtsstörungen und Schwindel,
- Ohrensausen (Tinnitus),
- Schwerhörigkeit bis Taubheit,
- eine Verringerung oder der Verlust des Geruchssinns,
- Sehstörungen,
- Geschmacksirritationen,
- Herzrhythmusstörungen,
- Hitzewallungen oder Kälteschauer und
- vereinzelte oder generalisierte Muskelzuckungen (Ticks) oder Krampfzustände.

Eine besonders unangenehme allergische Reaktionsmöglichkeit ist das Glottisödem, bei dem es infolge einer starken Anschwellung der Kehlkopfschleimhaut zu einer lebensbedrohlichen Atemnot kommen kann. Die meisten allergisch bedingten Kehlkopfentzündungen haben hingegen eher eine chronische Verlaufsform und äußern sich zum Beispiel mit ständigen Schluckbeschwerden oder leichtem Husten.

Daneben gibt es jedoch auch den **spontanen Pseudokrupp-Anfall**, der besonders durch Umweltgifte und psychische Belastungen ausgelöst wird. Wenn wir in der alten Zeit eine ungünstige Wetterlage gehabt hatten, in der die Luftbelastung oder die Ozonwerte Spitzenwerte erreichten, konnten vor allem kleinere Kinder und Babys auf diese Belastungen mit einer spontanen Entzündung und Schwellung der Kehlkopfschleimhaut reagieren. Die Symptome verlaufen ähnlich dramatisch wie beim Glottisödem, sind jedoch äußerst selten lebensbedrohlich. In der Regel setzen sie „urplötzlich" ein. Typisch sind vor allem der keuchhustenähnliche, bellende Husten und die starke Atemnot, wodurch die Kinder eine panische Angst entwickeln und sich dadurch regelrecht in die Symptome hineinsteigern können. Die wichtigste Erste-Hilfe-Maßnahme ist daher, die Kinder erst einmal zu beruhigen.

Jutta und ich erlebten ein paarmal sowohl mit Manuel als auch mit Jonas eine solche Situation. Das erste Mal war Manuel davon betroffen, als er vielleicht zwei Jahre alt war. Wir wohnten zu der Zeit in der Nähe von Ingolstadt, nur wenige Kilometer von Bayerns damals größter Sondermüllverbrennungsanlage entfernt. – Vier Jahre später (1996) wurden zusätzlich zwei neue Öfen in Betrieb genommen, wodurch diese Anlage mit insgesamt drei Öfen und einer Jahreskapazität von 175.000 Tonnen zu Europas größter „Giftküche" wurde! – Es war Winter, und die durch die Emissionen der umliegenden Industrien und der Sondermüllverbrennungsanlage belastete Luft war wegen einer Inversionswetterlage alles andere als gesund. Manuel hatte einen ereignisreichen Tag hinter sich gehabt, als er mitten in der Nacht aufwachte und krampfartig zu husten begann. Wir wußten sofort, was er hatte und bemühten uns, ihn zu beruhigen, obwohl wir selbst natürlich äußerst aufgeregt waren. Beim zweiten Mal waren wir bereits gelassener, und das homöopathische Mittel, das wir ihm dann gegeben hatten, ließ ihn bald wieder einschlafen. Dennoch bekamen beide Kinder nach einem solchen Pseudokrupp-Anfall fast immer eine Bronchitis oder eine Luftröhrenentzündung mit dem entsprechenden Husten. Dieses Phänomen beobachtete ich auch relativ häufig bei anderen Kindern, die ich deswegen behandelte. Der Pseudokrupp trat bei Manuel oder Jonas also vor allem dann auf, wenn zwei Dinge zusammenfielen: die äußere Luftbelastung und irgendwelche unverarbeiteten Tageserlebnisse, die sie psychisch überfordert oder belastet hatten. Diese seelische Komponente scheint beim Pseudokrupp sehr wichtig zu sein.

Generell wirken sich psychische Belastungen und Streß jedoch auf alle Erkrankungen und demnach auch auf die Allergien negativ aus, da sie das Immunsystem grundsätzlich schwächen. Sie können vorhandene Allergien daher verstärken, lösen diese jedoch nur äußerst selten aus. Alle Wege, die dazu beitragen, uns wieder in Harmonie von Körper, Seele und Geist zu bringen, stärken daher auch das Immunsystem und helfen uns so, die Allergien zu überwinden und wieder gesund zu werden.

Neben diesen allergischen Symptomen reagierten viele Menschen, vor allem aber Babys und Kleinkinder, auf die ständige Überforderung des Abwehrsystems mit immer wiederkehrenden Infekten der Atemwege oder Ohren. Außerdem neigten sie häufig zu Lymphknoten- und Mandelentzündungen. Schnupfen, Husten, Mittelohrentzündungen sowie chronische Gaumen- und Rachenmandelschwellungen (Polypen) waren daher die häufigsten Begleiterscheinungen der meisten an Allergien erkrankten Kinder."

Psychisch bedingte Allergien und ihre Heilung

Jonathan sieht mich nachdenklich an. Er scheint durch mich hindurchzuschauen und in der Ferne nach irgendeiner Antwort zu suchen. Ich fühle, daß er über meine Worte nachdenkt. Sein Blick verrät mir jedoch, daß noch einige Unklarheiten vorliegen. Ich frage ihn daher, ob er alles verstanden hat.

„Schon, du hast uns erzählt, daß Allergien immer dann entstehen, wenn das Immunsystem durch innere oder äußere Faktoren geschwächt oder durch Fremdeiweiße oder andere Substanzen überlastet wird. Wenn ich es richtig verstanden habe, können dieselben Faktoren, die das Immunsystem direkt überfordern und schwächen, auch zu einer Schwächung der Verdauungskraft führen, so daß im Falle einer stärkeren Eiweißverdauungsschwäche das Immunsystem zusätzlich mit unverdautem Fremdeiweiß belastet wird, wodurch sich die Allergiebereitschaft natürlich deutlich erhöht. Die körperlichen Allergiesymptome können aber letztendlich auch durch Streß oder psychische Belastungen verstärkt werden und äußern sich dann vor allem an den erblich und miasmatisch bedingten Schwachstellen, die du die allergischen Reaktionsorte nennst. Dazu gehören vor allem die Körperhaut und die meisten Schleimhäute. Aber auch bestimmte Gehirnbereiche, die Sinneszellen der Nase, der Ohren, der Augen oder der Zunge sowie vereinzelte oder mehrere Nerven oder Nervengeflechte können diesbezüglich betroffen sein.

Ich habe jedoch noch nicht verstanden, wie durch rein psychische oder die anderen Faktoren, die du bei unserem letzten Gespräch erwähnt hast *(siehe Kapitel 7)*, Allergien entstehen können."

„Wie die Allergien bei einer rein psychischen Belastung mit gesunder Verdauungskraft entstehen, kann auch ich euch nicht genau erklären. Warum also nach einem Schock oder bei Antipathien und Aversionen bei sonst gesunden Körperfunktionen Allergien auftreten können, läßt sich nur mit einer energetischen Blockade und einer nachfolgenden dauerhaften Störung des Immunsystems erklären, das dann nicht mehr in der Lage ist, gegen bestimmte Substanzen mit der normalen Immunabwehr vorgehen zu können. Es entsteht sozusagen ein ‚Loch' im Abwehrsystem, so daß der Körper dann gegen bestimmte Eindringlinge mit der überschießenden Antikörperreaktion antworten muß.

Laßt mich euch ein paar Beispiele dieser anderen Möglichkeiten berichten, wie Allergien auch entstehen können. Als ich in den ersten Jahren meiner beruflichen Tätigkeit auf einem Bioresonanz-Seminar in Österreich war, setzte sich am Sonntagmorgen ein Ehepaar an meinen Frühstückstisch. Die Frau blickte interessiert zu meinem Essen, das vor mir auf dem Tisch stand, und fragte mich, ob ich nach einer bestimmten Diät leben würde. So kamen wir ins Gespräch, und ich erzählte den beiden ein wenig von meinen Erkenntnissen und dem Seminar, an dem ich teilnahm. Als die Frau das Wort ‚Allergie' hörte, begann sie, von ihrer Krankheitsgeschichte und ihrer Heilung von einer bestimmten Allergie zu berichten. Lange Zeit hatte sie unter Rheuma gelitten. Ihre Krankheit führte sie auf vielen Wegen schließlich zur makrobiotischen Ernährungsweise, durch deren Anwendung sie ihre Beschwerden einigermaßen in den Griff bekam. Einmal jährlich machte sie sogar eine extreme Entgiftungskur. Sie aß dann mehrere Tage lang – ich glaube, es waren vier oder fünf Tage – nur Getreide, das sie sogar in den ersten Tagen ausschließlich roh und ohne Wasser zu sich nahm. Erst ab dem zweiten oder dritten Tag aß sie dann gekochtes Getreide, wodurch sie wenigstens die lebensnotwendige Mindestmenge an Wasser aufnahm. Gefährlich war diese Kur schon, denn durch das starke Yang des Getreides ohne den Ausgleich vom yin-betonten Wasser, das ja auch die Ausschwemmung der gelösten Schlacken über die Nieren bewirkt, kommt es zu einer starken Bindegewebsentgiftung von Yin-Ablagerungen, die sich durch die geringe Wasserzufuhr aber im Blut zu stauen beginnen können. Die Frau muß eine enorm gute Nierenkonstitution gehabt haben, denn erst nach drei bis vier Tagen spürte sie diese wegen der zunehmenden Belastung. Dann begann sie zusätzlich Wasser oder Tee zu trinken und schwemmte mit der Flüssigkeit die gelösten Gifte aus. Ihrem Rheuma half diese jährliche Extremkur so gut, daß sie mit der übrigen eiweißarmen Ernährung über den Rest des Jahres recht gut zurechtkam.

Viele Rheumatiker haben nämlich – ebenso wie die meisten Allergiker – eine Eiweißverdauungsschwäche und weisen daher nicht selten auch Nahrungsmittelallergien und die entsprechenden, für Rheuma typischen Störungen der Dünndarmflora auf *(ausführlich in Kapitel 17)*.

Die Allergie, von der sie mir dann erzählte, betraf eine Pflanze, gegen die sie eine innere Aversion entwickelt hatte. Immer wenn sie die Pflanze berührte, ich glaube sogar, wenn sie diese nur sah, bekam sie am ganzen Körper ein merkwürdiges Hautjucken. Auf der Suche nach einem Heilungsweg für diese Allergie stieß sie auf ein Buch über die Kraft der Liebe, die fähig ist, alle Krankheiten – und so auch Allergien – zu heilen. Sie setzte die Empfehlungen dieses Buches in die Tat um und begann ihr Verhalten gegenüber der allergieauslösenden Pflanze zu ändern. Sie ging auf sie zu, redete mit der Pflanze und versuchte, Liebe für sie zu empfinden – und es gelang! Ihre Allergie verschwand. Dennoch litt sie auch weiterhin unter einigen Nahrungsmittelallergien, die mit dieser Methode nicht verschwanden. Generell wäre das schon möglich gewesen, wenn ihre Liebe gegenüber Gott und allem Leben nur stark genug gewesen wäre, wodurch letztendlich auch ihre vermutlich geschwächte Verdauungskraft gestärkt worden wäre.

Ein anderer Fall betrifft eine Situation, in die ein Patient von mir, Herr S., eines Tages durch ein unvorhergesehenes Ereignis hineingeraten war. Er war Zeuge eines schweren Autounfalls geworden. Das Besondere an diesem Fall ist nun, daß eine Katze, die ebenfalls am Unfallort gewesen war, in ihrer Panik auf die Arme des Mannes sprang. Beide waren von dem Ereignis geschockt gewesen. Seit dieser Situation hatte Herr S. eine Allergie gegen Katzenhaare, obwohl er vorher überhaupt nichts gegen Katzen gehabt hatte. Sein Unterbewußtsein hatte die Katze jedoch mit diesem Ereignis in Verbindung gebracht, da sie unmittelbar danach auf seinen Armen Schutz gesucht hatte. Schocks können daher dauerhafte ‚Narben' im Immunsystem hinterlassen, die dann auch für bestimmte Allergien verantwortlich sein können.

Aber auch euer Großvater Jonas entwickelte im Alter von zwei Jahren eine Allergie auf Katzenhaare. Wir hatten damals einen jungen Kater geschenkt bekommen, und natürlich wollte der kleine Jonas – ebenso wie sein größerer Bruder – die Katze streicheln und herumtragen. Da er jedoch in seiner kleinkindhaften Tollpatschigkeit oft zu grob und unbeholfen mit der Katze umgegangen ist, wußte sich Mischka bisweilen nicht mehr anders zu wehren, als daß er ihn immer wieder einmal kratzte. Das veranlaßte Jonas erst recht, den ebenfalls noch kleinen Kater gröber zu behandeln und ihn manchmal sogar auf den Rücken zu schlagen. So ging es zwischen den beiden einige Wochen hin und her, wobei nicht nur einmal die Tränen geflossen sind. Ja, und eines Tages hatte Jonas eine psychisch bedingte Katzenallergie entwickelt, die sich bei ihm als allergische Luftröhrenentzündung äußerte. Von Jutta hatte er übrigens das tuberkuline Miasma geerbt. Wir gaben ihm homöopathische Konstitutionsmittel und behandelten ihn ein paarmal mit dem Bioresonanzgerät, bis die Allergie wieder verschwunden war. In der Zwischenzeit hatte Jonas gelernt, den Kater einigermaßen zu respektieren, so daß Mischka seine Pfoten zwar noch einige Zeit immer wieder einmal mahnend heben mußte; seine Krallen kamen jedoch nur noch äußerst selten zum Einsatz.

Impfungen – Segen oder Gefahr?

Einer der wichtigsten Auslöser oder Verstärker von Allergien waren die vielen **Impfungen**, die man den Menschen vor allem in den letzten 50 Jahren der alten Zeit empfohlen hatte. Verantwortungsbewußte Ärzte achteten zwar auf eine möglichst infektionsfreie Zeit, wenn sie ihre Patienten impften; dennoch beobachtete ich eine stetige Zunahme von sogenannten Impfblockaden und deren Folgen. Der Grund dafür war das durch die vielen äußeren und inneren Faktoren geschwächte Immunsystem *(siehe Kapitel 7)* bei zunehmend mehr Menschen, das die normalen Impfungen immer häufiger nicht mehr richtig überwinden konnte. Ich empfahl daher, wenn überhaupt, nur Einzelimpfungen in einem Abstand von mindestens vier bis sechs Wochen *(mehr dazu in Kapitel 22)*.

Ich hatte sehr viele Menschen mit solchen Impfblockaden behandelt. Es gab darunter schwere und leichtere Fälle. Einige davon möchte ich euch erzählen. Es war im Jahr 1994, als eine Mutter mit ihrem Baby zu mir kam, das nach der ersten Dreifachimpfung zwei Tage lang ununterbrochen geschrien hatte und sich in dieser Zeit kaum beruhigen ließ. Kaum war diese Phase überstanden, traten die ersten allergischen Neurodermitissymptome auf. Dieses Kind hatte einen Impfschock erlitten – zum Glück keinen Impfschaden, denn in seltenen Fällen können Impfungen neurologische Schäden bei einem Menschen verursachen, wodurch man regelrecht zum körperlich und geistig Behinderten werden kann. Dennoch wurde das Immunsystem des Babys durch die nicht richtig überwundene Impfung derart geschwächt, daß dadurch eine zuvor kompensierte Milchallergie zum Ausbruch kam. Bei meinen Untersuchungen stellte ich nämlich außerdem eine entsprechende Eiweißverdauungsschwäche der Bauchspeicheldrüse fest, die das Baby entweder schon seit seiner Geburt gehabt oder die sich erst durch den Impfschock entwickelt hatte, was ich jedoch für relativ unwahrscheinlich halte. Die Milchallergie war also mit großer Wahrscheinlichkeit wegen der geschwächten Eiweißverdauungskraft schon vor der Impfung latent vorhanden gewesen und trat durch die zusätzliche Immunschwächung nach der Impfung in Erscheinung. Der genetisch und miasmatisch bedingte allergische Reaktionsort war bei diesem Kind die Haut, so daß sich die Milchallergie dann als Neurodermitis zeigte.

Impfblockaden können also generell vorhandene Allergien verstärken oder sogar neu in Erscheinung treten lassen. Ich erinnere mich an viele Fälle, wo trotz gesunder Verdauungskraft direkt nach irgendwelchen Impfungen einzelne oder mehrere Allergien aufgetreten waren. Dabei darf man jedoch nicht vergessen, daß es sich bei den meisten betroffenen Patienten um Menschen handelte, die in oder in der Nähe von industriell belasteten Städten aufgewachsen sind oder dort bereits viele Jahre gelebt oder gearbeitet hatten. Und wie ihr ja wißt, lebten auch wir einige Jahre in Ingolstadt, wo keinesfalls Luftkurortverhältnisse vorlagen und das Immunsystem aller dort lebenden Menschen einer besonders starken Belastung mit vielen hundert oder sogar tausend zum Teil hochgiftigen chemischen Verbindungen ausgesetzt war. Es war für mich daher nicht verwunderlich, daß das Faß bei immer mehr Menschen dann irgendwann zum Überlaufen kam. Nicht selten war der entscheidende Tropfen dann irgendeine Impfung. Ebenso häufig verschlechterte sich die allgemeine Abwehrkraft des Immunsystems bei vielen Menschen aber auch in den besonders smogreichen Winter- oder Sommermonaten. Wurden dadurch akute oder chronische Krankheiten oder Allergien ausgelöst oder verstärkt, konnte man dieser Situation dauerhaft nur Herr werden, wenn man den Körper entgiftete und das Immunsystem stärkte.

Eine junge Frau kam damals jedenfalls zu mir, weil sie seit einigen Jahren immer dann Magenschmerzen bekam, wenn sie Bananen, Kiwis oder Paprikafrüchte gegessen hatte. Die Verdauungskraft war in Ordnung; jedoch diagnostizierte ich drei Allergien, und zwar auf Bananen, Kiwis und Paprika. Der erblich und miasmatisch bedingte Reaktionsort war die Magenschleimhaut, und jedesmal, wenn sie diese Lebensmittel aß, reagierte die Magenschleimhaut mit allergisch-entzündlichen Abwehrreaktionen. Die letztlich allergieauslösenden Ursachen waren zwei nicht überwundene Impfungen gewesen.

Eine andere junge Frau konnte jahrelang kein Obst essen und vertrug nur wenige Gemüsesorten. Sie bekam davon starke Durchfälle und reagierte mit leichten Hautreizungen. Auch bei ihr war die Verdauungskraft völlig gesund. Dennoch hatte sie eine Allergie auf Fruchtzucker sowie einige Gemüseallergien. Der erblich bedingte Reaktionsort war neben der Haut vor allem die Dickdarmschleimhaut. Wie im vorigen Fall waren für diesen Zustand neben der allgemeinen Belastung des Körpers mit Umweltgiften zwei Impfblockaden verantwortlich. Nach der Beseitigung dieser Blockaden waren die Allergien für über ein Jahr verschwunden. Anfang 1997 kam die Patientin allerdings wieder in meine Praxis, da die allergischen Symptome langsam wieder zunahmen. Dieses Mal half ihr nur die Konstitutionstherapie, bei der nicht nur der Körper entgiftet und das Immunsystem gestärkt, sondern auch die Miasmen zumindest teilweise abgebaut wurden.

In einem weiteren Fall bekam ein Mann direkt nach einer Grippeimpfung zunehmend Durchfälle, die mal stärker und mal schwächer waren. Seine Verdauungskraft und seine Darmflora befanden sich in einem allgemein gutem Zustand. Dennoch zeigte sich eine leichte Entzündung der Dickdarmschleimhaut. Nahrungsmittelallergien hatte er keine. Psychische Faktoren als auslösende Krankheitsursachen wären theoretisch möglich gewesen, jedoch fand ich eine andere Ursache für sein Leiden. Ich entdeckte nämlich eine starke Quecksilberallergie, die für die Entzündung der Dickdarmschleimhaut und die Durchfälle verantwortlich war. Die Ursache für diese Allergie war jedoch nicht das Quecksilber selbst, das vor allem aus den Amalgamfüllungen der Zähne stammte, sondern eine Immunblockade nach der Grippeimpfung. Durch diese Grippeimpfung wurde das Abwehrsystem derart geschwächt, daß es nicht mehr auf normalem Wege mit dem gelösten Quecksilber im Blut umgehen konnte, wodurch die Allergie entstanden war. Hätte er kein Quecksilber im Körper gehabt, hätte natürlich auch keine Allergie dagegen entstehen können, und möglicherweise wäre sein Immunsystem dann so stark gewesen, daß es erst gar nicht zur Impfblockade gekommen wäre.

Daß nicht richtig überwundene Impfungen auch andere Symptome, Krankheitsanfälligkeiten oder Organschwächen hervorrufen können, möchte ich euch an zwei weiteren Beispielen veranschaulichen.

Ein kleines Baby erfuhr, ähnlich wie im ersten Fall, dieses Mal jedoch nach einer Keuchhustenimpfung, einen leichten Impfschock und hatte eine Nacht lang geweint. Die durch die Impfung entstandene Immunblokkade bewirkte nun eine Verstärkung des tuberkulinen Miasmas, was zu einer Schwächung der Bronchien führte, wodurch das Baby für häufige und längere Bronchitiserkrankungen anfällig geworden war. Ich erzähle euch diesen Fall vor allem deshalb, weil er ein klassisches Beispiel für eine miasmatische Resonanz darstellt. In den meisten Fällen einer Impfblockade oder sogar eines Impfschadens werden nämlich vor allem diejenigen Impfungen nicht vertragen, die mit einem vorhandenen Miasma in Resonanz stehen. Daß der Keuchhusten oder die Keuchhustenimpfung eine Beziehung zum tuberkulinen Miasma hat, läßt sich auch für euch leicht nachvollziehen, denn die Tuberkulose ist eine Erkrankung, deren Erstinfektion zu zirka 90 % im Bereich der Lunge stattfindet.

Das zweite Beispiel betrifft einen Jungen, der noch in derselben Nacht nach einer Schutzimpfung gegen Tuberkulose starke Kopfschmerzen bekam, die ihn seitdem immer wieder plagten. Wie in all den anderen Fällen war hierfür eine Energieblockade infolge der nicht richtig überwundenen Tuberkuloseimpfung verantwortlich gewesen.

Neben diesen sogenannten Impfblockaden und den neurologischen Impfschäden kann es natürlich auch zu abgeschwächten oder hochakuten Infektionen durch die Impfungen selbst kommen. Außerdem ist man von fachlicher Seite davon überzeugt, daß die vielen Impfungen erheblich zur Begünstigung von Krebs beitragen[23].

Nun können jedoch nicht nur Impfungen zu einer dauerhaften Schwächung des Immunsystems führen, sondern im Prinzip auch jede nicht richtig überwundene Krankheit. Das zeigt das Beispiel eines Mannes, der mit zirka 40 Jahren schwer an Scharlach erkrankte. Die vom Arzt verordnete mehrwöchige Antibiotikatherapie ließ den Scharlach zwar ver-

---

23 Quelle: Aussage von Dr. William Forbes Laurie, Leiter des Metropolitan Cancer Hospital in London aus: „Impfungen – der unglaubliche Irrtum" von F. und S. Delarue, Seite 78, Hirthammer Verlag, München 1990.

schwinden, jedoch hatte er direkt danach unerklärliche Gelenkschmerzen. Die schulmedizinischen Untersuchungen ergaben weder einen positiven Rheumabefund noch konnte man entsprechende Entzündungszeichen im Blut feststellen. Dennoch ähnelten die Symptome einer infektiösen Gelenkentzündung. Die Ursache für diese subakute Infektion war der Scharlach, der durch die Antibiotikatherapie nicht richtig ausgeheilt war und Restentzündungen im Körper zurückgelassen hatte. Die Krankheit wurde durch die Antibiotika sozusagen ‚unterdrückt', aber keinesfalls richtig ausgeheilt.

Jede nicht richtig überwundene Krankheit kann daher – mit oder ohne Therapie – zur dauerhaften Immunblockade werden. Deshalb sollte man den Körper und die Seele des Menschen möglichst immer so therapieren, daß sie in ihren Selbstheilungsversuchen unterstützt werden.

Übergeht man jedoch das körpereigene Immunsystem durch den Einsatz bestimmter chemisch-pharmazeutischer Medikamente, die weder die wirklichen Ursachen einer Erkrankung behandeln noch das Immunsystem stärken, können relativ leicht entsprechende „Restinfektionen" oder latente Herde im Körper zurückbleiben und eine dauerhafte Immunblockade verursachen.

Für den Notfall und in schweren Fällen, wo die Selbstheilungskräfte des Menschen nicht mehr angeregt werden können, um eine Krankheit zu überwinden, ist gegen Antibiotika, Kortison, Schmerzmittel und andere chemische Medikamente natürlich nichts einzuwenden.

Durch Immunblockaden können also latente Allergien ausbrechen oder vorhandene verstärkt werden. Eine ungesunde, lebensenergiearme Ernährungsweise mit wenig natürlichen Vitalstoffen fördert natürlich die Immunschwäche beziehungsweise die Bereitschaft, Immunblockaden durch Impfungen oder irgendwelche Krankheiten bekommen zu können. Daß eine gesunde Ernährungsweise aber auch unsere Abwehrkraft über den Darm stärkt, wird vor allem dadurch deutlich, daß sich zirka 70 % aller Lymphknoten des Körpers, die sogenannten Peyerschen Plaques, im Darm befinden. Sie filtern nicht nur körperfremde Stoffe aus dem Blut beziehungsweise der Lymphe, sondern stellen auch bedeutende Bildungsstätten für bestimmte weiße Blutkörperchen, die Lymphozyten, dar. Werden diese Lymphknoten durch zu starke Fäulnis- und Gärungsprozesse oder durch ungesunde Nahrungsmittel und Nahrungszusatzstoffe belastet oder sogar überlastet, wird dadurch automatisch das gesamte Abwehrsystem des Menschen in Mitleidenschaft gezogen.

Ein gesundes Darmmilieu ist daher eine der wichtigsten Voraussetzungen für ein intaktes Immunsystem. Eine starke Darmbelastung führt hingegen automatisch zu einer Schwächung des Immunsystems.

Daß psychische Faktoren allein in einem gesunden Körper Allergien auslösen, kommt relativ selten vor. Die große Mehrheit aller Allergien stand auf jeden Fall in einer direkten oder indirekten Beziehung zu den vielen lebensfeindlichen Umweltfaktoren und chemischen Fremdstoffen, mit denen unsere Körper konfrontiert wurden. Dennoch können zumindest alle disharmonischen Zustände der Seele und auch akute oder selbst länger zurückliegende, noch nicht überwundene traumatische Erlebnisse und Schocks das Immunsystem nachhaltig schwächen und so alle vorhandenen Allergien verstärken.

Der damals weitverbreitete Dauerstreß und eine immer mehr zunehmende psychische Labilität und Orientierungslosigkeit vieler Menschen wirkte sich neben einer ungesunden Ernährungs- und Lebensweise natürlich ebenfalls sehr negativ auf das Immunsystem und alle Organfunktionen aus."

Die psychischen Symptome von Allergien

Meine beiden Urenkel haben mir aufmerksam zugehört. Es ist ganz still um uns herum. Wir sitzen uns schweigend gegenüber und denken über unser Gespräch nach. Wie sehr verbinden mich doch all diese Ausführungen mit meiner Vergangenheit! Viele Erinnerungen, Ängste und Hoffnungen aus der alten Zeit werden wieder lebendig. Ich fühle mich zurückversetzt in meine damaligen Gefühle, die voller Sorge um die Zukunft der Menschheit und unseres Planeten waren. – Das Gezwitscher einiger Vögel unterbricht jedoch diese andächtige Stille, und eine dankbare Freude erfüllt mein Herz; denn die unruhigen Jahre des Umbruchs sind nun vorüber, und die Erde strahlt bereits in der Morgendämmerung eines neuen, langen Tages. Obwohl wir nun bereits fast zwei Stunden zusammensitzen, scheinen Anna-Maria und Jonathan noch nicht müde zu sein, da sich Jonathan auch schon wieder an mich wendet und mir eine weitere Frage stellt.

„Du hattest uns einmal erzählt, wie es dir psychisch in deiner Zeit als Allergiker ergangen ist. Gab es denn viele Menschen, denen es wegen ihren Allergien psychisch ebenso schlecht ging wie dir?"

„Ja, sogar sehr vielen, Jonathan! Das liegt vor allem daran, daß sich die meisten **psychischen Allergiesymptome** kaum von den körperlichen Auswirkungen der Allergien trennen lassen. Stellt euch einmal vor, euer ganzer Körper juckt den ganzen Tag, und das Jucken hört auch nachts nicht auf! Ihr seid nur noch am Kratzen, und an einigen Stellen wird die Haut wund und fängt zu bluten an. Solche Menschen sind allein durch ihr körperliches Leid oft am Ende ihrer Nervenkraft. Sie werden nervös, unzufrieden, schlafen schlecht und halten ihre gesamte Umgebung in Aufruhr. Außerdem entwickeln sie wegen ihrer kranken Haut häufig starke Minderwertigkeitskomplexe, was die Psyche natürlich zusätzlich belastet. Die Eltern von solchen Kindern waren oft genauso erschöpft wie die Kinder selbst.

Auch wenn es sich hierbei um ein Extrembeispiel handelt, so gab es dennoch sehr viele solcher starken Allergiker, deren körperliche Allergiesymptome das Leben regelrecht zur Qual werden ließen. Denkt nur an die vielen Asthmatiker der damaligen Zeit oder an einen Darmallergiker, der von ständigen Durchfällen und Darmschmerzen geplagt wurde!

Die psychischen Symptome sind also immer mehr oder weniger an die allergischen Reaktionen des Körpers gebunden. Daher gibt es einige klassische psychische Symptome, die bei den meisten Allergikern vorkommen. Das am häufigsten vorkommende psychische Symptom bei Allergikern ist die übersteigerte Sensibilität auf alle möglichen Außenreize. Aus diesem Grund mußte ich mich damals täglich oder zumindest alle zwei Tage für einige Zeit von der äußeren Welt zurückziehen, um mich von den vielen Eindrücken des Alltags zu erholen. Disharmonische Zustände wie Streß, Lärm, Konflike und Ärger werden von vielen Allergikern viel schlechter kompensiert als von gesunden Menschen. Ihnen fehlt einfach die natürliche innere Ruhe, da sich bei ihnen die ständige Kampfphase des Immunsystems regelrecht auf das Seelenleben überträgt. Viele Allergiker müssen daher zur Erledigung der alltäglichen Aufgaben und Pflichten deutlich mehr Energie und Kraft mobilisieren als gesunde Menschen. Um so leichter kann ein stärkerer Allergiker dann schon mal die Beherrschung verlieren und ausfallend werden. Dieser Zustand hat dann aber nur selten etwas mit dem cholerischen Temperament eines Gesunden gemeinsam, sondern entspricht vielmehr einer völligen Erschöpfung von Körper und Seele. Lange Erholungsphasen sind daher für die meisten stärkeren Allergiker besonders wichtig.

Bei Kindern zeigt sich die allergisch bedingte übersteigerte Sensibilität auf äußere Reize vor allem in ihrer starken Unruhe und Unkonzentriertheit. In der Schule können sie nicht ruhig auf dem Stuhl sitzenbleiben, haben Schwierigkeiten, dem Unterricht zu folgen und stellen daher eine große Belastung für einen geordneten und konstruktiven Unterricht dar. Zu Hause setzen sich diese Verhaltensweisen natürlich fort. Eine ungesunde Ernährung und das viele Fernsehen in der alten Zeit verschlimmerten diesen überreizten inneren Unruhezustand natürlich noch zusätzlich.

Neben den normalen Allergikern gab es vor der Wende jedoch auch sehr viele sogenannte hyperaktive Kinder, die unter einem zwanghaften Bewegungsdrang litten. In der Regel handelt es sich bei solchen Kindern ebenfalls um mehr oder weniger starke Allergiker, bei denen die Allergien dann auch mit bestimmten Gehirnbereichen oder Nerven beziehungsweise Nervengeflechten in Verbindung stehen können. Eine besondere Form dieser allergisch bedingten Hyperaktivität können daher auch die schon erwähnten plötzlich einsetzenden, raschen Muskelzuckungen, die sogenannten Ticks, oder allergisch bedingte Muskelkrämpfe sein. Selbst wenn als direkte Auslöser für diese Reaktionen letztlich alle möglichen natürlichen und unnatürlichen Substanzen oder Lebewesen, wie Tiere und sogar andere Menschen, in Frage kommen, so sollte man bei ihnen vor allem an tierische Eiweißquellen, wie Milch und deren Produkte, an Fleisch, Fisch, Eier und Hefe, aber auch an die in einigen Nahrungsmitteln früher häufig zugesetzten Phosphate oder chemischen Nahrungszusatzstoffe, wie Farbstoffe oder Konservierungsmittel, denken. In meiner Praxistätigkeit hatte ich aber auch solche Fälle erlebt, wo als Allergieauslöser so seltene Allergene wie Aquariumwasser und natürlich das im Raum verdunstete Aquariumwasser oder das ganz normale Leitungswasser für die allergischen Symptome verantwortlich waren.

Ein weiteres, häufig vorkommendes Symptom vor allem bei allergischen Babys und Kleinkindern ist, daß sie mehr weinen als ihre gesunden Altersgenossen; häufig lassen sie sich auch schlechter beruhigen. Oft schlafen sie schlecht und sind auch tagsüber unruhig und quengelig.

Aber auch die erwachsenen Allergiker sind häufig nervös und leiden nicht selten unter Schlafstörungen. Viele haben ebenfalls Konzentrationsschwierigkeiten. Ich selbst litt damals zeitweilig sogar unter einer so starken Vergeßlichkeit, daß ich schon an mir selbst zu zweifeln begann und mich zumindest geistig wie ein Greis fühlte. Es gab Zeiten, in denen ich eine Seite eines Fachbuches gelesen hatte, und eine halbe Stunde später hatte ich einen Großteil davon schon wieder vergessen. Dennoch hat diese Zeit auch etwas Positives bewirkt: Um nämlich den Anforderungen des Lebens dennoch einigermaßen gerecht zu werden, bleibt einem starken Allergiker in einer solchen Situation gar nichts anderes übrig, als seine Willenskraft zu schulen.

Die Überforderung des Immunsystems kann bei vielen Allergikern jedoch noch zu weiteren schwerwiegenden Symptomen führen. Häufig kann man nämlich intensive Stimmungsschwankungen beobachten, die durch die Aufnahme oder allein schon durch den Kontakt mit einem starken Allergen ausgelöst werden können. Schlagartig kann sich dann der psychische Zustand verschlechtern und wird nicht selten von depressiven Phasen begleitet. Die Depressionen können manchmal sogar so weit gehen, daß man den Sinn eines solchen Lebens ernsthaft in Frage zu stellen beginnt.

So schlimm das alles vielleicht klingen mag, so haben dennoch alle Krankheiten im Kern ihres Wesens auch etwas Gutes in sich. In den meisten Fällen zeigen sie uns nämlich, daß wir in unserem Leben irgend etwas falsch gemacht haben. Denn alle Krankheiten entstehen im Prinzip immer nur infolge der Mißachtung der Naturgesetze des Lebens. Eine schwere Krankheit zwingt uns daher häufig zu einer Umkehr unserer Lebens- oder Verhaltensweise, wodurch wir automatisch die notwendigen Erkenntnisse sammeln, wie wir wieder in Einklang und in Harmonie mit uns selbst, der Umwelt und der Natur kommen.

Neben all diesen psychischen Symptomen gab es jedoch noch weitere Phänomene, die mir von einigen Allergikern berichtet wurden. Sie reichen von einer besonderen Wärme- oder Kälteempfindlichkeit des ganzen Körpers oder nur eines Körperteils, wie zum Beispiel der Mundschleimhaut, bis hin zu Hitzewallungen oder Kälteschauern, die durch bestimmte Allergene ausgelöst werden können. Es gibt also durchaus die sogenannte Kälte- oder Hitzeallergie, bei der die Betroffenen auf alle zu kalten oder zu heißen Nahrungsmittel allergisch reagieren.

Sehr viele Allergiker waren aber auch extrem elektrosensibel, so daß sie durch Elektrosmog im Wohnbereich oder in der Nähe von Hochspannungsleitungen eine Verschlimmerung all ihrer körperlichen oder psychischen Symptome erleben konnten. Bei der Elektrosensibilität handelt es sich jedoch keinesfalls um eine krankhafte Anlage, sondern sie steht vielmehr mit einer angeborenen oder erworbenen allgemeinen Feinfühligkeit eines Menschen in Verbindung. Bei einem starken Allergiker kann sie allerdings extreme Ausmaße annehmen und alle allergischen Symptome verstärken. Auch ich war als Allergiker ausgesprochen elektrosensibel und bin es zum Teil heute noch.

Als ich langsam allergiefrei wurde, begann für mich regelrecht ein zweites Leben. Meine übersteigerte Sensibilität gegenüber allen möglichen Umwelteinflüssen nahm deutlich ab, und ich gewann meine natürliche innere Ruhe zurück. Ich wurde von Monat zu Monat belastbarer, und meine Gedächtnisleistung normalisierte sich wieder.

Vielleicht könnt ihr euch nun vorstellen, nach alldem, was ihr über Allergien gehört habt, wie es mir und vielen starken Allergikern damals ergangen ist. Da man jedoch als Multiallergiker seine Allergien mit Hilfe der verschiedenen Therapien niemals von heute auf morgen verliert, sondern immer nur allmählich über einige Wochen, Monate oder sogar Jahre, wächst man auch ganz langsam aus ihnen heraus. Sind sie erst einmal verschwunden, gewöhnt man sich wieder schnell an den gesünderen Zustand des Körpers, und ebenso schnell gehören die lästigen Symptome der Vergangenheit an. Es wäre daher von großer Wichtigkeit gewesen, wenn wir schon vor vielen Jahrzehnten die Sprache der Natur und unseres Körpers verstanden und aus den vielen Krankheiten und Symptomen gelernt hätten. Dann hätte sich die Menschheit in jeder Hinsicht viel Leid ersparen können!"

Anna-Maria, Jonathan und ich gehen noch etwas im Garten spazieren, und ich erzähle den beiden zum Ausklang unseres heutigen Treffens noch ein wenig aus der Zeit, nachdem ich mich selbst von meinen Allergien geheilt hatte. Es war daher für mich kaum verwunderlich, daß mich in meinen ersten Berufsjahren überwiegend Allergiker und Menschen mit Verdauungs- und Darmbeschwerden aufsuchten. Aber nicht jeder Betroffene brachte die notwendige Geduld mit, die es in besonderen Fällen gebraucht hätte, um völlig beschwerdefrei zu werden. Das war einer der Gründe, warum ich mein erstes Buch geschrieben habe, das ich dann den meisten Patienten zu lesen gab. Ich erhoffte mir dadurch, daß sie durch das Verständnis um die komplexen Zusammenhänge, wie Allergien entstehen, von mir keine Wunder erwarteten, auch wenn die Entdeckung der verschiedenen Heilungswege und meine eigene Genesung für mich eines war! Vielmehr wünschte ich mir, daß sie meine Hilfestellungen als Weg betrachteten, der sie früher oder später zur Allergiefreiheit und Gesundheit führen würde.

DIE WICHTIGSTEN ENTSTEHUNGSMÖGLICHKEITEN VON KÖRPERLICH BEDINGTEN ALLERGIEN (SIEHE AUCH KAPITEL 7)

1. Umweltgifte und alle möglichen körperfremden Substanzen belasten und schwächen das Immunsystem.
2. Umweltgifte, viele chemisch-pharmazeutische Medikamente, bestimmte Stoffwechselendprodukte und andere körperfremde Substanzen können in allen Bereichen und Organen des Körpers abgelagert werden und so zu einer Funktionsminderung und einer weiteren Schwächung des Immunsystems sowie der meisten Körperfunktionen führen.
3. Eine durch äußere oder innere Faktoren entstandene Eiweißverdauungsschwäche *(siehe Kapitel 7)* belastet einerseits die Darmflora und kann andererseits eine weitere Schwächung und Überlastung des Abwehrsystems bewirken, da alle unverdauten

Eiweiße im Blut sofort vernichtet oder zumindest durch Antikörper gebunden werden müssen.

DIE KÖRPERLICHEN ALLERGIESYMPTOME

Grundsätzlich treten die körperlichen Allergiesymptome nur an den genetisch, miasmatisch oder durch psychische Faktoren geprägten Schwachstellen auf.

Ausgelöst werden die Symptome durch die Antigen-Antikörperkomplexe selbst und durch die gefäßwirksamen Hormone und hormonähnlichen Substanzen, wie das Histamin und bestimmte Prostaglandine.

Am häufigsten treten die Allergiesymptome im Bereich der Haut und der meisten Schleimhäute auf. Dazu gehören:

- die gesamte äußere Körperhaut
- alle Schleimhäute der Atemwege
- die Schleimhäute des gesamten Verdauungstraktes inklusive der Gallenblase, der Gallengänge und des Ausführungsganges der Bauchspeicheldrüse
- bestimmte Häute und Schleimhäute im Bereich der Augen und Ohren
- die Schleimhäute der Harnblase und Harnröhre
- die Haut und die Schleimhäute der äußeren Geschlechtsorgane.

Die Symptome selbst entstehen in der Regel durch entsprechende Entzündungen und Anschwellungen der Häute oder Schleimhäute, wobei es zu starkem Jucken, Brennen, vermehrter Schleim- oder Flüssigkeitssekretion, zur Quaddelbildung und zu Schmerzen kommen kann. Der Darm kann zusätzlich mit Durchfällen reagieren, die in der Regel unblutig sind.

Neben der Haut und Schleimhäuten können jedoch auch bestimmte Gehirnbereiche, die Sinneszellen der Ohren, der Nase, der Augen und der Zunge sowie vereinzelte oder mehrere Nerven oder Nervengeflechte als allergische Reaktionsorte in Erscheinung treten.

Weitere Allergiesymptome können daher sein:

- Kopfschmerzen
- Kreislaufbeschwerden, Blutdruckschwankungen
- Gleichgewichtsstörungen und Schwindel
- Ohrensausen (Tinnitus)
- Schwerhörigkeit bis Taubheit
- eine Verringerung oder der Verlust des Geruchssinns
- Sehstörungen
- Geschmacksirritationen
- Herzrhythmusstörungen
- Hitzewallungen und Kälteschauer
- vereinzelte oder generalisierte Muskelzuckungen (Ticks) oder Krampfzustände.

DIE PSYCHISCHEN ALLERGIESYMPTOME

Bei den meisten Allergikern treten die psychischen Allergiesymptome in der Regel immer gemeinsam mit den körperlichen auf, da ein Großteil der psychischen Symptome an die körperlichen gebunden ist und von ihnen sozusagen verursacht wird. Nur relativ wenige Allergiker reagieren daher ausschließlich mit psychischen Symptomen auf die Allergien.

Die Menge und die Intensität der Symptome sind dabei einerseits vom Schweregrad der Erkrankung und andererseits von der jeweiligen psychischen und körperlichen Veranlagung abhängig. Dazu gehören:

- eine übersteigerte Sensibilität auf alle Außenreize
- seelisch-körperliche Erschöpfungszustände
- Stimmungsschwankungen bis hin zu Depressionen
- Nervosität und innere Unruhe
- innere Gereiztheit und Neigung zur Aggressivität
- Unkonzentriertheit
- Vergeßlichkeit
- Schlaflosigkeit oder extremes Schlafbedürfnis
- Hyperaktivität
- eine übersteigerte Elektrosensibilität
- allergische Babys weinen mehr als ihre Altersgenossen.

Kapitel 17

Die Entstehung von Darmpilzen und chronischen Krankheiten

Inhaltsübersicht

- Die Entstehung von Darmflorastörungen und Darmpilzen infolge einer geschwächten Eiweiß-, Kohlenhydrat- oder Fettverdauung
- Die verschiedenen Ursachen für die Entstehung von chronischen Krankheiten, insbesondere von Gefäßerkrankungen, Krebs und Rheuma
- Der Heilungsweg von chronischen Krankheiten mit der Nahrung
- Wichtige Voraussetzungen, um an einer Infektionskrankheit zu erkranken.

Ein lautes Dröhnen läßt mich plötzlich aus dem Schlaf erwachen. Das ganze Haus erzittert, und wieder baut sich für einige Sekunden dieses unangenehme Geräusch auf, so daß die Teetasse auf dem Tisch regelrecht zu klirren anfängt. Während ich krampfhaft versuche, meine Augen zu öffnen, bemerke ich den permanenten Geräuschpegel um mich herum. Wo bin ich und was für ein Lärm ist das? Dann fällt mir alles wieder ein! Ich befinde mich in einem kleinen Zimmer in einer Dachgeschoßwohnung eines mehrstöckigen Hauses, das an einer Hauptdurchgangsstraße im Zentrum von Frankfurt-Höchst steht. Ich stehe auf und schaue aus einem kleinen Fenster. Direkt unter mir sehe ich Autos über Autos, die sich in langen Schlangen an den grauen Häuserfassaden vorbeiwinden. Dazwischen taucht immer wieder mal ein großer Lastkraftwagen auf, der die Erde und das alte Haus wie ein schwergewichtiger Dinosaurier erbeben läßt. Ich will das Fenster öffnen, um den Raum ein wenig zu lüften. Doch dann sehe ich in nicht allzu großer Entfernung gelbgrüne Rauchschwaden in den Himmel aufsteigen, die sich wie eine nebligtrübe Masse über der ganzen Stadt ausbreiten. Mir wird ein wenig schwindlig, und ich muß mich setzen. Ich bin verwirrt! Bin ich wirklich in Frankfurt? War das nicht vor vielen, vielen Jahren, in einer Zeit ... und dann beginnt es plötzlich in meinem Kopf zu rauschen, und alles um mich herum löst sich in nichts auf. – Ich fühle meinen Atem und spüre die belebende Kraft der frischen Luft in jeder Zelle meines Körpers. Ich öffne meine Augen und sehe über mir den klaren, blauen Himmel, den ich so sehr lieben gelernt habe. Wie real war doch dieser Traum, so als ob ich alles noch einmal wirklich erlebt hätte! Mühsam versuche ich mich an meinen damaligen Aufenthalt in Frankfurt zu erinnern. Über 70 Jahre ist es nun her. Was war das doch für eine Zeit! Die Großstädte von damals sahen, aus der Luft betrachtet, wirklich aus wie riesige Krebsgeschwülste, die das gesamte Landschaftsbild zerstörten. War es ein Zufall, daß in dieser Zeit bereits jeder vierte bis zweite Mensch in der sogenannten zivilisierten Welt an Krebs starb? Nein, heute wissen wir, daß wir für all diese Krankheiten selbst verantwortlich sind. Sie waren die notwendige Folge einer in die Irre geratenen Menschheit, welche die Naturgesetze mit den Füßen trat und sich auf der Erde als Gott aufspielte.

Ich muß wohl für ein bis zwei Stunden geschlafen haben, denn die Sonne ist bereits ein beachtliches Stück weitergewandert. So etwas ist mir schon lange nicht mehr passiert, denn eigentlich wollte ich mich nur kurz im Gras ausstrecken, um dann ein wenig zu meditieren, bis Anna-Maria und Jonathan kommen würden. Kaum muß ich an meine beiden Urenkel denken, als die beiden auch schon vom Haus her auf mich zukommen.

„Ja, Großvater! Du siehst ja ganz verschlafen aus!" – Anna-Maria muß bei ihren Worten grinsen. Sie kennt mich nur zu gut und weiß daher sehr wohl, daß ich in der Regel nachmittags meditiere und nicht schlafe.

„Ja, ja! – Ich glaube, ich werde nun doch ein wenig älter! Aber kommt und setzt euch zu mir!"

Erste Folgen einer gestörten Verdauung von Kohlehydraten und Fetten

Die beiden erzählen mir von ihren Tageserlebnissen, bis Jonathan mir eine Frage stellt, wodurch unser Gespräch am Inhalt meiner letzten Ausführungen über die Entstehungsmöglichkeiten und die Symptome von Allergien anknüpft:

„Großvater, nun hast du uns bei unserem letzten Treffen so viel über die Allergien erzählt, so daß wir heute gerne etwas über die Entstehung anderer chronischer Krankheiten hören würden. Außerdem fragte mich Anna-Maria gestern abend, was denn passiert, wenn nicht die Eiweißverdauung geschwächt ist, sondern die Kohlenhydrat- oder Fettverdauung. Ich wußte es nicht. Kannst du uns noch etwas dazu sagen?"

„Ich habe euch bewußt noch nicht viel darüber erzählt, da die Kohlenhydrat- und Fettverdauung bei der Entstehung von Allergien eine eher untergeordnete Rolle spielt. Nahrungsmittelallergien entstehen nämlich in den meisten Fällen infolge einer Eiweißverdauungsschwäche auf die nicht verdauten Eiweiße und nur relativ selten auf Kohlenhydrate oder Fette. Wenn also ein Mensch gegen Weizen allergisch ist, dann hat er die Allergie meistens gegen das darin enthaltene Eiweiß und nicht gegen die komplexen Kohlenhydrate des Weizens. Dennoch gibt es einige Kohlenhydrat- und Fettunverträglichkeiten, die jedoch nichts mit den Allergien zu tun haben.

Milchzucker zum Beispiel braucht zur Aufspaltung das Enzym Laktase, das in bestimmten Drüsen der Dünndarmschleimhaut gebildet wird. Wer jahrelang keine Milchprodukte ißt oder nach der Stillzeit nie welche gegessen hat, bei dem hört die Laktasebildung mit der Zeit auf. Neben einer angeborenen Störung der Laktasebildung kann es aber auch durch die Umweltgifte oder infolge einer schlechten Allgemeinernährung zu einer Unterfunktion der Laktasebildung kommen. Fehlt jedoch die Laktase, wird der Milchzucker nicht mehr aufgespalten, so daß nach dem Verzehr von süßer oder gesäuerter Milch mehr oder weniger starke Durchfälle und eventuell auch Bauchschmerzen auftreten können. Käse oder Quark werden dann besser vertragen, da sie weniger Milchzucker enthalten. Denn der Milchzucker wird zusammen mit einem Großteil der Mineralien und der wasserlöslichen Vitamine mit der Molke abgepreßt.

Neben dieser sogenannten Milchzuckerintoleranz gibt es aber auch noch einige andere Verwertungsstörungen von Kohlenhydraten. Eine davon betrifft grundsätzlich alle wenige Monate alten Säuglinge, da bei ihnen bestimmte Enzyme für die Verdauung von komplexen Kohlenhydraten noch fehlen und erst mit der Zeit gebildet werden. Deshalb können die Neugeborenen in den ersten Lebenswochen auch noch keine komplexen (mehrkettigen) Kohlenhydrate außer den Milchzucker verdauen *(ausführlicher in Kapitel 22)*.

Im Gegensatz zur Eiweißverdauung beginnt die Verdauung der komplexen Kohlenhydrate bereits im Mund mit dem Speichelenzym Ptyalin aus der Ohrspeicheldrüse. Je gründlicher wir daher Getreide kauen und einspeicheln, um so süßer wird es, da das Ptyalin die langen Kohlenhydratketten in größere Bruchstücke und zum Teil auch schon in Einfachzucker zerlegt. Die Geschmacksknospen unserer Zunge können aber nur die Einfachzucker schmecken, so daß die Süße im Mund mit der Zunahme der abgespaltenen Einfachzucker zunimmt. Im Magen ist das Ptyalin nur noch so lange aktiv, bis es durch die Magensäure inaktiviert wird.

Ab diesem Zeitpunkt passiert mit den Kohlenhydraten im Magen nichts mehr *(siehe auch Kapitel 11)*.

Fette werden beim Erwachsenen weder im Mund noch im Magen verdaut. Erst nachdem die Nahrung portionsweise durch den Magenausgang in den Dünndarm abgegeben wurde, werden die Fette zusammen mit den noch nicht endaufgespaltenen Kohlenhydraten und Eiweißbruchstücken weiterverdaut. Damit die Enzyme der Bauchspeicheldrüse und bestimmter Drüsen des Dünndarms auch wirken können, muß als erstes die Magensäure neutralisiert werden. Das geschieht natürlich allein schon aus dem Grund, damit die Magensäure die Darmschleimhaut nicht angreift. Bestimmte Basen des Bauchspeicheldrüsensaftes und die Galle puffern also die Säure und liefern zusammen mit den Enzymen der Bauchspeicheldrüse und der Dünndarmdrüsen alle notwendigen Faktoren für den Endabbau der Kohlenhydrate, Fette und Eiweiße. Die Kohlenhydrate werden nun von den kohlenhydratspaltenden Enzymen in die Einfachzucker zerlegt und anschließend über die Dünndarmschleimhaut ins Blut resorbiert. Sie gelangen dann ebenso wie die Aminosäuren zur Leber oder zu den Körperzellen, wo sie für die Energiegewinnung zur Verfügung stehen oder auch gespeichert werden können.

Fette hingegen müssen erst einmal durch die Gallensäuren emulgiert werden. Das heißt, sie werden in kleinste Fetttröpfchen zerlegt und können dann durch das Bauchspeicheldrüsenenzym Lipase aufgespalten werden. Die zerlegten Fette werden von der Darmschleimhaut resorbiert und vor Ort wieder zu Fettmolekülen zusammengesetzt. Das Fett gelangt daraufhin über die Lymphgefäße ins Blut und erreicht schließlich die Körperzellen, wo es entweder dem Körperaufbau dient, wie die Einfachzucker zu Energie verbrannt oder in den Fettdepots des Körpers abgelagert wird."

„Großvater," fragt mich Anna-Maria, „darf ich dir eine Zwischenfrage stellen? Was passiert denn, wenn wir nur sehr wenig Fett essen? Verlieren wir dann unser ganzes Körperfett?"

„Nein, ganz so schlimm ist es nicht, wenn auch das Unterhautfettgewebe des Körpers mit der Zeit deutlich abnimmt. Das Depotfett der inneren Organe bleibt jedoch bei einer Ernährung, die überwiegend aus Kohlenhydraten und Eiweißen besteht, immer erhalten. Der Körper kann nämlich aus Eiweißen und Kohlenhydraten Fette bilden. Umgekehrt geht das Ganze allerdings nicht ganz so gut. Bestimmte Aminosäuren lassen sich nämlich unter normalen Stoffwechselbedingungen weder aus Fetten noch aus Kohlenhydraten synthetisieren, weshalb sie essentielle Aminosäuren genannt werden und mit der Nahrung daher zugeführt werden müssen *(siehe Kapitel 10)*.

Laßt mich euch nun erklären, was passiert, wenn die Kohlenhydrat-verdauung geschwächt ist. Wenn ein Mensch mehr ißt, als er an Koh-lenhydraten verdauen kann, kommt es im Darm zu einer vermehrten Kohlenhydratgärung. Wie bei der Wein- oder Bierherstellung entsteht auch im Darm bei der Gärung Alkohol. Man nennt diesen auch Fusel-alkohol, und er ist aggressiver und schädlicher als der in alkoholischen Getränken enthaltene Alkohol (Äthanol). Außerdem entstehen bei der Gärung giftige Gase, wie zum Beispiel das Methan- beziehungsweise Sumpfgas, die dann für die Blähungen und Bauchschmerzen verantwort-lich sind. Ein Großteil dieser Gärungsprodukte wird ins Blut resorbiert und muß von der Leber entgiftet werden. Ab einer bestimmten Menge gelangen diese Substanzen aber auch ins Gehirn und können zu Kopf-schmerzen, Benommenheit und Müdigkeit führen. Die weiteren Sympto-me des Körpers können denen einer beginnenden Grippe sehr ähneln. Dazu gehören vor allem das allgemeine Zerschlagenheitsgefühl und Gliederschmerzen.

Wenn Obst im Darm zu gären anfängt, kann es nicht nur zu starken Blähungen mit Bauchschmerzen kommen, sondern auch zu spontanen Durchfällen, die dann regelrecht sauer vergoren riechen können.

Die Ursachen einer schlechten Kohlenhydratverdauung liegen entwe-der in einer zu geringen Enzymproduktion der Bauchspeicheldrüse oder in Eß- und Kombinationsfehlern *(siehe auch Kapitel 11)*. Eßfehler kön-nen zum Beispiel schlecht gekautes Vollkornbrot sein oder auch zu viel Obst auf nüchternen Magen, auf das dann Wasser oder andere Geträn-ke getrunken werden. Zu viel Flüssigkeit kann das Obst nämlich gera-dezu aus dem Magen in den Darm spülen, so daß der Trauben- oder Fruchtzucker nicht schnell genug im Dünndarm resorbiert werden kann und zu gären anfängt. Man sollte daher vor allem nach dem Verzehr von frischem Obst erst eine Zeitlang warten, bis man größere Mengen an-derer Flüssigkeiten zu sich nimmt, die man dann am besten in kleinen Schlucken aufnimmt. Zu Trockenfrüchten sollte man hingegen schon eine bestimmte Menge an Wasser trinken. Jedoch darf auch hier die Menge nicht zu groß werden, da es sonst zu denselben Darmbeschwer-den kommen kann.

Wenn die Fettverdauung nicht funktioniert, kann das drei Ursachen haben, vorausgesetzt die Gallengänge und Ausführungsgänge der Bauchspeicheldrüse in den Dünndarm sind gesund: Entweder liegt ein Enzymmangel der Bauchspeicheldrüse vor, oder es wird zu wenig Gal-le in der Leber gebildet, oder die Gallenblase wurde operativ entfernt. Normalerweise produziert die Leber besonders nachts viel Gallenflüs-sigkeit, die dann in der Gallenblase aufgefangen und gespeichert und tagsüber bei einer fettreichen Mahlzeit wohldosiert in den Darm abgegeben wird. Während des Tages fließt zwar ebenfalls ständig ein wenig Galle aus der Leber in den Darm, jedoch reicht dieser kontinuierliche Gallenfluß in der Regel nur für die Verdauung von 20 bis maximal 30 Gramm Fett pro Mahlzeit bei einer erwachsenen Person aus. Wer mehr als 30 Gramm Fett pro Mahlzeit zu sich nimmt, benötigt auf jeden Fall die gespeicherte Gallenflüssigkeit aus der Gallenblase. Wer keine Gallenblase mehr hat, kann natürlich nachts die Gallenflüssigkeit nicht mehr auffangen. Sie fließt dann direkt in den Darm und geht damit verloren. Tagsüber kann ein solcher Mensch daher nie mehr Fett verdauen als das, was durch die ständig fließende Galle emulgiert werden kann. Und das sind in der Regel nie mehr als 20 bis maximal 30 Gramm Fett pro Mahlzeit, vorausgesetzt, die Leber hat eine gute Galleproduktion. Jedoch kann man davon ausgehen, daß die Gallenblasenoperierten eher eine schlechte Gallensaftbildung oder eine ungünstige Zusammensetzung der Gallenflüssigkeit haben. Denn sonst hätten sich keine Gallensteine gebildet, die ja die häufigste Ursache für die Gallenblasenbeschwerden und -entzündungen sind. Eine solche Operation wird also in keinem Fall die Gesamtsituation der Betroffenen verbessern. Zwar haben sie nach der Entfernung der Gallenblase keine Gallenblasenprobleme mehr, die Fettverdauungsschwäche bleibt jedoch bestehen oder nimmt sogar noch zu!

In jedem Fall passiert mit dem nicht verdauten Fett immer dasselbe, unabhängig, ob die Gallenflüssigkeit oder das fettverdauende Enzym Lipase fehlt. Es durchwandert unverdaut den Darm und wird im Stuhl wieder ausgeschieden. Einen solchen Stuhl nennt man dann Fettstuhl. Typisch für einen Fettstuhl ist der glänzende Kot, der schmierige Streifen in der Toilette hinterläßt und bei dem man ohne Wasser fast nicht auskommt, um den After wieder sauber zu bekommen. Unverdaute Fette machen – verglichen mit der Eiweißfäulnis oder der Kohlenhydratgärung – eigentlich die geringsten Darmbeschwerden, da einerseits kaum oder gar keine Blähungen auftreten und andererseits auch weniger Darmflorastörungen entstehen. Jedoch trügt dieses vordergründige Bild ein wenig: Denn die unverdauten Fette legen sich zum Teil um andere wichtige Nährstoffe und können so die Resorption von Aminosäuren, Kohlenhydraten, Vitaminen und Mineralstoffen verschlechtern. Längerfristig kann es dadurch zu ganz bestimmten Mangelzuständen mit komplexen Stoffwechselstörungen kommen.

Wie ich euch schon sagte, entstehen – mit Ausnahme der Allergie auf den raffinierten Zucker – nur relativ selten Allergien auf Fette oder Kohlenhydrate. Denn die zerlegten Fette werden ja in der Darmwand wieder zusammengesetzt und gelangen schließlich über die Lymphbahnen ins Blut. Ihr Vorhandensein ist also ganz normal im Blut. Die längerkettigen Kohlenhydrate gehören zwar ebensowenig ins Blut wie irgendwelche Fremdeiweiße, jedoch haben sie hier, falls sie mal resorbiert werden sollten, keinesfalls dieselben toxischen Eigenschaften wie die ganzen Nahrungsmitteleiweiße oder deren größere Bruchstücke. Allerdings führen häufige Gärungszustände unverdauter Kohlenhydrate und in gewissem Maß auch die Fettverseifung im Darm ebenso wie die Eiweißfäulnis zu einer mehr oder weniger starken Darmflorastörung mit einer eventuellen Schädigung der Darmwand. Noch nicht aufgespaltene Eiweißmoleküle oder deren Bruchstücke können dann leichter ins Blut übertreten. Indirekt wird dadurch die Entstehung von Allergien natürlich begünstigt."

Die Entstehung von Darmpilzen aufgrund von Verdauungsschwächen

„Kann man dann sagen, daß nicht nur durch die Eiweißfäulnis, sondern auch durch die Kohlenhydratgärung und sogar durch die Fettverseifung krankhafte Darmpilze entstehen können?"

Jonathan hat meine Gedanken regelrecht aufgegriffen, denn ich wollte den beiden gerade die Pilzentstehung durch unverdaute Nahrungsmittel erklären.

„Ja, genauso ist es! Wenn früher ein Patient wegen Darmflorastörungen oder Darmpilzen zu mir kam, war es deshalb von entscheidender Wichtigkeit herauszufinden, ob eine Eiweiß-, Kohlenhydrat- oder Fettverdauungsstörung vorlag. In 80 bis 90 % der Fälle fand ich eine Schwäche der Eiweißverdauung, zirka 10 % entfielen auf eine erworbene Kohlenhydratverdauungsschwäche, und bei zirka 5 bis maximal 10 % war eine schlechte Fettverdauung für die Darmflorastörungen verantwortlich[24] *(die Untersuchungsmethode erkläre ich ausführlich im Buch über die Aurakinesiologie sowie auf meinen Seminaren, siehe Schlußwort).* Natürlich kamen auch Kombinationen dieser Störungen vor, wenn auch

---

24 Diese Statistik bezieht sich nur auf Deutschland. In anderen Ländern können daher durchaus andere Verhältnisse vorliegen. So vermute ich, daß zum Beispiel in den USA oder in England aufgrund der allgemeinen Ernährungsweise mit überdurchschnittlich viel raffiniertem Zucker, Weißbrot und anderen industriell verarbeiteten Nahrungsmitteln viele Menschen nicht nur eine geschwächte Eiweißverdauung, sondern auch eine Kohlenhydrat- oder Fettverdauungsschwäche aufweisen.

relativ selten. Viele dieser Patienten hatten schon so manche Darmflora- oder Pilzkuren mit den verschiedensten Darmflorabakterien und Medikamenten hinter sich. In den meisten Fällen wurde während der Kur auch eine strenge Diät eingehalten. Mal wurde die Eiweißmenge reduziert, mal verdammte man die Kohlenhydrate. Kaum ein Betroffener wußte damals jedoch, warum die Darmflorastörungen oder Darmpilze nie so recht verschwinden wollten und immer wiederkamen. Dabei gibt es eigentlich nur wenige Gründe, wodurch unsere Darmflora erkranken kann *(siehe Kapitel 7)*. Der wichtigste Grund ist neben dem raffinierten Zucker die geschwächte Verdauungskraft. Einer Person mit einer Schwäche der Eiweißverdauung nützt es daher überhaupt nichts, wenn sie die Kohlenhydratmenge in der Nahrung reduziert, und einem Menschen mit einer Kohlenhydratverdauungsschwäche wird in keiner Weise mit einer eiweißarmen Diät geholfen. Hat man jedoch die Verdauungsschwäche richtig diagnostiziert und ißt die betroffene Person fortan nicht mehr in einer Mahlzeit als das, was sie gut verdauen kann, verschwinden die Darmflorastörungen in der Regel nach einigen Tagen von ganz allein! Die Nahrung darf natürlich auf keinen Fall raffinierten Zucker enthalten, und sie sollte auch gut gekaut und harmonisch kombiniert werden *(siehe Kapitel 11)*.

Daß echter Honig oder andere natürliche Süßmittel, wie zum Beispiel der getrocknete Zuckerrohrsaft (Vollrohrzucker) oder Zuckerrübensaft (Vollzucker), Ahornsirup oder Fruchtdicksäfte, Darmflorastörungen und damit Darmpilze ebenso verursachen sollen wie der raffinierte Zucker, entspricht keinesfalls der Wahrheit, solange man diese Süßmittel in ganz normalen Mengen verzehrt *(siehe auch Kapitel 9)*. Seltene Ausnahmen bestätigen hier natürlich die Regel, wenn bei entsprechenden Zuckerverwertungsstörungen bestimmte Enzyme nicht oder weniger gebildet werden oder wenn bestimmte Zuckermoleküle aufgrund einer krankhaften Resorptionsstörung schlechter im Darm resorbiert werden. Außer beim Diabetes mellitus kommt es daher nur relativ selten vor, daß die Zuckermoleküle dieser Süßmittel nicht richtig vom Körper verwertet werden können.

Eine dauerhafte Reduktion der entsprechenden Nahrungsmittelmengen ist natürlich keine Endlösung, vor allem nicht bei denjenigen Menschen, die aufgrund einer extremeren Verdauungsschwäche nur noch sehr kleine Mahlzeiten zu sich nehmen können. Das Ziel ist daher in jedem Fall der Aufbau der geschwächten Verdauungskraft, soweit das noch möglich ist. Eine schwache Fettverdauung läßt sich natürlich nach einer Gallenblasenentfernung in der Regel nicht mehr normalisieren."

„Pilze" als Ursache vieler Krankheiten

„Kannst du uns noch etwas zu den verschiedenen Darmpilzen und ihren krankmachenden Wirkungen erzählen?"

Jonathan spricht damit ein Gebiet an, das so umfassend ist, daß ich es heute nur kurz darstellen werde, damit sie die Zusammenhänge wenigstens im großen und ganzen verstanden haben.

„Die Ursachen der krankmachenden Darmpilzstadien kennt ihr ja bereits *(siehe Kapitel 7)*: Dazu gehören die eben erwähnten unverdauten Nahrungsmittel, der raffinierte Zucker, bestimmte Medikamente, wie zum Beispiel die Antibiotika oder Zytostatika, die Strahlentherapie bei Krebs, vor allem, wenn sie im Bereich des Magen-Darm-Traktes stattfindet, und ungesunde Lebensmittelkombinationen. Daneben können aber auch stärkere Leberbelastungen mit einem Rückstau des Blutes in den Magen-Darm-Trakt *(siehe Kapitel 19)* oder in gewissen Fällen auch länger anhaltende psychische Belastungen Darmflorastörungen auslösen. Bei Babys oder Kleinkindern kommt es schließlich auch beim Zahnen relativ häufig zu einer Verschlechterung der Darmflora, wodurch das Immunsystem geschwächt wird und sich bestimmte Krankheitssymptome kurzfristig verschlimmern können. Eine ungesunde, übersäuernde Allgemeinernährung mit viel Fleisch, Fisch oder Eiern sorgt natürlich in keinem Fall für eine ideale Darmflora.

Unser Darm enthält eine Vielzahl von unterschiedlichen Mikroorganismen. Dazu gehören viele verschiedene lebensnotwendige Dünndarm- und Dickdarmbakterien, aber auch ganz bestimmte „Urkeime" des Lebens. Einer der bedeutendsten Erforscher dieser kleinsten Lebensformen im Menschen war Professor Dr. Günther Enderlein. Er entdeckte sie zum ersten Mal 1916 bei seinen dunkelfeldmikroskopischen Untersuchungen im Blut von Fleckfiebererkrankten. Für ihn waren diese beweglichen Kleinstlebewesen, die sich sogar wie Spermien und Eier miteinander verbinden konnten, bis dahin völlig fremd. Er befaßte sich mit allen bis dahin erforschten Erkenntnissen auf diesem Gebiet und widmete sich ab diesem Zeitpunkt nur noch dieser für ihn völlig neuen Welt von Lebewesen im Blut. Nach zehnjähriger Forschungsarbeit veröffentlichte er zum ersten Mal seine Ergebnisse, die eigentlich die gesamte Medizin hätten revolutionieren können. Aber wie es früher bei so vielen bahnbrechenden Erfindungen und Forschungsergebnissen nicht nur im Bereich der Medizin geschehen ist, wurde er von der Schulmedizin angegriffen und letztendlich nicht beachtet. Dennoch überlebten seine Entdeckungen und fanden Einzug in die damalige Naturheilkunde.

Diese Kleinstlebewesen findet man nun im Blut und im Darm von allen Menschen und Tieren. Enderlein vermutete, daß sie alle aus nur einem einzigen lebendigen Eiweißkörperchen, das er *Protit* nannte, entstehen. Aus diesem Protiten können sich unter bestimmten Bedingungen sowohl im Blut als auch im Darm höhere Lebensformen entwickeln, die dann sogar spermien- und eiähnliche Formen annehmen. Sie können sich paaren und begeben sich dadurch wiederum auf eine höhere Entwicklungsstufe. Aus dieser Entwicklungskette des Protiten, die Enderlein als *Urzyklode* bezeichnete, spalten sich ab einem gewissen Stadium alle möglichen Pilz-Urstämme ab. Mindestens acht solcher Stämme sind bereits bekannt. Physiologisch und wirklich gesund sind jedoch nur die niedrigen Entwicklungsstadien des Protiten selbst, die unter anderem eine bedeutende Rolle im aktiven Immunsystem spielen. Alle höheren Entwicklungsstadien der Urzyklode hingegen und die abgespaltenen Pilz-Urstämme haben bereits krankmachende Wirkungen auf den Körper und schwächen daher unser Immunsystem. Je höher sich die verschiedenen Pilz-Urstämme nun im Darm oder im Blut entwickeln, um so krankmachender werden sie und um so eher können sie bestimmte Körperbereiche oder Organe befallen und dort den Nährboden für eine Krankheit oder Infektion bereiten.

Bei seinen weiteren Forschungen fand Enderlein nämlich heraus, daß alle akuten Infektionskrankheiten und die meisten chronischen Krankheiten mit den höherentwickelten Stadien dieser Pilz-Urstämme in einer direkten Verbindung stehen. Das Revolutionierende an dieser Entdeckung ist jedoch, daß eben diese Pilzstämme entscheidend an der Entstehung der entsprechenden Nährböden beteiligt sind, auf denen sich die verschiedenen Viren, Bakterien und andere Erreger überhaupt vermehren und dadurch im Menschen ausbreiten können. Damit hatte er jedoch die Behauptung von Louis Pasteur bewiesen, der kurz vor seinem Tod Ende des 19. Jahrhunders die berühmt gewordenen Worte ausgesprochen hatte: ‚**Die Mikrobe ist gar nichts, das Milieu ist alles.**' Seine Worte sind zwar in die Geschichte eingegangen, wurden jedoch über ein Jahrhundert von der Schulmedizin ignoriert.

Alle Krankheitserreger, wie Bakterien, Viren, Prionen oder Parasiten, können daher nur in einem geschwächten Körper überleben, bei dem in den meisten Krankheitsfällen ein oder mehr höherentwickelte Pilzstämme an der Entstehung der Milieustörung beteiligt sind. Wird das Körpermilieu wieder normalisiert, entzieht man dem Erreger seinen Nährboden, und er hat keine Überlebenschance mehr. Er kann sich nicht mehr vermehren, da sein Resonanzboden fehlt, und stirbt. Damit läßt sich eine der wichtigsten Ursachenketten für die Entstehung von Krank-

heiten erkennen. Der Erreger selbst ist dabei nur das letzte Glied am Ende dieser Kette.

Die gesamte Naturheilkunde kümmert sich daher in der Regel nur äußerst selten um die Erreger, sondern versucht im Falle einer Krankheit immer, die entgleiste Harmonie im Körper wiederherzustellen."

„Dann steht also ein Großteil aller Krankheiten in einer direkten Beziehung zu den im Blut oder im Darm höherentwickelten Pilzstämmen?!"

„Ja, Jonathan, genauso ist es! Daher gehören diese höherentwickelten Pilz-Urstämme im Blut oder im Darm heute auch zu den wichtigsten Gesundheits- beziehungsweise Krankheitsindikatoren überhaupt. Da sich diese Pilz-Urstämme nur in einem geschwächten Körper mit einer kranken Darmflora oder einem ungesunden, ‚übersäuerten' Blut höherentwickeln können, ist die Qualität der Darmflora und des Blutes zum Dreh- und Angelpunkt in der neuen Medizin des 21. Jahrhunderts geworden.

Heute weiß man, daß der Mensch nur dann gesund werden und bleiben kann, wenn die Darmflora gesund ist und das Blut so wenig wie möglich mit allen möglichen Giften, sauren Stoffwechselendprodukten oder Fäulnis- und Gärungsprodukten belastet ist. Je gesünder wir uns daher ernähren, desto gesünder ist nicht nur unsere Darmflora und unser Blut, sondern um so intensiver stärken wir damit auch alle unsere Zell- und Organfunktionen und unser Abwehrsystem. Enderlein hatte aber auch diese Zusammenhänge schon vor über 120 Jahren erkannt. Er bewies mit Hilfe seiner dunkelfeldmikroskopischen Blutuntersuchungen, daß der Mensch kein Fleischesser sein kann, da das gesündeste Blut sich nur mit einer fleischarmen beziehungsweise fleischlosen, vollwertigen Ernährung erzielen läßt. Viele Forscher kamen ganz unabhängig voneinander in derselben Zeit zu denselben Ergebnissen. Dazu gehörten zum Beispiel Dr. Ralph Bircher in der Schweiz oder auch der englische Arzt Dr. Edward Bach, der anhand bestimmter Darmflorauntersuchungen des Dickdarms festgestellt hatte, daß die vegetarische Ernährung eine eindeutig positive Wirkung auf die Dickdarmflora ausübt. Für den Vegetarismus hätte das eigentlich den Durchbruch auf wissenschaftlicher Ebene bedeuten können. Jedoch mahlen die Mühlen der Zeit, wie ihr ja wißt, manchmal sehr langsam, so daß sich diese Erkenntnisse erst in unserem jetzigen Jahrhundert durchgesetzt haben.

Wie sich seelische Zustände auf die Darmflora auswirken

Dr. Bach ist übrigens durch eine ganz andere Therapie bereits im 20. Jahrhundert berühmt geworden. Bei seinen Darmflorastudien entdeckte er nämlich, daß nicht nur die Ernährung einen Einfluß auf die Darmflora ausübt, sondern daß auch psychische Belastungen, unausgeglichene Seelenzustände und sogar bestimmte Verhaltensweisen die Darmflora negativ beeinflussen können, indem sie das mengenmäßige Verhältnis der verschiedenen Darmbakterien zueinander verändern. Damit hatte er jedoch in derselben Zeit wie Enderlein bedeutende Erkenntnisse über die Wechselwirkungen unserer Darmflora mit der Psyche erlangt.

Alle Emotionen und auch bestimmte Verhaltensweisen haben daher eine energetische Entsprechung in jeweils einem bestimmten Bakterienstamm, von denen es zumindest im Dickdarm ungefähr ein Dutzend gibt. So wird also über die Psyche das Bakterienwachstum im Darm entweder gefördert oder gehemmt, wodurch sich das Verhältnis aller Stämme zueinander sowohl zum Guten als auch zum Schlechten verschieben kann.

Nach dieser fundamentalen Entdeckung begab sich Bach auf die Suche nach einer geeigneten Therapie für die Seele des Menschen. Er ging nämlich davon aus, daß letztendlich alle Erkrankungen des Menschen auch einen seelischen Ursprung oder zumindest eine seelische Komponente haben. Über eine geeignete Therapie müßten sich dann nicht nur die psychisch bedingten Darmfloraverschiebungen verbessern oder heilen lassen, sondern auch die entsprechenden körperlichen Symptome. Bach verfolgte damit zwar einen wichtigen Ansatz bezüglich der Entstehung von Krankheiten; er vernachlässigte mit der Verfolgung dieses Weges jedoch die vielen Krankheitsursachen, die aufgrund einer ungesunden Lebens- und Ernährungsweise im Körper des Menschen entstehen können. Wollen wir daher wirklich gesund werden und bleiben, müssen im Prinzip nicht nur die seelischen, sondern auch die rein körperlichen oder ernährungsbedingten Krankheitsursachen mitberücksichtigt werden.

Auf intuitive Art und Weise entdeckte Bach schließlich die Kraft der frischen Blüten von verschiedenen Kräutern, Blumen, Sträuchern und Bäumen auf die wichtigsten Seelenzustände des Menschen, womit sich tatsächlich nicht nur die psychisch bedingten Darmfloraverschiebungen, sondern auch die meisten Krankheiten behandeln lassen, die eine seelische Ursache haben oder seelisch mitbedingt sind. Wie so häufig in der Medizin, ehrte man den Entdecker damit, daß man dieser Therapie seinen Namen gab, weshalb sie bis heute unter der ‚Bach-Blüten-Therapie' bekannt ist. Die Verwandtschaft dieser Therapie mit der Homöopathie ist nicht ganz zufällig, da Bach vor der Entdeckung der Blütenenergien einige Zeit als Homöopath gearbeitet hatte und daher ganz bewußt nach einer ähnlich feinstofflichen Behandlungsmethode gesucht hatte. Sie läßt sich übrigens ebensogut bei Tieren und sogar bei Pflanzen einsetzen, und wie ihr ja wißt, kommen heute neben den 38 von Bach beschriebenen Blütenkräften auch noch eine Menge andere Blütenessenzen zum Einsatz."

Jonathan und Anna-Maria sitzen mir staunend gegenüber. Nach einem kurzen Moment der Besinnung, ergreift Jonathan wieder das Wort: „Dann können in der Darmflora also unter bestimmten Voraussetzungen nicht nur die krankmachenden Pilz-Urstämme entstehen, sondern sie stellt auch eine der sensibelsten Indikatoren für unsere Gesundheit überhaupt dar. Einerseits erkrankt unsere gesamte Darmflora vor allem bei irgendwelchen Ernährungsfehlern, und andererseits reagiert sie auch auf alle disharmonischen seelischen Zustände. Es kann dann nicht nur zu einer mengenmäßigen Verschiebung der gesunden Bakterienstämme zueinander kommen, sondern bestimmte Pilzstämme können außerdem aufgrund der allgemeinen Abnahme der Darmflorabakterien höhere, krankmachende Entwicklungsstadien annehmen. Kannst du uns nun vielleicht ein Beispiel nennen, wie eine Krankheit oder irgendwelche körperlichen Symptome durch die krankmachenden Pilzstämme verursacht werden?"

Ich spüre, wie Jonathan gespannt meine Antwort abwartet. Aber auch Anna-Maria hört mir aufmerksam zu. In mir selbst werden jedoch die alten Emotionen wieder wach, die ich hatte, als ich vor vielen Jahrzehnten voller Begeisterung all diese Zusammenhänge erfuhr. Es war der Beginn einer großen Reise, welche mich immer tiefer in die Geheimnisse des Lebens hineinführte, die auf magische Art und Weise mit dem ganzen Universum verbunden sind oder sich in ihm wiederspiegeln.

Die gefürchteten Candidapilze und ihre Auswirkungen

„Wie ich euch vorhin schon erzählte, gibt es mindestens acht dieser verschiedenen Darmpilzstämme, und alle haben eine große Bedeutung bei der Entstehung der meisten akuten und chronischen Krankheiten. Eine Pilzgattung jedoch fällt bei dieser Betrachtung ein wenig aus dem Rahmen, da sie neben den körperlichen Beschwerden auch starke psychische Symptome hervorrufen kann. Es sind die sogenannten Candidapilze, die sich gegen Ende des letzten Jahrhunderts wie eine Seuche bei den Menschen ausbreiteten. Sie entstehen wie alle anderen Pilzstämme sowohl durch eine Fehlernährung mit viel raffiniertem Zucker als auch durch die Fäulnis, Gärung oder Verseifung von nicht richtig verdauten Nahrungsmitteln im Dickdarm. Die vielen Antibiotikatherapien zur damaligen Zeit waren natürlich ebenfalls oft die Ursache von Pilzerkrankungen im Darm.

Diese Candidapilze befinden sich jedoch – wie alle anderen Pilzstämme – ab einem gewissen Stadium nicht nur im Darm, sondern auch im Blut und können über das Blut in ganz bestimmte Körperregionen und Organe vordringen.

Dabei haben alle krankmachenden Pilzstämme aus dem Dünn- oder Dickdarm ihre individuellen Resonanzstellen im Körper, wo sie sich einnisten können und an der Entstehung der Nährböden für alle möglichen erregerabhängigen oder -unabhängigen Krankheiten mitbeteiligt sind.

Die Candidapilzformen bevorzugen vor allem die Rücken- und Nackenmuskulatur, die Haut und die Nagelbetten, bestimmte arterielle Gehirngefäße und auch die Geschlechtsorgane. Daher sind sie sehr häufig die Auslöser oder Mitverursacher von chronischen Schmerzen und Verspannungen im Rücken und Nacken, Ischialgien und Lumbalgien (Hexenschuß), Haut- und Nagelpilzen, akuten und chronischen Kopfschmerzen oder der Migräne, Eierstock- und Hodenentzündungen, Vaginalausfluß und anderen bakteriellen Erkrankungen der Geschlechtsorgane bei Frauen und Männern. Sehr häufig sind sie aber auch an der entsprechenden Milieuverschlechterung bestimmter Körperregionen und der damit verbundenen Anfälligkeit für andere bakterielle oder virusbedingte Erkrankungen, wie zum Beispiel dem Lippenherpes, der Gürtelrose oder der infektiösen Bindehautentzündung, beteiligt. Zumindest bei den Erkrankungen an den Geschlechtsorganen und den drei letztgenannten Krankheiten können an deren Entstehung allerdings auch andere Pilzformen beteiligt sein.

Das Allgemeinbefinden ist bei einem Candidabefall im Darm immer gestört. Man neigt zu Müdigkeit und fühlt sich in der Regel äußerst unwohl ,in seiner Haut'. Die psychischen Symptome sind denen der Allergien sehr ähnlich, weshalb man sie häufig kaum voneinander unterscheiden kann. Innere Gereiztheit, Konzentrationsstörungen, Lustlosigkeit bis hin zu depressiven Verstimmungen sind auch bei diesem Krankheitsbild nicht selten und können daher vor allem die psychischen Allergiesymptome stark verschlimmern. Oft besteht eine zwanghafte Sucht auf ungesunde Süßigkeiten, denn der Candidapilz kann ein regelrechtes Eigenleben im Körper führen und will dann geradezu mit dem raffinierten

Zucker ernährt werden. Ihr wißt ja, daß der raffinierter Zucker nicht nur das schädlichste Nahrungsmittel überhaupt für die Darmflora ist, sondern zugleich auch die Lieblingsnahrung aller krankmachenden Darmpilzstämme. Alle möglichen Pilzstämme aus der Natur lassen sich am besten auf entsprechenden Nährböden mit dem raffinierten Zucker züchten. Dazu gehören nicht nur die Pilzstämme, die für die Herstellung von Antibiotika benutzt werden, sondern auch bestimmte Nahrungsmittelpilze, wie zum Beispiel einige Kefirpilze. Fälschlicherweise nahmen damals einige Therapeuten lange Zeit an, daß sämtliche süßen Lebensmittel schuld an den zunehmenden Pilzerkrankungen im Darm seien und empfahlen allen an Darmpilzen Erkrankten, überhaupt nichts Süßes und auch keine Weißmehlprodukte oder geschälten Reis mehr zu essen. Die Betroffenen mußten dann auch auf Honig, Vollrohrzucker und alle anderen natürlichen Süßmittel verzichten. Nur Obst und Vollkorngetreide war in gewissen Mengen erlaubt. Lange konnten sich diese Empfehlungen jedoch nicht halten, da man relativ schnell erkannt hatte, daß in der Regel weder die vollwertigen Süßmittel noch die ausgesiebten Mehle oder der geschälte Reis gravierende Darmflorastörungen verursachen können *(siehe Kapitel 9)* – es sei denn, es liegen irgendwelche Störungen bei der Verwertung von Kohlenhydraten vor. Die Hauptursachen der meisten Darmflorastörungen sind daher der raffinierte Zucker, die nicht verdauten Nahrungsmittel, die entweder in Gärung oder Fäulnis übergehen oder im Darm verseifen, und die falsch kombinierten Lebensmittel.

Wenn der Dickdarm bei einem Menschen mit Darmpilzen befallen ist, so ist in der Regel auch die Dünndarmflora betroffen, da diese infolge der darmfloraschädigenden Faktoren immer als erstes erkrankt. Jedoch muß ein Mensch mit einer geschwächten Dünndarmflora nicht grundsätzlich auch eine Erkrankung der Dickdarmflora aufweisen. Das hängt nämlich ganz von der Art und der Menge der darmfloraschädigenden Faktoren ab. Ißt man zum Beispiel nur wenig raffinierten Zucker, so schädigt dieser zwar die Dünndarmflora, kommt jedoch nicht mehr im Dickdarm an, da er zuvor im Dünndarm ins Blut resorbiert wird. Je mehr raffinierten Zucker man jedoch zu sich nimmt, um so mehr davon kann auch in den Dickdarm gelangen, wo dann ebenfalls Darmflorastörungen entstehen. Bezüglich der nicht verdauten Nahrungsmittel oder der schlecht kombinierten Lebensmittel verhält es sich ähnlich.

Grundsätzlich findet man nicht immer Candidapilze in den Stuhlproben, auch wenn man durch bestimmte energetische Untersuchungsmethoden oder bei der Betrachtung von Blut im Dunkelfeldmikroskop einen positiven Befund hat. Das liegt daran, daß nur die Endstadien der

Pilzstämme durch eine Kultur nachweisbar sind. Die verschiedenen Pilzstämme durchlaufen jedoch nach der Abspaltung von der Urzyklode mehrere Entwicklungsstadien, wobei sie alle in den ersten Stadien keinerlei Ähnlichkeit mit den Pilzstrukturen des Endstadiums aufweisen. Ihre Form ähnelt dann eher der von Bakterien, so daß sie durch eine entsprechende Kultur, die man auf die Endstadien hin untersucht, natürlich nicht erfaßt werden. Wer daher den Stuhl oder einen Schleimhautabstrich auf Pilze untersuchen läßt, durch die Kultur jedoch keine Pilzerkrankung nachweisbar ist, kann dennoch die krankmachenden Pilzformen im Körper haben. Bezüglich der Krankheitsentstehung sind zwar die am höchsten entwickelten Stadien am aggressivsten, jedoch können uns fast alle Pilzstämme – vor allem auf längere Sicht – auch in den niedriger entwickelten Vorstadien fast genauso zu schaffen machen.

Da alle Pilzerkrankungen, insbesondere jedoch die Candidapilze, in derselben Zeit auf dem Vormarsch waren wie die vielen allergischen Erkrankungen, war es natürlich naheliegend, daß hier ein Zusammenhang bestehen mußte. Was beide Krankheitsformen miteinander verbindet, habe ich euch ja bereits erzählt. Es sind dieselben Ursachen: eine ungesunde Ernährungsweise und eine schlechte Eiweißverdauungskraft, die in den meisten Fällen durch die vielen lebensfeindlichen Umweltfaktoren und Gifte der damaligen Zeit hervorgerufen wurde *(siehe Kapitel 7)*.

Ich könnte euch nun viele Beispiele nennen, wie die verschiedenen Pilzstämme akute und chronische Krankheiten auslösen oder mitverursachen. Ein paar klassische Beispiel sollen jedoch genügen.

Die Bedeutung der Pilze für die Entstehung von Gefäßerkrankungen, Krebs und Rheuma

Die vielen chronischen **Gefäßerkrankungen** des letzten Jahrhunderts hingen unter anderem fast alle mit einem bestimmten Dünndarmpilz zusammen: dem *Mucor racemosus*, der die höherentwickelte Pilzform der Urzyklode selbst darstellt. Häufig waren allerdings auch die höherentwickelten Stadien einer zweiten Pilzform, des *Aspergillus niger*, daran beteiligt. Zu den Gefäßerkrankungen, deren Entstehung sie nun mitverursachen, gehören die meisten arteriellen und venösen Leiden, angefangen bei der allgemeinen Arteriosklerose und so auch der Herzkranzgefäße mit den entsprechenden Durchblutungsstörungen und der Infarktgefahr bis hin zu den Krampfadern der Venen und offenen Beinen *(siehe auch Kapitel 9).* Daß in der alten Zeit so viele Menschen am sogenannten Herzkreislaufversagen gestorben sind, liegt nicht etwa daran, daß das Herz aus Altersschwäche einfach aufgehört hatte zu schlagen; denn der Mensch kann durchaus wesentlich älter als 80 oder 90 Jahre werden. Es hing vielmehr damit zusammen, daß das Herz in den meisten Fällen aufgrund der jahrzehntelangen Auswirkungen dieser höherentwickelten Dünndarmpilze im Bereich der arteriellen Gefäße mit den entsprechenden Sklerosen und Blutdruckerhöhungen einfach überlastet und geschwächt war und ein unnatürlicher Herztod dem Leben dann ein Ende bereitete.

Das zweite Beispiel betrifft die **Krebsentstehung**. Sicherlich handelt es sich hier um eines der komplexesten Krankheitsgeschehen überhaupt. Dennoch gibt es ein paar klassische Faktoren, die bei der Entstehung der meisten bösartigen Tumorformen eine entscheidende Rolle spielen. Alle Krebsarten haben zumindest eines gemeinsam: Es liegt ein Erbgutschaden (Gendefekt) in den erkrankten Zellen vor[25], so daß sich die Zellen unkontrolliert zu teilen und zu vermehren und den Körper regelrecht aufzuzehren beginnen. Dieser Gendefekt kann natürlich angeboren sein. In den meisten Fällen ist er jedoch im Leben erworben worden. Es gibt sehr viele Möglichkeiten, wie es zu einem solchen Gendefekt im Leben kommen kann. Dazu gehören auf der einen Seite alle möglichen lebensfeindlichen Strahlungen, wie zum Beispiel die radioaktive Strahlung oder die Röntgenstrahlung, eine erhöhte UV-Strahlung, aber auch stärkere Funkoder geopathische Strahlen (Wasseradern, Erdverwerfungen etc.). Auf der anderen Seite gehören dazu aber auch alle möglichen natürlichen oder unnatürlich Substanzen, die unser Immunsystem oder unseren Säure-Basen-Haushalt und damit unseren Stoffwechsel belasten. Zu den giftigsten Substanzen zählten in der alten Zeit zweifelsohne die vielen unnatürlichen Chemikalien, mit denen unser Abwehrsystem evolutionsbedingt am schlechtesten umgehen kann. Am wenigsten krebserregend wirken hingegen die körpereigenen Stoffwechselendprodukte.

Je mehr der Körper nun irgendwelchen Giften, Schlacken oder krankmachenden Strahlen ausgesetzt wird, um so eher kann es an einer ent-

---

25 Dieser Gendefekt beim Krebsgeschehen ist nicht zu verwechseln mit den sogenannten Krankheitsgenen, die identisch mit unseren Erbanlagen sind. Jeder Mensch hat grundsätzlich viele solcher Krankheitsgene beziehungsweise anlagebedingte Schwachstellen *(siehe auch Kapitel 16)*. Da jedoch ausschließlich unser körperlicher, seelischer und geistiger Zustand darüber entscheidet, ob sich eine Krankheitsanlage auch als Krankheit in uns manifestiert, ist letztendlich unsere Lebens- und Verhaltensweise ausschlaggebend für unsere Gesundheit. Leben und ernähren wir uns daher möglichst gesund, das heißt, im Einklang mit der Natur und den Naturgesetzen, und ist unser Körper nicht oder kaum verschlackt, wird kaum eine dieser genetisch bedingten Krankheitsanlagen zur Auswirkung kommen können!

sprechenden Schwachstelle im Körper zu einem Gendefekt und damit zur Zellentartung kommen. Grundsätzlich sind diese Schwachstellen nun genetisch und miasmatisch bedingt *(siehe Kapitel 16)* oder entstehen aufgrund einer psychischen Belastung oder Blockade. Bei besonders starken Belastungen mit bestimmten Giften oder lebensfeindlichen Strahlen erkrankt ab einer bestimmten Dosis im Prinzip jedes Lebewesen, was dann auch schnell zum Tod führen kann. Dennoch sind der Zustand des Gesamtstoffwechsels und die individuelle Konstitution der verschiedenen Organe und Körperbereiche generell dafür verantwortlich, ob diese bei einer weniger starken Belastung schnell, langsam oder gar nicht erkranken. Das erklärt auch, warum zum Beispiel nicht jeder Raucher Lungenkrebs bekommt oder warum der eine Raucher häufiger unter Atemwegserkrankungen leidet und ein anderer diesbezüglich keine Beschwerden hat. So makaber es vielleicht klingen mag, so würden dennoch alle starken Raucher irgendwann im Bereich der Atemwege chronisch erkranken, wenn sie nicht zuvor an anderen Folgen des Rauchens oder der ‚zivilisierten Lebensweise' gestorben wären.

Die Psyche kann nun bei der Krebsentstehung insofern eine bedeutende Rolle spielen, weil durch traumatische Erlebnisse oder durch nicht überwundene Konflikte häufig Schwachstellen im Körper entstehen, deren Zellen dann bei einer entsprechenden Grundbelastung des Körpers mit Strahlen, Giften oder Schlacken am leichtesten entarten können. Daß jedoch ein psychischer Konflikt in einem relativ gesunden und mit Fremdstoffen unbelasteten Körper Krebs auslösen kann, ist äußerst unwahrscheinlich! Andererseits kann man aber auch durchaus Krebs bekommen, wenn kein psychischer Konflikt vorliegt.

Der deutsche Arzt und Krebsforscher Dr. Ryke Geerd Hamer hatte im letzten Jahrhundert eine interessante Entdeckung gemacht. Er fand nämlich heraus, daß alle Krebskranken runde oder ovale Veränderungen in entsprechenden Gehirnbereichen aufweisen, die er ‚Hamersche Herde' nannte. So wie sich der ganze Mensch in den Reflexzonen der Füße und Hände oder in der Ohrmuschel widerspiegelt, so hat auch jeder Körperteil nicht nur eine funktionelle, sondern auch eine energetische Entsprechung im Gehirn. Sind wir daher erkrankt, finden sich in der Regel auch im Gehirn entsprechende Störungen oder Veränderungen. Besonders deutlich werden diese Veränderungen jedoch beim Krebs, so daß sich die den Organen oder Körperbereichen entsprechenden Gehirnbereiche dann sogar optisch verändern, was Hamer damals mit der Computertomographie sichtbar machte.

Hamer selbst war nun fest davon überzeugt, daß es keinen Krebs ohne einen nicht gelösten psychischen Konflikt gibt und daß der Krebs immer von selbst verschwindet, wenn dieser Konflikt überwunden werden kann oder zu existieren aufhört, indem man zum Beispiel seine Lebensverhältnisse verändert. Für sehr viele Krebskranke mit entsprechenden Konflikten trifft das auch zu. Was Hamer bei all seinen Überlegungen jedoch scheinbar nicht berücksichtigte, war die Tatsache, daß die Krebssterblichkeit in der alten Zeit von Jahr zu Jahr dramatisch zunahm; gegen Ende des letzten Jahrhunderts starb bereits fast jeder vierte bis dritte Deutsche an Krebs, und gleichzeitig nahm aber auch das durchschnittliche Sterblichkeitsalter für Krebs immer mehr ab. Die Menschen erkrankten also immer früher an Krebs, und immer mehr Kinder waren davon betroffen. Wenn Hamers These, daß Krebs nur durch einen ungelösten Konflikt verursacht wird, uneingeschränkt gelten würde, so hätte es in allen früheren Jahrhunderten oder Jahrtausenden genauso viele Krebskranke geben müssen wie im letzten Jahrhundert und in den ersten Jahren dieses Jahrhunderts. Denn ungelöste Konflikte und Überlebensängste gab es zu allen Zeiten. Hamers These entspricht daher nur einer Teilwahrheit, wenn auch einer sehr bedeutenden.

Die ganze Wahrheit hingegen ist, daß die vielen lebensfeindlichen Umweltfaktoren, die Genußgifte, Chemikalien und so weiter nicht nur unser Immunsystem und den Stoffwechsel schwächten, wodurch die vielen Verdauungsschwächen, Pilzerkrankungen und Allergien entstanden, sondern daß es durch dieselben Faktoren auch zu so starken Zellstoffwechselstörungen kommen konnte, an deren Ende letztendlich ein Gendefekt stand *(siehe Kapitel 6)*. Diese Zellstoffwechselstörungen traten natürlich bevorzugt in den Organen oder Körperbereichen auf, die entweder anlagemäßig oder durch einen psychischen Faktor geschwächt waren.

Mit anderen Worten: Je mehr unser Körper übersäuert und vergiftet ist, desto leichter kann Krebs entstehen.

Genau das ist auch die Erkenntnis von Rudolf Breuß, der dem Krebs sozusagen den Nährboden entzog, indem er die Kranken mit rohen Gemüsesäften fasten ließ. Ähnliche Heilwirkungen kann jedoch auch Ohsawas stark yang-überschüssige ‚Diät Nr. 7' auf das Krebsgeschehen haben, wenn der Krebs durch zu viel ‚pathologisches Yin' entstanden ist *(siehe Kapitel 13)*. Dabei empfahl Ohsawa den Krebskranken, sich für einige Wochen oder Monate nur von gekochtem Vollkorngetreide mit etwas Meersalz zu ernähren und die Nahrung gründlich zu kauen. Alle hatten sie Erfolg, sowohl Breuß als auch Ohsawa und Hamer. Keiner konnte jedoch allen Krebskranken helfen. Das lag vor allem daran, daß sie ihre Erkenntnisse nicht miteinander kombinierten.

Aber auch Enderlein entdeckte wichtige Zusammenhänge bei der Krebsentstehung. So fand er heraus, daß die höherentwickelten Stadien der beiden eben erwähnten Pilzformen, der *Mucor racemosus* und der *Aspergillus niger*, auch an fast allen stoffwechselbedingten Krebserkrankungen beteiligt sind. Unter der Voraussetzung der zellspezifischen Übersäuerung und Verschlackung können sie letztendlich mit daran beteiligt sein, daß es in der Zelle überhaupt zu einem genetischen Defekt und zur Zellentartung kommt.

Auf dem Nährboden, der unter anderem durch diese höherentwickelten Pilzstämme bereitet wird, können sich dann natürlich alle möglichen Viren, Bakterien oder sogar Parasiten vermehren und ausbreiten. So veröffentlichte Frau Dr. Hulda Regehr Clark 1992 in den USA ihre Erfahrungen in einem Buch über angeblich sensationelle Heilerfolge bei allen Krebsarten und sogar bei AIDS. Sie war davon überzeugt, die eigentliche Ursache für diese Geißeln der Menschheit gefunden zu haben. Was sie letztlich gefunden hatte, war ein bestimmter Parasit, der sogenannte große Darmegel (lat.: *Fasciolopsis buski*, die Länge des ausgewachsenen Wurms liegt bei 30 bis 70 mm), der angeblich in verschiedenen Entwicklungsstadien in allen krebserkrankten Organen und bei AIDS in der Thymusdrüse vorkommt[26]. Normalerweise kann sich der große Darmegel nur in einem kranken Darm einnisten und vermehren. Je nach der Immunlage des Körpers können seine Eier jedoch ebenso wie die Darmpilze über das Blut in die am meisten geschwächten oder verschlackten Organe eindringen und sich dort über verschiedene Stadien weiterentwickeln und möglicherweise an der Krebsentstehung mitbeteiligt sein.

Ein stoffwechselbedingter Krebs kann daher nur in den Zellen entstehen, die durch bestimmte Gifte, freie Radikale oder Stoffwechselschlakken vorbelastet sind und damit die Voraussetzung erfüllen, daß sich hier höherentwickelte Pilzstämme einnisten können. Möglicherweise reichen diese Faktoren ab einem bestimmten Belastungsgrad schon aus, daß die Zellen entarten. Andererseits bereiten sie jedoch den Nährboden für bestimmte Erreger wie Krebsviren oder Parasiten, wodurch die Krebsentstehung stark beschleunigt wird.

Alle Krebsforscher hatten daher aus ihrer Sicht recht, da bei der Entstehung von Krebs in den meisten Fällen viele Faktoren beteiligt sind. Entgiftet man den Körper dann, so wie es unter anderem Breuß empfohlen hatte, werden auch die Krebszellen entschlackt und entgiftet, wodurch den Pilzstämmen, Parasiten oder Viren der Resonanzboden

---

26 Ich selbst konnte diese Behauptung im Gegensatz zu den meisten anderen aufgeführten Krebsursachen bis heute noch nicht überprüfen und kann sie daher derzeit noch nicht verbindlich bestätigen!

entzogen wird. Außerdem gesundet beim Fasten in der Regel auch die Darmflora, was eine der Grundvoraussetzungen dafür ist, daß kein Krankheitserreger im Körper überleben kann.

Enderlein empfahl ebenso wie Professor Koch *(siehe Kapitel 6)* und viele andere ganzheitlich orientierte Therapeuten eine vegetarische, eiweißarme Vollwertkost, um den allgemeinen Stoffwechsel dadurch zu verbessern und zu entlasten. In der weiteren Therapie versuchte Enderlein, mit entsprechenden homöopathischen Medikamenten den *Aspergillus niger* und den *Mucor racemosus* abzubauen, soweit das überhaupt noch nötig war. Manchmal reicht dafür natürlich allein schon eine gesündere Ernährung aus. Koch substituierte und aktivierte mit seinen Mitteln bestimmte Stoffwechselkatalysatoren, um über den besseren Zellstoffwechsel eine Heilung der krebserkrankten Zellen zu erzielen, was ihm auch in sehr vielen Fällen gelang *(siehe Kapitel 6)*. Hulda Clark schließlich verwandte in ihrer Therapie unter anderem verschiedene Kräuter, die den Stoffwechsel der Krebszellen ebenfalls verbesserten und dem großen Darmegel sowie allen anderen Erregern die Lebensgrundlage entzogen.

Ein im Leben erworbener Krebs entsteht also immer nur dann, wenn ein Gendefekt vorliegt, der entweder durch lebensfeindliche Strahlen oder Gifte direkt ausgelöst wird oder infolge von stärkeren Stoffwechselstörungen im am meisten geschwächten Organ oder Körperteil entsteht.

In der Therapie sollte man daher möglichst alle Ursachen, die den erkrankten Körperbereich geschwächt und den Stoffwechsel verschlechtert haben, berücksichtigen: Dazu gehören alle lebensfeindlichen Strahlungen, Chemikalien und Umweltgifte, das Rauchen und natürlich der Alkohol. Ein eventueller psychischer Konflikt oder ein Trauma sollte erkannt und behoben werden. Der Körper sollte möglichst entsäuert und entgiftet und alle Darmflorastörungen beseitigt werden. Damit verschwinden alle Darmpilze und eventuelle Krebserreger von ganz allein. Eine weitere wichtige Voraussetzung für eine erfolgreiche Krebstherapie ist außerdem eine gesunde Verdauungskraft, damit die Darmflorastörungen nicht wiederkehren, und daß man sich möglichst von gesunden Lebensmitteln ernährt, die alle Stoffwechselkatalysatoren so intensiv wie möglich aktivieren.

Um den Krebs dann wirklich ‚besiegen‘ zu können, ist in den meisten Fällen eine positive Lebenseinstellung und Zukunftsperspektive von unschätzbarem Wert. Denn nichts kann den Menschen besser heilen als die geistige Kraft des Menschen selbst! Dem sogenannten positiven Denken kommt daher in der Behandlung jeder Krankheit – und so auch bei Krebs – eine enorm große Bedeutung zu. Verbinden wir uns jedoch mit unserem göttlichen Selbst, so werden die Selbstheilungskräfte noch intensiver aktiviert, denn Gott ist vollkommen, und je mehr wir in der Verbindung mit Gott diese göttliche Vollkommenheit wahrnehmen, desto weniger können Krankheiten in uns existieren. Mit anderen Worten: Die innere Verbindung mit Gott kann letztendlich jede Krankheit heilen!

Darüber hinaus gibt es natürlich noch viele weitere biologische Therapieansätze, die den Tumorabbau und den Heilungsprozeß unterstützen und beschleunigen können. Ob diese den Körper nun vorrangig entgiften oder den Stoffwechsel oder das Immunsystem stärken, ist dabei eher zweitrangig. Im Endeffekt tragen sie alle direkt oder indirekt dazu bei, daß der Gendefekt entweder repariert wird und sich die erkrankten Zellen wieder regenerieren oder daß die Krebszellen zerstört werden. Dazu gehören die Hyperthermie, die verschiedenen Sauerstofftherapien, verschiedene Lichtbehandlungen, zum Beispiel mit bestimmten UV-Strahlen, die Aktivierung und Substitution von reduziertem Glutathion[27] und bestimmten Stoffwechselkatalysatoren mit entsprechenden Medikamenten, einige Enzymtherapien, die Misteltherapie und andere Heilpflanzen, wie zum Beispiel die indianische Kräutermischung „Essiac"[28], die Substitution von Radikalenfängern und anderen möglichst natürlichen Vitaminen und Mineralstoffen, homöopathische Medikamente sowie einige weitere körperliche, energetische und geistige Heilmethoden.

Versteht ihr nun, warum die vielen verschiedenen vegetarischen und zumeist sehr eiweißarmen Diäten und Ernährungsweisen schon so manchem Krebskranken das Leben gerettet haben? Der Körper wird entgiftet, der Stoffwechsel entlastet, und eine eventuell zuvor erkrankte Darmflora kann ausheilen. Ist jedoch eine stärkere Verdauungsschwäche an der Krebsentstehung beteiligt, so muß diese aufgebaut werden. Zuvor kann man natürlich fasten, wenn die Reserven der erkrankten Person das erlauben."

„Könnte man dann sagen, daß die umweltbedingten Allergien ein Vorstadium vom Krebs sind?"

„Ja, durchaus, Anna-Maria! Denn alle Faktoren, die letztendlich das Immunsystem überfordern und schwächen, belasten ja auch den Zellstoffwechsel und sind damit mehr oder weniger zelltoxisch. Wer daher viele Jahre oder Jahrzehnte ein Multiallergiker ist, trägt ein deutlich

---

27 Das reduzierte Glutathion ist eine körpereigene Substanz, die beim gesunden Menschen die Zerstörung von Krebszellen einleitet, wenn ein Gendefekt nicht mehr repariert werden kann.

28 Quelle: „Essiac – das geheimnisvolle Elixir" von Cynthia B. Olsen, Windpferd Verlag, Aitrang 1997.

höheres Risiko in sich, an Krebs zu erkranken als ein Nichtallergiker. Das bedeutet jedoch nicht, daß man ausschließlich als Allergiker Krebs bekommen kann oder daß alle starken Allergiker irgendwann einmal Krebs bekommen. Es besagt nur, daß es bei einem stärkeren Allergiker aufgrund der überforderten und geschwächten Abwehrsituation des Immunsystems und der entsprechenden Bindegewebsbelastungen und Stoffwechselstörungen leichter zur Zellentartung kommen kann als bei einem Menschen mit gesunden Stoffwechselfunktionen und intaktem Immunsystem. Aufgrund dieser ähnlichen Krankheitsursachen von Allergien und Krebs kann man in der Regel eine stoffwechselbedingte Krebserkrankung ebenso heilen wie einen Multiallergiker. Dasselbe trifft im Prinzip auch auf das **Rheuma** zu, über das ich mit euch noch kurz sprechen möchte, bevor ich euch einige wichtige Faktoren für die Entstehung von akuten Krankheiten schildern werde.

Typisch für alle Rheumatiker ist der positive Rheumafaktor im Blut, der als Anlage vererbt werden kann. Es handelt sich dabei um einen Antikörper, der gegen das eigene Immunsystem gerichtet ist und an den Entzündungen der Gelenke mitbeteiligt sein kann. Diesen Rheumafaktor kann man bei vielen Menschen vorfinden, ohne daß sie jedoch jemals an Rheuma erkranken müssen. Für den Ausbruch der Krankheit müssen also noch weitere Bedingungen erfüllt sein.

Wie beim Krebs betrifft die zweite Voraussetzung für eine rheumatische Erkrankung den Zustand des Bindegewebes der Gelenkknorpel, die beim Rheumatiker anlagemäßig geschwächt sind und daher eine seiner erblich und miasmatisch bedingten Schwachstellen darstellt. Je mehr die Knorpel nun mit Umweltgiften, Chemikalien oder Stoffwechselendprodukten verschlackt sind, um so weniger werden sie mit Lebensenergien versorgt, wodurch die Widerstandskraft irgendwelchen Erregern gegenüber abnimmt.

Damit wären wir auch schon bei denjenigen Faktoren, welche die Entzündungen überhaupt erst auslösen. Enderlein fand nun heraus, daß daran vor allem zwei Pilzstämme beteiligt sind: der *Aspergillus niger* und der *Penicillium notatum*, die wiederum beide ursprünglich infolge einer kranken Darmflora oder einer schlechten Blutqualität entstehen und über das Blut zu den Gelenken gelangen. Professor Dr. Fassbender, der in den 70er Jahren des letzten Jahrhunderts das private Zentrum für Rheuma-Pathologie in Mainz gründete, fand nun heraus, daß an den kurzen, nur etwa drei bis vier Tage dauernden Entzündungsschüben des Rheumatikers mit großer Wahrscheinlichkeit unter anderem bestimmte Viren, sogenannte *Retroviren*, beteiligt sind, wodurch die Knorpel regelrecht zerfressen werden. Ist die Entzündung abgeklungen, produzieren die übriggebliebenen gesunden Zellen Kollagenfasern, wodurch das rheumatypische Narbengewebe entsteht.

Damit erfüllen sich jedoch – wie beim Krebs – die Worte von Louis Pasteur: ,Die Mikrobe ist gar nichts, das Milieu ist alles.' Denn diese Viren können sich, wie alle anderen Krankheitserreger, nur in einem entsprechend gestörten Milieu vermehren und ausbreiten. Die Voraussetzungen dafür werden, wie beim Krebs und den meisten anderen chronischen Krankheiten, durch das verschlackte Bindegewebe und durch die entsprechenden Pilzstämme in den höherentwickelten Stadien bereitet, die sich nun im geschwächten, verschlackten Bindegewebsknorpel der Gelenke einnisten können und so den Nährboden für die virale Infektion selbst darstellen. Je stärker der Körper daher zum Beispiel aufgrund einer schlechten Verdauungskraft oder einer ungesunden Ernährungsweise verschlackt ist und je kränker die Darmflora ist, um so intensiver kann ein Mensch mit einer vererbten Rheumanlage an dieser Krankheit leiden.

Diese rheumaverursachenden Viren stellen daher, ebenso wie die krebsauslösenden Viren oder der große Darmegel, nur das Ende der Entstehungskette dieser Krankheiten dar, die immer nur dann aktiv werden können, wenn ein entsprechend ungesunder Nährboden ihnen dafür die Gelegenheit bietet. Alle Erreger, egal ob Viren, Bakterien, Prionen oder irgendwelche Parasiten, können in keinem gesunden Körper mit einem starken Abwehrsystem längere Zeit überleben, weshalb ein widerstandskräftiger Körper jede Krankheit überwinden wird.

Bei den meisten chronischen Krankheiten finden wir demzufolge die klassische Vierteilung in der Entstehungskette:

- die genetisch-miasmatisch oder psychisch bedingte Schwachstelle,
- das übersäuerte oder toxisch belastete Bindegewebe und Blut sowie
- eine kranke Darmflora mit den verschiedenen krankmachenden Pilzstämmen und
- die direkten Krankheitserreger.

Heilung als ganzheitlicher Weg für Körper, Seele und Geist

Im Gegensatz zu den chronischen Krankheiten spielt der Zustand des Bindegewebes bei den akuten Krankheiten eher eine zweitrangige Rolle. Da jedoch die vielen Umweltgifte, Stoffwechselschlacken und sonstige giftige Substanzen auch in den Organen des Immunsystems abgelagert werden, schwächt natürlich eine starke Verschlackung des Körpers auch das Immunsystem. Stecken wir uns nun mit irgendeinem Erreger einer Infektionskrankheit an, so entscheidet vor allem der aktuelle Zustand des Blutes, des Abwehrsystems und der Psyche, ob und wie stark wir an der Infektion erkranken. Da es keine Infektionskrankheit gibt, bei der nicht ein bis drei höherentwickelte Pilzstämme daran beteiligt sind, den Nährboden für die Vermehrung der Erreger im Blut, auf der Haut, den Schleimhäuten oder in den befallenen Organen zu bereiten, kann jede Infektion allein durch eine Milieuverbesserung des Blutes und der betroffenen Körperbereiche relativ schnell überwunden werden.

Alle Maßnahmen, die daher die Blutqualität verbessern und das Abwehrsystem sowie die Psyche stärken, können somit dazu beitragen, daß die Infektion entweder im Keim erstickt wird oder nur kurz aufflackert, um dann relativ schnell wieder zu verschwinden.

Ich werde euch später einmal erzählen, wie man zum Beispiel einen grippalen Infekt allein mit der Ernährung so therapiert, daß er sich gar nicht erst ausbreitet, oder wie man ihn zumindest in nur wenigen Tagen überwinden kann *(siehe Kapitel 23)*. Biologische Heilmittel können diesen Prozeß natürlich unterstützen oder sogar ersetzen."

„Dann geht es bei der Entstehung von allen Krankheiten ja im Prinzip immer um dieselben Grundstörungen im Körper. Entscheidend ist also in jedem Fall der Zustand der Psyche, der Darmflora, des Blutes, des Bindegewebes und des Immunsystems. Das sind jedoch alles Faktoren, die wir mit unserer Lebens- und Ernährungsweise stark beeinflussen können. Dann müßten wir doch mit einer besonders vitalstoffreichen, lebendigen und harmonisch kombinierten Nahrung all diese Krankheiten nicht nur beeinflussen, sondern mit der Zeit sogar heilen können, oder?"

„Ja, Jonathan, so ist es! Bis auf wenige Ausnahmen kann man tatsächlich alle Krankheiten des Menschen mit der Ernährung nicht nur positiv beeinflussen, sondern oft sogar heilen. Die Nahrung kann sogar zum stärksten physischen Heilmittel des Menschen überhaupt werden und unseren Stoffwechsel und unser Immunsystem so intensiv stärken, daß wir erst gar nicht mehr krank werden" *(siehe auch die Kapitel 18 und 23)*.

Ich bin froh, wie gut Jonathan meinen Ausführugen folgen konnte, und seine Frage zeigt mir, daß er tatsächlich auch alles verstanden hat. Ich wende mich Anna-Maria zu und frage sie, ob es für sie zu kompliziert war.

„Eigentlich nicht, aber ich kann deine Ausführungen ja noch einmal kurz wiederholen: Wenn zum Beispiel aufgrund einer ungesunden Ernährungsweise oder einer Verdauungsschwäche die Darmflora erkrankt, können dort verschiedene Pilz-Urstämme krankmachende, höhere Entwicklungsstadien annehmen, die sich auf dem Blutweg in den entsprechend geschwächten Organen und Körperbereichen einnisten können. Gemeinsam mit der allgemeinen Übersäuerung und Verschlackung von Blut und Bindegewebe bilden sie schließlich den Nährboden, auf dem sich alle möglichen anderen Krankheitserreger vermehren und ausbreiten können. Eine Heilung der meisten chronischen Krankheiten erreicht man daher vor allem dann, wenn man nicht das letzte Glied dieser Ursachenkette, also irgendwelche Viren oder Bakterien, zu bekämpfen versucht, sondern das Milieu harmonisiert, auf dem sich die Erreger überhaupt erst ausbreiten können. Dazu muß man die wirklichen Ursachen behandeln, und das sind vor allem psychische Faktoren, das verschlackte Bindegewebe, das übersäuerte Blut und eine kranke Darmflora."

„Dennoch ist es mit dem Gesundwerden und -bleiben so eine Sache, da wir Menschen nicht nur physische, sondern vor allem seelisch-geistige Wesen sind. Die meisten Krankheiten haben nämlich aus der geistigen Perspektive betrachtet in der Regel auch einen geistigen Hintergund oder sogar eine geistige Ursache. Das liegt daran, daß wir unser Leben eigentlich tagtäglich wie in einem Film selbst erschaffen und daher, geistig betrachtet, selbst für unsere Lebensbedingungen und unsere seelische Situation verantwortlich sind. Jetzt mögt ihr vielleicht denken, daß es doch einzelne und sogar kollektive Schicksalsschläge gibt. Das ist völlig richtig; jedoch sind wir Menschen für all diese Situationen letztendlich selbst verantwortlich, und wir haben uns mit unserer Geburt in dieser Zeit und an dem entsprechenden Ort dazu entschieden, diese Umstände zu erleben, weil wir dadurch vielleicht eine wichtige Lernerfahrung machen. Es ist daher unser Bewußtsein, das darüber entscheidet, was wir in unserem Leben anziehen, womit wir uns umgeben und beschäftigen und was für unsere seelisch-geistige Entwicklung mehr oder weniger gut ist und was nicht. Das Gesetz der Resonanz, bei dem Gleiches von Gleichem angezogen wird, spielt dabei eine große Rolle. Erweitern wir nun unser Bewußtsein, verändert sich nicht nur unsere Sichtweise, sondern wir ziehen auch andere Situationen im Leben an, die uns näher zu Gott und uns selbst bringen. Je mehr wir diesen Prozeß fördern, um so eher werden wir auch in der Lage sein, uns möglichst gesund zu ernähren, so daß ernährungsbedingte Krankheiten dann keine ‚Notwendigkeit' mehr für unser weiteres seelisch-geistiges Fortkommen darstellen. Die wirkliche Gesundheit muß daher erst im Geiste stattfinden, bevor sie sich im Körper manifestieren kann. Erst dann werden wir uns zum

ENTSTEHUNG UND HEILUNG VON CHRONISCHEN KRANKHEITEN

Die meisten Krankheiten können nur dann entstehen, wenn ein entsprechend krankhaftes Milieu im Darm, im Blut, in den Organen oder in anderen Körperbereichen für die verschiedenen Erreger einen geeigneten Nährboden bereitet.

Diese Milieuverschlechterung kann einerseits psychische Ursachen haben; andererseits entsteht sie aber immer infolge der allgemeinen Übersäuerung und Verschlackung unserer Körperzellen, deren Funktion zusätzlich durch die höherentwickelten Pilz-Urstämme verschlechtert wird. Die Vitalität unserer Körperzellen wird daher nicht nur von der Blutqualität bestimmt, sondern auch vom Zustand der Darmflora.

Bei den meisten chronischen Krankheiten findet man daher die klassische Vierteilung in der Entstehungskette:
- die genetisch-miasmatisch oder psychisch bedingte Schwachstelle,
- das übersäuerte oder toxisch belastete Bindegewebe und Blut sowie
- eine kranke Darmflora mit den verschiedenen krankmachenden Pilzstämmen und
- die direkten Krankheitserreger, wie Bakterien, Viren, Prionen oder Parasiten.

Alle Faktoren, die den Körper entgiften und unsere Blutqualität sowie den Zustand der Darmflora verbessern können, fördern daher unsere Gesundheit. Dazu gehören vor allem:
- eine ausgeglichene Psyche,
- eine gesunde, möglichst vegetarische Ernährungsweise und
- eine gute Verdauungskraft.

Ein psychisch ausgeglichener Mensch mit einem entsäuerten und entschlackten Körper bietet daher weder für die verschiedenen Pilzstämme noch für irgendwelche anderen Erreger einen Angriffspunkt.

Die Wiederherstellung der ursprünglichen seelischen und körperlichen Harmonie führt damit automatisch zur Gesundheit.

Beispiel seelisch und körperlich auch dazu hingezogen fühlen, uns zunehmend von vollwertigen, pflanzlichen Lebensmitteln zu ernähren, was eine der wichtigsten Voraussetzungen für ein wirklich gesundes und langes Leben ist!

Gesundwerden ist also in Wirklichkeit ein ganzheitlicher Werdeprozeß, der alle Ebenen unseres Wesens und des Lebens miteinbezieht. Auch ich hätte mich damals sicherlich nie von meinen Allergien heilen können und damit die verschiedenen Heilungswege entdeckt, wenn ich nicht primär auf der Suche nach Gott und nach der Wahrheit gewesen wäre, wodurch ich mich für all die Menschen, Situationen, Informationen und Ideen geöffnet habe, die mir auf diesem Weg geholfen haben."

Mit diesen Worten beenden wir unser heutiges Gespräch über die Entstehung von Krankheiten, und ich lade meine beiden Urenkel ein, mich noch auf meinem Abendspaziergang zu begleiten.

Kapitel 18

Die Aufbautherapie mit der Nahrung

Kommen wir nun zur dritten Trennkoststufe, der Aufbautherapie mit der Nahrung. Diese Form der Ernährung ist die heilkräftigste Anwendungsmöglichkeit der Trennkost, der Makrobiotik, der Ayurveda-Medizin und aller anderen Ernährungssysteme, die ich kenne. Alles bisher Gesagte gipfelt sozusagen in dieser ursprünglichsten Methode, den Körper des Menschen zu heilen und gesund zu erhalten. Sie ist mit Sicherheit viele Jahrtausende alt, da sie, wie ich es im Kapitel 23 „Leben kommt nur vom Leben" beschreibe, mit großer Wahrscheinlichkeit auch von Jesus gelehrt wurde, obwohl einige Elemente im Zuge der Überlieferungen entweder verlorengegangen sind oder aus bestimmten Gründen geheimgehalten wurden. Zu Beginn des bereits begonnenen neuen Zeitalters ist es jedoch dringend notwendig, dieses uralte Wissen wieder für alle Menschen zugänglich zu machen, damit jeder die Möglichkeit hat, die Heilkräfte der Nahrung nicht nur für den Körper, sondern auch für seine seelisch-geistige Entwicklung zu nutzen.

Steigen wir nun ein in eines der größten Ernährungsgeheimnisse, mit deren Anwendung Sie gesund und allergiefrei werden und bleiben können.

Zwischen den letzten Gesprächen mit Anna-Maria und Jonathan liegen bereits einige Tage, und der Sommer neigt sich langsam dem Ende entgegen. Im Morgengrauen stehe ich auf und mache meinen gewohnten Spaziergang. Es ist frisch draußen, jedoch sind die frostigkalten Spätsommertage mit den vom Rauhreif silbrig glänzenden Spinnweben eher selten geworden. Die „Große Wende" hat unser Klima weltweit verändert, so daß wir jetzt in einer subtropischen Zone leben. Schnee fällt daher im Winter meistens nur noch in den Bergen.

Die ersten Sonnenstrahlen brechen über dem Horizont hervor. Sie durchdringen das Laub einiger Bäume, und ein gewaltiges Farbenspiel aus Licht und Materie verzaubert meine Seele. Ergriffen beobachte ich das weitere Aufsteigen der Sonne. Ich schließe meine Augen und genieße die Wärme ihrer Strahlen auf meiner Haut. Wie immer, wenn ich morgens einen Spaziergang mache, ist mein Ziel ein besonderer Ort am Rande eines kleinen Wäldchens. Dort steht ein großer Stein, der für mich eine besondere Kraft ausstrahlt. Ich setze mich auf ihn und versenke meine Aufmerksamkeit in mein inneres Selbst.

Nach einiger Zeit werde ich durch den Ruf eines über mir kreisenden Habichts wieder in die äußere Welt zurückgeholt. Die Sonne steht bereits in ihrer vollen Pracht und Größe am Himmel, und in mir breitet sich ein nagendes Hungergefühl aus, das mich daran erinnert, den Heimweg anzutreten.

Zuhause angekommen, werde ich bereits von Anna-Maria und Jonathan erwartet, da wir heute gemeinsam frühstücken wollen.

„Schön, daß ihr schon da seid, ich habe nämlich einen Bärenhunger!"

Wir begrüßen einander und beschließen, unser Frühstück direkt vom Baum zu pflücken. Auch wenn die Haupternte längst stattgefunden hat, so hängen noch immer einige vereinzelte Früchte an den Bäumen. Zusammen gehen wir in den Garten und bleiben bei einem Apfelsinenbaum stehen.

„Schaut euch diese Früchte an! An was erinnern sie euch?"

„Ich finde, sie sehen wie kleine untergehende Sonnen am Abendhimmel aus. Denn kurz bevor die Sonne untergeht, wird auch sie orange bis rot, und man kann sie dann sogar, ohne geblendet zu werden, anschauen."

„Ja, Anna-Maria, daran habe ich auch gedacht. Aber nicht nur äußerlich erinnern diese Früchte an die Sonne, sondern auch die belebende Wirkung ihres Saftes läßt durchaus einen Vergleich mit der lebenspendenden Kraft der Sonne zu. Im Prinzip trifft das natürlich auch auf die meisten anderen Früchte und fruchtähnlichen Lebensmittel zu. Dennoch wirkt der Saft der Apfelsinen im Gegensatz zum Yang der Sonnenenergie auf uns sehr yinisierend, weshalb wir sie vor allem in der warmen oder heißen Jahreszeit essen sollten, wenn wir durch die äußere Wärme yangisiert werden. Alle anderen Obstsorten sind ebenfalls yin-überschüssig, einige mehr, wie zum Beispiel die Zitronen, und andere weniger, wie die Äpfel und Birnen. Aber ein großer Unterschied besteht eigentlich kaum in den Yin-Qualitäten von Obst, genausowenig wie es bei den verschiedenen Getreidesorten größere Yang-Unterschiede gibt *(siehe Kapitel 13)*."

Die Bedeutung des Zellstoffwechsels für die Gesundheit und ein langes Leben

Jeder von uns pflückt sich ein paar Früchte, und wir gehen zum Haus zurück, um es uns dann am Tisch auf der Terrasse bequem zu machen, auf den ich am frühen Morgen schon einige Schalen mit Mandeln, Sonnenblumenkernen und Walnüssen gestellt habe. Nachdem sich Anna-Maria gesetzt hat, schaut sie mich ein wenig nachdenklich an, um mir dann auch schon eine Frage zu stellen:

„Großvater, bei unseren letzten Treffen hast du uns erzählt, wie Allergien und chronische Krankheiten entstehen. Vor einiger Zeit jedoch erklärtest du uns die Zusammenhänge zwischen der Entstehung von Krankheiten und den Zellverschlackungen, die infolge einer zu geringen Aktivität der Stoffwechselkatalysatoren hervorgerufen werden *(siehe Kapitel 6)*. Kannst du uns noch einmal erklären, wodurch es überhaupt zu dieser verminderten Katalysatortätigkeit kommt und wie man diese wieder aktivieren kann?"

Vor einigen Wochen erzählte ich den beiden Geschwistern mein kleines Abenteuer zu Beginn meiner beruflichen Tätigkeit, wie ich auf mysteriöse Art und Weise in den Messehallen von Düsseldorf zu einem Buch geführt worden bin, wodurch ich den langersehnten und entscheidenden Schlüssel in die Hände bekam, mit dem ich schließlich die Aufbautherapien entwickeln konnte. Ich erklärte ihnen, daß bei allen chronischen Krankheiten und Organunterfunktionen die Zellen und Zellmembranen immer aufgrund einer verringerten Aktivität der Stoffwechselkatalysatoren mehr oder weniger verschlackt sind und wie die Zellen durch die Aktivierung dieser Stoffwechselkatalysatoren entgiftet werden. Je stärker daher die Aktivität der Stoffwechselkatalysatoren ist, um so intensiver werden die Zellen und Zellwände nicht nur von irgendwelchen Giften, sondern auch von den ganz normal anfallenden Stoffwechselendprodukten freigehalten. Dadurch kann sich nicht nur der Stoffwechsel der Zellen, sondern auch die Membrandurchlässigkeit auf ein vielfaches erhöhen. Die Zellatmung und -ernährung nimmt wieder zu, und die Zellen beginnen sich zu regenerieren. Diese Reaktivierung des Zellstoffwechsels spielt also bei der Heilung der meisten Krankheiten und Organunterfunktionen eine bedeutende Rolle, egal, ob es sich um hormonelle Störungen, Potenzprobleme, um eine Enzymschwäche der Bauchspeicheldrüse, um Haarwuchsprobleme oder um Krebs handelt *(siehe die Kapitel 6, 17 und 21)*.

Für die 16jährige Anna-Maria ist es manchmal nicht leicht, meinen Ausführungen zu folgen, auch wenn ich mich immer bemühe, die vielen komplexen Zusammenhänge so einfach wie möglich darzustellen.

Ich habe daher großes Verständnis dafür, wenn sie mich öfters um eine Wiederholung oder Zusammenfassung bittet.

„Die Stoffwechselkatalysatoren und einige andere Enzyme sind also daran beteiligt, die Zellwände und die Zellen selbst von den Stoffwechselendprodukten, von freien Radikalen und von allen möglichen anderen Giften frei zu halten. Je besser sie ihre Aufgaben erfüllen, um so besser werden die Zellen ernährt, und letztendlich verbessert sich dadurch der gesamte Zellstoffwechsel. Eine Funktionsminderung sorgt hingegen für eine zunehmende Verschlackung der Zellen, wodurch der Zellstoffwechsel und damit die Vitalität der Zellen abnimmt und sie leichter von allen möglichen Krankheitserregern, wie den höherentwickelten Pilzstämmen, Bakterien oder Viren, befallen werden können.

Die Ursachen, die nun zu einer verminderten Funktion der Soffwechselkatalysatoren und Enzyme führen, sind im Prinzip dieselben, die auch unser Abwehrsystem schwächen. Dazu gehören nicht nur all die vielen natürlichen und unnatürlichen lebensfeindlichen Faktoren aus der Umwelt oder eine ungesunde Ernährungsweise, sondern auch psychische Belastungen *(siehe die Kapitel 7 und 8)*. Je schlechter und säurebildender wir uns daher ernähren, je mehr Umweltgifte und Chemikalien wir aufnehmen und je mehr lebensfeindlichen Strahlungen wir ausgesetzt sind, wie zum Beispiel der radioakiven Strahlung oder einer erhöhten UV-Strahlung, um so schlechter werden nicht nur alle Enzyme und Stoffwechselkatalysatoren in unserem Körper gebildet, sondern um so weniger aktiv sind sie auch.

Diese Funktionsminderung der Stoffwechselkatalysatoren und Enzyme entsteht daher nicht nur bei einer allgemeinen Übersäuerung oder Verschlackung des Körpers, sondern auch infolge einer vitalstoffarmen Mangelernährung, da ihre Bildung auch vom Vorhandensein bestimmter Vitamine und Mineralstoffe abhängig ist.

Will man daher den Zellstoffwechsel wieder verbessern, sollte man den Zellen nicht nur alle Vitalstoffe zur Verfügung stellen, die für einen gesunden Zellstoffwechsel notwendig sind *(siehe Kapitel 14)*, sondern man sollte vor allem für eine Entschlackung des Körpers sorgen. Je durchlässiger nämlich die Zellmembranen sind, um so weniger Vitalstoffe sind nötig, um die Zellen optimal zu ernähren. Die Natur hat uns dafür ein paar wunderbare Lebensmittel bereitgestellt. Denn die rohen Früchte, Nüsse und Ölsamen sowie das rohe, angekeimte Getreide erfüllen auf phantastische Weise all diese Voraussetzungen. Sie können wie keine anderen Lebensmittel nicht nur alle Stoffwechselkatalysatoren und wahrscheinlich auch alle anderen Körperenzyme optimal aktivieren, sondern sie tragen auch die notwendigen Energien in sich, mit denen man das gesamte

Bindegewebe entgiften und die Verdauungskraft wieder aufbauen kann. Außerdem versorgen sie uns mit fast allen Nährstoffen, die unser Körper zum Leben braucht. Die fehlenden Vitamine werden entweder in einer gesunden Darmflora oder in der Haut mit Hilfe der UV-Strahlen des Sonnenlichtes gebildet *(siehe die Kapitel 5, 14 und 22).* Je mehr wir daher durch Ernährungsfehler oder irgendwelche Umwelteinflüsse geschwächt oder krank sind, um so bedeutender kann eine gesunde Ernährung mit diesen energiereichen Lebensmitteln für uns sein.

Um wirklich gesund zu werden oder zu bleiben, sollte man also ein möglichst hohes Stoffwechselniveau anstreben. Je intensiver wir daher den Körper entgiften und je häufiger wir die Stoffwechselkatalysatoren maximal aktivieren, um so schneller verlieren wir unsere Krankheiten. Mit einer einmaligen Anwendung der dritten Trennkoststufe pro Tag können wir zwar keine Riesensprünge machen, was das Altern anbetrifft; jedoch können wir dadurch fast alle Organfunktionen normalisieren und so zumindest die meisten chronischen Krankheiten positiv beeinflussen oder sogar nach einigen Monaten oder Jahren heilen.

Ideal wäre natürlich ein Stoffwechselgleichgewicht, bei dem sämtliche Stoffwechselendprodukte neben den körperfremden Substanzen von außen hundertprozentig entfernt werden. Je näher wir diesem Idealzustand kommen, um so seltener müssen sich die Körperzellen teilen und erneuern und um so länger bleiben wir jung. Ich werde euch später einmal erzählen, wie man das mit der Ernährung erreichen kann. Ihr könnt euch sicherlich vorstellen, daß es sich dabei um eine hochinteressante Sache handelt. Der Traum der ‚ewigen Jugend‘ ist daher seit wenigen Jahrzehnten schon kein Traum mehr, sondern wird für einige Menschen bereits Wirklichkeit *(mehr dazu in den Kapiteln 23 und 24).* Grundsätzlich kann man also durchaus sagen: Je besser unser Stoffwechsel funktioniert, um so länger bleiben wir jung und um so älter können wir werden."

„Gibt es denn neben der Ernährungstherapie nicht auch noch andere Möglichkeiten, womit wir die Stoffwechselkatalysatoren aktivieren und unseren Körper entgiften können?" möchte Jonathan wissen.

„Durchaus! Da wir Menschen letztendlich Licht beziehungsweise Energie sind, brauchen wir dem Körper eigentlich nur Licht oder Energie zuzuführen, und er wird wieder gesund. Krankheit ist daher immer ein Mangel an Licht oder Energie. Alle Methoden und Wege, die dem Körper demnach Licht oder Energie zuführen oder die eigene Lebensenergie aktivieren oder besser zirkulieren lassen, können Krankheiten heilen. Am einfachsten wäre es natürlich, wenn wir uns ausschließlich vom göttlichen Licht ernähren könnten! Jedoch gehört dazu ein transformiertes Bewußtsein, und wir müßten uns einige Stunden am Tag dem göttlichen Licht öffnen, das uns dann tatsächlich ernähren kann. Solange wir diese Vollkommenheit noch nicht erreicht haben, läßt sich zumindest unser Körper fast ebensogut mit lichtreichen Lebensmitteln ernähren – und das sind nun einmal alle rohen Früchte, Nüsse und Ölsamen und das rohe, angekeimte Getreide. Darüber hinaus kann man natürlich zusätzlich Yoga betreiben oder ähnliche Übungen praktizieren, die ebenfalls für eine vermehrte Licht- beziehungsweise Energieaufnahme über unsere Energiezentren (Chakren) sorgen. Schließlich gibt es auch verschiedene Naturheilmittel, die nicht nur die Stoffwechselkatalysatoren oder das Bindegewebe aktivieren und entgiften können, sondern uns auch in der Lichtaufnahme über die Chakren unterstützen."

Notwendige Voraussetzungen für die Aktivierung der Aufbaukräfte

„Jetzt hast du uns soviel über die Bedeutung eines entschlackten Körpers und eines gesunden Zellstoffwechsels erzählt, daß wir nun ganz gespannt sind, wie man die Heil- und Aufbaukräfte der rohen Früchte, Nüsse und Samen nutzen kann! Sicherlich muß man dabei einige wichtige Regeln beachten, oder?"

Jonathan beißt nach dieser Frage in eine Feige und nimmt zwei oder drei Mandeln, die er zusammen mit dem Feigenstück kaut. Mir kommt diese Situation fast wie ein Traum vor, so wie die beiden da vor mir sitzen und ihr Frühstück verzehren. Sie erinnern mich an meine Jugendjahre, in denen ich anfing, mir zum ersten Mal Gedanken über eine gesunde Ernährung zu machen.

„Ja, es gibt tatsächlich ein paar Regeln, die genau eingehalten werden müssen, denn sonst kann man sich mit der Anwendung der dritten Trennkoststufe mehr schaden als nützen. Bevor wir jedoch diese Bedingungen besprechen werden, will ich euch erklären, welche Voraussetzungen erfüllt sein müssen, damit die Aufbaukräfte und Entgiftungsenergien der rohen Früchte, Nüsse und Samen überhaupt voll zur Geltung kommen.

Wie ihr ja bereits wißt, enthalten diese Lebensmittel einerseits die stärksten katalysator- und verdauungskraftaktivierenden Energien *(siehe Kapitel 6),* und andererseits gibt es keine anderen Lebensmittel, die das Bindegewebe und alle Funktionszellen des Körpers so stark entgiften und aktivieren können wie diese. Entscheidend für die maximale Aktivierung der Stoffwechselkatalysatoren und der bindegewebsentgiftenden Energien ist nun jedoch die richtige Kombination dieser Lebensmittel in einer Mahlzeit und das gründliche Kauen *(siehe Kapitel 6).*

Ich fand heraus, daß sich nur eine Nuß- oder Ölsamensorte mit nur einer Fruchtsorte kombinieren läßt. Zum angekeimten Getreide darf man nichts kombinieren. Es wird als Heilmittel ganz für sich alleine gegessen. Jede andere Kombination dieser Lebensmittel führt bereits zu einer deutlichen Minderung ihrer Heil- und Aufbaukräfte. Natürlich kann man grundsätzlich auch mehrere Obstsorten mit verschiedenen Nüssen oder Ölsamen zusammen essen; jedoch werden dadurch alle Aktivierungs- und Entgiftungsenergien stark geschwächt. Solche Kombinationen entsprechen dann nicht mehr der dritten, sondern der zweiten Trennkoststufe *(siehe Kapitel 11).* Ich hatte damals wirklich alle möglichen Kombinationen ausprobiert, eine Nußsorte mit zwei Fruchtsorten, zwei Fruchtsorten für sich oder auch zwei Nuß- oder Ölsamensorten zusammen, angekeimtes Getreide mit Olivenöl oder mit Honig. Nichts funktionierte! Rohes Gemüse schied bei diesen Versuchen von vornherein aus, da es schon für sich allein wesentlich schwächere katalysatoraktivierende Energien besitzt als die anderen drei Lebensmittelgruppen. – Es blieb also bei den beiden einfachsten aller Möglichkeiten. Selbstverständlich kann man auch nur eine Obstsorte oder nur eine Nuß- oder Ölsamensorte pro Mahlzeit essen, jedoch bringt das gewisse Nachteile mit sich. Nüsse und Ölsamen gehören nämlich zu den leicht säurebildenden Lebensmitteln *(siehe Kapitel 8),* so daß ein Säure-Basen-Ausgleich über die Früchte sehr sinnvoll ist. Das ist vor allem dann von Bedeutung, wenn man sich häufiger oder längere Zeit von Nüssen und Ölsamen ernähren will. Ißt man hingegen nur die Früchte für sich allein, wird man schon nach kurzer Zeit wieder hungrig sein, da sie einerseits relativ joulearm (kalorienarm) sind, und andererseits oft schon nach 20 bis 30 Minuten den Magen wieder verlassen haben. Die Ergänzung mit den eiweiß- und fettreichen Nüssen oder Ölsamen führt daher nicht nur zu einer deutlichen Erhöhung des Sättigungseffektes, sondern durch sie kommt es ja überhaupt erst zu der intensiven Aktivierung der gesamten Eiweiß- und Fettverdauung.

Bei meinen Forschungen fand ich noch heraus, daß sich rohe Nüsse und Ölsamen nicht gemeinsam mit rohem, angekeimtem Getreide im Magen-Darm-Trakt vertragen. Beide Lebensmittelgruppen sind neben dem Obst die lebensenergie- und vitalstoffreichsten, die es gibt, wobei die Früchte, Nüsse und Ölsamen die hochwertigsten Yin-Qualitäten und die angekeimten Getreidesorten die hochwertigsten Yang-Qualitäten besitzen. Beide Gruppen stellen sozusagen die stärksten, in der menschlichen Nahrung vorkommenden ‚Energiepakete' dar, die sich jedoch aufgrund ihrer Polarität nicht gleichzeitig im Magen oder Darm vertragen. **Daher sollte man am selben Tag niemals rohe Nüsse oder Ölsamen und rohes, angekeimtes Getreide essen.** Am schlimmsten wirken sich diese energetischen Spannungen aus, wenn wir beide Lebensmittelgruppen gleichzeitig oder in aufeinanderfolgenden Mahlzeiten zu uns nehmen. Die Folgen können eine Menge Magen-Darm-Beschwerden mit Bauchschmerzen, Krämpfen, Blähungen und zum Teil massiven Darmflorastörungen sein. Das Allgemeinbefinden und das Abwehrsystem werden deutlich geschwächt, und in der Regel machen sich auch die bekannten Schwachstellen des Körpers bemerkbar. Ich selbst habe bei meinen Experimenten außerdem mit Kopfschmerzen, Nackenverspannungen, Rückenschmerzen und Beschwerden in den Kniegelenken reagiert.

Es gibt allerdings noch ein neutrales Lebensmittel, das wir diesen beiden Kombinationen hinzufügen können und natürlich auch müssen: das Wasser. Es kann warm oder kalt sein; jedoch sollte es nicht heißer als 45°C sein, und es muß absolut mineralarm sein. Alle anorganischen Mineralien, und dazu gehören das Kochsalz oder Meersalz ebenso wie die Mineralsalze im Mineralwasser, vermindern die katalysatoraktivierenden Energien dieser Nahrung. Außerdem vertragen sich Salz und alle anderen anorganischen Mineralien nicht mit rohen Nüssen, Ölsamen und rohem, angekeimtem Getreide im Magen-Darm-Trakt. Es kann dadurch zu mehr oder weniger starken Darmflorastörungen und zu denselben Symptomen kommen, die bei einer Kombination von rohen Nüssen oder Ölsamen mit rohem, angekeimtem Getreide auftreten können *(siehe auch Kapitel 3)*. Am besten eignet sich dafür sauberes Regen-, Bach- oder Flußwasser, so wie es die Schöpfung eigentlich für den Menschen vorgesehen hat.

Vor 60 Jahren war es jedoch nicht immer leicht, an ein unbelastetes, mineralarmes Wasser heranzukommen. Das Leitungswasser eignete sich nur in den wenigsten Gebieten für diese Ernährungsform, da es häufig sehr kalkreich und oft auch mit anderen giftigen Substanzen belastet war. In einigen Großstädten wurde es sogar gechlort. Wir bauten uns daher ein Umkehrosmosegerät unter unsere Küchenspüle ein, das über 95 % der Mineralien und aller organischen und anorganischen Substanzen und Schadstoffe herausfilterte. Die Wasserdestillation war uns wegen des hohen Stromverbrauchs zu teuer und nicht umweltfreundlich genug. Es gab natürlich – genauso wie heute – auch verschiedene mineralarme Wässer in Flaschen zu kaufen, die in jedem Fall eine gute Alternative zu einem mineralreichen Leitungswasser darstellen. Der gesamte Mineralsalzgehalt dieser Wässer darf aber keinesfalls 250 mg pro Liter überschreiten – je weniger, desto besser.

Warum erst beim gründlichen Kauen der Nahrung die katalysatoraktivierenden Energien freigesetzt werden, läßt sich nur mit der Kombination aus der mechanischen Zerkleinerung und der gleichzeitigen Einwirkung des Mundspeichels erklären. Außerdem muß dieser Vorgang im Mund selbst stattfinden, denn wenn man die Lebensmittel püriert, mit Speichel versetzt und einige Minuten abwartet, geschieht diesbezüglich gar nichts. Erst wenn wir beispielsweise ein Stück Apfel mit zwei oder drei Mandeln 150- bis 200mal oder entsprechend drei bis fünf Minuten lang gekaut haben, werden diese Energien maximal aktiviert. Zusammen mit all den anderen Energien, wie den Aufbau- und bindegewebsaktivierenden Energien oder auch den Yin-Yang-Energien, wirken sie dann bereits über den Mund auf alle Körperzellen. Im Magen setzt sich diese Wirkung fort, und zwar so lange, bis die Nahrung den Magen verlassen hat. Je nach der verzehrten Nahrungsmenge kann das mehrere Stunden dauern. Mund und Magen dienen dabei geradezu als energetische Verteilungsstellen für all die verschiedenen Energien. Neu ist diese Erkenntnis über die energetische Funktion des Magens keinesfalls, denn sowohl die Chinesen als auch die Inder kennen sie seit vielen tausend Jahren. In der Traditionellen Chinesischen Medizin gibt es sogar einen Meridian (Energieleitbahn), der mit dieser Verteilerfunktion des Magens in direkter Verbindung steht.

Die Verweildauer der Nahrung im Magen ist jedoch nicht nur von der Menge, sondern auch von der Art der Nahrung abhängig. Fette liegen dabei grundsätzlich am längsten im Magen, Eiweiße am zweitlängsten, und Kohlenhydrate verlassen ihn in der Regel am schnellsten. 100 Gramm Nüsse oder Ölsamen mit Früchten haben nach ungefähr drei bis vier Stunden den Magen wieder verlassen. Genausolange wirken dann alle Aufbau- und Entgiftungskräfte der Nahrung über den Magen auf den ganzen Körper. Die Hälfte dieser Menge braucht natürlich auch nur ungefähr die Hälfte der Zeit, um im Magen verdaut zu werden. 100 Gramm angekeimtes Getreide braucht hingegen nur zwei bis drei Stunden, um im Magen verdaut zu werden. Ißt man ausschließlich Früchte auf nüchternen Magen, ist dieser je nach Art und Menge der Früchte oft schon nach 20 bis 30 Minuten wieder leer. Die längste Verweildauer haben jedoch Mahlzeiten, bei denen wir Fette, Eiweiße und Kohlenhydrate miteinander mischen. Eine solche Mahlzeit kann dann schon mal vier bis fünf Stunden brauchen, bis der letzte Bissen den Magen verlassen hat *(siehe auch Kapitel 11)*.

Die Bedeutung der Verweildauer dieser verschiedenen Lebensmittel und Mahlzeiten im Magen ist vor allem deshalb so wichtig, da sich die rohen Nüsse und Samen nur mit wenigen anderen Nahrungsmitteln im

Magen-Darm-Trakt vertragen und keinesfalls mit größeren Mengen von anorganischen Mineralien in Berührung kommen sollten. Außerdem können die verschiedenen Aktivierungsenergien der rohen Früchte, Nüsse und Samen ja nur dann optimal im Magen wirken, wenn sie sich mit keinen anderen Lebensmitteln vermischen. Bevor man also diese energiereichen Lebensmittel zu sich nimmt, muß der Magen hundertprozentig leer sein, und man sollte mit der nächsten Mahlzeit mindestens so lange warten, bis die Aufbaunahrung den Magen vollständig verlassen hat."

„Um die Aktivierungsenergien von rohen Früchten, Nüssen und Ölsamen und vom rohen, angekeimten Getreide voll nutzen zu können, müssen also vier Bedingungen eingehalten werden:

- Generell gibt es nur zwei Grundkombinationen, und zwar eine Nuß- oder Ölsamensorte mit einer Fruchtsorte oder eine Sorte angekeimtes Getreide für sich alleine.
- Jeder Bissen muß mindestens 150- bis 200mal gekaut werden, bis er einigermaßen verflüssigt ist.
- Man darf nur mineralarmes Wasser dazutrinken, und
- schließlich dürfen sich diese Lebensmittel mit keiner anderen Nahrung im Magen vermischen."

Jonathan läßt es sich bei dieser Feststellung schmecken, und ich habe den Eindruck, daß er bewußt etwas länger kaut als sonst.

Hindernisse bei der Aufbautherapie

„Aber wie kommt es nun zum Aufbau der Verdauungskraft?"

„Das Wichtigste ist nun bereits geschehen, Jonathan. Denn durch die Aktivierung aller Katalysatoren beginnt die große ‚Säuberungsaktion' der Zellen. Die Zellmembranen und die Zellen selber werden entgiftet, so daß sie bis zu zehnmal besser ernährt werden können als ohne diese intensive Katalysatoraktivierung. Die Zellfunktionen nehmen dadurch wieder zu, und je häufiger und regelmäßiger wir uns so ernähren, um so vitaler werden nicht nur alle Körperzellen, sondern um so eher können sich auch kranke Zellen durch diese Heilmethode wieder regenerieren. Dabei denke ich auch an alle Krebserkrankungen, die ja in den meisten Fällen ein Endstadium der verminderten Tätigkeit einiger Soffwechselkatalysatoren darstellen *(siehe die Kapitel 6 und 17).*

Die Verdauungskraft wird nun durch die zusätzlichen Aufbauenergien wieder reaktiviert, und die einzelnen Verdauungskraftsteigerungen addieren sich von Tag zu Tag *(siehe Kapitel 6)*.

Es gibt eigentlich nur eine Möglichkeit, wodurch der erreichte Aufbauwert eines Tages wieder auf das Niveau des Vortages zurückfallen kann: Das geschieht immer dann, wenn wir in einer späteren Mahlzeit deutlich mehr essen, als wir eigentlich verdauen können. Durch diese Überlastung wird das geschwächte Verdauungsorgan derart überfordert, daß die Verdauungsfunktion wieder sinkt.

Dies ist der Grund, warum viele Krankheitssymptome, Allergien, Verdauungsbeschwerden und Darmpilzerkrankungen ab einem bestimmten Zeitpunkt schlagartig zunehmen können, auch wenn sie sich vorher relativ langsam entwickelt hatten. Wenn nämlich die Verdauungskraft durch die Umweltgifte, durch Streß oder die allgemeine Lebens- und Ernährungsweise bis zu einem bestimmten Punkt abgenommen hat, so daß dann die üblichen Mahlzeiten das geschwächte Organ zunehmend stärker überfordern, verringert sich die Verdauungskraft durch diese Überforderung ab einem bestimmten Zeitpunkt zusätzlich. Die Symptom- und Krankheitsentstehung nimmt dann mit wachsender Geschwindigkeit zu *(siehe auch Kapitel 7)*.

Schützen können wir uns vor dieser Eskalation der Beschwerden nur, wenn wir ein sensibles Körpergefühl entwickeln, das uns vor einer Überlastung mit zuviel Nahrung warnt. Liegt daher eine Verdauungsschwäche vor, ist es natürlich ratsam, die Verdauungskraft so schnell wie möglich aufzubauen, um Schlimmeres zu verhindern!

Generell sollte man bei allen Verdauungsschwächen daher immer nur soviel pro Mahlzeit essen, daß dadurch die Symptome so gering wie möglich gehalten werden. Mehrere kleine Mahlzeiten sind deshalb absolut empfehlenswert. Wenn die Verdauungskraft wieder gestiegen ist, kann man natürlich zu den drei oder auch nur zwei üblichen Mahlzeiten zurückkehren. Die häufig geführte Diskussion, ob nun mehrere kleine oder wenige ‚große' Mahlzeiten pro Tag gesünder sind, erübrigt sich daher in einer solchen Situation. Für einen Gesunden halte ich jedoch wenige größere Mahlzeiten für besser, damit der Verdauungstrakt seine notwendigen Ruhephasen bekommt."

Nun hatte ich so viel erzählt, daß ich vor lauter Reden nicht zum Essen gekommen bin. Eine Zeitlang sitzen wir daher schweigend zusammen und genießen unser gemeinsames Frühstück.

Es ist vielleicht eine halbe Stunde vergangen, als Anna-Maria unser Gespräch fortsetzt:

„Ich habe noch einmal über alles nachgedacht …", sie zögert einen Moment, bevor sie schließlich weiterspricht:

„Wenn wir also eine optimale Verdauungskraft haben wollen, müssen wir auch Lebensmittel zu uns nehmen, die alle Organfunktionen aktivieren können. Die Kohlenhydratverdauung wird dabei am besten vom aufgeschlossenen Vollkorngetreide aktiviert, wobei das rohe, angekeimte Getreide am intensivsten wirkt. Kartoffeln, Weißbrot, geschälter Reis und auch das ungekeimte, rohe Getreide sind diesbezüglich deutlich schwächer. Ihnen fehlen nicht nur die starken katalysatoraktivierenden Energien, sondern sie haben auch deutlich geringere Aufbauenergien als das energetisch aufgeschlossene angekeimte Vollkorngetreide *(siehe Grafik in Kapitel 6, Seite 195)*. Rohe Nüsse und Ölsamen stärken hingegen am besten die gesamte Eiweiß- und Fettverdauung. Aber auch Fleisch, Fisch, Eier und Hülsenfrüchte enthalten relativ starke Aufbauenergien. Ihnen fehlen jedoch mehr oder weniger die katalysatorativierenden Energien *(siehe Kapitel 6)*.

Letztendlich ist unsere Gesundheit also nicht nur von den vielen Inhaltsstoffen der Nahrung abhängig, sondern auch von einer Vielzahl verschiedener feinstofflicher Energien. Daher können wir unseren Körper und unsere Seele auch mit dem Gebet, der Meditation, mit bestimmten Atemtechniken und den vielen energetischen Bewegungssystemen, wie zum Beispiel Hatha-Yoga, Tai Chi oder Qi Gong, stärken und vitalisieren."

„Ja, du hast völlig recht! Das, was über verschiedene energetische Körper-, Atem- und Meditationstechniken erreichbar ist, können wir auch über die Ernährung oder sogar allein über unser Bewußtsein erreichen. Entscheidend ist, daß die Energie im Körper harmonisch fließt und zunimmt. Es gibt daher viele Wege, die den Körper heilen und gesund erhalten können. Die Ernährung ist dabei nur eine von vielen Methoden, aber sie ist die natürlichste und kann alle anderen Wege ideal ergänzen.

Wenn wir den Heilungsweg über die Ernährung gehen wollen, gibt es jedoch noch einige wichtige Bedingungen zu beachten. Die katalysatoraktivierenden Energien von Früchten, Nüssen und dem angekeimten Getreide können sich nämlich nur dann maximal entfalten, wenn wir nicht mehr als ein Fünftel bis höchstens ein Viertel von dem essen, was wir gerade noch verdauen könnten. Das bedeutet jedoch, daß der Mensch idealerweise nur ein Fünftel bis ein Viertel von dem essen sollte, was er verdauen kann. Dadurch verfügt er über einen großen Überschuß an Verdauungssäften, wodurch die Nahrung mehr als optimal zerlegt wird.

Laßt mich euch diesen Sachverhalt anhand eines typischen Beispiels erklären: Wenn gesunde Babys geboren werden, haben sie nach ein bis zwei Wochen eine maximale Eiweißverdauungskraft für ungefähr 12 bis

15 Gramm Eiweiß. 200 Milliliter Muttermilch, also eine gute Babymahlzeit, enthalten 2,4 Gramm Eiweiß, und das ist genau ein Fünftel bis ein Sechstel von diesen 12 bis 15 Gramm. Wird die Muttermilch in kleinen Schlucken direkt aus der Brust getrunken, wird diese Nahrung von gesunden Babys nicht nur ideal verdaut, sondern sie kann auch die Katalysatoren relativ intensiv aktivieren. Anders sieht es hingegen bei Babys mit einer Eiweißverdauungsschwäche aus, die in extremen Fällen sogar nur eine maximale Verdauungskraft für zwei bis drei Gramm Eiweiß oder noch weniger aufweisen können. In der Regel haben solche Babys nicht nur starke Verdauungsbeschwerden, sondern es handelt sich bei ihnen meistens auch um stärkere Allergiker, die unter anderem auch auf die Muttermilch oder die entsprechende Ersatzmilch allergisch reagieren. In solchen Fällen werden die Katalysatoren wegen der Überschreitung des idealen Fünftels nur noch sehr schlecht aktiviert. Bei gesunden Babys baut die Muttermilch den Körper und die Verdauungskraft daher wesentlich besser auf als bei Säuglingen mit geschwächter Verdauungskraft."

„Ja, wie sollen wir denn wissen, wie stark das schwächste Glied unserer Verdauungsorgane ist, so daß wir nicht mehr als ein Fünftel von der Aufbaunahrung essen, als dieses Organ verdauen kann?"

„Wißt ihr, das ist eigentlich nur durch eine spezielle Untersuchung möglich, wobei jedes Organ auf alle seine Einzelleistungen genau überprüft wird. In der Praxis habe ich diese Untersuchungen früher daher bei den meisten Patienten durchgeführt *(diese Untersuchungsmethode beschreibe ich ausführlich in meinem Buch über die Aura-Kinesiologie. Außerdem stelle ich sie auf meinen Seminaren vor, siehe Schlußwort).* Bei euch beiden habe ich diesbezüglich keine Bedenken, da ihr eine völlig gesunde Verdauungskraft habt. Ihr könnt euch daher von ganz normalen Mengen ernähren. Hat jedoch jemand Magen- oder Darmbeschwerden, chronische Darmflorastörungen, Pilzerkrankungen oder auch Nahrungsmittelallergien, liegt diesen Symptomen in den meisten Fällen auch eine Verdauungsschwäche zugrunde. Kennt man daher den oberen Grenzwert seines schwächsten Verdauungsorgans nicht, beginnt man die Aufbautherapie sicherheitshalber mit kleinen Anfangsmengen, die man dann ganz langsam steigert ..."

Einfache Erkennungsmerkmale für die verschiedenen Verdauungsschwächen

„Darf ich dich noch einmal unterbrechen, Großvater? Da stellt sich mir nämlich noch eine Frage: Wie kann man denn als medizinischer Laie erkennen, ob man eine Eiweiß-, eine Fett- oder eine Kohlenhydratverdauungsschwäche hat? Denn wenn man die Verdauungskraft stärken will, muß man doch wissen, welche Organfunktion geschwächt ist. Wer zum Beispiel eine geschwächte Kohlenhydratverdauung hat, würde sonst mit rohen Nüssen und Ölsamen wochen- oder monatelang vergeblich versuchen, seine geschwächte Verdauungskraft aufzubauen!"

„Das ist eine gute und wichtige Frage, Anna-Maria! – Für die Unterscheidung der verschiedenen Verdauungsschwächen gibt es einige klassische Kriterien, die es auch dem Laien einigermaßen ermöglichen, sich selbst zu diagnostizieren.

Bei einer Eiweißverdauungsschwäche des Magens, bei der entweder ein Magensäuremangel, eine verringerte Pepsinogenbildung oder beides vorliegt, werden wir nach einer reichhaltigen Mahlzeit relativ schnell Magendrücken, Magenschmerzen oder zumindest ein starkes Unwohlsein im Oberbauch bekommen, das häufig auch von einer allgemeinen Müdigkeit oder von Kopfschmerzen begleitet wird. Nach einiger Zeit kann auch Sodbrennen auftreten, wenn die Nahrung im Magen zu faulen und zu gären anfängt. Ähnliche Symptome können allerdings auch bei einem Magenschleimmangel auftreten, bei dem dann die Magensäure, soweit sie natürlich ausreichend gebildet wird, die Magenwand anzugreifen beginnt.

Fehlen hingegen die eiweißspaltenden Bauchspeicheldrüsenenzyme, ist also die Eiweißverdauung der Bauchspeicheldrüse geschwächt, treten die Darmbeschwerden in der Regel erst nach einiger Zeit auf, wenn die Nahrung den Magen verläßt und im Darm weiterverdaut wird. Es kann dann zu einem mehr oder weniger starken allgemeinen Unwohlsein mit oder ohne Bauchschmerzen und Blähungen kommen. Stark stinkende, weiche oder auch extrem harte Stühle können typische Symptome für eine generelle Eiweißverdauungsschwäche sein, gleichgültig, ob nun die Eiweißverdauung des Magens oder der Bauchspeicheldrüse geschwächt ist. Man kann also durch zu viel faulendes Eiweiß im Darm sowohl Durchfälle als auch Verstopfung bekommen.

Da durch eine verringerte Eiweißverdauung Allergien entstehen oder vorhandene Allergien verstärkt werden können, sollte man als Allergiker mit entsprechenden Magen-Darm-Beschwerden immer auch an eine Eiweißverdauungsschwäche denken.

Werden die kohlenhydratverdauenden Enzyme der Bauchspeicheldrüse weniger gebildet, treten die Darmbeschwerden, wie Blähungen oder auch Bauchschmerzen, ebenfalls frühestens eine halbe bis eine Stunde nach dem Essen auf. Leider sind sie nur sehr schwer von denen, die durch eine Eiweißfäulnis hervorgerufen werden, zu unterscheiden. Die Blähungsgase stinken hingegen nicht so stark, sondern riechen eher sauer vergoren. Liegt ausschließlich eine Schwäche der Kohlenhydratverdauung vor, so hat man also fast dieselben Darmsymptome wie bei einer Eiweißverdauungsschwäche; es treten jedoch seltener irgendwelche Nahrungsmittelallergien auf.

Bei einer reinen Fettverdauungsstörung der Galle oder der Bauchspeicheldrüse hat man hingegen kaum Darmbeschwerden, und Nahrungsmittelallergien treten in der Regel auch nicht auf. Das klassische Symptom ist der glänzende Fettstuhl, der schmierige Steifen in der Toilette hinterläßt und bei dem der After häufig nicht ohne Wasser sauber zu bekommen ist *(siehe auch Kapitel 17)*.

Die Heil- und Aufbautherapie
mit Samen und Früchten

Am stärksten sind natürlich die Darmbeschwerden, wenn nicht nur eine Störung vorliegt, sondern gleich mehrere. Da nun die rohen Nüsse oder Ölsamen unsere gesamte Eiweiß- und Fettverdauung des Magens und der Bauchspeicheldrüse sowie die Gallebildung in der Leber aktivieren können, stärkt man eine geschwächte Eiweiß- oder Fettverdauung mit dem Verzehr von rohen Nüssen oder Ölsamen zusammen mit rohen Früchten. Außerdem wird durch diese Nahrung auch die Schleimbildung des Magens reaktiviert. Eine geschwächte Kohlenhydratverdauung wird hingegen am intensivsten mit dem rohen, angekeimten Getreide aufgebaut.

Wer trotz dieser Leitsymptome für die verschiedenen Verdauungsschwächen nicht genau weiß, ob nun die Eiweiß-, Kohlenhydrat- oder Fettverdauung geschwächt ist, dem empfehle ich grundsätzlich, die Nüsse, Ölsamen und Früchte immer im Wechsel mit dem angekeimten Getreide anzuwenden. Das hat zudem noch den Vorteil, daß durch diesen Wechsel das gesamte Bindegewebe von allen Giften und Schlacken, also sowohl von den Yin- als auch von den Yang-Giften *(siehe Kapitel 13)*, zunehmend befreit wird und sich so manche Organ- oder Zellfunktion allein schon dadurch zu regenerieren beginnt! Man muß dabei immer bedenken, daß ja in der alten Zeit größtenteils die chemischen Um-

weltgifte, Nahrungszusatzstoffe und leider auch viele chemisch-pharmazeutische Medikamente daran beteiligt waren, daß es überhaupt zu diesen weitverbreiteten Organunterfunktionen und den vielen Allergien
gekommen war. Da diese vielen chemischen Substanzen meistens eine
starke Yin-Betonung aufweisen, werden sie vor allem durch starke Yang-
Energien mobilisiert und ausgeschieden. **Das angekeimte, rohe Getreide ist daher in dieser Zeit eines der wichtigsten Heilmittel überhaupt
gewesen, denn mit den yin-überschüssigen rohen Früchten, Nüssen,
Ölsamen oder Gemüsesorten kann man den Körper von diesen Giften
deutlich schlechter befreien.**

Wer schließlich mit dieser Heilanwendung seine Verdauungskraft wieder normalisiert hat, der kann natürlich vorzugsweise in den warmen
Jahreszeiten eher die yin-überschüssigen Nüsse, Ölsamen und Früchte zu sich nehmen und sich im Winter mehr vom yang-überschüssigen
Getreide ernähren.

Leidet man nun an einer Eiweiß- oder Fettverdauungsschwäche oder
eventuell an beidem, beginnt man die Aufbautherapie mit relativ kleinen Mengen einer Nuß- oder Ölsamensorte zusammen mit einer Fruchtsorte pro Tag. In schweren Krankheitsfällen fängt man sogar mit nur 10
Gramm Nüssen und Ölsamen täglich an und steigert diese Menge von
Monat zu Monat um jeweils 5 Gramm. Die Fruchtmenge ist dabei uner-
heblich. Nach spätestens einem Jahr ist man dann bei einer Menge von
50 bis 60 Gramm angekommen, bei der man dann aus bestimmten
Gründen, die ich euch gleich erklären werde, vorerst bleiben sollte.
Außerdem braucht man für den Verzehr von nur 50 Gramm Nüssen oder
Ölsamen, die man zusammen mit einer beliebigen Menge einer rohen
Obstsorte ißt, wegen der intensiven Kauarbeit mindestens eine halbe
Stunde. Wer diese Anwendung täglich oder zumindest ein paarmal
wöchentlich wiederholt und sich ansonsten möglichst gesund und basenüberschüssig ernährt, kann mit dieser Methode ,wahre Wunder' er-
leben. Jedoch braucht man viel Geduld, da eine Heilung nur ganz allmählich einsetzt.

In weniger schweren Krankheitsfällen kann man mit 20 oder 30 Gramm
Nüssen oder Ölsamen zusammen mit Früchten beginnen und steigert
diese Menge bei einer täglichen Anwendung ebenfalls von Monat zu
Monat um 5 Gramm. Wer diese Heilnahrung hingegen nur alle zwei Tage
anwendet oder sie aus Zeitgründen nur am Wochenende praktizieren
kann, der erhöht die Nuß- oder Ölsamenmenge natürlich entsprechend
langsamer.

Im Falle einer starken Kohlenhydratverdauungsschwäche beginnt man
ebenfalls mit nur 10 Gramm angekeimtem Getreide[29] und steigert die-

se Menge von Monat zu Monat um jeweils 5 Gramm. Allerdings muß man mindestens einmal täglich diese 10 Gramm gegessen haben. Ißt man diese Menge nur alle zwei Tage, erhöht man die Getreidemenge entsprechend alle zwei Monate um 5 Gramm. Liegt nur eine schwache Kohlenhydratverdauungsschwäche vor, kann man die Anfangsmenge auf 20 bis 40 Gramm[29] erhöhen.

Gesunde Menschen können natürlich sofort mit 50 Gramm Nüssen, Ölsamen oder Getreide beginnen. Da diese Menge jedoch für ein bis zwei Stunden eine sehr starke Entgiftung des Bindegewebes provoziert *(siehe nächstes Kapitel)*, verträgt in der Regel auch ein gesunder Mensch anfangs nur kleinere Mengen. Erfahrungsgemäß weiß ich, daß man daher auch als gesunder Mensch am besten mit kleinen Mengen von nicht mehr als 30 bis 40 Gramm beginnt, die man dann allmählich auf maximal 50 Gramm steigert.

Praktisch geht man nun so vor, daß man diese Heilnahrung am besten immer als erste Nahrung am Tag zu sich nimmt. Dann ist nicht nur der Magen, sondern auch der Dünndarm leer, wodurch es zu keinerlei Unverträglichkeiten mit irgendwelchen anderen Nahrungsmitteln kommen kann. Falls das aus zeitlichen Gründen nicht möglich ist, sollte man zur letzten Mahlzeit so viel Abstand einhalten, daß der Magen vorher mindestens eine halbe bis eine Stunde leer gewesen ist. Echter Hunger oder Magenknurren sind die besten Zeichen, daß der Magen wirklich leer ist. Wie ich euch schon sagte, braucht eine normale Hauptmahlzeit, die aus Eiweiß, Kohlenhydraten und Fetten besteht, mindestens drei bis fünf Stunden, bis sie den Magen wieder verlassen hat. Kleinere Zwischenmahlzeiten liegen hingegen oft nicht länger als ein bis drei Stunden im Magen. Ist man sich nicht ganz sicher, ob der Magen wirklich leer ist, kann man den Magen auch mit ein oder zwei Gläsern Wasser von den eventuellen Resten ‚freispülen‘ und wartet dann noch einmal mindestens eine halbe Stunde, bevor man die rohen Nüsse oder Samen ißt.

Hat man seine Aufbaumahlzeit beendet, ist es ganz wichtig, daß man bis zur nächsten Mahlzeit wiederum so lange abwartet, bis der Magen wieder leer ist. Die einzige Nahrung, die man in der Zwischenzeit in nicht allzu großen Mengen zu sich nehmen kann, ist das mineralarme Was-

---

29 Die angegebene Getreidemenge bezieht sich immer auf **getrocknete** angekeimte Getreidekörner *(siehe die letzten Seiten dieses Kapitels)*. Wollen Sie die Körner im frischgekeimten, ungetrockneten Zustand essen, können Sie diesbezüglich alle Mengenangaben für das Getreide grundsätzlich verdoppeln. Das bezieht sich also sowohl auf die jeweilige Ausgangsmenge, mit der Sie diese Ernährungsweise beginnen, als auch auf die monatlichen Steigerungen.

ser. Jegliche Art von Tee würde ich nicht unbedingt empfehlen, da durch deren Inhaltsstoffe eine leichte Beeinträchtigung der Aktivierungsenergien entstehen kann. Man trinkt solche Getränke am besten erst dann, wenn die Aufbaunahrung im Magen verdaut ist und ihn bereits verlassen hat.

Nach der Beendigung einer Mahlzeit von 10 Gramm Nüssen, Ölsamen oder angekeimtem Getreide beträgt die Wartezeit bis zur nächsten Nahrungsaufnahme mindestens 45 Minuten, nach 30 Gramm 1 1/2 Stunden, nach 50 Gramm 2 1/2 Stunden und nach 75 Gramm zirka 3 1/2 Stunden. Nach 100 Gramm Nüssen oder Ölsamen mit einer beliebigen Menge Obst oder 100 Gramm angekeimtem Getreide sollte man mindestens 4 bis 4 1/2 Stunden bis zur nächsten Mahlzeit warten. Grundsätzlich beginnt die Wartezeit immer erst dann, wenn der letzte Bissen hinuntergeschluckt worden ist.

Das Getreide wird zwar schneller verdaut als dieselbe Menge an Nüssen oder Ölsamen; jedoch hat sich in der Praxis gezeigt, daß es beim angekeimten Getreide dennoch wichtig ist, diese langen Wartezeiten einzuhalten. Ansonsten können im Darm durch die Vermischung mit anderen Nahrungsmitteln sehr leicht Darmbeschwerden entstehen.

Es hat sich auch als sinnvoll herausgestellt, daß die ersten Lebensmittel nach einer solchen Mahlzeit nicht allzu salzig sein sollten. Ihr wißt ja: Alle rohen Nüsse und Samen vertragen sich nicht mit Salz im Magen-Darm-Trakt.

Ganz besonders wichtig sind bei der Ernährung mit rohen Nüssen und Samen also die Wartezeiten zu anderen Mahlzeiten, wobei es keine Rolle spielt, ob man diese Lebensmittel nun im Sinne der ersten, zweiten oder dritten Trennkoststufe zu sich nimmt. Bei manch einer Person können die angegebenen Richtzeiten allerdings auch ein wenig länger ausfallen. Entscheidend ist immer das subjektive Wohlbefinden."

„Aber so richtig satt kann man doch von 10 bis 30 Gramm Getreide oder Nüssen nicht gerade werden?!"

Anna-Marias Stimme klingt bei dieser Frage ein wenig skeptisch. Jedoch ist sie sehr wohl berechtigt, denn auch ich mußte diese „Hungerstrecke" anfangs hinter mich bringen.

„Da hast du völlig recht. Es braucht schon einige Monate oder sogar Jahre, bis man sich von der dritten Trennkoststufe zumindest einmal täglich so ernähren kann, daß man auch satt davon wird. Ich selbst fing vor über 60 Jahren ebenfalls mit kleinsten Mengen von 10 Gramm an, die ich morgens zweimal hintereinander aß. Zwischen diesen beiden Mahlzeiten lag dann ungefähr eine Stunde. Dieser Abstand ist sehr wichtig, damit sich die Verdauungsorgane ausgeruht haben und wieder mit ihrer maximalen Leistung gefordert werden können. Bei größeren Nahrungsmengen verlängert sich der Abstand natürlich entsprechend der Wartezeiten, die wir eben besprochen haben.

Eine Stunde nach der zweiten Aufbaumahlzeit aß ich dann mein gewohntes Frühstück. Ein Dreivierteljahr später war die Menge der Aufbaunahrung allerdings schon so groß geworden, daß sie zu meinem Frühstück werden konnte. Mittags aß ich dann erhitztes Getreide mit Öl, Salz und Gemüse.

Wer daher diesen Weg der Heilung gehen will, sollte diese Nahrung anfangs ausschließlich als Heilmittel betrachten! Erst wenn die Menge mit der Zeit größer wird, kann sie zunehmend zu einer vollständigen Mahlzeit werden. Bevor man jedoch von einer Aufbaumahlzeit auch satt wird, sollte man die entsprechenden Wartezeiten unbedingt einhalten und kann dann sein übliches Frühstück zu sich nehmen.

Grundsätzlich empfiehlt es sich außerdem, generell nur natürliche Nahrungsmittel zu essen und die anderen Mahlzeiten ebenfalls relativ gesund zu kombinieren. Es gibt jedoch ein Nahrungsmittel, das sich genausowenig wie das Salz mit rohen Nüssen, Ölsamen oder dem rohen, angekeimten Getreide im Darm verträgt – und das ist der raffinierte Zucker. Wer also diese Aufbautherapie mit der Ernährung machen möchte, sollte seiner Darmflora zuliebe auf den raffinierten Zucker konsequent verzichten!"

Entgiftung und Transmutation – wie Vorteile zu Nachteilen werden können

„Vorhin erwähntest du, daß es aus bestimmten Gründen nicht gut sei, mehr als 50 Gramm Nüsse oder Samen täglich auf diese Art und Weise zu sich zu nehmen. Wir wissen jedoch von dir, daß du dich seit einigen Jahrzehnten überwiegend nach diesen Erkenntnissen ernährst und daß deine Mahlzeiten deutlich mehr als nur 50 Gramm Nüsse oder Samen enthalten ..."

„Ja, Anna-Maria, beinahe hätte ich es vergessen! Alles, was ich euch bis jetzt erzählt habe, war relativ einfach nachzuvollziehen. Leider existieren bei dieser Methode jedoch zwei Umstände, welche die Anwendung ein wenig erschweren.

Der erste Umstand betrifft die starke Entgiftung des Bindegewebes, die wir mit diesen Lebensmitteln bewirken können. Daher sollte man die Menge der Heilnahrung nur sehr langsam steigern, damit das Blut nicht zu stark mit den gelösten Giften überschwemmt wird und die Leber oder die Nieren möglicherweise mit der Ausleitung der Gifte und Schlacken nicht mehr nachkommen. Zum anderen kommt es auch durch die sich ständig verbessernde Verdauungskraft, soweit sie natürlich vorher geschwächt war, zu einer kontinuierlichen Verbesserung der Blutqualität, wodurch in der Regel eine zweite Entgiftungsreaktion des Körpers einsetzt. Ich werde euch beide Formen der Bindegewebsentgiftung noch einmal bei unserem nächsten Treffen ausführlich erklären *(siehe nächstes Kapitel)*. Auf jeden Fall sollte man den Körper deshalb nur ganz langsam aufbauen und nichts überstürzen.

Der zweite Umstand ist hingegen ein wenig komplizierter. Ich habe euch vorhin schon angedeutet, daß diese Art der Ernährung sogar das Leben verlängern kann. Das setzt jedoch voraus, daß alle Stoffwechselfunktionen ,mehr als optimal' funktionieren müssen. Der Körper ist dann sogar in der Lage, bestimmte Substanzen zu bilden, die er im Normalzustand nicht herstellen kann. Eine dieser Substanzen ist das Natriumchlorid, unser gewöhnliches Kochsalz. Wenn wir also diese Art der Ernährung praktizieren, wird unser Körper regelrecht zu einem alchemistischen Labor, in dem nicht nur bestimmte Elemente in andere umgewandelt werden können, sondern mit großer Wahrscheinlichkeit sogar neue Elemente entstehen[30]. Nur so wird verständlich, warum man bei dieser energiereichen Ernährung ohne jegliche Kochsalzzufuhr dennoch mehr als genug Salz im Körper haben kann. Im Gegensatz zur normalen salzlosen Ernährung, bei der wegen des Natriumchloridmangels nach einigen Tagen oder Wochen bereits die Magensäurebildung zu sinken beginnt *(siehe Kapitel 2)*, kann es bei dieser Art der Ernährung sogar zu einem Anstieg der Magensäureproduktion kommen. Auch der Schweiß bleibt leicht salzig, was ja bei einer normalen salzlosen Ernährung keineswegs der Fall ist. *(Mein bisher längster Selbstversuch, den ich im Oktober wegen der zu kalten Witterung für ein halbes Jahr unterbrochen hatte, dauerte 1996 fünf Monate.)*

Diese neugebildeten Mineralionen verhalten sich im Körper im Prinzip wie alle primär organisch gebundenen Mineralien[31], die wir mit den

---

30 Grundsätzlich habe ich in diesem Buch immer versucht, mich entweder an naturwissenwissenschaftlich bewiesene oder zumindest an naturwissenschaftlich nachvollziehbare Tatsachen zu halten. Mit dieser Aussage begebe ich mich jedoch in einen Bereich, der für die heutige Wissenschaft eine enorme Provokation darstellt, da sie bestimmte Gesetze der Physik in Frage stellt. Bevor Sie daher diese Behauptung – für mich ist es eine Tatsache – grundsätzlich als „Ding der Unmöglichkeit" hinstellen, lesen Sie bitte das Kapitel 23.

pflanzlichen und tierischen Nahrungsmitteln aufnehmen. Das betrifft jedoch keinesfalls die anorganischen Mineralsalzionen[32], wie zum Beispiel das Koch- oder Meersalz, auch wenn sich diese chemisch in keiner Weise von den im Körper transmutierten beziehungsweise neu gebildeten Elementen und den primär organisch gebundenen Mineralien unterscheiden. Im Stoffwechsel verhalten sich die primär anorganisch gebundenen Mineralsalzionen nämlich ein wenig anders als die primär organisch gebundenen beziehungsweise im Körper transmutierten Mineralionen. Mit großer Wahrscheinlichkeit werden sie nämlich schlechter in unserem Körper verwertet als die primär organisch gebundenen oder neu gebildeten Mineralien. Um diesen Nachteil auszugleichen, ist unser Körper nun in der Lage, die primär anorganischen Mineralsalzbestandteile so zu verändern, daß ihre Stoffwechselaktivität mit den primär organisch gebundenen Mineralien identisch ist. Die anorganischen Mineralien bekommen sozusagen eine ,organische Prägung' und können dann natürlich ebenso gut wie die primär organisch gebundenen oder selbst gebildeten Mineralionen im Stoffwechsel verwertet werden. Unser Körper tut dabei nichts anderes, als was die Pflanzen oder Tiere uns zuvor schon abgenommen haben. Geistig gesehen, werden die Mineralien bei diesem Prozeß auf eine höhere Energie- oder Daseinsebene gehoben. Allerdings braucht unser Körper für diesen Vorgang Zeit, die in der Regel bei einigen Tagen liegt. Sie kann jedoch unter bestimmten Voraussetzungen, die unseren Gesundheitszustand, unsere Lebensenergien und unser geistiges Bewußtsein betreffen, auch auf wenige Stunden sinken! Ebenso läßt sich dieser Vorgang mit bestimmten homöopathischen Mitteln beeinflussen.

Bei meinen Forschungen habe ich nun herausgefunden, daß es in unserem Körper bezüglich des Natriumchlorid-Haushalts nur zwei Zustände gibt, die keinesfalls nebeneinander bestehen können: Entweder wird unser Körper von außen mit dem anorganischen Natriumchlorid versorgt und beginnt dann, dieses innerhalb von einigen Tagen in ,organisch geprägte' Ionen umzuwandeln oder er nimmt bereits organisch

---

31 Unter organischen Stoffen versteht man solche Verbindungen, die Kohlenstoffatome enthalten. Sie bilden damit die Grundlage der „belebten" Natur auf der Erde. Organisch gebundene Mineralien, wie sie in allen Pflanzen, Tieren und im Menschen vorkommen, sind daher zum Beispiel an Aminosäuren gebunden.

32 Die Mineralsalzreste der anorganischen Mineralsalze enthalten im Gegensatz zu den organischen Verbindungen keine Kohlenstoffatome. Anorganische Verbindungen bilden damit die Grundlage der „unbelebten" Natur auf der Erde.

geprägte Natrium- und Chlorionen mit der Nahrung auf beziehungsweise bildet sie grundsätzlich selbst. Mit der Bildung von Natrium- und Chlorionen kann er jedoch erst dann beginnen, wenn alle anorganischen Mineralsalzbestandteile im Körper ‚umgewandelt' sind. Ernähren wir uns daher so, daß der Körper eigentlich dazu in der Lage wäre, Natriumchlorid selbst zu bilden, und befinden sich noch nicht ‚umgewandelte' Mineralionen im Blut, beginnt er zuvor, alle noch nicht ‚organisch geprägten' Mineralionen vermehrt über die Nieren auszuscheiden. Er will ja den Zustand erreichen, bei dem nur ‚organisch geprägte' Mineralien im Körper sind, um dann mit der Eigensynthese zu beginnen.

Das Problem liegt nun darin, daß wir uns mit der Ernährung in der dritten Trennkoststufe einerseits extrem natriumchloridarm ernähren und andererseits das anorganische Koch- oder Meersalz, das wir mit den übrigen Mahlzeiten aufnehmen, vermehrt über den Urin ausgeschieden wird. Unter normalen Bedingungen müßten wir uns daher bis zu fünf Tagen ohne anorganische Mineralsalze ernähren, bis alle primär anorganisch gebundenen Mineralien im Körper ‚umgewandelt' worden sind und eine solche Aufbaumahlzeit auch die Salzbildung im Körper anzuregen beginnt. Solange wir jedoch mit den anderen Mahlzeiten noch normale Mengen anorganischer Salze aufnehmen, besteht bei dieser energiereichen Ernährung die Gefahr, daß wir viel Natriumchlorid über den Urin verlieren. Daher habe ich gesagt, daß man nicht mehr als 50 Gramm Nüsse oder Samen pro Tag auf diese Art und Weise essen sollte, da man sonst zuviel Natriumchlorid über den Urin verliert. Um die vermehrte Salzausscheidung auszugleichen, sollte man in allen anderen Mahlzeiten dann natürlich für eine ausreichende Zufuhr von Koch- oder Meersalz sorgen.

Die Warnung vor einem zu intensiven Aufbau mit diesen energiereichen Lebensmitteln sollte also sehr ernst genommen werden! Sonst sind nicht nur starke Entgiftungskrisen vorprogrammiert, sondern man kann auch enorm viel Salz verlieren – nämlich all das, was man an den Vortagen in Form von anorganischen Verbindungen aufgenommen hat, mit all den Folgen, die ein Natriumchloridmangel mit sich bringen kann *(siehe auch Kapitel 2)*.

Ist der Körper jedoch nach einigen Jahren größtenteils entgiftet, kann man sich zunehmend nach dieser Methode ernähren *(siehe Kapitel 23)*. Zusätzliches Koch- oder Meersalz in der Ernährung ist dann natürlich eher hinderlich, da es die Transmutation oder Eigensynthese von Elementen ja so lange blockiert, bis es entweder ‚organisch geprägt' oder über die Nieren ausgeschieden worden ist. Das betrifft natürlich ebenso alle anderen anorganischen Mineralverbindungen oder synthetisch hergestellten ‚organisch gebundenen' Mineralionen, wie sie zum Beispiel in Mineralwässern und in den meisten Mineralstoffpräparaten enthalten sind. Für euch kommt diese Art der Ernährung im Moment jedenfalls noch nicht in Frage!"

„Scheidet unser Körper die primär anorganisch gebundenen Mineralien denn nur dann vermehrt aus, wenn wir die rohen Früchte, Nüsse und Samen so essen, daß alle Aktivierungsenergien maximal angeregt werden, oder verlieren wir ebensoviel Salz, wenn wir zum Beispiel mehrere rohe Obst- oder Nußsorten zusammen essen?"

„Wie ich schon sagte, Jonathan, der Körper scheidet die primär anorganischen, noch nicht ‚organisch geprägten' Mineralionen nur dann vermehrt aus, wenn er eigentlich in der Lage wäre, bestimmte Mineralien selbst zu bilden. Das ist er aber ausschließlich dann, wenn wir uns nach der dritten Trennkoststufe ernähren, bei der wir nicht nur die entsprechenden Kombinationsregeln beachten, sondern die Lebensmittel auch gründlich kauen müssen.** Alle noch nicht ‚organisch geprägten' Mineralsalzionen stehen dem Körper dabei jedoch im Wege, so daß er sie entweder zuerst umwandeln oder eliminieren muß. Wenn du daher eine Mahlzeit aus mehreren rohen Früchten oder Nüssen zu dir nimmst, wird der Körper eher versuchen, das Salz vermehrt zurückzuhalten, da diese Mahlzeit sehr natriumchloridarm und der Stoffwechsel immer bestrebt ist, im Gleichgewicht zu bleiben – allerdings mit einer kleinen Einschränkung: Falls du nämlich durch eine solche Nahrung stark entgiften solltest, sie ist ja basenüberschüssig und gehört immerhin der zweiten Trennkoststufe an, wirst du auch durch eine solche Mahlzeit etwas mehr von den Mineralionen über die Nieren verlieren als ohne diese Entgiftungsreaktion *(siehe Kapitel 2)*. Das liegt unter anderem daran, daß bestimmte Stoffwechselendprodukte, wie zum Beispiel die Harnsäure, an Kalzium-, Kalium- oder Magnesiumionen gebunden werden und den Körper so über den Urin verlassen *(siehe Kapitel 8)*."

Zusammenfassung

Jonathan schaut seine Schwester fragend an, so, als würde er wissen, daß er meine Ausführungen für sie noch einmal mit seinen Worten zusammenfassen muß:

„Also, wenn ich alles richtig verstanden habe, können wir an bestimmten Symptomen erkennen, ob wir eine Eiweiß-, eine Fett- oder eine Kohlenhydratverdauungsschwäche haben. Zwar haben nicht alle Allergiker eine Eiweißverdauungsschwäche; wenn sie jedoch neben den Allergien auch unter Verdauungsbeschwerden und eventuell sogar unter Pilzerkrankun-

331

gen leiden, liegt mit großer Wahrscheinlichkeit auch eine Eiweißverdauungschwäche vor. Eine Fettverdauungsschwäche zeigt sich am Fettstuhl, der schmierige Streifen in der Toilette hinterläßt. Die Kohlenhydratverdauungschwäche ist eher eine Ausschlußdiagnose, wenn wir nämlich Verdauungs- und Darmbeschwerden haben, jedoch weder zu Nahrungsmittelallergien neigen noch den typischen Fettstuhl aufweisen.

Mit den Nüssen und Ölsamen können wir die gesamte Eiweiß- und Fettverdauung aufbauen und mit dem angekeimten Getreide die Kohlenhydratverdauung. Wichtig bei der praktischen Durchführung dieser Heilnahrung ist nun, daß wir neben den Kombinationsregeln und dem gründlichen Kauen auch noch gewisse Wartezeiten zu anderen Nahrungsmitteln und Getränken, außer dem mineralarmen Wasser, einhalten. Besonders vorsichtig muß man mit der Salzaufnahme nach einer Mahlzeit aus rohen Nüssen oder Samen sein, da sich Salz weder im Magen noch im Darm mit diesen Lebensmitteln verträgt.

Eine letzte Bedingung betrifft noch einmal die katalysatoraktivierenden Energien. Damit sich diese optimal entfalten können, darf man nicht mehr als ein Fünftel bis ein Viertel von der Menge essen, die das aufzubauende Organ maximal verdauen kann. Da man diesen Grenzwert nur durch genaue Untersuchungen erfahren kann, beginnt man die Aufbautherapie sicherheitshalber mit sehr geringen Mengen, die man dann allmählich steigert. Das hat außerdem den Vorteil, daß das Blut und die Ausscheidungsorgane durch die anfänglich stärkere Entgiftung nicht zu sehr belastet werden.

Da Nüsse und Ölsamen sowie das angekeimte Getreide die lebensenergiereichsten Lebensmittel überhaupt sind und gleichzeitig die polaren Yin-Yang-Kräfte enthalten, vertragen sie sich am selben Tag nicht gemeinsam im Darm. Dasselbe trifft auch auf die Kombination mit dem raffinierten Zucker zu, den man allein schon wegen seiner vielen anderen negativen Wirkungen auf unseren Körper meiden sollte *(siehe Kapitel 9)*.

Solange wir noch anorganische Mineralien, wie das Koch- oder Meersalz, oder die Mineralien der Mineralwässer mit unserer Nahrung aufnehmen, sollten wir pro Tag nicht mehr als durchschnittlich 50 Gramm Nüsse oder Samen auf diese Art und Weise essen, da wir sonst zu viel von den noch nicht ‚organisch geprägten' Mineralionen über die Nieren verlieren. Bei den anderen Mahlzeiten sollten wir daher auf eine ausreichende Salzzufuhr achten."

Jonathan hält einen Moment inne und fährt dann fort:

„Wir könnten doch all diese einzelnen Punkte in einer übersichtlichen Tabelle ausarbeiten! Dann kann man sich die Zusammenhänge besser einprägen."

Kaum hat er den letzten Satz zu Ende gesprochen, steht er auch schon auf und läuft ins Haus. Kurz darauf kommt er mit einem Block Papier und einem Bleistift wieder. Gemeinsam beginnen wir drei die Tabelle zu erstellen.

DIE DRITTE TRENNKOSTSTUFE

GROBE DIAGNOSE DER VERDAUUNGSSCHWÄCHEN

Eiweißverdauungschwäche – Aufbau mit Nüssen oder Ölsamen zusammen mit Obst

mögliche Symptome: – Verdauungsbeschwerden (Blähungen, weiche Stühle oder Verstopfung)
– Darmflorastörungen mit Pilzerkrankungen
– Allergien

Fettverdauungsschwäche – Aufbau mit Nüssen oder Ölsamen zusammen mit Obst

mögliche Symptome: – Fettstuhl
– Verdauungsbeschwerden (weiche Stühle oder Verstopfung)
– geringe Darmflorastörungen mit Pilzerkrankungen (in der Regel keine verdauungskraftbedingten Allergien)

Kohlenhydrat-verdauungsschwäche – Aufbau mit angekeimtem Getreide

mögliche Symptome: – Verdauungsbeschwerden (Blähungen, Bauchschmerzen und weiche Stühle bis hin zu Durchfällen)
– Darmflorastörungen mit Pilzerkrankungen (in der Regel keine verdauungskraftbedingten Allergien, kein Fettstuhl)

NOTWENDIGE VORAUSSETZUNGEN UND BEDINGUNGEN FÜR DIE AUFBAUTHERAPIE MIT DER NAHRUNG

1. Voraussetzungen für die maximalen Aktivierungsenergien:

- Eine rohe Nuß- oder Ölsamensorte mit einer rohen Obstsorte (Obst kann geschält werden) oder
  eine Sorte rohes, angekeimtes Getreide für sich alleine.
- Jeder Bissen muß mindestens 150- bis 200mal gekaut werden. Die Nahrung sollte weitgehend verflüssigt werden.
- Zur Aufbaunahrung darf nur mineralarmes Wasser getrunken werden. Der gesamte Mineralsalzgehalt sollte 250 mg pro Liter nicht überschreiten – je weniger, desto besser! Außerdem darf das Wasser keine Kohlensäure enthalten!
- Man darf nicht mehr als ein Fünftel bis ein Viertel von der Menge essen, die das geschwächte Organ maximal verdauen kann.

  Ist der oberste Grenzwert nicht bekannt, beginnt man sicherheitshalber mit einer relativ geringen Menge, die nur langsam gesteigert wird.

In schweren Krankheitsfällen ißt man daher anfangs nur
10 Gramm   Nüsse oder Ölsamen mit einer beliebigen Menge Obst
               oder
10 Gramm   angekeimtes Getreide[29, Seite 325].

In leichteren Krankheitsfällen beginnt man mit
20 bis 30 Gramm   Nüssen oder Ölsamen mit einer beliebigen Menge Obst oder mit
20 bis 30 Gramm   angekeimtem Getreide[29, Seite 325].

Gesunde Menschen beginnen wegen der anfangs stärkeren Entgiftung des Bindegewebes ebenfalls mit geringen Mengen Nüssen oder Samen, die 30 bis 40 Gramm[29, Seite 325] nicht überschreiten sollten.

In jedem Fall beträgt die monatliche Steigerung bei einer täglichen Anwendung maximal 5 Gramm. Wendet man die Aufbautherapie mit der Nahrung nur alle zwei Tage an oder ißt man das angekeimte Getreide im täglichen Wechsel mit den Nüssen oder Ölsamen, erhöht man die Nuß- und Samenmenge erst nach 2 Monaten um 5 Gramm.

2. Bedingungen für einen ordentlichen Ablauf:

- Der Magen muß vor einer Aufbaumahlzeit immer absolut leer sein.
- Bevor man nach einer Aufbaumahlzeit andere Nahrungsmittel und Salz essen will, müssen bestimmte Wartezeiten eingehalten werden. Dabei beginnt die Wartezeit erst dann, wenn der letzte Bissen der Aufbaunahrung hinutergeschluckt worden ist.

  Mindestwartezeiten nach Nüssen, Ölsamen oder angekeimtem Getreide:

10 Gramm:	45 Minuten
30 Gramm:	1 1/2 Stunden
50 Gramm:	2 1/2 Stunden
75 Gramm:	3 1/2 Stunden
100 Gramm:	4 bis 4 1/2 Stunden

- Rohes, angekeimtes Getreide und rohe Nüsse oder Ölsamen sollten weder in derselben noch in aufeinanderfolgenden Mahlzeiten verzehrt werden. Am besten ißt man beide Lebensmittelgruppen nie am selben Tag.
- Am selben Tag sollte auch nie raffinierter Zucker gegessen werden, da sich der raffinierte Zucker nicht mit rohen Nüssen und Samen im Darm verträgt.
- Solange wir uns noch mit zusätzlichem Salz und anderen anorganischen Mineralien ernähren, sollten wir nicht mehr als 50 Gramm Nüsse oder Samen täglich auf diese Art und Weise zu uns nehmen, da der Körper sonst zu viel von den noch nicht „organisch geprägten" Mineralien über die Nieren ausscheidet.
- Damit kein Natriumchloridmangel entsteht, muß auf einen ausgeglichenen Salzhaushalt geachtet werden. Der durchschnittliche Tagesbedarf einer erwachsenen Person beträgt drei bis fünf Gramm Salz. Schwitzen wir viel, erhöht sich der Salzbedarf automatisch.

Ratschläge für das Keimen von Getreide

Nachdem wir die Tabelle fertiggestellt haben, fragt mich Anna-Maria, wie das Getreide gekeimt werden muß, damit es die maximalen Aufbaukräfte entwickelt.

„Die stärksten Aufbaukräfte hat das Getreide dann, wenn der Keimling zu wachsen beginnt und gerade vier bis fünf Millimeter lang ist. Er ist dann zwei bis drei Millimeter gewachsen, da seine Länge im trockenen Getreidekorn ja bereits zwei Millimeter beträgt. Läßt man es länger keimen, so wie es teilweise von anderen Autoren empfohlen wird, enthält das Getreide zwar mehr Vitamine und weniger Phytinsäure, jedoch verliert es durch diesen Wachstumsprozeß zunehmend die Aktivierungsenergien. Ist der Keimling länger als das Korn selbst, ist es als Aufbaunahrung bereits untauglich. Außerdem kann das so weit gekeimte Getreide unsere Darmflora keinesfalls mehr so gut aufbauen wie das nur kurz angekeimte Getreide. Ganz davon abgesehen schmeckt das kurz angekeimte Getreide wesentlich besser als das doch eher penetrant süß schmeckende, länger gekeimte Getreide.

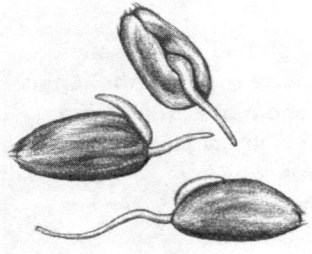 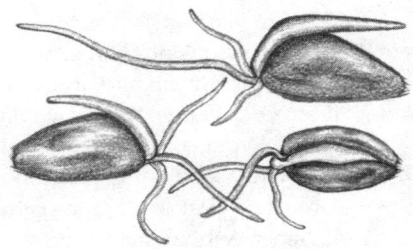

richtig angekeimter Weizen   *zu lang angekeimter Weizen*

Weizen läßt sich von allen Getreidesorten am leichtesten keimen. Man weicht ihn für zehn bis zwölf Stunden in frischem, ungechlortem Wasser ein und gießt das Einweichwasser dann ab. Zwischendurch kann man das Wasser auch wechseln und die bereits angequollenen Körner lockern, damit sie sich nicht im Einweichglas oder in der Schüssel festsetzen. Die Einweichzeit von zwölf Stunden sollte beim Weizen möglichst nicht überschritten werden, da sonst die Keimfähigkeit nachläßt. Nach dem Einweichvorgang wird das Getreide zwei- bis dreimal mit frischem Wasser gespült, bis das Spülwasser klar bleibt. Man läßt das Getreide in

einem Sieb gut abtropfen und gibt es dann in eine Schüssel oder ein großes Glas und bedeckt das Gefäß zum Beispiel mit einem Teller, damit
die gequollenen Körner nicht austrocknen. Zweimal täglich sollte man
das Getreide dennoch mit frischem Wasser spülen, damit es einerseits
feucht bleibt und sich andererseits keine Schimmelpilze bilden.

Aus praktischen Gründen lasse ich immer ein bis zwei Kilogramm
Getreide auf einmal ankeimen. Als Keimgefäße dienen mir zwei große
Einweckgläser mit einem Volumen von jeweils drei Litern. Da das Getreide
beim Einweichen stark aufquillt, darf das Glas höchstens zur Hälfte mit
den Körnern gefüllt werden. Das Einweichwasser sollte dann das ganze
Glas füllen. Durch ein Küchensieb, das genau auf die Glasöffnung paßt,
kann man das Wasser hervorragend abgießen. Zum Abtropfen stelle ich
die Gläser einfach umgekehrt auf die Siebe und lasse sie so ein bis zwei
Tage stehen. Zwischendurch spüle ich das Getreide natürlich regelmäßig. Wenn der Keimling eine Gesamtlänge von vier bis fünf Millimetern
erreicht hat, ist das Getreide fertig angekeimt. In diesem Wachstumssta-
dium hat beim Weizen die erste Wurzel gerade eine Länge von durchschnittlich einem Zentimeter erreicht. Die anderen beiden Wurzeln sind
nur anlagemäßig erkennbar und würden in den nächsten 12 bis 24 Stunden zu wachsen beginnen, wenn man das Getreide jetzt nicht essen oder
trocknen würde. Ist die Raumtemperatur kühler als 20°C, verlängert sich
die Keimzeit entsprechend der tieferen Temperatur.

Man kann das Getreide so essen, wie es ist, oder man trocknet es, um
es dadurch haltbar zu machen. Aus alten Überlieferungen geht hervor,
daß die Vorfahren der Israeliten vor einigen tausend Jahren das so angekeimte Getreide gequetscht haben und es dann in Form von Brotfladen an der Sonne trockneten *(siehe Kapitel 23)*. Vor 60 Jahren war unser Klima in Deutschland jedoch die meiste Zeit über zu kalt für diese
Form des Trocknens. Daher habe ich es anfangs im Heißluftherd bei ca.
40 bis 45°C getrocknet. Auf drei Backblechen verteilte ich das angekeimte Getreide und trocknete es auf der niedrigsten Temperaturstufe. Je nach
Dicke der Keimlingsschicht dauert der Trocknungsvorgang im Heißluftherd zwischen 8 und 24 Stunden. Das Getreide ist erst dann fertig getrocknet, wenn es ebenso ,knochentrocken' wie die ungekeimten Getreidekörner ist. Später benutzte ich einen selbstgebauten Trockenschrank,
bei dem neun bis zehn mit einer Kunststoffgaze bespannte Rahmen über-
einander in einem Holzschrank liegen, der von unten mit einem auto-
matischen Heizlüfter erwärmt wird *(siehe Literaturverzeichnis unter
Hobbythek und das Schlußwort)*. Die feuchtwarme Luft entweicht dabei über einen Spalt direkt unter der oberen Abdeckplatte. Die wichtigsten Vorteile des Trockenschrankes gegenüber dem Heißluftherd sind

vor allem die, daß das Getreide aufgrund der dünneren Lagen schneller trocknet und so weniger Strom verbraucht wird. Das getrocknete Getreide bewahre ich in luftdichten Dosen auf. Mit einer Getreidemühle mahle ich mir dann meine jeweilige Menge, die mit etwas mineralarmem Wasser zu einem festen Teig angemischt wird und schließlich wie Brot gegessen werden kann.

Roggen läßt sich nicht ganz so leicht keimen, da er oft unregelmäßig schnell ankeimt. Im Gegensatz zum Weizen sollte die Einweichzeit beim Roggen nur sechs bis acht Stunden betragen und zehn Stunden nicht überschreiten. Da sich beim Einweichen von Roggen relativ viele organische Säuren aus den Randschichten lösen, ist es sinnvoll, wenn man das Einweichwasser nach ein bis drei Stunden wechselt. Sonst kann es passieren, daß der Keimling in den eigenen Säuren ‚erstickt' und nicht mehr zu keimen beginnt. Dieser Wasserwechsel empfiehlt sich aus demselben Grund natürlich auch beim Einweichen aller anderen Getreidesorten. Die Keimzeit beträgt beim Roggen ebenfalls ein bis zwei Tage. Ausschlaggebend ist jedoch immer die Länge des Keimlings, der insgesamt vier bis fünf Millimeter lang sein sollte.

Nackthafer weicht man nur vier bis sechs Stunden ein, Nacktgerste ungefähr zehn Stunden und Dinkel zehn bis zwölf Stunden. Ähnlich wie beim Roggen lassen sich jedoch auch diese drei Getreidearten nicht so gut ankeimen wie der Weizen. Oft keimen sie unregelmäßig schnell und manchmal auch gar nicht. Dieses schlechte Keimverhalten ist einerseits von der Getreide- und Wasserqualität sowie der Raumtemperatur abhängig, andererseits spielen hierbei möglicherweise aber auch die Mondphasen eine Rolle! Bei allen drei Getreidearten beträgt die Keimzeit nicht ein bis zwei Tage, wie bei Weizen und Roggen, sondern zwei bis drei Tage. Der Hafer hat im fertig angekeimten Stadium bereits drei Würzelchen gebildet. Beim Dinkel und bei der Gerste sind sie hingegen nur ansatzweise erkennbar. Reis, Mais und Hirse sind übrigens keine idealen Keimgetreide und eignen sich daher auch weniger gut für die Aufbautherapie und die Ernährung in der dritten Trennkoststufe."

„Kannst Du uns noch sagen, was man unter ‚Nackthafer' und ‚Nacktgerste' versteht?" möchte Jonathan wissen.

„Der Zusatz ‚nackt' bezeichnet eine besondere Zuchtform des Getreides, die keine Spelzen aufweist. Normalerweise gehören Hafer und Gerste, ebenso wie der Dinkel, zu den sogenannten Spelzgetreide, bei denen die Körner von harten Hülsen umgeben sind. Da nun aber alle Spelzgetreide vor dem Verzehr entspelzt werden, kann es passieren, daß bei diesem Vorgang die Keimanlagen der Körner verletzt werden. Das ist der Grund, warum Dinkel in der Regel schlechter oder zumindest unregelmäßiger ankeimt als Weizen. Nackthafer und Nacktgerste enthalten daher, ebenso wie Weizen und Roggen, keine Spelzen, wodurch das Entspelzen natürlich entfällt. Die Keimfähigkeit von Nackthafer und Nacktgerste ist damit deutlich besser als von deren entspelzten Sorten.

Ihr könnt euch sicher denken, daß die Aufbau- und Entgiftungskräfte von unregelmäßig angekeimtem Getreide deutlich schlechter sind als von gleichmäßig angekeimten Samen. Es hat hingegen keine Bedeutung, wenn das eine oder andere Korn nicht zu keimen beginnt; jedoch können sich nur dann alle Energien optimal entfalten, wenn das Getreide mindestens zu 90 bis 95 % ankeimt. Keimen mehr als 10 % der Körner nicht, schwächen diese mit zunehmender Menge die Wirkung der angekeimten Samen. Wegen dieser wichtigen Voraussetzung für die Aufbau- und Entgiftungstherapie verwende ich am häufigsten Weizen und Roggen, da sich diese beiden Getreidesorten am besten ankeimen lassen."

Während ich die letzten Worte ausspreche, beobachte ich Jonathan, wie er ein paar Sonnenblumenkerne in die Hand nimmt und sie andächtig betrachtet. Welche Kraft steckt doch in einem solchen Samen, daß daraus eine meterhohe Sonnenblume werden kann, die wiederum viele hundert Samen bildet! Ich denke, daß wir nur dann einen wirklichen Zugang zu diesen energiereichen Lebensmitteln bekommen können, wenn wir uns der Wunder, der Kraft und der Schönheit der gesamten Schöpfung und natürlich auch unserer Nahrung bewußt werden und sie achten und lieben lernen. Nur wenn wir diesen Weg der Achtsamkeit und Liebe gehen, kann unser Planet ein Ort des Friedens werden. Am Ende dieses Weges wird das Licht und die Liebe Gottes unsere Nahrung sein. Vorher jedoch werden wir dieses Licht und die Lebendigkeit Gottes auch über die pflanzliche Nahrung aufzunehmen versuchen – und keine Nahrung ist licht- und energiereicher als rohe Früchte, Nüsse und Samen.

Kapitel 19

Die Problematik
der Bindegewebsentgiftung

Es gibt viele Möglichkeiten, durch die unser Bindegewebe zur Entgiftung angeregt werden kann. Dazu gehören vor allem die körperliche Bewegung, das Schwitzen in der Sauna, ein Klimawechsel, das Fasten, eine gesunde Ernährungsweise, Hormonumstellungen in der Schwangerschaft und verschiedene Wege, bei denen entweder über eine Bewußtseinserweiterung oder durch körperliche Übungen die Lebensenergien besser fließen oder sich erhöhen. Zu den besten Methoden für die Entgiftung des Körpers gehören jedoch das Fasten und der Verzehr von rohen Früchten, Nüssen und Ölsamen sowie von rohem, angekeimtem Getreide im Sinne der dritten Trennkoststufe. Daß auch ein Anstieg bestimmter kosmischer Energien einen gewaltigen Einfluß auf unseren Stoffwechsel haben kann, werde ich im letzten Kapitel besprechen.

Am leichtesten entgiftet der Körper beim Fasten. Das liegt vor allem daran, daß dabei das Körperfett verbrannt wird, das ja eines der Hauptdepots für die abgelagerten Stoffwechselschlacken und Gifte ist. Zuerst werden beim Fasten daher diejenigen Gifte und Schlacken gelöst, die bei der Verbrennung des Unterhautfettgewebes frei werden. Erst wenn der Körper mit der Verbrennung des Unterhautfettgewebes einen Großteil der Stoffwechselschlacken gelöst und ausgeschieden hat, werden auch tiefere „Schichten" wie die Knochen, Sehnen und Organe entgiftet. Bei unserer heutigen Blastung des Bindegewebes mit den vielen chemischen Substanzen und Schwermetallen aus der Umwelt, der Nahrung, den mit Amalgam plombierten Zähnen und den chemisch-pharmazeutischen Medikamenten müßte man jedoch viele Monate fasten, bis der Körper einigermaßen „gereinigt" ist.

Ich selbst habe in meinem bisherigen Leben dreimal eine längere Zeit gefastet. Zweimal waren es drei Wochen, und einmal fastete ich knapp sechs Wochen lang. Ich habe in dieser Zeit sicherlich stark entgiftet; jedoch hätte ich noch einige Monate länger fasten müssen, bis ich all die chemischen Substanzen ausgeschieden hätte, die sich erst einige Jahre später durch die Anwendung der dritten Trennkoststufe lösten.

Jeder, der einmal länger als zwei Wochen gefastet hat, wird dieselbe Erfahrung gemacht haben: Die Verdauungskraft sinkt in dieser Zeit auf den Nullpunkt. Man kann deshalb nach einer zwei- bis dreiwöchigen Fastenperiode in den ersten Tagen nach dem Fastenbrechen kaum etwas verdauen. Um so wichtiger ist es dann, daß die Nahrungsaufnahme nach dem Fasten nur ganz langsam gesteigert wird, da man seine Fastenerfolge durch eine Überforderung der Verdauungsorgane sonst völlig zunichte machen kann. Das Schwierigste beim Fasten ist daher in der Regel nicht das Fasten selbst, sondern das Fastenbrechen. Die Zellen sind dann oft so hungrig, daß man sich nur schwer bremsen kann, mehr zu essen, als man in den ersten Tagen verdauen kann. Wer daher mehrere Wochen fasten will, sollte sich zuvor genau informieren, wie man danach seine Verdauungsorgane aufbaut. Als grobe Regel gilt, daß man mindestens die Hälfte der Fastenzeit für diese Aufbauphase benötigt! Die anfangs kleinen Mahlzeiten, die möglichst eiweiß-, kohlenhydrat- und fettarm gehalten werden sollten, wie zum Beispiel ein Apfel oder etwas Gemüse, steigert man dann von Tag zu Tag. Äußerst sinnvoll ist es natürlich, die Mahlzeiten trennkostmäßig zu gestalten und vor allem in den ersten Tagen auf eine reichhaltige Salzzufuhr zu achten, um die Natriumchloridverluste der letzten Wochen möglichst schnell wieder auszugleichen *(siehe Meersalzanwendung in Kapitel 2)*.

Wer diese Aufbauempfehlungen nicht befolgt, dem kann das Fasten insgesamt mehr schaden als nützen. Zwar sind die Körperzellen durch den Entgiftungsprozeß nach dem Fasten für alle Nährstoffe wesentlich aufnahmefähiger, werden den Verdauungsorganen jedoch aus Unwissenheit bestimmte Energien oder Nährstoffe vorenthalten, die sie für eine gute Funktion benötigen, wird man nach dem Fasten mehr Verdauungs- und Gesundheitsprobleme entwickeln, als man zuvor schon hatte.

Grundsätzlich wäre es natürlich besser, den Körper erst zu entgiften und ihn dann aufzubauen. Praktisch ist das jedoch in den meisten Fällen nicht durchführbar, da die Mehrzahl der Menschen in der heutigen Zeit einerseits einige Monate fasten müßten, um sich von allen Giften zu befreien, und es sich andererseits kaum einer erlauben kann, auch nur ein oder zwei Wochen geschweige denn ein oder zwei Monate aus dem Alltag auszusteigen, um sich ganz sich selbst zu widmen. Bei Kindern ist das Fasten schon gar nicht möglich, weil sie sich noch im Wachstum befinden und längere Fastenperioden zu Wachstumsstörungen führen können. – Ganz zu schweigen von der psychischen Belastung, die das Fasten für Kinder darstellt!

Uns bleibt daher häufig nichts anderes übrig, als den Körper direkt aufzubauen und ihn über die sich verbessernde Blutqualität und die bindegewebsaktivierenden Energien der Lebensmittel zu entgiften.

Bevor ich die möglichen Symptome einer stärkeren Bindegewebsentgiftung besprechen werde, möchte ich Ihnen noch einmal genau erklären, wie es überhaupt zur Verschlackung des Bindegewebes kommt und wie sich diese Schlacken und Gifte mit der Ernährung und infolge einer sich verbessernden Blutqualität wieder zu lösen beginnen. Auf die Ausleitung der gelösten Bindegewebsschlacken über die Leber und die Nieren werde ich im folgenden Kapitel eingehen.

Warum verschlackt unser Körper?

Jeder Mensch bildet seinen physischen Körper vor allem mit der Nahrung, die er ißt. Die Nahrung besteht jedoch nicht nur aus den vielen chemisch analysierbaren Inhaltsstoffen, sondern sie enthält ebenfalls eine Menge feinstoffliche Energien, die wir bereits besprochen haben. Je lebensenergiereicher ein Lebensmittel nun ist, um so mehr kann es unseren ganzen Stoffwechsel aktivieren. Je energieärmer ein Nahrungsmittel ist, um so weniger stoffwechselaktiv ist es und um so mehr Stoffwechselendprodukte und von außen aufgenommene Fremdstoffe bleiben in den Zellen und im Bindegewebe liegen. **Das bedeutet jedoch, daß wir auch bei den gesündesten Umweltbedingungen und bei gesunder, vollwertiger Ernährungsweise mit oder ohne Fleisch, Fisch und Eiern ganz normal verschlacken. Je älter wir sind, um so intensiver wird dieser „natürliche" Verschlackungszustand.**

Mit der normalen Durchschnittsernährung aus Fleisch, Brot, Kartoffeln, gekochtem Gemüse und ein wenig rohem Salat oder Obst, mit Käse und anderen Milchprodukten haben unsere Körperzellen aufgrund der ganz „normalen" allmählichen Verschlackung eine Lebensdauer von durchschnittlich 80 Jahren. Erhöhen wir den Verschlackungsgrad durch Tabakrauch, Drogen, Alkohol, raffinierten Zucker und die vielen chemischen Substanzen aus der Umwelt, der Nahrung oder mit chemischen Medikamenten, sinkt die Lebensdauer der Zellen weiter ab.

Bei diesem Verschlackungs- und Alterungsprozeß der Zellen spielen also zwei Faktoren eine Rolle:

Zum einen wird der Prozeß der Verschlackung und Übersäuerung der Zellen durch eine ungesunde Ernährungsweise, durch eine schlechte Verdauungskraft und durch alle möglichen schädlichen Substanzen von außen gefördert.

Zum anderen haben die lebensenergie- und lichtarmen Nahrungsmittel nicht die Kraft, weder die ganz normalen Stoffwechselendprodukte, Säuren und Schlacken noch die zusätzlich aufgenommenen Fremdstoffe von außen 100%ig wegzutransportieren und zur Auscheidung zu bringen.

Wie uns die Nahrung entgiften kann

Erhöhen wir nun das Energieniveau des Körpers, wie es zum Beispiel einige Yogis in Indien geschafft haben, läßt sich der Alterungsprozeß der Zellen aufhalten. Das geschieht deshalb, weil über die Energiezunahme des Körpers unter anderem die Stoffwechselkatalysatoren aktiviert und die Zellen dadurch besser entgiftet werden als ohne diese verstärkte Aktivierung. Wie Sie ja bereits wissen, passiert genau dasselbe, wenn wir uns von besonders lichtreichen Lebensmittel ernähren, die ebenfalls in der Lage sind, diese Katalysatoren zu aktivieren.

Je nachdem, wie energiereich nun ein Lebensmittel ist und wie stark die Nahrung das Bindegewebe und die Stoffwechselkatalysatoren aktiviert, beginnt eine mehr oder weniger intensive Entgiftung von Stoffwechselschlacken und abgelagerten Giften – natürlich nur so lange, bis alle Gifte und Schlacken ausgeschieden worden sind, die durch das entsprechende Energieniveau des Körpers gelöst werden können! Die Intensität der Lebensenergie in unserem Körper bestimmt somit den Gesundheitszustand unserer Körperzellen. Ist die Lebensenergie hoch, werden dadurch alle Körperzellen im Stoffwechselgleichgewicht gehalten. Dies bedeutet jedoch, daß weder im Bindegewebe noch in den Funktionszellen Ablagerungen irgendwelcher Substanzen vorliegen. Ist die Lebensenergie niedriger, werden die Stoffwechselkatalysatoren nicht mehr optimal aktiviert, und die Körperzellen unterliegen dem ganz „normalen" Verschlackungsprozeß. Der Stoffwechsel befindet sich dann natürlich nicht im Gleichgewicht. Im Stoffwechselgleichgewicht befindet man sich daher nur dann, wenn die Katalysatoren so stark aktiviert werden, daß keine Schlacken oder Gifte abgelagert werden können.

Unser Körper entgiftet jedoch nicht nur, wenn wir ihm über die Nahrung mehr Lebensenergien zuführen, die das Bindegewebe und die Katalysatoren aktivieren können, sondern allein schon, wenn wir unsere Ernährung auf vollwertigere und basenüberschüssigere Lebensmittel umstellen. Woran liegt das?

Das ist vor allem darauf zurückzuführen, daß das Blut und das Bindegewebe gewebsspezifisch zusammengehören und sich ihre Qualitäten regelrecht gegenseitig bedingen. Das bedeutet jedoch, daß die Blutqualität die Bindegewebsqualität bestimmt und umgekehrt. Normalerweise ist der Körper immer bestrebt, die ganz normalen Stoffwechselendprodukte und alle anderen giftigen Substanzen über die Nieren oder die Leber auszuscheiden; jedoch gelangt bei „normalen" Stoffwechselverhältnissen ein Teil davon immer auch ins Bindegewebe und wird dort abgelagert. Je stärker das Blut daher mit Giften und Schlacken belastet ist, um so mehr werden von ihnen ins Bindegewebe abgeschoben und um so schlechter wird der Zustand des Bindegewebes. Andererseits gibt das Bindegewebe bei einer Verbesserung der Blutqualität, was zum Beispiel allein durch eine gesündere Ernährungsweise geschieht, so lange Schlacken und Gifte ins Blut ab, bis sich das Bindegewebe und das Blut wieder auf dem gleichen Belastungs- beziehungsweise Reinheitsniveau befinden. Der Körper beginnt daher automatisch zu entschlacken, wenn sich die Blutqualität verbessert.

Je mehr sich also die Blutqualität verbessert, um so stärker entschlackt unser Bindegewebe.

Die Blutqualität ändert sich jedoch nicht nur bei einer allgemeinen Ernährungsumstellung, sondern auch, wenn eine Person mit geschwächter Verdauungskraft diese wieder aufbaut. Das zuvor durch die verstärkten Fäulnis- oder Gärungsprozesse der unverdauten Nahrung belastete Blut wird zunehmend entsäuert, so daß sich im selben Maß, wie die Verdauungskraft zunimmt, auch die Blutqualität verbessert. Die Folge ist, daß das Bindegewebe zu entschlacken beginnt, und zwar so lange, bis die Bindegewebsqualität der Blutqualität entspricht.

Die Intensität dieser Entgiftung ist nun vor allem vom Belastungsgrad des Bindegewebes und von der Zunahme der Verdauungskraft abhängig, wobei ein regelrechtes Belastungs- beziehungsweise Qualitätsgefälle vom Bindegewebe zur verbesserten Blutqualität entsteht. Je stärker nun das Bindegewebe vor dem Aufbau belastet war und je schneller sich die Blutqualität durch die Reaktivierung der Verdauungskraft verbessert, um so steiler wird dieses Gefälle; und je steiler das Gefälle ist, um so intensiver entgiftet der Körper. Diese Entgiftung kann viele Wochen oder Monate, in Extremfällen sogar mehr als ein Jahr anhalten und hört erst dann auf, wenn die Qualitäten von Blut und Bindegewebe wieder auf einem Niveau sind. **Deshalb sollte man eine stark geschwächte Verdauungskraft nur ganz langsam aufbauen, damit das Gefälle zwischen der Bindegewebsbelastung und der sich verbessernden Blutqualität nie zu steil wird und die Entgiftungsfunktionen von Leber und Nieren nicht überlastet werden** *(siehe auch Kapitel 21: Der Weg zur Gesundheit).*

Unsere Blutqualität verbessert sich daher einerseits durch eine gesündere Nahrung und andererseits durch eine stärker werdende Verdauungskraft.

Damit haben wir drei Faktoren, wodurch unser Bindegewebe über die Ernährung entgiftet werden kann:

- Der stärkste Entgiftungsimpuls entsteht durch die direkte Aktivierung des Bindegewebes und die katalysatorbedingte Zellentgiftung beim Verzehr von rohen Früchten, Nüssen und Ölsamen oder von rohem, angekeimtem Getreide, die im Sinne der dritten Trennkoststufe gegessen werden. Die Entgiftung hält so lange an, wie die Lebensmittel im Mund oder im Magen sind.

  Daneben wirken aber auch die Yin- oder Yang-Energien dieser Lebensmittel auf das Bindegewebe. Die yin-betonten Früchte, Nüsse und Ölsamen lösen dabei vorwiegend Yang-Gifte und das yang-betonte angekeimte Getreide hauptsächlich Yin-Gifte (siehe Kapitel 13).

- Die zweitstärkste Entgiftung entsteht allgemein durch eine gesündere Auswahl oder Kombination der Lebensmittel, wodurch es grundsätzlich zu einer Verbesserung der Blutqualität kommt. Die dadurch einsetzende Entgiftung ist zeitlich ebenfalls auf die einzelnen Mahlzeiten begrenzt.

- Die drittstärkste Entgiftung entsteht durch eine sich verbessernde Verdauungskraft. Das betrifft natürlich nur solche Menschen, die vor der Aufbautherapie eine geschwächte Verdauungskraft gehabt haben.

  Ab einem bestimmten Zeitpunkt während des Aufbaus der Verdauungskraft beginnt durch die sich verbessernde Blutqualität das Bindegewebe zu entgiften. Diese Entgiftung kann je nach Gefälle zwischen der Bindegewebsbelastung und der sich verbessernden Blutqualität mehrere Wochen bis Monate, in Extremfällen sogar mehr als ein Jahr anhalten und hört erst dann auf, wenn die Bindegewebsqualität wieder der Blutqualität entspricht.

  Daher sollte eine stark geschwächte Verdauungskraft nie zu schnell aufgebaut werden!

Sind Entgiftungskrisen vorprogrammiert?

Immer, wenn unser Körper entgiftet, gelangen zuvor abgelagerte Stoff-wechselendprodukte oder irgendwelche Gifte ins Blut und müssen nun über die Leber und die Nieren ausgeschieden werden. Die Leber stellt hierbei das wichtigste Entgiftungsorgan dar, da sie einerseits einige wasserunlösliche Substanzen wasserlöslich macht, so daß sie über die Nieren ausgeschieden werden können, und andererseits viele Schlak-ken und Gifte binden kann und diese über die Gallenflüssigkeit und den Darm zur Ausscheidung bringt. Damit es nie zu einer Überlastung der Entgiftungs- und Ausscheidungsfunktionen und damit zu unangenehmen bis gefährlichen Stauungserscheinungen der Leber oder der Nieren kommt, sollten Sie meine Warnung sehr erst nehmen und jede Ernäh-rungsverbessung und die Aufbautherapie mit der Nahrung immer nur in der Geschwindigkeit durchführen, daß Sie sich gut dabei fühlen *(mehr dazu in Kapitel 21)!* Sonst geht es Ihnen aufgrund der Bindegewebsent-giftung schlechter als vorher, und Sie kehren möglicherweise frustriert zu Ihrer gewohnten Ernährungsweise zurück.

Daß schon kleinste Veränderungen größte Wirkungen haben können, möchte ich Ihnen anhand des folgenden Beispiels veranschaulichen.

In meiner Praxistätigkeit erlebte ich bereits Fälle, bei denen allein durch das Weglassen von raffiniertem Zucker bei sonst gleichbleibender Ernäh-rung starke Entgiftungsreaktionen auftraten. Raffinierter Zucker gehört zu den stärksten Säurebildnern aus dem Bereich der Nahrungsmittel *(siehe Kapitel 8).* Durch das Weglassen vom Zucker fällt dieser übersäu-ernde Faktor weg; das Blut wird basischer, und schon setzt die Entgif-tung ein. Das passiert natürlich nur bei den Personen, die zuvor viel raffinierten Zucker gegessen haben.

Ebenso stark kann man entgiften, wenn man von heute auf morgen von einer fleischreichen Ernährung auf eine fleischarme oder vegetari-sche Vollwertkost umsteigt. Ich empfehle daher immer, Schritt für Schritt vorzugehen:

1. Zuerst sollte man den raffinierten Zucker durch echten Honig, Voll-rohrzucker oder Vollzucker, durch Ahornsirup oder andere natürliche Süßmittel ersetzen.
2. Als nächstes reduziert man langsam die stark säureüberschüsssigen oder säurebildenden Nahrungs- und Genußmittel, wie Fleisch, Fisch, Eier, Käse, Weißmehlprodukte sowie geschälten Reis, aber auch al-koholische Getränke, Tabakrauch und so weiter. Bis jetzt ernähren Sie sich noch mit der Mischkost.

3. In der nächsten Stufe beginnen Sie, vollwertige Lebensmittel gemäß der ersten Trennkoststufe zu kombinieren.
4. Nach und nach können Sie sich dann über Monate bis Jahre wenigstens teilweise bis zur dritten Trennkoststufe „hocharbeiten".

Wenn Sie von sich wissen, daß Sie eine geschwächte Verdauungskraft haben, und Sie wollen diese mit der dritten Trennkoststufe aufbauen, empfehle ich Ihnen wegen der irgendwann einsetzenden kontinuierlichen Bindegewebsentgiftung infolge der sich verbessernden Blutqualität, den Aufbau nicht zu übertreiben. Die Entgiftung kann sonst so stark werden, daß es zu einer Überbelastung der Leber und eventuell auch der Nieren *(siehe Kapitel 21)* mit entsprechenden Stauungssymptomen kommt. Sobald Sie trotz der ein- oder zweimaligen Lebertherapie nach den Aufbaumahlzeiten *(siehe die Kapitel 20 und 21)* die ersten Anzeichen eines dauerhaften Leberstaus beobachten, brechen Sie die Aufbautherapie mit der dritten Trennkoststufe bitte sofort ab und ernähren sich mit den Lebensmitteln in den Kombinationen, mit denen Sie sich am wohlsten fühlen. Nach wenigen Wochen bis Monaten läßt die Entgiftung wieder nach, und Sie können mit der Aufbautherapie fortfahren.

Ich muß Ihnen ehrlich gestehen, daß mir diese Art des Aufbaus zu langsam gewesen wäre. Außerdem wollte ich so schnell wie möglich wissen, ob ich mit dieser Therapie meine ersehnten Ziele erreichen konnte. Daher habe ich von Anfang an vor allem meine Leber mehrmals täglich mit homöopathischen Heilmitteln in der Ausleitung der Schlacken und Gifte unterstützt und konnte so meine Verdauungsorgane ohne Unterbrechung innerhalb von eineinhalb Jahren aufbauen. Bevor ich Ihnen jedoch diese Lebertherapie erklären werde, müssen Sie wissen, was ein Leberstau ist und wie dieser sich symptomatisch äußert.

Immer, wenn Sie die Aufbautherapie mit der dritten Trennkoststufe anwenden, so wie ich es im letzten Kapitel beschrieben habe, kommt es aufgrund der starken Aktivierungsenergien zu einer mehr oder weniger intensiven Bindegewebsentgiftung. Daneben verbessert sich jedoch auch die Blutqualität, vor allem dann, wenn zusätzlich die Verdauungskraft von Woche zu Woche zunimmt. Da die meisten Menschen in den Industrienationen heutzutage jedoch bereits eine mehr oder weniger geschwächte Verdauungskraft aufweisen, kann ich davon ausgehen, daß sich bei dem Großteil der Leser dieses Buches, die ihren Körper mit Früchten, Nüssen und Samen aufbauen und entgiften werden, irgendwann eine kontinuierliche Entgiftung aufgrund der sich verbessernden Verdauungskraft einstellen wird. Diese Entgiftung muß nicht stark sein, vor allem dann nicht, wenn die Leistung der Verdauungsorgane zuvor nur geringfügig vermindert war und der Aufbau langsam vollzogen wird. Wenn jedoch die Verdauungskraft von vornherein stärker geschwächt war und der Aufbau trotz der korrekten Befolgung meiner Empfehlungen *(siehe Kapitel 21)* dennoch zu schnell geschehen ist, kann es zu einer so starken kontinuierlichen Bindegewebsentgiftung kommen, daß vor allem die Entgiftungsfunktionen der Leber zeitweilig überfordert werden. Außerdem kann es bei jedem, vor allem, wenn man relativ stark mit Umweltgiften oder Medikamenten belastet ist, zu spontanen Entgiftungsschüben kommen, die jedoch meistens schon nach wenigen Stunden oder Tagen wieder abklingen. Beim Fasten nennt man diese spontanen Entgiftungsschübe Fastenkrisen. Sie brauchen daher sowohl bei einer stärkeren kontinuierlichen Entgiftung als auch bei den spontanen Entgiftungsschüben ein gutes Lebermittel, um damit die Leber in der Ausleitung der Schlacken und Gifte zu unterstützen. Wird die Leber in solchen Entgiftungssituationen nicht unterstützt, kommt es zu einem sogenannten Leberstau.

Was ist ein Leberstau?

Wenn das Blut durch eine stärkere Bindegewebsentgiftung so stark belastet ist, daß die Leber mehr Schlacken und Gifte ausscheiden muß als sie kann, stauen sich diese Gifte im Blut. Das gesamte Blut ist dann mit diesen Substanzen überschwemmt, wobei die stärksten Konzentrationen in und vor der Leber vorzufinden sind. Ein solcher Leberstau ist mit schulmedizinischen Diagosemethoden nur schwer zu erfassen, da in der Regel keine oder nur geringfügige Abweichungen im Blutbild vorliegen. Falls bei längeren intensiven Stauungssituationen dennoch bestimmte Leberwerte ansteigen oder sich die Elektrolyte verschieben sollten, so wird man in vielen Fällen vergeblich nach einer klassischen Entzündung oder Krankheit suchen. In der Schulmedizin ist der Leberstau und seine möglichen Folgen nämlich nur unzureichend bekannt – schon gar nicht als Folge einer Bindegewebsentgiftung. Das liegt vor allem daran, daß die allgemeine Verschlackung des Bindegewebes als eine der Hauptursachen für die Entstehung von Krankheiten bis heute noch kein allgemeines Lehrwissen an den meisten Universitäten darstellt.

Ein Leberstau läßt sich schulmedizinisch daher nur äußerst schwer feststellen; mit Hilfe bestimmter energetischer Untersuchungsmethoden ist er jedoch sehr einfach zu diagnostizieren *(Ich stelle Ihnen diese Verfahren auf meinen Seminaren und in meinem Buch über Aurakinesiologie vor, siehe Schlußwort.)* **Wenn es Ihnen daher während der Aufbauthera-**

pie oder bei einer Ernährungsumstellung einmal schlecht gehen sollte und Ihr Hausarzt oder Heilpraktiker keine Ursache für diesen Zustand findet, denken Sie bitte auch an einen Leberstau!

Da das venöse Blut aus dem Magen-Darm-Bereich und größtenteils auch aus den unteren Extremitäten direkt zur Leber fließt, werden bei einem Leberstau diese Körperregionen als erstes von den gestauten Giften und Schlacken belastet. Primär kann es bei einem Leberstau daher zu allen möglichen Magen-Darm-Beschwerden mit Übelkeit, Appetitlosigkeit, Magen- und Darmschmerzen, Durchfällen, Verstopfung oder Hämorrhoiden und auch zu Stauungssymptomen in den Venen der unteren Extremitäten kommen. Zu den typischen Symptomen können aber auch vermehrte Blähungen und die sogenannten Stauungspilze gehören. Das hängt vor allem damit zusammen, daß das rückgestaute Venenblut des Darms einerseits weniger Gase resorbieren kann, und andererseits die Giftbelastung des Blutes und der Rückstau selbst die Darmflora stark beeinträchtigen können.

Da die gestauten Schlacken und Gifte jedoch ebenfalls im gesamten Blut anzutreffen sind, belasten sie sekundär alle körperlichen Schwachstellen, die wir bei uns kennen:

- Bei einem Allergiker verstärken sich durch einen starken Leberstau daher alle allergischen Symptome, da die gestauten Gifte und Schlacken das Immunsystem zusätzlich belasten und schwächen. Tatsächlich sind die Allergien dann auch verstärkt nachweisbar. Sie verringern sich mit der Beseitigung des Leberstaus jedoch nach wenigen Tagen wieder auf das Niveau, das vor dem Leberstau erreicht worden war. Bei einem Neurodermitiker verschlechtert sich daher vor allem das Hautbild, und bei einem Asthmatiker kann ein Leberstau das Asthma verschlimmern oder einen Asthmaanfall auslösen.
- Beim Krebskranken stauen sich die Gifte und Schlacken unter anderem in den Tumor und können das Tumorwachstum fördern. Daher ist die Lebertherapie bei jeder ganzheitlichen Tumortherapie von großer Bedeutung.
- Wer zu Kopfschmerzen oder Migräne neigt, kann durch einen Leberstau einen Migräneanfall oder Kopfschmerzen bekommen.
- Da auch die Funktionen der Bauchspeicheldrüse durch einen Leberstau beeinträchtigt werden, kann sich dadurch ein vorhandener Diabetes mellitus mit all seinen Folgesymptomen schlagartig verschlechtern.
- Rheumatiker können durch einen Leberstau schlimmste rheumatische Beschwerden erleben, auch wenn sie ihr Rheuma zuvor so gut wie überwunden glaubten *(siehe Kapitel 17).*

Jede Krankheit und jedes Symptom kann daher durch einen Leberstau verschlimmert oder aktiviert werden.

Die Beseitigung des Leberstaus läßt jedoch in der Regel alle durch den Leberstau entstandenen Beschwerden in einigen Minuten bis Stunden und in schweren Fällen in wenigen Tagen wieder abklingen. Allerdings darf man mit der Lebertherapie nach dem Auftreten der Symptome nicht allzulange warten!

Da die Leber im Falle eines Leberstaus deutlich weniger Alkohol abbauen kann als sonst, sollten Sie während einer solchen Entgiftungsphase grundsätzlich auf alkoholische Getränke verzichten. In starken Stauungssituationen kann sogar der Alkoholgehalt in Medikamenten schon zuviel sein und alle Krankheitssymptome verstärken. Die Lebermittel beziehungsweise das „Tote-Meer-Salz in der D33" *(siehe nächstes Kapitel)* sollten dann so wenig Alkohol wie möglich enthalten.

Damit Sie sich ein besseres Bild von einem Leberstau und seinen möglichen Folgen machen können, beschreibe ich die möglichen Beschwerden bei einem Leberstau in drei Gruppen.

In der ersten Gruppe finden Sie die klassischen Anfangssymptome, die bei fast allen Menschen mit einem beginnenden Leberstau auftreten.

In der zweiten Gruppe fasse ich die häufigsten Leberstausymptome zusammen, die zusätzlich zu den klassischen Symptomen auftreten können, jedoch nicht unbedingt auftreten müssen. Da jeder Mensch unterschiedliche Schwachstellen im Körper hat, reagiert auch jeder unterschiedlich auf einen Leberstau.

In der dritten Gruppe erkläre ich die Entstehung einiger extremer Leberstausymptome, die vor allem bei starken Entgiftungsschüben auftreten können.

1. DIE KLASSISCHEN LEBERSTAUSYMPTOME

- Müdigkeit
- Konzentrationsschwäche
- Lustlosigkeit
- Schlafstörungen, Schlaflosigkeit oder ständiges Schlafbedürfnis
- Gereiztheit
- innere Unruhe
- verstärkte oder absolute Alkoholunverträglichkeit

2. HÄUFIGE LEBERSTAUSYMPTOME

- Verschlechterung der allergischen und chronischen Krankheitssymptome
- Kopfdruck bis Kopfschmerzen
- Blutdruckschwankungen (Blutdruckanstieg oder -abfall)
- Kreislaufbeschwerden
- stärkerer Uringeruch; der Urin kann auch dunkler, das heißt, konzentrierter sein
- starke Körperausdünstungen, vermehrter Schweißgeruch
- verstärkter Mundgeruch und Zungenbelag
- Übelkeit, Appetitlosigkeit, Sodbrennen, Magenschmerzen, Magenschleimhautentzündung
- verstärkte Blähungen, Bauchschmerzen, weichere Stühle bis hin zu Durchfällen, aber auch Verstopfung
- Hämorrhoiden, Analekzeme
- Nierenbeschwerden (Stauungsdruck oder Schmerzen) aufgrund einer toxischen Überlastung, möglicherweise mit Ödemen (Flüssigkeitsstauungen) an den Augenlidern oder den Extremitäten
- Gelenkschmerzen, Gelenkentzündungen, Kiefergelenkbeschwerden, angeschwollene Finger und Gelenke, rheumaähnliche Beschwerden
- Muskelschmerzen und Muskelverspannungen, Muskelkrämpfe, Nackenverspannungen, Rückenschmerzen
- unregelmäßige und/oder vermehrte Menstruationsblutungen
- vorübergehende Gewichtsschwankungen: Gewichtszunahme (besonders bei Frauen) oder Gewichtsabnahme
- trockene Haut, Verstärkung vorhandener Hautkrankheiten, verstärkte Hautunreinheiten, Pickelbildung bis hin zu Hautekzemen, eiternde Hautstellen, Hautpilze aufgrund der Stauungspilze, langwierige Nagelbettentzündungen
- allgemein schlechte Wundheilung
- Haarausfall, Kopfschuppen, fettige Haare
- Sonnenlichtempfindlichkeit der Haut mit allergieähnlichen Symptomen (Rötung, Jucken, Pusteln, Quaddeln, Schwellungen etc.)
- verstärkte Bildung und Vergrößerung von Leberflecken
- Hörstörungen, Ohrensausen, Schwindel
- Bindehautentzündungen
- Sehstörungen, „schwebende Teilchen" im Glaskörper, Verstärkung der Kurz- oder Weitsichtigkeit
- Zahnfleischbeschwerden, Schmerzen im Bereich der Zahnwurzeln
- Soor oder Aphten im Mundbereich aufgrund der Stauungspilze

- rauhe oder aufgesprungene Lippen, eingerissene Mundwinkel
- Herpes simplex am Mund oder an den Genitalien aufgrund der Stauungspilze *(siehe auch Kapitel 17)*
- entzündete und eingerissene Nasenschleimhäute
- verstärkte Nasenschleimhaut- und Nasennebenhöhlenbeschwerden (Anschwellungen, Verschleimungen, Entzündungen)
- spontanes Nasenbluten
- chronische Beschwerden der Atemwege, Heiserkeit
- Rachenentzündung, Mandelschwellungen, Polypen
- Lymphknotenschwellungen und Lymphknotenentzündungen
- Fuß- und Nagelpilze aufgrund der Stauungspilze
- Herzrhythmusstörungen, Herzenge (Angina pectoris)

Alle möglichen Entzündungen und Infekte werden durch den Leberstau in der Entstehung begünstigt oder können durch ihn bestehen bleiben. Dazu gehören unter anderem:
- Atemwegsinfekte, wie Schnupfen, Husten (Kehlkopfentzündung, Luftröhrenentzündung, Bronchitis) oder Rachenentzündung und sogar Lungenentzündungen
- Stimmbandentzündung mit Heiserkeit bis hin zum Stimmverlust
- Mittelohrentzündungen (besonders bei Kindern)
- Grippen und andere virale oder bakterielle Infektionskrankheiten
- Nierenentzündungen
- Blasen- und Harnröhrenentzündungen
- Eierstockentzündungen, Gebärmutterschleimhautentzündungen, Hodenentzündungen
- Vaginalpilze aufgrund der Stauungspilze und andere vaginale Infektionen

3. EXTREME LEBERSTAUSYMPTOME

Extreme Leberstausymptome entstehen in der Regel durch einen intensiven, meist spontanen Entgiftungsschub des Bindegewebes. In den meisten Fällen wird diese Situation durch chemische Substanzen oder Schwermetalle ausgelöst. Das können alle möglichen sich lösenden Medikamente, Quecksilber, das ursprünglich aus den Amalgamfüllungen der Zähne stammt, oder irgendwelche Umweltgifte sein, die unter Umständen viele Jahrzehnte im Bindegewebe abgelagert waren. Die Symptome eines extremen Leberstaus gleichen zwar den häufigen Leberstausymptomen, sind jedoch in der Regel deutlich heftiger und lassen sich für einen in diesen Bereichen unerfahrenen Therapeuten oder

Laien nur schwer von der akuten Verlaufsform einer chronischen Krankheit oder einer akuten Infektionskrankheit unterscheiden. Hat man daher den begründeten Verdacht, daß es sich bei den entsprechenden Symptomen um einen Leberstau handeln könnte, nimmt man einfach vermehrt das Lebermittel ein. Bessert sich der Zustand in nur wenigen Stunden nicht, sollte man unbedingt einen Arzt oder Heilpraktiker aufsuchen.

Ich selbst habe in den ersten drei Jahren, nachdem ich mit der Aufbautherapie begonnen hatte, ungefähr vier- oder fünfmal einen solchen Entgiftungsschub erlebt. Mindestens dreimal habe ich innerhalb von nur einer Stunde wie aus heiterem Himmel hohes Fieber bekommen und einmal sogar mit Schüttelfrost reagiert. Jedesmal war mein Blut mit irgendwelchen Antibiotika überschwemmt gewesen, die sich aus den Knochen gelöst hatten. In Kapitel 7 habe ich ja erwähnt, daß ich als kleines Kind wegen einer Knochenmarksentzündung des Kniegelenkes mit extrem hohen Dosen Penicillin behandelt worden war. Als Jugendlicher wurde ich dann unsinnigerweise drei Jahre lang wegen meiner damaligen Akne mit dem Antibiotikum Tetracyclin therapiert, das bekannt für einige schwere Nebenwirkungen ist, die sich bei mir dann auch mit der Zeit eingestellt hatten. Alle Antibiotika werden teilweise nicht nur im weichen Bindegewebe, sondern auch in den Knochen abgelagert. Dort können sie Jahrzehnte ruhen, bis man sie zum Beispiel durch das Fasten, durch eine Ernährungsumstellung oder mit den starken Aktivierungsenergien der rohen Früchte, Nüsse und Samen wieder mobilisiert. Im Frühjahr 1996 erlebte ich den letzten Entgiftungsschub dieser Art. Er lief zwar nicht so heftig ab wie die vorigen, dauerte dafür aber um so länger. Über sechs Wochen lang plagten mich unter anderem massive Rücken- und Nackenverspannungen mit einigen Wirbelblockaden, wodurch ich sogar reflektorische Herzrhythmusstörungen, Herzstiche und Atembeschwerden bekam. Diese Symptome waren natürlich nicht gerade erbauend und gaben mir doch zu denken. In dieser Zeit reduzierte ich meine Aufbaumahlzeiten auf eine pro Tag – Sie sollten in einer solchen Situation selbstverständlich keine Aufbaumahlzeiten mehr zu sich nehmen! – und aß ansonsten nur noch Lebensmittel gemäß der ersten Trennkoststufe. Nach sechs Wochen ließen die Symptome allmählich nach, um dann ganz zu verschwinden. Es handelte sich bei diesen Körperreaktionen um die Folgen einer massiven Überschwemmung des Blutes mit den letzten Resten der Antibiotika, die bis dahin meiner vegetarischen Ernährungsweise und meinen drei Fastenkuren getrotzt hatten. Erst durch die starke Stoffwechselaktivierung, die ich mit der täglichen Anwendung der dritten Trennkoststufe erreicht hatte, lösten sich drei Jahre, nachdem ich mit dieser Therapie begonnen hatte, die letzten Antibiotika aus den Knochen. Seitdem habe ich keine weiteren Entgiftungsschübe mehr erlebt.

Ich habe natürlich bei all diesen Krisen immer intensiv die Leber therapiert, wodurch ich die Fieberreaktionen des Körpers jedesmal innerhalb eines halben Tages wieder in den Griff bekam. Bedenken Sie jedoch, daß die Leber- oder Nierentherapie ausschließlich die allgemeine Ausscheidungsfunktion dieser Organe erhöht. Die Gifte und Schlacken belasten dabei natürlich nach wie vor das Blut und zwar so lange, wie diese starke Entgiftungsphase anhält. Das können mehrere Stunden, Tage oder sogar Wochen sein. Die Lebertherapie selbst kann bei diesem Prozeß sozusagen nur die „Spitze des Eisberges" abtragen und dafür sorgen, daß die Gesamtbelastung des Blutes auf das möglichste reduziert wird. Daher kann diese Restbelastung dennoch für viele unangenehme Symptome sorgen, die mit den häufigen Leberstausymptomen absolut identisch sein können. Die Lebertherapie verhindert also bei einem starken Entgiftungsschub nur das Schlimmste, und es gibt dann im Prinzip keine andere Alternative, als die „Zähne zusammenzubeißen" und durch diese Phase hindurchzugehen.

Normale Entgiftungsreaktionen, wie sie durch die Anwendung der dritten Trennkoststufe oder infolge einer allgemeinen Qualitätsverbesserung des Blutes entstehen, lassen sich hingegen mit der Lebertherapie sofort beseitigen, so daß mögliche Leberstausymptome relativ schnell wieder verschwinden.

Eine extreme Bindegewebsentgiftung mit einer stärkeren Belastung der Leber äußert sich daher immer in einer Steigerung der klassischen und häufigen Leberstausymptome. Besonders Kinder können bei stärkeren Entgiftungsschüben zusätzlich oder auch ausschließlich mit Fieber reagieren, ohne daß irgendeine Infektion oder Entzündung dahintersteht. Dieses Entgiftungsfieber erhöht alle Stoffwechselfunktionen, wodurch der Körper die gelösten Gifte und Schlacken besser ausscheiden kann. Wird die Entgiftungsfunktion der Leber dann mit einem geeigneten Mittel gestärkt, sinkt die Körpertemperatur in der Regel relativ schnell wieder auf Normalwerte ab. Erwachsene können bei stärkeren Entgiftungsschüben zwar auch mit Fieber reagieren, jedoch neigen sie eher zu akuten Entzündungsprozessen in irgendwelchen Organen oder Körperbereichen, die von der Veranlagung her oder konstitutionsbedingt geschwächt sind.

Natürlich ist es für Sie als medizinischer Laie nicht einfach, eine Infektionskrankheit von einer Entgiftungsreaktion des Körpers mit einem Leberstau zu unterscheiden. So dramatisch und abschreckend, wie ich die möglichen Entgiftungsreaktionen vielleicht beschrieben habe, sind sie jedoch nur in den seltensten Fällen – nämlich nur dann, wenn Sie die Ernährungsumstellung oder den Aufbau, so wie ich es getan habe, extrem schnell betreiben. Aber davor habe ich Sie ja bereits mehrmals in diesem Buch gewarnt. Die einzigen Symptome, mit denen Sie daher anfangs nach einer Mahlzeit aus rohen Früchten und Nüssen oder rohem, angekeimtem Getreide rechnen können, sind die klassischen Leberstausymptome, die jedoch nach der Einnahme des „Toten-Meer-Salzes in der D33" *(siehe nächstes Kapitel)* sofort wieder verschwinden. Falls Sie dennoch irgendwann einmal stärkere Entgiftungsreaktionen entwickeln sollten, halten Sie sich bitte genau an meine Anweisungen, die ich Ihnen in den nächsten beiden Kapiteln geben werde. Im Prinzip brauchen Sie dann nur die Bindegewebsentgiftung durch eine weniger energiereiche Ernährung stoppen und vermehrt das Lebermittel einnehmen.

WICHTIGER HINWEIS

Bitte beachten Sie, daß Sie die Aufbau- und Entgiftungstherapie mit der dritten Trennkoststufe nur dann praktizieren sollten, wenn Sie gesunde Leber- und Nierenfunktionen haben! Leiden Sie hingegen unter einer akuten oder chronischen Leber- oder Nierenkrankheit oder weist eines dieser Organe eine Ihnen bekannte Funktionsschwäche auf, sollten Sie diese zuvor ausgeheilt haben.

Leider finden sich diese Leber- und Nierenstörungen heutzutage immer häufiger. Sie entstehen vor allem infolge einer jahrelangen Zivilisationsernährung, des regelmäßigen Alkoholgenusses, der Umweltgifte oder einer Belastung oder Schädigung durch chemisch-pharmazeutische Medikamente. Daneben können bei ihrer Entstehung natürlich auch psychische Faktoren eine große Rolle spielen. Liegt bei Ihnen daher eine bekannte Schwäche eines dieser Organe vor oder fehlt Ihnen möglicherweise eine Niere, dann sollten Sie sich in die Hände eines erfahrenen Therapeuten begeben, der Ihnen bei der Stärkung und Regeneration dieser Organe hilft oder Sie auf diesem Heilungsweg begleitet.

Kapitel 20

Die Lebertherapie

Plötzlich muß ich meine Augen öffnen und höre im Nebenzimmer unseren kleinen Jonas schreien. Es ist stockdunkel um mich herum. Noch etwas benommen versuche ich, Traum und Wirklichkeit auseinanderzuhalten, als auf einmal ein Gedanke in meinen Kopf schießt und ich folgende Worte in mir höre: „Nimm das Tote-Meer-Salz!" In nur wenigen Sekunden bin ich hellwach, und dann wird mir die Bedeutung dieses Satzes auch schon bewußt. Jonas ist bereits wieder eingeschlafen, aber für mich ist an Schlaf vorerst nicht mehr zu denken. Ich ziehe meinen Bademantel an und eile in meine Praxis, die sich im selben Haus befindet.

Es war in der zweiten Weihnachtsnacht im Jahre 1994, und ich muß ganz ehrlich gestehen, daß es das „wertvollste" Weihnachtsgeschenk überhaupt in meinem bisherigen Leben gewesen ist. Denn ohne das Salz vom Toten Meer wäre die Darstellung einer gut wirksamen homöopathischen Leber-Galle-Therapie wesentlich komplizierter gewesen. Seit über einem Jahr hatte ich nun schon nach einer vernünftigen Lösung für die Lebertherapie gesucht. Es gibt zwar viele pflanzentherapeutische, homöopathische und auch orthomolekulare Möglichkeiten, den Leberstoffwechsel in der Ausleitung der sich lösenden Gifte zu unterstützen. Ich suchte jedoch nach etwas ganz Besonderem, was nicht nur in allen Leberstausituationen hilft, sondern außerdem bei allen Menschen gleichermaßen einsetzbar ist. Da ich mir für ein paar Experimente einige Monate zuvor eine große Packung vom Salz aus dem Toten Meer(TMS)[33] in der Apotheke gekauft hatte, holte ich es aus dem Schrank hervor und begab mich ans Werk. Innerhalb von einer Stunde hatte ich das Salz bis zur D12 (homöopathische Verdünnung) hochpotenziert und alle einzelnen Zwischenpotenzen auf ihre Leberwirksamkeit überprüft. Interessanterweise kann das TMS erst ab der D10 den Leberstoffwechsel beeinflussen. Bei der D12 stellte ich diesbezüglich die stärkste Wirkung fest. Ich war wegen dieses positiven Ergebnisses damals jedoch so aufgeregt, daß ich

---

33 Im weiteren Text ist der Begriff „Totes-Meer-Salz" der besseren Lesbarkeit wegen mit **TMS** abgekürzt!

gar nicht daran dachte, noch höhere Potenzen dieses Salzes anzufertigen und auf ihre Leberwirksamkeit zu testen. Am nächsten Morgen mußten wieder einmal – wie so häufig bei meinen Forschungen – Jutta, Manuel und Jonas herhalten; dabei stellte sich heraus, daß das TMS nicht den Individualitätsgesetzen der Homöopathie entspricht, sondern ganz anderen Gesetzmäßigkeiten unterliegt, die ich in ihrer Gesamtheit jedoch erst ein Jahr später erkannte. Zumindest war mir zu Weihnachten 1994 schon klar, daß mir mit dem TMS in der D12 ein Lebermittel zur Verfügung stand, das nicht nur bei einigen wenigen Menschen, sondern bei allen Menschen und Tieren in derselben Intensität wirkt.

Leider erfüllte das TMS in der D12 nicht die Erwartungen, die ich mir von ihm erhofft hatte. Leichte Leberbelastungen wurden durch diese Potenz zwar kompensiert, stärkere hingegen konnte dieses Mittel nicht beseitigen. Ein Jahr war vergangen, als mir im Winterurlaub die Idee kam, daß das TMS, nachdem es ja schon nicht den Individualitätsgesetzen der anderen homöopathischen oder spagyrischen Mittel *(die Begriffe Spagyrik und Homöopathie werden gleich erklärt)* entspricht, eventuell auch anderen Potenzgesetzen unterliegt. Als wir aus dem Urlaub zurückgekommen waren, machte ich mich noch am selben Abend an die Arbeit und potenzierte das TMS bis zur D16. Sie können sich kaum vorstellen, wie überrascht ich war, als sich die D13 als die bislang stärkste Potenz herausstellte. Zwei Wochen später fand ich die notwendige Ruhe und Zeit, das TMS noch höher zu potenzieren. Das Ergebnis verblüffte mich ein weiteres Mal: Denn die nächste gut wirksame Potenz war die D22, und sie ist entgegen allen homöopathischen Gesetzen sogar stärker als die D13. Bei den meisten anderen homöopathischen Mitteln ist nämlich die D6 die stärkste Potenz, danach folgen die D9, die D12, die D18, die D24, dann die D30 und so weiter. Die Intensität dieser homöopathischen Mittel nimmt also mit der Höhe der Potenzen ab, dafür werden jedoch ihre Wirkzeiten mit zunehmender Potenz immer länger. Die große Effektivität von Hochpotenzen läßt sich also weniger auf die Stärke der Potenzen, als vielmehr auf ihre langen, ununterbrochenen Wirkzeiten zurückführen. Sie können daher, ebenso wie die Tiefpotenzen, bei allen akuten und den meisten chronischen Krankheiten eingesetzt werden.

Wiederum eine Woche später potenzierte ich das Mittel bis zur D33. Es stellte sich heraus, daß diese Potenz nicht nur noch stärker als die D22 auf sämtliche Ausleitungsfunktionen des Leber-Galle-Stoffwechsels wirkt, sondern sie erfüllt auch alle meine Anforderungen, die ich von einem guten Lebermittel erwarte. Die Wirkzeit der D33 vom TMS entspricht jedoch nicht der D30 eines anderen pflanzlichen oder mineralischen Einzelmittels, sondern beträgt nur zwei Stunden. Diese relativ kurzen Wirkzeiten der wirksamen Potenzen vom TMS sind vor allem darauf zurückzuführen, daß es sich bei diesem Salz um eine komplexe Salzmischung handelt, die aus vielen verschiedenen Einzelsalzen besteht; denn alle homöopathischen oder spagyrischen Komplexmittel, in denen mehrere Einzelmittel beziehungsweise Einzelsalze zusammengemischt werden, wirken in der Regel immer deutlich kürzer als die Einzelmittel für sich alleine.

Auch wenn ich das TMS später noch bis zur D145 hochpotenzierte und dabei so manch interessante Potenz entdeckte, habe ich doch letztendlich mit dem TMS in der D33 genau das Lebermittel gefunden, wonach ich immer gesucht hatte. Seit Februar 1996 setze ich es daher als Lebermittel genausohäufig in meiner Praxis ein wie die individuell ausgesuchten homöopathischen Lebermittel. Es hat sich hervorragend bewährt, und bis heute ist noch kein Fall vorgekommen, bei dem das Mittel nicht gewirkt hätte oder wo es nicht vertragen wurde.

Ich könnte Ihnen nun viele interessante Dinge zu den verschiedenen Potenzen des TMS' und anderer homöopathischer Mittel sowie zu ihren Wirkungen erzählen. Das würde jedoch den Rahmen dieses Buches sprengen. Ich beschränke mich daher auf diejenigen Informationen, die für Sie wichtig sind. Wer darüber hinaus mehr wissen will, kann mich gerne auf meinen Seminaren daraufhin ansprechen *(siehe Schlußwort)*.

Neben dem TMS in der D33 gibt es zwar auch andere gute Leber-Galle-Mittel; jedoch unterliegen diese entweder den Individualitätsgesetzen der Homöopathie und müssen nach einem bestimmten System für jede Person individuell herausgesucht werden, oder ihre Wirkungen sind für starke Leberbelastungen zu schwach. Zu den letzteren gehören zum Beispiel alle möglichen pflanzentherapeutische Tees, Tinkturen oder Trockenextrakte. Die am häufigsten verwendeten leber-gallewirksamen Pflanzen sind die Mariendistel, der Löwenzahn, die Artischocken, das Schöllkraut, die Gelbwurz und noch viele andere. Aber auch mit den B-Vitaminen kann man die Entgiftungsfunktionen der Leber unterstützen, da sie unentbehrlich für einen optimalen Leberstoffwechsel sind und bei entsprechenden Belastungen schnell aufgebraucht werden. Am bedeutendsten sind dabei die Vitamine B6 und B1. Allerdings sollte man sie nicht einzeln, sondern immer im gesamten Komplex mit den anderen B-Vitaminen einnehmen. Mehr als 12 mg pro Vitamin und Tag sollten Sie jedoch als Erwachsener möglichst nicht überschreiten. Das ist bereits der fünf- bis zehnfache Tagesbedarf, und wie Sie ja bereits wissen, können Überdosierungen einzelner Vitalstoffe auf Dauer zu einem Ungleichgewicht aller Vitalstoffe in den Zellen führen. Außerdem wird das Energiesystem des Menschen bei zu hohen Dosierugen von synthetischen Vitaminen zu sehr geschwächt, wodurch alle homöopathischen und spagyrischen Mittel deutlich schwächer wirken. Ich selbst verordne die B-Vitamine daher nur dann, wenn tatsächlich ein stärkerer Vitamin-B-Mangel vorliegt, da es bis heute mit wenigen Ausnahmen, wie zum Beispiel beim Vitamin B12 oder wenn Sie reine Hefepräparate verwenden, nur synthetische B-Vitamine gibt *(siehe auch die Kapitel 14 und 21)*. Natürliche Extrakte wären bei diesen Vitaminen aufgrund der relativ „geringen" Vorkommen in den natürlichen Lebensmitteln ausgesprochen teuer!

Sie können Ihre Leber bei Bedarf daher grundsätzlich auch mit entsprechenden Tees, Pflanzenpräparaten oder B-Vitaminen therapieren; bei stärkeren Leberbelastungen reichen diese Mittel alleine in der Regel jedoch nicht mehr aus, so daß das TMS in der D33 dafür eine ideale Lösung darstellt. Bei den extremen Leberstausituationen hingegen hat sich die Kombination eines gut wirksamen homöopathischen Leber-Galle-Mittels, wie dem TMS in der D33, und den B-Vitaminen in einer Dosierung von 5 bis 12 Milligramm (mg) pro Vitamin und Tag sehr gut bewährt. Man muß dabei jedoch berücksichtigen, daß man auch auf die synthetischen Vitamine allergisch reagieren kann. Zu den weiteren Nachteilen der synthetischen Vitamine gehören, wie gesagt, die Schwächung des Energiesystems und auch eine Verminderung der Aufbauenergien *(siehe auch Kapitel 23)*. Deshalb sollte man die synthetischen Vitamine nie zu hoch dosieren.

Das Salz vom Toten Meer und seine Wirkung

Sie haben sicherlich schon von den Heilwirkungen des Toten Meeres bei so mancher Krankheit gehört. Besonders an Schuppenflechte Erkrankte und auch einige Neurodermitiker können von einem Urlaub am Toten Meer profitieren. Das Besondere des Toten Meeres ist dabei seine einzigartige Salzmischung, die es kein zweites Mal auf der Erde gibt. Das Salz besteht überwiegend aus Kalium-, Magnesium- und Natriumchlorid und einer ganzen Menge anderer Mineralverbindungen. Es ist keinesfalls identisch mit dem Salz der großen Meere und Ozeane, das zu 80 bis 90 % aus Natriumchlorid besteht. Daher hat es auch eine völlig andere Wirkung auf unseren Stoffwechsel als das normale Meersalz. In jedem Fall wirkt es entspannend und beruhigend und übt vor allem eine starke Aktivierung auf den Stoffwechsel aus.

Stellen wir einmal eine Verbindung zum Menschen her und suchen in ihm das Organ, das die größte Bedeutung für unseren Stoffwechsel hat.

Es ist die Leber! – Das TMS gehört damit zu den „kleinen Wundern" dieser Welt, denn so wie es als grobstoffliches Salz unsere gesamten Stoffwechselvorgänge aktiviert, so kann es als energetisch aufgeschlossenes homöopathisches Heilmittel das wichtigste Stoffwechselorgan des Menschen, nämlich die Leber, stärken. **Dabei wirkt es jedoch überwiegend auf die Entgiftungsfunktionen des Leberstoffwechsels, weshalb sich erhöhte Cholesterinwerte oder irgendwelche akuten oder chronischen Lebererkrankungen mit diesem Mittel nicht behandeln lassen.** Als Ausleitungsmittel für alle natürlichen und unnatürlichen Substanzen eignet es sich jedoch hervorragend. Das schließt natürlich auch die Ausscheidung der in der Leber gebundenen Substanzen über die Galle ein. Daher werden durch das TMS in der D33 auch der Gallenfluß und in geringem Maße die Gallenbildung aktiviert.

Jetzt wollen Sie sicher wissen, um was es sich bei einem homöopathischen Mittel überhaupt handelt und wie das TMS auf den Leberstoffwechsel wirkt.

Bei der Homöopathie handelt es sich um ein energetisches Aufschließungsverfahren, bei dem die den Pflanzen, Mineralien oder tierischen Präparaten innewohnenden Kräfte freigelegt werden. Da wir Menschen ebenfalls energetische Wesen sind, können nun diese freigelegten Kräfte auf unser Energiesystem eine Wirkung ausüben. Im Prinzip geschieht dabei nichts anderes, als daß die körpereigene Lebensenergie einen Fremdimpuls bekommt und für eine gewisse Zeit zum Beispiel vermehrt in ganz bestimmte Körperregionen geleitet wird. Ein krankes, geschwächtes oder überlastetes Organ wird auf diese Weise intensiver mit der körpereigenen Lebensenergie versorgt und kann dadurch entweder ausheilen oder wird einfach in seiner Funktion gestärkt. Wegen dieser überwiegenden Umverteilung von Energie kann die Homöopathie grundsätzlich auch nur bei den Menschen erfolgreich eingesetzt werden, bei denen noch genügend Lebensenergien vorhanden sind. Haben im Falle einer schweren Krankheit die Lebenskräfte schon sehr stark abgenommen, so wird man mit dieser Therapiemethode kaum noch Erfolg haben können.

Um die einem Heilmittel innewohnenden Energien freizusetzen, gibt es verschiedene Verfahren. Die beiden bekanntesten Methoden sind die Spagyrik und die Homöopathie. Im Gegensatz zum jahrtausendealten spagyrischen Herstellungsverfahren, bei dem die Pflanzen oder Mineralien regelrecht einer alchemistischen „Läuterung" durch Vergärung, Destillation und Veraschung unterzogen werden, entstehen die Heilmittel in der Homöopathie durch das sogenannte *Potenzieren*. Es handelt sich dabei um ein Verdünnungsverfahren, bei dem durch intensives Schütteln oder Verreiben die Informationen oder Energien der Ursubstanzen stufenweise auf das Verdünnungsmedium übertragen werden. Praktisch geht man dabei so vor, daß man eine bestimmte Substanz, wie beispielsweise das TMS, in einer bestimmten Menge destilliertem Wasser auflöst. Feste Substanzen, wie zum Beispiel unlösliche Mineralien, werden pulverisiert und für eine bestimmte Zeit mit Milchzucker verrieben. Die wäßrigen Lösungen werden dann für eine gewisse Zeit auf eine bestimmte Art geschüttelt. Sowohl beim Verreiben als auch beim Schütteln werden nun die wesenstypischen Informationen beziehungsweise Energien der Ursubstanz auf das Verdünnungsmedium übertragen. Als D1 (erste Dezimalpotenz = 1:10-Potenz) bezeichnet man dann eine Verdünnung oder Verreibung, bei der man ursprünglich einen Teil der Ursubstanz mit neun Teilen Wasser oder Milchzucker vermischt und entsprechend lange geschüttelt oder verrieben hat. Nimmt man nun von dieser fertigen D1-Potenz einen Teil und vermischt ihn wiederum mit neun Teilen Wasser oder Milchzucker und schüttelt beziehungsweise verreibt diese neue Verdünnung wie beim erstenmal, entsteht dadurch die D2-Potenz. Wiederholt man diesen Prozeß noch zehnmal, erhält man schließlich die D12 und so weiter. Bei den C-Potenzen (Centesimalpotenzen = 1:100-Potenzen) wird immer ein Teil der Ursubstanz mit 99 Teilen des Verdünnungsmittels vermischt und dann potenziert.

Unter Potenzieren versteht man also den Verdünnungsprozeß einer Substanz, die jedoch erst dann zu einer Potenz wird, wenn die fertige Verdünnung anschließend entsprechend lange geschüttelt oder verrieben wird. Dadurch wird die wesenstypische Information der zu verdünnenden Substanz oder tieferen Potenz auf das Verdünnungsmedium übertragen und auf eine bestimmte Art und Weise verstärkt, wodurch schließlich die nächst höhere Potenz entsteht. Homöopathie ist daher ein energetisches Aufschließungsverfahren, bei dem die Energien des Heilmittels durch das stufenweise Verdünnen und anschließende Schütteln oder Verreiben freigesetzt werden.

Die Wirkung des TMS' in homöopathischer Form scheint sich tatsächlich nur auf den Leberstoffwechsel zu beschränken. Möglicherweise lassen sich damit auch noch andere Symptome oder Krankheiten behandeln, jedoch sind mir diese bis heute nicht bekannt. Wie ich schon sagte, stärkt das TMS dabei überwiegend die gesamten Entgiftungsfunktionen der Leber, so daß Sie damit sowohl alle möglichen Stoffwechselendprodukte als auch irgendwelche Chemikalien oder Schwermetalle vermehrt ausleiten können. **Das TMS wirkt jedoch keinesfalls entgiftend auf den Körper, das heißt, es kann keine Gifte oder Schlacken aus dem Bindegewebe oder den Organen lösen. Es unterstützt die Leber ausschließlich dabei, die gelösten Gifte über die Galle und den Darm auszuleiten.**

Eines der bedeutendsten Phänomene bei diesem Mittel ist vor allem, daß es nicht den homöopatischen Individualitätsgesetzen unterliegt, so daß es bei allen Menschen und Tieren gleichermaßen einsetzbar ist. Als wirksamste Potenz habe ich dabei die D33 gefunden. Es wirken zwar auch die D12, die D13, die D22, die D40, die D72 und so weiter, jedoch ist die D33 für unsere heutige Zeit mit all den vielen Umweltgiften die beste Potenz. Die Wirkzeit der D33 beträgt ungefähr zwei Stunden und ist damit deutlich kürzer als die von anderen homöopathischen Einzelmitteln in derselben Potenz. Die Wirkung dieses Mittels ist daher nicht mit den höheren Potenzen anderer Mittel vergleichbar, und es handelt sich somit auch keinesfalls um eine typische Hochpotenz. Die Intensität des TMS' in der D33 entspricht vielmehr der D6 eines Einzelmittels und liegt mit seiner Wirkzeit zwischen der D9 und der D12 anderer homöopatischer Mittel. Sie können es daher in Extremfällen völlig unbedenklich so häufig einnehmen, wie Sie es brauchen. Das kann in besonders starken Leberstausituationen dann auch durchaus sechs- bis achtmal innerhalb von 24 Stunden sein.

Auch wenn das TMS in der D33 ungefähr zwei Stunden wirkt, unterliegt diese Wirkung jedoch wie bei allen anderen energetischen Mitteln einem ganz normalen Energieabfall. Das heißt mit anderen Worten, daß das Mittel nach einer Stunde nur noch zu 50 % wirkt und nach 1 1/2 Stunden nur noch maximal 20 % der Ausgangsleistung hat. Will man die starke Anfangsleistung bei intensiven Entgiftungsreaktionen daher länger aufrechterhalten, so kann man das Mittel nach 30 bis 60 Minuten wiederholt einnehmen. Für die normalen leichteren Leberbelastungen reicht es jedoch aus, das Mittel nur ein- bis dreimal täglich einzusetzen.

Die Herstellung vom TMS in der D33

Bevor Sie das TMS einsetzen können, müssen Sie es jedoch erst einmal haben. Es gibt nämlich in Deutschland nach meinen derzeitigen Kenntnissen nur eine einzige Firma, die das „Badesalz vom Toten Meer" als homöopathisches Mittel in D-Potenzen anbietet. Es handelt sich um die Arzneimittelfirma Staufen-Pharma in Göppingen. Leider bietet diese Firma das Mittel nur in den klassischen Potenzen an, und dazu gehört die D33 nicht. Die nächsttiefere Potenz ist die D30, die jedoch als Lebermittel keine Bedeutung hat. Trotz allem ist es für Sie relativ einfach, sich aus der D30 die D33 selbst herzustellen oder von Ihrem Apotheker nach der folgenden Anleitung herstellen zu lassen.

Mit den Angaben: **Badesalz vom Toten Meer D30, 20 ml,**
von der Firma Staufen-Pharma,
können Sie das Mittel in der Apotheke bestellen.

Da Sie aus 20 ml einer D30 20 Liter in der D33 herstellen können, ist diese geringe Menge mehr als ausreichend für Sie. Die nächstgrößere Bestellmenge wären 50 ml.

Es ist durchaus möglich, daß die Staufen-Pharma oder eine andere homöopathische Firma, wie zum Beispiel die DHU, bei genügend großer Nachfrage in nur kurzer Zeit auch die D33 anbietet. Fragen Sie daher vorher einmal nach, ob es das Salz vom Toten Meer in der D33 schon zu kaufen gibt. Bestellen Sie dann jedoch ausschließlich die Tropfen oder die Milchzuckertabletten (80 oder 200 Tabletten), da die Globuli (Kügelchen) bei diesem Mittel nicht besonders wirksam sind. Ich komme später noch darauf zurück. Dennoch ist es wesentlich billiger, sich das Mittel aus der D30 selbst herzustellen, zumal sie mit einer 20-ml-Flasche in der D30 einige Jahre bis Jahrzehnte auskommen werden.

Potenzieranleitung

Bevor Sie mit dem Potenzieren beginnen, besorgen Sie sich bitte folgende Artikel in der Apotheke:
* eine 5-ml-Einwegspritze
* drei leere 100-ml-Tropfflaschen
* zirka 500 ml destilliertes Wasser. Sie können aber auch mineralarme Wässer mit einem Gesamtmineralsalzgehalt von möglichst weniger als 200 mg oder Umkehrosmosewasser verwenden.
* zirka 100 ml 70- oder 90%igen Alkohol, oder Sie kaufen sich normalen Schnaps beziehungsweise Korn im Lebensmittelgeschäft.

Um nun aus der D30 des TMS' die D33 herzustellen, gehen Sie bitte folgendermaßen vor:
1. Füllen Sie mit einer sauberen 5-ml-Einwegspritze 5 ml des TMS' in der D30 in eine saubere 100-ml-Flasche und geben genau neun Teile, also 45 ml destilliertes oder mineralarmes Wasser dazu. Die genauen Millilitermengen können Sie ebenfalls mit der Spritze bestimmen, jedoch sollten Sie diese vorher mehrmals unter fließendem Wasser vom TMS gereinigt haben, damit nicht irgendwelche Reste von diesem das Verdünnungswasser „impfen".
2. Schließen Sie die Flasche und schütteln Sie den Inhalt mindestens 150mal, am besten jedoch 200mal. Das Schütteln sollte durchaus kräftig erfolgen, indem die Flasche mit einer Hand oder auch mit

beiden Händen auf und ab bewegt wird oder indem man die Flasche in den offenen Handteller der anderen Hand oder auf einen entsprechend weichen Gegenstand aufschlägt. Durch das Schütteln wird das Mittel nun potenziert. Ich habe Sie die Flasche bewußt nur halb füllen lassen, damit sich der Inhalt besser schütteln läßt. Als Ergebnis halten Sie nun die D31 vom TMS in der Hand. Damit Sie diese Flasche nicht mit den späteren verwechseln, empfiehlt es sich, sie sofort zu beschriften.

Es ist natürlich absolut notwendig, so sauber wie möglich zu arbeiten, damit so wenig Keime wie möglich in die wäßrigen Lösungen gelangen. Denn die D31 enthält – wenn Sie sie so herstellen, wie ich es eben beschrieben habe – nur 5,1 Vol.-% Alkohol, da die D30 aus der Apotheke 51 Vol.-% Alkohol enthält. Besonders haltbar ist eine solche Tinktur daher nicht. Wenn Sie diese haltbarer machen wollen, können Sie das Wasser von vornherein mit einer entsprechenden Menge Alkohol oder Schnaps (Korn) vermischen. Den Alkoholgehalt können Sie selbst bestimmen. Ab einem Alkoholgehalt von 10 bis 20 Vol.-% wirkt eine Tinktur zunehmend wachstumshemmend auf Bakterien. Konzentrationen von weniger als 5 Vol.-% haben diesbezüglich in der Regel keine Wirksamkeit mehr. Ich selbst verwende in meinen Tinkturen daher zwischen 10 und 15 Vol.-% Alkohol. Wer hingegen auf Alkohol allergisch reagiert oder Alkohol grundsätzlich ablehnt, kann bei sauberer Arbeitsweise ohne weiteres auch auf den Alkohol verzichten. Die D33 enthält dann nämlich nur noch einen Alkoholgehalt von 0,051 Vol.-%, und das ist in der Regel so wenig, daß darauf nur noch selten allergisch reagiert wird oder daß es für einen ehemaligen Alkoholiker gefährlich werden könnte. Wenn diese Menge dennoch zu viel sein sollte, kann man sich die D33 natürlich auch aus einer tieferen Potenz, zum Beispiel aus der D28, herstellen, wodurch der Alkoholgehalt der D33 dann auf 0,00051 Vol.-% absinkt. Beide mehr oder weniger alkoholfreien Mittel haben natürlich außerdem den Vorteil, daß man sie unbedenklich zur Behandlung eines extremen Leberstaus einsetzen kann, da man in einer solchen Situation ja möglichst keinen Alkohol aufnehmen sollte.

Um aus der D31 nun die D32 herzustellen, gehen Sie genauso vor wie bei der Herstellung der D31, nur daß Sie nun damit beginnen, mit der sauberen Spritze 5 ml vom TMS in der D31 in eine neue 100-ml-Flasche zu füllen. Wieder kommen 45 ml Wasser oder eine entsprechende Mischung aus Wasser und Alkohol dazu, und dann können Sie mit dem Potenzieren beginnen. Vergessen Sie bitte nie, die Spritze zu reinigen, nachdem Sie mit ihr das TMS aufgezogen und in die neue Flasche gefüllt haben. Zu guter Letzt wiederholen Sie diesen Vorgang noch einmal und erhalten aus der D32 die D33.

Vermischen Sie bitte niemals unterschiedliche Potenzen, und verwechseln Sie bitte keine Flaschendeckel oder Tropfvorrichtungen miteinander. Es würde sonst zu geringfügigen Vermischungen anderer Potenzen kommen, was sich negativ auf die optimale Wirkung des Mittels auswirken könnte. Wenn Ihnen einmal die D33 ausgeht und Sie wollen sich aus der D32 Nachschub produzieren, so nehmen Sie bitte entweder eine neue, saubere Flasche, oder schütten Sie den Rest der alten D33 weg und spülen die Flasche gründlich sauber. Da keine D33-Potenz 100%ig identisch mit einer anderen ist, sollte man auch die gleichen Potenzen nicht miteinander vermischen, es sei denn, sie stammen aus derselben Produktion.

Noch ein Tip zum Schluß: Wollen Sie von vornherein eine größere Menge der D33 potenzieren, verwenden Sie für den letzten Potenzierschritt eine größere Flasche und füllen entsprechend viel von der D32 hinein. Dazu geben Sie relativ genau neun Teile Wasser oder von der Wasser-Alkohol-Mischung und beginnen dann mit dem Potenzieren. Mindestens ein Drittel der Flasche sollte jedoch immer leer bleiben, damit sich der Inhalt gut schütteln läßt.

Wer nicht in Deutschland lebt oder keinen Zugang zu einer fertigen Tinktur vom TMS in der D30 hat, dem bleibt nichts anderes übrig, als sich das Mittel aus dem Salz selbst herzustellen. Dafür kauft man sich das TMS (Medizinisches Badesalz aus dem Toten Meer) in einer Apotheke oder Drogerie, wiegt sich zum Beispiel zehn Gramm ab und löst diese Menge dann in 90 ml destilliertem beziehungsweise mineralarmem Wasser auf. Nachdem sich das Salz bis auf wenige unlösliche Partikel völlig aufgelöst hat, schütteln Sie diese Lösung mindestens 150mal und erhalten die D1. Um die D33 zu erhalten, wiederholen Sie den obenbeschriebenen Vorgang noch weitere 32 Mal. Sie können dabei natürlich die Flasche mit der Vorpotenz immer wieder verwenden, nachdem Sie den Inhalt weggeschüttet und die Flasche gründlich gespült haben. Ab der D28 empfehle ich Ihnen, die Potenzen aufzuheben, um nicht irgendwann die gesamte Prozedur noch einmal wiederholen zu müssen. Vergessen Sie dabei bitte nicht, eine genaue Strichliste zu führen, denn die D34 vom TMS hat keine Wirkung mehr auf den Leber-Galle-Stoffwechsel!

Die praktische Anwendung des TMS'

Nun sind Sie also nach einigen ungewohnten Aktionen im Besitz des TMS' in der D33. Für die Therapie mit energetisch wirkenden Heilmitteln gibt es jedoch einige Grundregeln, die Sie unbedingt beachten müssen, damit sie ihre volle Wirkung entfalten können.

1. Für alle homöopathischen und spagyrischen Mittel gibt es ganz bestimmte Mindestmengen pro Einnahme. Nimmt man weniger als diese Initialdosis ein, wirkt das Mittel nicht nur schwächer, sondern auch kürzer.

   Beim TMS in der D33 beträgt die Initialdosis ungefähr 8 Tropfen, weshalb ich grundsätzlich empfehle, mindestens 10 bis 12 Tropfen (oder eine ganze Milchzuckertablette der deutschen Normgröße mit einem Gewicht von 0,25 Gramm) einzunehmen.

   Ich selbst nehme immer 12 bis 15 Tropfen. Nimmt man mehr als die notwendige Mindestmenge, so hat das weder Nachteile noch Vorteile, da homöopathische Mittel in diesem relativ hohen Potenzbereich keine weitere Steigerung der Wirkung hervorrufen können, wenn man die Dosis erhöht. Es geht in der Homöopathie – ebenso wie in der Spagyrik oder der Blütentherapie – um den einmaligen Energieimpuls, dessen Optimum zwar von der Mindestmenge abhängig ist, der jedoch durch das (theoretische) Trinken einer ganzen Flasche keinesfalls erhöht wird. Nimmt man das Mittel allerdings nach einer gewissen Zeit wieder ein, so wird derselbe Impuls dadurch natürlich wiederholt.

   Berühren Sie mit dem Mund bitte nie die Tropfflasche, da das Mittel sonst relativ schnell verkeimen kann – besonders dann, wenn es wenig oder gar keinen Alkohol enthält. Sie erkennen ein verdorbenes Mittel daran, daß es einerseits fade schmeckt, die Flüssigkeit muffig zu riechen beginnt und eventuell sogar Schlieren erkennbar werden.

   Die Globuli (Kügelchen), bei denen es sich um mit dem Wirkstoff besprühte Zuckerkügelchen handelt, empfehle ich bei diesem Mittel deswegen nicht, da Sie mindestens 25 bis 30 Globuli lutschen müßten, um auch nur annähernd die Initialwirkung zu erreichen. Bei anderen D30- oder C30-Potenzen hingegen ist das etwas völlig anderes. Da reichen in der Regel schon drei bis vier Globuli aus, um die notwenige Mindestmenge für diese Potenz zu erreichen. Je tiefer dann die Potenz ist, um so größer wird die Initialmenge, so daß man bei einer D12 eines normalen Einzelmittels durchaus wieder bei einigen Tropfen oder einer halben bis ganzen Milchzuckertablette angelangt ist.

2. Damit homöopathische oder spagyrische Mittel voll zur Wirkung kommen, sollte man sie möglichst immer pur einnehmen und einen Mindestabstand von 10 Minuten zum Essen und Trinken einhalten.

Das bedeutet also, daß Sie solche Heilmittel immer für sich alleine einnehmen, eventuell ein paar Sekunden im Mund behalten und erst dann hinunterschlucken. Die Milchzuckertabletten sollten hingegen möglichst gelutscht werden, bis sie sich von selbst auflösen. Damit sich die Wirkung eines Mittels nun in ihrer vollen Intensität über die Schleimhäute des Mundes und der Speiseröhre entfalten kann, sollte man mindestens zehn Minuten danach weder etwas essen noch trinken. Aber auch vor der Einnahme eines homöopathischen oder spagyrischen Mittels sollten Sie mindestens fünf Minuten nichts getrunken oder gegessen haben, damit der Mund und die Speiseröhre völlig leer sind.

3. Alle homöopathischen oder spagyrischen Heilmittel führen, solange sie wirken, zu einer mehr oder weniger starken Energieverschiebung im Körper. Damit ein gutgewähltes Einzelmittel daher seine volle Wirkung entfalten kann, sollten die energetischen Verhältnisse während der Wirkzeit nicht durch irgendwelche anderen homöopathischen oder spagyrischen Mittel gestört werden, die auf derselben oder einer ähnlichen Energieebene wirken. **Sie sollten daher während der zweistündigen Wirkzeit des TMS' in der D33 möglichst keine energetischen Mittel einnehmen, die eine Wirkzeit von einer halben Stunde bis fünf Stunden haben.**

Dazu gehören folgende Mittel:
– alle homöopathischen Potenzen ab der D8 bis zur D15
– alle spagyrischen Urtinkturen (zum Beispiel von der Staufen-Pharma)
– alle homöopathischen pilzabbauenden Mittel der Firma Sanum-Kehlbeck. (Obwohl es sich bei diesen Mitteln um Tiefpotenzen von der D3 bis zur D7 handelt, gelten hier ebenfalls völlig eigene energetische Wirkzeiten, die ungefähr zwischen 30 Minuten und 2 Stunden liegen. Nach der Einnahme dieser Mittel sollte man daher mindestens eine Stunde warten, bis man das TMS in der D33 einnimmt.)

Alle höheren Potenzen ab der D30 oder C30, alle LM- beziehungsweise Q-Potenzen und auch alle anderen Tiefpotenzen bis zur D7 können während der Wirkzeit des TMS' in der D33 eingenommen werden oder wirken. Allerdings wäre es grundsätzlich besser, in der

Wirkzeit der D33 auch auf die Einnahme von Tiefpotenzen zu verzichten. Besser ist es daher, diese Mittel entweder einige Zeit vor dem TMS
oder erst zwei Stunden danach einzunehmen.

Neben diesen Einnahmeregeln gibt es noch ein paar Bedingungen, die
man ebenfalls einhalten sollte, damit die Wirkung des TMS' nicht geschwächt wird. Ich werde an dieser Stelle wiederum nur die wichtigsten
Bedingungen erwähnen.

1. Homöopathische oder spagyrische Mittel wirken schlechter oder gar
   nicht, wenn Sie Alkohol im Blut haben.
   Die geringe Menge Alkohol, die man eventuell mit dem Mittel selbst
   aufnimmt, hat hingegen keinen negativen Einfluß auf die Wirkung des
   Mittels.
2. Kauen Sie bitte keinen Kaugummi in der Wirkzeit von homöopathischen oder spagyrischen Mitteln. Da sich am oberen Gaumen ein
   wichtiges Energiezentrum befindet, schwächen alle mehr oder weniger unnatürlichen Substanzen unser gesamtes Energiesystem, wenn
   sie in Kontakt mit diesem Zentrum kommen. Je schwächer jedoch
   unser Energiesystem ist, desto schwächer wirken auch alle energetisch
   wirksamen Mittel.
   Das betrifft übrigens auch die Schnuller für Babys. Der Silikon-
   schnuller ist diesbezüglich negativer als der Kautschukschnuller. Die
   Wirkung von homöopathischen oder spagyrischen Mitteln wird durch
   einen Schnuller im Mund bis zu 40 % abgeschwächt. Das bedeutet
   natürlich nicht, daß Sie Ihrem Baby grundsätzlich keinen Schnuller
   mehr geben sollten. Ich empfehle Ihnen jedoch, Ihr Baby nicht an den
   Schnuller zu gewöhnen und ihn möglichst nur zum Einschlafen zu
   geben. Fällt er nach dem Einschlafen nicht von alleine aus dem Mund,
   so ziehen Sie ihn einfach heraus.
3. Versuchen Sie, sich so natürlich wie möglich zu ernähren und ihren
   Vitalstoffbedarf möglichst nur über die Lebensmittel oder natürliche
   Extrakte abzudecken. Auf Kaffee sollten Sie weitgehend oder ganz
   verzichten, da die Kaffeeröststoffe den Leberstoffwechsel und damit
   auch die Entgiftungsfunktionen der Leber schwächen.
4. Verwenden Sie möglichst nur reine Naturkosmetika. Je mehr Chemie
   Sie auf der Haut haben, um so mehr wird Ihr Energiesystem geschwächt. Alle Make-ups oder Lippenstifte, bei denen Farbpigmente
   auf die Haut aufgetragen werden und die Haut bedecken, schwächen
   grundsätzlich immer mehr oder weniger den Fluß Ihrer Lebensener-

gien. Ein vollständiges Gesichts-Make-up kann die Wirkung von homöopathischen Mitteln bis zu 50 % verringern.

Das betrifft natürlich ebenfalls alle medizinischen Salben, die daher möglichst natürliche Inhaltsstoffe enthalten sollten.

5. Sie sollten so wenig wie möglich chemisch-pharmazeutische Medikamente und größere Mengen an synthetischen Vitaminen einnehmen, da durch diese Produkte unser Energiesystem immer mehr oder weniger geschwächt wird.

   Normale Antibiotikamengen von mehreren 100 Milligramm pro Tag bei einem Erwachsenen schwächen die Wirkung der homöopathischen und spagyrischen Mittel ungefähr zu 50 %. Starke Betäubungs- und Schmerzmittel oder Chemotherapeutika, wie sie in der Tumortherapie eingesetzt werden, haben hingegen eine ähnlich blokkierende Wirkung wie Alkohol und können die Wirkung bis zu annähernd 100 % reduzieren.

6. Starke elekromagnetische Felder, zum Beispiel von Hochspannungsleitungen, Elektrolokomotiven, in der Nähe von Elektrizitätswerken oder Handys, aber auch der längere Aufenthalt über geopathischen Störzonen, wie Wasseradern, Verwerfungen und so weiter, schwächen unsere Lebensenergien und damit auch die Wirkung von energetisch wirksamen Heilmitteln.

7. Alle möglichen unnatürlichen Strahlen schwächen ebenfalls mehr oder weniger unser Energiesystem. Dazu gehören unter anderem die Strahlen von Fernsehern und Computern (mit Ausnahme der Flüssigkristallbildschirme zum Beispiel von Notebooks), die wegen der zerstörten Ozonschicht erhöhte UV-Strahlung des Sonnenlichtes und auch die elektromagnetische Strahlung in der Nähe von Funk- und Radiosendern.

Auch wenn die letzten zwei Punkte uns alle mehr oder weniger betreffen und nicht immer vermieden werden können, so sollten Sie doch zumindest die ersten drei Bedingungen einhalten. In einer Zeit, in der Sie auf das Lebermittel oder andere homöopathische beziehungsweise spagyrische Heilmittel angewiesen sind, sollten Sie auf Alkohol daher grundsätzlich verzichten. Wenn Sie dennoch einmal eine Flasche Bier oder ein Glas Wein trinken wollen, was ja meistens am Abend geschieht, so haben Sie tagsüber genügend Zeit, irgendwelche energetischen Mittel einzunehmen.

Was die Einnahme von chemisch-pharmazeutischen Medikamenten betrifft, so ist es selbstverständlich, daß Sie all jene Mittel weiterhin einnehmen sollten, die für Ihr körperliches Wohlergehen notwendig sind. Benötigen Sie einmal ein Antibiotikum während einer Zeit, in der Sie gerade wegen einer kontinuierlichen Entgiftungsphase auf Ihr Lebermittel angewiesen sind, so nehmen Sie das Lebermittel bitte weiterhin genauso häufig ein wie zuvor. Zum einen wird kein chemisch-pharmazeutisches Medikament durch ein homöopathisches oder spagyrisches Mittel in seiner Wirkung geschwächt, und zum anderen wirkt das Lebermittel während der Einnahme der Antibiotika dennoch zu ungefähr 50 %. Auch wenn das Lebermittel nun nicht mehr seine volle Kraft entfalten kann, brauchen Sie es in der Regel nicht häufiger als sonst einnehmen, da die Entgiftungsreaktion des Körpers während der Antibiotikatherapie aufgrund der schlechteren Blutqualität deutlich nachläßt. Ist die Antibiotikatherapie jedoch beendet, kann es durchaus notwendig sein, daß Sie das Lebermittel nun für einige Tage oder Wochen häufiger benötigen als vorher, falls Ihr Körper sofort mit der Entgiftung der gerade aufgenommenen Antibiotika beginnt. Je gesünder Sie sind und je lebensenergiereicher Sie sich ernähren, um so schneller wird sich Ihr Körper wieder von den abgelagerten Antibiotika befreien.

„Switching" als Therapieblockade

Zu guter Letzt muß ich noch auf eine Situation hinweisen, die bei allen Therapien mit homöopathischen oder spagyrischen Heilmitteln von großer Bedeutung ist. Es handelt sich um das sogenannte Switching oder Switchen. „To switch" (engl., sprich: switsch) heißt im übertragenen Sinne „verschieben", und der Zustand des Geswitchtseins bezieht sich nun auf unser Energiesystem und bedeutet, daß es aus dem Gleichgewicht geraten ist. Sind wir geswitcht, befindet sich unser Energiekörper (Ätherkörper) nicht in der normalen Deckung mit dem physischen Körper, sondern ist in der Regel um 10 bis 20 Zentimeter nach vorn verschoben. Als Erwachsener hat man dann das Gefühl, daß man regelrecht neben sich steht. Auf jeden Fall sind wir in diesem Zustand nervös und unruhig, haben mehr oder weniger starke Konzentrationsschwächen, schlafen schlechter und können Gleichgewichtsstörungen, Depressionen und in seltenen Fällen sogar Psychosen bekommen.

Die häufigsten Ursachen des Switchens sind starke Streßsituationen, Schocks oder Panikzustände. Aber auch starke Erdmagnetfeldentladungen wie sie zum Beispiel bei größeren Erdbeben stattfinden, können uns noch in weitentfernt liegenden Ländern switchen. Außerdem switchen wir leichter, wenn wir einen stärkeren Leberstau haben, da diese Situation in gewisser Hinsicht ebenfalls eine Streßsituation für den Körper darstellt.

Im geswitchten Zustand jedenfalls wirken keine homöopathischen oder spagyrischen Mittel. Falls Sie daher irgendwann einmal das Gefühl haben sollten, neben sich zu stehen, oder wenn aus unerklärlichen Gründen das TMS auf einmal nicht mehr wirken sollte, denken Sie bitte daran, daß Sie geswitcht sein könnten. Wie man genau testen kann, ob man geswitcht ist oder nicht, werde ich in meinem Buch über Aurakinesiologie erklären und auf meinen Seminaren demonstrieren. Außerdem wird Ihnen in der Regel in jedem Kinesiologie-Grundseminar beigebracht, wie man feststellen kann, ob eine Person geswitcht ist oder nicht.

Um den geswitchten Zustand wieder auszugleichen, gibt es eine Menge Methoden. Im Prinzip geht es nur darum, daß Körper, Seele und Geist wieder harmonisch miteinander verbunden werden. Das können Sie mit einem entspannenden Waldlauf oder durch das Beten oder Meditieren erreichen oder wenn Sie bestimmte Yoga-, Tai-Chi- oder Qi-Gong-Übungen machen. Ganz besonders eignen sich auch die „Fünf Tibeter" und einige kinesiologische Übungen dafür. Eine davon möchte ich Ihnen nun vorstellen. Ursprünglich handelt es sich dabei um eine Akupressuranwendung:

Als erstes nehmen Sie den Daumen und den Zeigefinger oder einen anderen Finger einer Hand und drücken mindestens 30 Sekunden lang in die beiden Kuhlen außen neben den beiden Halssehnen direkt oberhalb des linken und rechten Schlüsselbeins.

Danach drücken Sie wiederum mit dem Daumen und dem Zeigefinger mindestens 30 Sekunden auf die beiden tiefsten Stellen genau auf der Mittellinie Ihres Körpers oberhalb und unterhalb der Lippen. Der eine Punkt liegt also zwischen Nase und Oberlippe, und der andere stellt den tiefsten Punkt oberhalb des Kinns unter der Unterlippe dar.

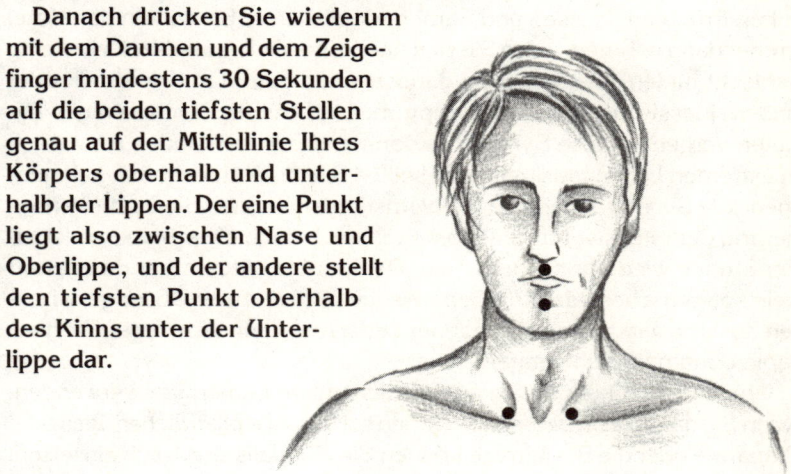

Die Reihenfolge ist bei dieser Akupressur sehr wichtig und sollte daher eingehalten werden. Der Druck darf nicht zu schwach sein, sollte aber auch nicht weh tun. Sie sollten so stark drücken, daß Sie Ihre Finger deutlich am Hals oder auf dem Kiefer spüren.

Immer dann, wenn Sie den Verdacht haben, geswitcht zu sein, können Sie diese Methode anwenden. Dadurch entswitchen Sie in der Regel, und die homöopathischen Mittel können wieder wirken.

Neben dieser Methode hat sich aber auch noch die Säckelblume (Dear Brush, Ceanothus integerrimus) bewährt, die zu den sogenannten „Kalifornischen Blüten" gehört und die man bei Bedarf genauso anwendet wie irgendwelche Bachblüten. Eine Gabe von fünf bis sieben Tropfen der verdünnten Mischung, bei der man einen Tropfen aus der Vorratsflasche (Stockbottle) auf 10 Milliliter der Wasser-Alkohol- oder Wasser-Essig-Mischung gibt, reicht aus, um den Körper zu entswitchen. Grundsätzlich können Sie alle Blütenmittel völlig unabhängig von homöopathischen oder spagyrischen Heilmitteln einnehmen, es sei denn, Ihr Therapeut rät Ihnen davon ab. Ich setze sie relativ häufig in meiner Praxis ein.

Jetzt habe ich Ihnen im Prinzip alles gesagt, was notwendig ist, um mit der Aufbautherapie beginnen zu können. Das TMS dient also nur als Ausleitungshilfe für all die vielen Gifte und Schlacken, die Sie mit den rohen Früchten, Nüssen und Samen mobilisieren. Sie sollten das Mittel immer dann nehmen, wenn Sie sich nach einer Aufbaumahlzeit ein wenig schlecht fühlen oder wenn Sie danach einen dumpfen Kopfdruck oder andere klassische Leberstausymptome bekommen. Nach wenigen Minuten vergehen diese Symptome dann in der Regel wieder. Aber auch in extremen Leberstausituationen sollten Sie das Mittel so häufig einnehmen, wie Sie es benötigen. Unter Umständen können Sie es zur Verlängerung der intensiveren Anfangszeiten auch nach einer halben oder einer Stunde wiederholt einnehmen. Denken Sie bitte immer daran, daß kein spagyrisches oder homöopathisches Mittel ab der D6 im geswitchten Zustand wirkt. Ein vorhandener Leberstau kann sich trotz Lebertherapie dann natürlich verstärken.

Grundsätzlich können Sie auch jedes andere Lebermittel verwenden, wenn Sie damit besser zurechtkommen sollten. Alle pflanzlichen Tees oder Präparate oder die B-Vitamine können Sie ebenfalls zusätzlich einsetzen.

Damit Sie bei dieser Fülle an Hintergrundwissen nicht durcheinanderkommen, lesen Sie bitte das nächste Kapitel. Dort erfahren Sie noch einmal im Zusammenhang, wie Sie die Aufbau- und Ausleitungstherapie richtig anwenden.

DIE LEBERTHERAPIE MIT DEM TMS IN DER D33

Die wirksamste Potenz des TMS' als Leber-Galle-Mittel ist die D33. Die Wirkzeit dieser Potenz beträgt ungefähr zwei Stunden, und man sollte 10 bis 15 Tropfen oder eine ganze Milchzuckertablette (der deutschen Normgröße mit einem Gewicht von 0,25 Gramm) davon einnehmen, um die maximale Wirkung zu erzielen.

Bei starken Leberbelastungen hat sich eine Kombination aus der mehrmaligen Einnahme des TMS' in der D33 pro Tag und der Einnahme von einem Vitamin-B-Komplex als sehr wirksam erwiesen. Dabei sollte man jedoch als erwachsene Person mindestens 5 und möglichst nicht mehr als 12 Milligramm der einzelnen Vitamine pro Tag zu sich nehmen, wenn es sich um synthetische Vitamine handelt, um einerseits einen guten therapeutischen Effekt zu erzielen und andererseits das Energiesystem nicht zu intensiv zu schwächen, was sich sonst unter anderem negativ auf die Wirksamkeit des TMS' in der D33 oder anderer energetisch wirksamer Mittel auswirkt.

Eine Alternative zu den synthetischen Vitaminpräparaten sind alle natürlich gezüchteten und getrockneten Hefebakterien, die ebenfalls relativ viel von den Vitaminen B1 und B6 enthalten können. Jedoch werden diese Präparate nicht von allen Menschen vertragen.

EINNAHMEREGELN FÜR DAS TMS IN DER D33

1. Das TMS in der D33 sollte immer pur und für sich allein eingenommen werden, und man sollte einen Mindestabstand von 10 Minuten zum Essen und Trinken einhalten.

2. Die Wirkzeiten von ähnlich wirkenden Mitteln sollten sich möglichst nicht mit der Wirkzeit des TMS' in der D33 überschneiden. Bezüglich des TMS' in der D33 betrifft das
   – alle homöopathischen Potenzen ab der D8 bis zur D15,
   – alle spagyrischen Urtinkturen und
   – alle homöopathischen pilzabbauenden Mittel der Firma Sanum-Kehlbeck von der D3 bis zur D7.

EINNAHMEBEDINGUNGEN FÜR DIE OPTIMALE WIRKSAMKEIT DES TMS' IN DER D33

1. Man darf keinen Alkohol im Blut haben.
2. Kaugummis und Schnuller schwächen das Energiesystem des Menschen, solange sie im Mund sind, wodurch auch alle energetisch wirksamen Mittel schwächer wirken.
3. Ernähren Sie sich so natürlich und chemiefrei wie möglich, und verzichten Sie möglichst weitgehend oder ganz auf Kaffee.
4. Verwenden Sie möglichst nur Naturkosmetika. Je mehr Chemie Sie auf der Haut haben, um so mehr wird dadurch Ihr Energiesystem geschwächt.
5. Nehmen Sie so wenig wie möglich an chemisch-pharmazeutischen Medikamenten, an synthetischen Vitaminen und chemisch gebundenen Mineralien ein, da sich deren Nebenwirkungen unter anderem auch auf eine mehr oder weniger starke Schwächung unseres Energiesystems erstrecken *(siehe auch die Kapitel 14, 18, 21 und 23)*.
6. Versuchen Sie, sich so wenig wie möglich im Bereich von starken elektromagnetischen Feldern (Hochspannungsleitungen, Elektrizitätswerken, Handys usw.) oder über geopathischen Störzonen aufzuhalten.
7. Achten Sie darauf, daß Sie nicht geswitcht sind.

Kapitel 21

Der Weg zur Gesundheit

Nun sind Sie bereits einen langen Weg mit mir gegangen und werden sicherlich einige Tage oder sogar Wochen gebraucht haben, um die ersten 20 Kapitel gelesen zu haben. In diesem Kapitel werde ich die wesentlichen Elemente der Aufbau- und Ausleitungstherapie mit der Nahrung noch einmal zusammenfassen und mit meinen eigenen Erfahrungen verbinden. Schritt für Schritt können Sie dann Ihre eigenen Erfahrungen sammeln und Ihren Körper mit der Nahrung stärken und heilen. Für stärker erkrankte Menschen kann es dennoch ein langer Weg werden! Neben dem Vertrauen in diesen Heilungsweg ist die Geduld daher eine der wichtigsten Grundvoraussetzungen. Sie können sich natürlich parallel von Ihrem Arzt oder Heilpraktiker behandeln lassen. Die grundlegende Verbesserung Ihres körperlichen und eventuell sogar seelischen Zustandes, den Sie mit einer gesunden Ernährungsweise erreichen können, kann jedoch weder durch das beste homöopathische Konstitutionsmittel noch mit irgendeinem Vitamincocktail dauerhaft aufrechterhalten werden. Eine gesunde Ernährungsweise ist daher die Grundlage unserer Gesundheit und läßt sich durch keine andere Therapie ersetzen. Damit Sie in den möglicherweise auftretenden Entgiftungskrisen nicht verzweifeln, sondern mit der Gewißheit des Erfolges Ihrem persönlichen Ziel entgegenstreben, möchte ich Ihnen mit der Beschreibung meiner eigenen Genesung ein wenig Mut machen. Falls Sie zu den Gesunden unter den Lesern gehören, so gibt es nach meiner Ansicht keine bessere Ernährungsweise, um mit der in diesem Buch beschriebenen Methode auch bis ins hohe Alter gesund und fit zu bleiben.

Wie Sie ja bereits in den ersten Kapiteln erfahren haben, machte ich im Alter von 21 Jahren einen folgenschweren Fehler: Ich nahm ungefähr drei Jahre lang kaum zusätzliches Salz auf und ernährte mich überwiegend von sehr natriumchloridarmen, pflanzlichen Lebensmitteln. Da ich damals noch nicht wußte, wie man die eigene Salzbildung mit einer pflanzlichen Rohkosternährung anregen kann *(siehe die Kapitel 18 und 23)*, nahm die Magensäurebildung aufgrund der sinkenden Natriumchloridkonzentration im Körper zunehmend ab, um schließlich ganz auszubleiben. Aufgrund der allgemeinen Verwertungsstörungen von Eiweiß und einigen lebensnotwendigen Mineralstoffen *(siehe Kapitel 5)* entwikkelten sich mit der Zeit zusätzlich starke Mangelzustände aller Verdauungsenzyme und der Galle. Die Folge war, daß ich nicht nur eine extrem schlechte Verdauungskraft mit massiven Störungen der Darmflora bekam, sondern auch zu einem starken Multiallergiker wurde.

Grundsätzlich ist es nun völlig egal, ob sich Ihr Gesundheitszustand durch irgendwelche Ernährungsfehler, durch chemische Medikamente und Gifte oder durch lebensfeindliche Umweltfaktoren *(siehe Kapitel 7)* **verschlechtert hat. In jedem Fall können Sie mit den Aufbaukräften der Nahrung Ihren Körper entgiften und alle Organfunktionen wieder reaktivieren, soweit die Organe natürlich noch da sind und nicht irreparabel geschädigt, wie zum Beispiel beim fortgeschrittenen Diabetes mellitus.** Je stärker jedoch die Störungen in Ihrem Körper sind, um so länger dauert in der Regel der Heilungsprozeß. Bei mir waren es insgesamt eineinhalb Jahre, bis nicht nur meine Verdauungskraft wieder normal war, sondern bis ich auch fast alle meine Allergien – mit Ausnahme weniger zu dem Zeitpunkt noch schwach vorhandenen Pollenallergien – verloren hatte.

Nachdem ich nach langem Suchen die Aufbaukräfte der Nahrung entdeckt hatte, war ich natürlich Feuer und Flamme, herauszufinden, ob ich damit meine Verdauungskraft wieder aufbauen konnte. Da man für die optimale Aktivierung der Stoffwechselkatalysatoren ja nur ein Fünftel bis maximal ein Viertel von der Menge essen darf, die das geschwächte Verdauungsorgan gerade noch verdauen kann *(siehe Kapitel 18)*, mußte ich meine Aufbautherapie mit extrem niedrigen Mengen von Nüssen, Ölsamen und Getreide beginnen. Ich aß daher anfangs nur 10 Gramm Nüsse oder Samen, die ich im Abstand von einer Stunde zweimal morgens zu mir nahm. Ich habe in meiner bisherigen Praxistätigkeit jedoch nur wenig Menschen kennengelernt, die eine ebenso schwache Verdauungskraft wie ich hatten. Bei fast allen lagen die Werte deutlich darüber. Daher können die meisten Leser dieses Buches, die eine Verdauungsschwäche haben, ihre Aufbautherapie durchaus mit 20 oder 30 Gramm Nüssen oder Samen beginnen und diese Menge dann von Monat zu Monat steigern *(siehe Kapitel 18)*. Essen Sie jedoch bitte niemals mehr als 50 Gramm Nüsse oder Samen im Sinne der dritten Trennkoststufe pro Tag, da Sie sonst zuviel von dem noch nicht „organisch geprägten" Salz über die Nieren verlieren *(siehe Kapitel 18)*. Außerdem würden Sie anfangs zu stark entgiften, wodurch natürlich einige körperliche Beschwerden entstehen können *(siehe Kapitel 19)*. Haben Sie Ihren Körper nach einigen Monaten oder Jahren soweit entgiftet, daß Sie überwiegend von den Lebensmitteln der dritten Trennkoststufe leben können und wollen, dann müssen Sie einige weitere Bedingungen beachten, die Sie in Kapitel 23 erfahren werden.

Es gibt jedoch noch einen weiteren wichtigen Grund, warum man nicht mehr als 50 Gramm Nüsse oder Samen im Sinne der dritten Trennkoststufe essen sollte, wenn man sich sonst von einer mehr oder weniger vollwertigen Mischkost mit oder ohne Fleisch, Fisch und Eiern ernährt. Je mehr nämlich die anderen Mahlzeiten aus relativ lebensenergiearmen Lebensmitteln, also aus rajasischen oder sogar tamasischen Nahrungsmitteln bestehen *(siehe Kapitel 15)*, um so mehr verschlechtert sich nach einer solchen Mahlzeit das Energie- und Stoffwechselniveau sowie die Qualität des Blutes, wodurch sich natürlich mehr Stoffwechselendprodukte und Gifte in den Zellen und im Bindegewebe ablagern können. Essen Sie zum Beispiel mittags oder abends ein Fleisch- oder Fischgericht oder einige Käse- oder Wurstbrote und trinken Sie womöglich noch Alkohol dazu, so wird Ihr Körper mit der Aufbaumahlzeit am nächsten Morgen wesentlich stärker entgiften, als wenn Sie am Tag zuvor nur sattvische Lebensmittel *(siehe Kapitel 15)* im Sinne der Trennkost gegessen hätten. Solange wir uns daher noch überwiegend „normal" ernähren, pendelt unser Stoffwechsel bei einer einmaligen Aufbaumahlzeit pro Tag ständig zwischen zwei oder sogar drei verschiedenen energetischen Ebenen hin und her. Damit Sie sich ein besseres Bild von diesen verschiedenen Energieebenen der Lebensmittel machen können, werde ich sie grob beschreiben:

1. Ebene: Mischkost mit raffiniertem Zucker, Fleisch, Fisch, Eiern, Weißmehlprodukten, geschältem Reis, alkoholischen Getränken sowie allen möglichen synthetischen Produkten und „Nahrungsmittel-Imitaten"

2. Ebene: Mischkost mit vollwertigen Lebensmitteln inkl. Fleisch, Eiern, Fisch und Käse (ohne raffinierten Zucker und irgendwelche Kunstprodukte aus der Nahrungsmittelindustrie, kaum Weißmehlprodukte oder geschälten Reis, wenig Alkohol)

3. Ebene: Erste und zweite Trennkoststufe mit Fleisch, Fisch, Eiern und Milchprodukten (wenig Alkohol)

4. Ebene: vegetarische Mischkost mit vollwertigen Lebensmitteln (mit Milchprodukten und Eiern, wenig Alkohol) – die 3. und 4. Ebene sind in dieser Betrachtung fast identisch!

5. Ebene: Erste Trennkoststufe mit vollwertigen, vegetarischen Lebensmitteln (mit Milchprodukten, aber nur geringen Mengen an Eiern, kein Alkohol)

6. Ebene: Zweite Trennkoststufe mit vollwertigen, vegetarischen Lebensmitteln (erhitztes Getreide, rohe Nüsse und Ölsamen, ausschließlich rohes Gemüse und Obst, möglichst rohe, unpasteurisierte Milch oder Milchprodukte, wie Joghurt, Kefir oder Dickmilch)

7. Ebene: Dritte Trennkoststufe.

Jede Ernährungsweise führt somit zu einem individuellen Stoffwechselniveau, das sich entweder im Gleichgewicht befindet, wie es allerdings nur bei einer dauerhaften und ausschließlichen Ernährungsweise im Sinne der dritten Trennkoststufe der Fall ist, oder wodurch der Körper mehr oder weniger verschlackt.

Solange wir daher zwischen verschiedenen Energieebenen hin- und herpendeln, wird der Körper durch eine lebensenergiereichere Mahlzeit immer wieder von den „Verschlackungen" einer weniger energiereichen Vormahlzeit entgiftet. Das bedeutet jedoch, daß wir niemals aufhören zu entgiften, solange wir pendeln! Die Leber und die Nieren werden nach einer Aufbaumahlzeit immer verstärkt gefordert, so daß wir möglicherweise immer auf eine zusätzliche homöopathische oder pflanzentherapeutische Unterstützung der Leberfunktion angewiesen bleiben.

Das Ziel wäre daher, sich möglichst so zu ernähren, daß alle Mahlzeiten im großen und ganzen *einer* Energieebene entsprechen *(mehr dazu in Kapitel 23)*. Da die stärksten Heil- und Aufbaukräfte der Nahrung jedoch nur in den rohen Nüssen und Ölsamen, im rohen, angekeimten Getreide und in rohen, reifen Früchten enthalten sind, ist es in den ersten Jahren einer Ernährungsumstellung unausweichlich, daß wir zwischen verschiedenen Stoffwechselniveaus hin- und herpendeln. Damit die Entgiftungsreaktionen dann nicht zu stark werden, sollte man in einer Aufbaumahlzeit niemals mehr als 50 Gramm Nüsse oder Samen essen und die anderen Mahlzeiten so gesund und so sattvisch wie möglich gestalten.

Trinken Sie hingegen regelmäßig Alkohol und ernähren sich relativ viel von säureüberschüssigen und säurebildenden Nahrungsmitteln, wie Fleisch, Wurst, Fisch, Eiern, Käse, Weißbrot und raffiniertem Zucker, werden Sie keine Freude an der Aufbautherapie mit rohen Nüssen und Samen haben. Ihnen wird es nach nur 10 oder 20 Gramm so schlecht gehen, daß Sie diese Ernährungsweise schnell wieder aufgeben werden. Bevor Sie sich daher einmal täglich oder alle zwei bis drei Tage von Nüssen, Früchten und Samen nach den Regeln der dritten Trennkoststufe ernähren, sollten Sie Ihre Ernährung Schritt für Schritt auf gesündere Lebensmittel umgestellt haben, so daß sie sich zumindest nicht mehr

im Sinne der ersten und nur noch selten im Sinne der zweiten Energieebene ernähren.

Wenn Sie Ihren Körper anfangs etwas weniger entgiften wollen, können Sie die rohen Nüsse und Ölsamen natürlich auch mit rohem Gemüse
kombinieren. Allerdings wird durch das Gemüse aufgrund seiner relativ
geringen katalysatoraktivierenden Energien nicht nur das Bindegewebe schwächer entgiftet, sondern es schwächt in diesen Kombinationen
auch die Aufbaukräfte der Nüsse und Ölsamen, wodurch die Verdauungsorgane ebenfalls geringer aufgebaut werden *(siehe auch die Kapitel 6 und 11)*. Eine ähnliche Verringerung aller Aktivierungsenergien
erreichen Sie jedoch auch, wenn Sie mehrere Obst-, Nuß- und Ölsamensorten zusammen essen. Außerdem werden die Stoffwechselkatalysatoren um so geringer aktiviert, je weniger man die Nahrung kaut *(siehe
Kapitel 6)*. Obst für sich alleine kann den Körper zwar ebenso intensiv
entgiften wie eine Obst-Nuß-Mahlzeit, vor allem dann, wenn wir nur eine
Sorte pro Mahlzeit essen und das Obst gründlich kauen; jedoch fehlen
dem Obst einerseits die Aufbauenergien, weshalb es unsere Verdauungsorgane von sich aus nicht reaktivieren kann, und andererseits hat Obst
nur eine sehr kurze Verweildauer im Magen, weshalb die Entgiftungszeit
deutlich kürzer ist als bei einer Obst-Nuß-Mahlzeit. Da Sie außerdem
durch ein paar gründlich gekaute Äpfel auch nicht besonders satt werden können, bietet sich von Natur aus die Ergänzung mit Nüssen oder
Ölsamen an.

Nachdem ich einige Wochen zweimal morgens jeweils 10 Gramm Mandeln, Sonnenblumenkerne oder Sesamsamen mit jeweils einer Fruchtsorte gegessen hatte, war es für mich wie ein Wunder, beobachten zu
können, wie meine Verdauungskraft für die Eiweiß- und Fettverdauung
ganz langsam zunahm. Je mehr sich von Monat zu Monat die Verdauungskraft verbesserte, um so mehr erhöhte ich die Menge der Nüsse oder
Ölsamen pro Mahlzeit, bis ich schließlich bei ungefähr 30 bis 40 Gramm
angelangt war. Je größer dabei die Gesamtmenge der verzehrten Nüsse beziehungsweise Ölsamen pro Tag wurde, um so schneller stieg natürlich auch die Verdauungsleistung an.

Ich hatte nun die große Hoffnung, daß diese Entwicklung bis zu meiner Genesung so weitergehen würde. Dem war aber leider nicht so! Nach
einem Vierteljahr überfiel mich nämlich eine immer stärker werdende
Müdigkeit, die häufig von Kopfschmerzen und anderen mir bis dahin
unbekannten Symptomen begleitet wurde: Mein Stuhlgang verschlechterte sich wieder und wurde immer weicher, und ab und zu hatte ich
sogar Durchfälle. Der Urin wurde dunkler und roch aggressiver, manch-

mal sogar nach Antibiotika – genauso wie in den drei Jahren, in denen mir ein Hautarzt wegen meiner Jugendakne das Antibiotikum Tetracyclin verordnet hatte. Meine Haare begannen vermehrt auszufallen, meine Akne verschlechterte sich wieder, allerdings nur auf dem Rücken, und meine Lippen wurden spröde und sprangen häufig auf, so daß sie manchmal sogar bluteten. Ich bekam einen lästigen Mundgeruch, und mein Zungenbelag verschlimmerte sich. Ich hatte zunehmende Nierenstauungen mit einem unangenehmen Druckgefühl oder sogar Schmerzen in den Nieren. Die Nacken- und Rückenmuskulatur war ständig verspannt, und meine körperliche Leistungsfähigkeit ließ wieder nach. Besonders stark waren diese Beschwerden nach meinen morgendlichen Aufbaumahlzeiten, weshalb ich natürlich sofort daran dachte, daß es sich um irgendeine vorübergehende Entgiftungsreaktion handeln könnte. Als die Symptome mit der Zeit jedoch immer schlimmer wurden, wurde mir klar, daß es sich bei dieser Situation um eine längere Angelegenheit handeln müßte. Wieso die Beschwerden aber auch tagsüber nach den anderen Mahlzeiten nicht verschwanden, war mir anfangs völlig unbegreiflich.

Im Laufe der Zeit kam ich dann ganz allmählich dahinter, daß für all diese Symptome die kontinuierliche Bindegewebsentgiftung verantwortlich war, die durch die sich ständig verbessernde Verdauungskraft und die zunehmende Verbesserung der Blutqualität ausgelöst worden war (siehe Kapitel 19). Wie ich im letzten Kapitel schon angedeutet habe, begab ich mich dann auf die Suche nach entsprechenden Mitteln, mit denen sich die Ausscheidungsfunktionen der Leber und der Nieren unterstützen lassen. Ich entdeckte dabei viele verschiedene Möglichkeiten, jedoch war ich mit nur wenigen Methoden zufrieden. Ein wirklich gutes Mittel muß nämlich in der Lage sein, auch die stärksten Entgiftungsreaktionen des Körpers abfangen zu können, und für dieses Buch mußte ich zusätzlich noch ein Mittel finden, das nicht den Individualitätsgesetzen der Homöopathie unterliegt, sondern bei allen Menschen gleichermaßen einsetzbar ist. Als ich nach einer dreijährigen Suche schließlich das TMS in der D33 gefunden hatte, schienen alle Hindernisse für dieses Buch aus dem Weg geräumt zu sein. Was blieb, war und ist das große Problem der allgemeinen Verschlackung und „Vergiftung" der heutigen Menschheit und die Herausforderung, diesen Sachverhalt und den von mir wiederentdeckten Heilungsweg so umfassend, aber gleichzeitig so einfach wie möglich darzustellen.

Nachdem ich nun einige gute Lebermittel und etwas später natürlich das Salz vom Toten Meer in der D33 entdeckt hatte, war ich in der Lage, bei mir und bei meinen Patienten die Entgiftungsreaktionen und die Leberstaus abzufangen, so daß ich meine Aufbautherapie ungehindert fortsetzen konnte.

Falls Sie in einem Industriestaat aufgewachsen sind oder dort seit einigen Jahren leben, brauchen Sie als erwachsener Mensch mindestens drei bis fünf Jahre, um Ihren Körper mit dieser Methode von fast allen schädlichen Substanzen zu befreien. Das bedeutet jedoch keinesfalls, daß Sie dann erst gesund werden können. Die Gesundheit, die ich in diesem Zusammenhang einmal als die Freiheit von Krankheitssymtomen definieren möchte, tritt in der Regel schon wesentlich früher ein, da man nämlich meistens schon dann „gesund" wird, wenn die „Spitze des Eisberges" an Giften und Schlacken in unserem Körper abgetragen ist. Eine umweltbedingte Krankheit tritt daher immer erst dann auf, wenn das Faß überläuft! Sobald Sie das Überlaufen stoppen, verschwinden in den meisten Fällen die Hauptkrankheitssymptome. Wirklich gesund sind Sie dann jedoch noch lange nicht, denn das Faß ist ja nach wie vor randvoll, und oft bedarf es nicht viel und das Faß läuft erneut über. Wirkliche Gesundheit bedeutet für mich daher nicht nur eine Befreiung von vordergründigen Krankheitssymptomen, sondern auch die Befreiung des Körpers von allen möglichen Giften und Schlacken, wodurch der Stoffwechsel überhaupt erst optimal funktionieren kann. Damit erfüllt die Ernährung mit rohen Früchten, Nüssen und Samen jedoch nicht nur regenerative Funktionen, sondern sie stellt gleichzeitig eine der besten prophylaktischen Methoden dar, mit der wir auch in industriell belasteten Gebieten relativ gesund bleiben können. **Von entscheidender Bedeutung für unsere Gesundheit ist es nämlich, daß wir in stark umweltbelasteten Regionen regelmäßig unseren Körper von den neu aufgenommenen Giften befreien, um nicht nach einer erfolgreichen Entgiftungskur einige Zeit später in die alten Leiden zurückzufallen!**

Während der ersten drei Jahre, in denen ich meine Verdauungskraft aufbaute und den Körper entgiftete, erlebte ich so manche Entgiftungskrise, die immer durch extreme Leberstaus ausgelöst wurden *(siehe Kapitel 19)*. Mehrmals wurde ich von plötzlichen Fieberschüben überrascht, und einmal hatte ich sogar Schüttelfrost dabei. In einigen Fällen wurden diese Krisen vor allem durch sich lösende Antibiotika verursacht, die ich ja reichlich in meinem Leben eingenommen hatte und die teilweise in den Knochen und im weichen Bindegewebe abgelagert waren. Ein- oder zweimal war dafür aber auch das Quecksilber verantwortlich, das ursprünglich aus meinen früheren Amalgamfüllungen der Zähne stammte. Alle abgelagerten Gifte und Schlacken lösen sich bei einer Entgiftungskur nämlich nicht nur kontinuierlich, sondern diese Mobilisation kann auch schubweise erfolgen, wodurch die Ausscheidungsorgane natürlich kurzfristig stark belastet werden. Die verschiedenen Symptome eines extremen Leberstaus, der ja im Prinzip nur die Steigerung einer möglicherweise vorhandenen Leberbelastung durch eine kontinuierliche Bindegewebsentgiftung darstellt, habe ich ausführlich im Kapitel 19 beschrieben. Ich selbst bekam diese Entgiftungsschübe immer relativ schnell in den Griff und konnte schon am darauffolgenden Tag wieder meiner normalen Tätigkeit nachgehen.

Geraten Sie daher niemals in Panik, falls Sie einmal von einer solchen Situation überrascht werden sollten. Nehmen Sie in den ersten Stunden einfach stündlich 10 bis 15 Tropfen vom TMS in der D33 ein. Sobald sich Ihre Situation wieder gebessert hat, reduzieren Sie die Gaben vom TMS allmählich.

Bessert sich Ihr Zustand nach einigen Stunden nicht, müssen Sie natürlich auch eine akute Erkrankung in Betracht ziehen. Auf meinen Seminaren werde ich Ihnen zeigen, wie Sie einen Leberstau diagnostizieren und eine solche Entgiftungssituation relativ einfach von einer akuten Erkrankung unterscheiden können *(siehe Schlußwort)*.

Sicherlich sind Sie nicht erpicht darauf, ähnliche Entgiftungskrisen wie ich durchzumachen! Daher sollten Sie Ihren Körper so sanft wie möglich aufbauen und entschlacken. Treten Sie deshalb keinesfalls in meine Fußstapfen und wenden Sie die dritte Trennkoststufe nur so intensiv an, wie ich es in Kapitel 18 beschrieben habe. Lassen Sie sich also Zeit mit dem Gesundwerden und stellen Sie Ihre Ernährungsgewohnheiten nur Schritt für Schritt um. Dadurch können Sie eine möglicherweise auftretende kontinuierliche Bindegewebsentgiftung so gering wie möglich halten und werden nicht für längere Zeit von einer mehrmaligen Einnahme des TMS' in der D33 pro Tag abhängig. Wollen Sie den Weg dennoch schneller gehen, wäre es durchaus ratsam, sich mit mir oder einem anderen, auf diesem Gebiet erfahrenen Therapeuten in Verbindung zu setzen.

Immer, wenn Sie Ihre Ernährungsgewohnheiten verbessern, das heißt, wenn Sie Ihre Nahrung lebensenergiereicher gestalten, verbessert sich automatisch Ihre Blutqualität, und das Bindegewebe wird zur Entgiftung angeregt. Der Körper beginnt dann solange zu entgiften, bis das Blut und das Bindegewebe wieder das gleiche Belastungs- beziehungsweise Reinheitsniveau aufweisen *(siehe Kapitel 19)*. Mit dem Verzehr der Lebensmittel in der dritten Trennkoststufe kann man zusätzlich nach und nach den gesamten Körper entgiften. Dabei mobilisiert das angekeimte, yang-überschüssige Getreide besonders diejenigen Schlacken und Gifte, die eine Yin-Natur haben. Dazu gehören zum Beispiel Cholesterinablagerungen in den Gefäßwänden und die meisten synthetisch hergestellten chemischen Substanzen aus allen Bereichen der Industrie, die wir über die Nahrung, die Luft oder in Form von Medikamenten aufnehmen. Die yin-betonten Nüsse, Ölsamen und Früchte hingegen entgiften uns vor allem von den eher yang-betonten Ablagerungen, wozu unter anderem bestimmte Endprodukte aus dem Eiweißstoffwechsel, Schwermetalle und einige Verbrennungsprodukte von fossilen und pflanzlichen Energieträgern gehören *(siehe Kapitel 13)*.

Bei allen Entgiftungsprozessen wird das Blut daher immer mit irgendwelchen Schlacken und Giften belastet. Auch wenn die Ausleitungsfunktionen der Leber und der Nieren für die Ausscheidung dieser sich lösenden Substanzen ausreicht und daher weder ein Leber- noch ein Nierenstau vorliegt oder wenn eine leichte Leberbelastung zum Beispiel mit dem TMS kompensiert wird, befinden sich diese Schlacken und Gifte dennoch im Blut. Die toxische Belastung des Blutes und aller anderen Körpersäfte nimmt also bei allen Entgiftungskuren vorübergehend zu. Das kann sich letztlich auch in mehr oder weniger starken pH-Wert-Abweichungen verschiedener Körperflüssigkeiten und -säfte ausdrücken.

Am deutlichsten kann man eine solche Belastung der Körpersäfte an der pH-Wert-Veränderung des Mundspeichels erkennen. Wie Sie in Kapitel 9 erfahren haben, hat der gesunde Speichel einen neutralen bis leicht basischen pH-Wert und schwankt daher zwischen 7 und 8. Ein basischer Speichel ist mineralüberschüssig und kann den Zahnschmelz von außen remineralisieren. So wird der Zahnschmelz optimal vor Karies geschützt. Ein saurer Speichel mit einem pH-Wert unter 7 greift den Zahnschmelz hingegen an, wodurch die Kariesanfälligkeit mit sinkendem pH-Wert deutlich zunimmt.

Mit einem gewöhnlichen pH-Indikatorpapier aus der Apotheke, das einen pH-Wert von 1 bis 10 anzeigt, kann man ganz einfach den pH-Wert des eigenen Speichels messen. Man sammelt ein wenig Spucke im Mund und benetzt damit das Papier. Die Farbveränderung des Papiers kann sofort mit der beiliegenden Farbskala der Indikatorpapierdose verglichen werden. Wichtig ist nur, daß man mindestens 30 Minuten zuvor weder etwas gegessen noch getrunken haben sollte, da der Verdauungssaft, den die Ohrspeicheldrüse während des Essens oder Trinkens abgibt, den pH-Wert des Speichels immer alkalisch werden läßt.

Der pH-Wert des Speichels kann sich in der Regel mehrmals am Tag ändern, je nachdem, was man gegessen hat oder wie stark man durch diese Nahrung entgiftet. So kann man durch eine übersäuernde Mahlzeit aus Fleisch mit Weißmehlnudeln oder von einem Stückchen Weißmehlkuchen mit raffiniertem Zucker einen ebenso sauren pH-Wert des

Speichels bekommen wie durch eine basenüberschüssige Obstmahlzeit oder einen Salat, wenn der Körper dadurch zu entgiften beginnt. Alle Menschen mit einer stärkeren Verdauungsschwäche haben daher fast immer einen sauren Mundspeichel, egal was sie an Nahrung aufnehmen. Essen sie gesunde, basenüberschüssige Lebensmittel, die sie verdauen können, wie zum Beispiel Obst oder Gemüse, beginnen sie zu entgiften, und der Speichel wird sauer. Essen sie grundsätzlich mehr, als sie verdauen können, beginnt die Nahrung im Darm zu gären oder zu faulen, und das Blut und der Speichel übersäuern ebenfalls. Erst wenn wir uns lange Zeit basenüberschüssig oder zumindest im Säure-Basen-Gleichgewicht ernährt haben *(siehe Kapitel 8)*, die Nahrung optimal verdaut wird und der Körper durch diese Nahrung nicht mehr entgiftet, wird unser Speichel zunehmend basischer.

Über zwei Jahre entgiftete ich so stark, daß mein Speichel immer einen pH-Wert von 4 bis 5 aufwies. Je gesünder ich mich ernährte, um so saurer wurde mein Speichel. In dieser Zeit mußten einige Zähne von mir saniert werden, und mein Zahnarzt wunderte sich trotz meiner intensiven Zahnpflege und meiner gesunden Ernährungsweise über die hohe Kariesanfälligkeit meiner Zähne. Als ich ihm von meinem sauren Speichel aufgrund der starken Bindegewebsentgiftung erzählte, wurde auch ihm die Situation verständlich. Mein eigener Speichel griff sozusagen den Zahnschmelz an und verursachte die Karies *(siehe auch Kapitel 9)*.

Gegen Ende des Jahres 1995 änderte sich diese Situation jedoch innerhalb von wenigen Monaten. Der pH-Wert meines Speichels wurde zunehmend basischer und erreichte manchmal sogar einen Wert von 7 bis 8. Auch wenn mein Speichel heute (geschrieben 1997) längst nicht mehr so sauer ist wie vor zwei oder drei Jahren, pendelt der pH-Wert derzeit dennoch zwischen leicht sauer und leicht basisch hin und her. Solange wir nämlich durch die Nahrung, die wir essen, noch entschlacken – und das tun wir ja automatisch, solange wir zum Beispiel zwischen der dritten Trennkoststufe und einer weniger energiereichen Ernährungsweise hin- und herpendeln – solange kann unser Speichel zumindest nach den Mahlzeiten der dritten Trennkoststufe vorübergehend mehr oder weniger sauer sein.

Der saure Speichel ist jedoch nur ein Symptom von vielen, die wir aufgrund der Blutbelastung infolge der Bindegewebsentgiftung auch ohne Leberstau bekommen können. Generell können je nach der Entgiftungssituation alle typischen Symptome eines Leberstaus in abgeschwächter Form auftreten. Sie können dauerhaft sein oder immer wieder einmal kurzzeitig aufflackern, um eventuell schon am nächsten Tag wieder verschwunden zu sein. Zu den häufigsten Symptomen solcher

Grundbelastungen des Blutes gehören die unterschiedlichsten Darmsymptome, die von Blähungen, immer wiederkehrenden Bauchschmerzen, Verstopfung bis hin zu Durchfällen reichen können.

Ein weiteres Symptom, das bei einer Ernährungsumstellung mit einer entsprechenden Bindegewebsentgiftung auftreten kann, ist eine allgemeine Kraftlosigkeit. Sobald der Körper jedoch durch die Nahrung nicht mehr entgiftet wird und sich an die Nahrung gewöhnt hat, nimmt die Kraft wieder zu.

Eine durchaus positive Nebenwirkung einer gesünderen und lebensenergiereicheren Ernährung kann hingegen der Verlust von überflüssigen Pfunden sein. Vorübergehend kann es sogar vorkommen, daß man sein Idealgewicht unterschreitet. Mir ist es jedenfalls so gegangen. Je stärker jedoch die Verdauungskraft ist und je besser der Stoffwechsel funktioniert, desto besser können wir die Nahrung verwerten, wodurch wir irgendwann automatisch unser individuelles Idealgewicht erreichen. Je jünger Sie sind, um so eher werden Sie auch unangenehme Fettpolster im Bereich der Hüften, der Oberschenkel oder des Bauches verlieren. Regelmäßige körperliche Bewegung, Sport oder Gymnastik zur Stärkung der Muskulatur ist natürlich in jedem Fall empfehlenswert.

Unsere körperliche Vitalität und Gesundheit drückt sich letztlich jedoch nicht nur in den optimalen Funktionen der inneren Organe aus, sondern spiegelt sich auch in der Beschaffenheit der Haut, der Haare und der Fingernägel wider. Graue Haare oder ein frühzeitiger Haarausfall sind daher nicht nur eine Sache der Vererbung oder einiger Hormone, sondern in den meisten Fällen auch ein eindeutiges Zeichen von entsprechenden Stoffwechselstörungen der Haarwurzeln, die neben einer chronischen Darmflorastörung oft zu den ersten äußeren Kennzeichen einer zunehmenden Verschlackung oder Vergiftung des Körpers und des allgemeinen Alterungsprozesses gehören. Aber ebenso wie die Zellen der inneren Organe und des Bindegewebes lassen sich auch die Zellen der Haarwurzeln entgiften und reaktivieren.

So unbedeutend es vielleicht sein mag, mir jedenfalls gab die folgende Beobachtung viel Mut und Kraft, meinen Weg weiter zu verfolgen: Ein paar Jahre, bevor ich nämlich mit der Aufbautherapie angefangen hatte, bekam ich die ersten grauen Haare. Als ich allerdings ein halbes Jahr lang regelmäßig meine Nüsse oder Ölsamen mit den Früchten beziehungsweise das rohe, angekeimte Getreide morgens gegessen hatte, machte ich eines Tages eine interessante Entdeckung. Wieder einmal hatte ich einen der unerbittlichen Beweise der dahinschwindenden Jugend aus meiner Kopfhaut entfernt, als ich erkannte, daß das Haar von unten dunkel nachgewachsen war. Es blieb jedoch nicht bei diesem einzelnen Exemplar, sondern es folgten mit der Zeit noch viele weitere, die ich wie eine Trophäe in einem kleinen Röhrchen sammelte. Heute muß ich mich jedoch aufgrund meines zunehmenden Alters mindestens zweimal täglich im Sinne der dritten Trennkoststufe ernähren, um dieses Phänomen allein mit der Ernährung aufrechtzuerhalten. Das ist vor allem im Winter nicht immer einfach, so daß es durchaus empfehlenswert ist, die Vitalität und Gesundheit von Körper und Seele auch mit meditativen oder ganzheitlich wirkenden Körperübungen zu unterstützen.

Kommen wir nun zum praktischen Teil:

Die Vermeidung von ungesunden Nahrungsmitteln

Der erste Schritt auf dem Weg zur Gesundheit besteht generell darin, alle ungesunden Nahrungsmittel zunehmend zu meiden. Belassen Sie außerdem Ihre Nahrung so natürlich wie möglich. Wollen Sie sich auch von rohen Nüssen, Ölsamen und vom rohen, angekeimten Getreide ernähren, sollten Sie den raffinierten Zucker völlig aus Ihrer Ernährung streichen. Verwenden Sie anstelle dessen echten Honig, Vollrohrzucker oder Vollzucker oder andere natürliche Süßmittel, wie Ahornsirup oder Apfel-Birnen-Dicksaft. Da jede Ernährungsverbesserung schon zu einer mehr oder weniger starken Bindegewebsentgiftung führen kann *(siehe Kapitel 19)*, sollten Sie Ihre Ernährungsgewohnheiten nur langsam verbessern und Schritt für Schritt die gesünderen Lebensmittel und besseren Trennkostkombinationen in Ihrer Küche einführen. In der Regel werden Sie selbst spüren, ob und wann Sie die nächste Stufe erklimmen wollen und können.

Der Aufbau der Verdauungskraft und die Entschlackung des Körpers

Der nächste Schritt besteht nun darin, eine gesunde Verdauungskraft zu erreichen, falls diese geschwächt ist, und den Körper allmählich von einem Großteil oder von allen abgelagerten Stoffwechselendprodukten und Giften zu befreien. Gehen Sie dabei so vor, wie ich es in Kapitel 18 beschrieben habe. Halten Sie bitte alle Regeln genau ein und essen Sie grundsätzlich nie mehr als 50 Gramm Nüsse oder Samen im Sinne der dritten Trennkoststufe pro Tag. Zur Kauarbeit sei noch einmal erwähnt, daß die Nahrung weitgehend verflüssigt werden sollte. Als Richtwert habe ich 150 bis 200 Kaubewegungen angegeben, jedoch ist diese Anzahl generell von der Größe des Bissens abhängig und kann daher auch ein wenig länger oder kürzer ausfallen. In der Regel benötigt man für die Zerkleinerung eines normal großen Bissens, der zum Beispiel aus drei Mandeln und einem Stück Obst besteht, drei bis fünf Minuten. Bei etwas größeren Bissen kann es jedoch auch vorkommen, daß man bis zu sieben Minuten mit der Zerkleinerung beschäftigt ist. Flüssige Bestandteile eines Bissens, wie zum Beispiel den Saft von Früchten, kann man vorher hinunterschlucken. Bleibt beim Verzehr von angekeimtem Getreide zum Schluß ein kaugummiähnlicher Klumpen Klebereiweiß übrig, so können Sie diesen ebenfalls hinunterschlucken.

Bei der Aufbautherapie mit Nüssen und Samen beachten Sie bitte, daß einige nußähnliche Samen wie Erdnüsse, die ja botanisch zu den Hülsenfrüchten gehören, oder Cashewkerne und Pistazien in der Regel erhitzt oder geröstet werden und sich daher nicht für die Aufbautherapie eignen. Daneben werden aber auch einige Trockenfrüchte mit zusätzlicher Hitze getrocknet. Dazu gehören zum Beispiel die meisten getrockneten Bananen.

Aber auch gefrorene beziehungsweise schockgefrorene Früchte sollten Sie nicht verwenden, da das Fruchtfleisch durch diese Konservierungsmethode einen Großteil seiner vitalen Aktivierungsenergien verliert. Dieser generelle Verlust an Lebensenergie betrifft jedoch ausschließlich das Fruchtfleisch, nicht jedoch die Samen, die ihre Keimfähigkeit durch den Frost durchaus behalten können. Die meisten importierten, konventionell und biologisch angebauten Datteln aus Tunesien und möglicherweise auch aus anderen Ländern werden auf ihrem Transportweg derzeit sowohl im rohen als auch im getrockneten Zustand auf diese Art und Weise behandelt und vor dem Verkauf wieder aufgetaut. Wenn Sie sich daher Trockenfrüchte kaufen, achten Sie bitte immer darauf, daß die Früchte ausschließlich sonnengetrocknet sind oder bei entsprechend niedrigen Temperaturen getrocknet wurden.

Die stärksten Aufbaukräfte von allen Nüssen und Ölsamen haben die süßen, ungeschälten Mandeln. Daneben eignen sich jedoch fast ebensogut Haselnüsse, Walnüsse, Sonnenblumenkerne, Sesamsamen und Mohnsamen. **Dennoch empfehle ich Ihnen, für die Aufbau- und Entgiftungstherapie Sonnenblumenkerne, Sesamsamen oder auch Walnüsse zu bevorzugen, da diese Samen beziehungsweise Nüsse relativ viel an den Vitaminen B1 und B6 enthalten** (siehe Nährwerttabelle in Kapitel 14) **und den Leberstoffwechsel wesentlich besser in der Ausleitung der Schlacken und Gifte unterstützen als die anderen Nüsse und Ölsamen. Dadurch kommt es weniger schnell zum Leberstau. Die**

Sesam- oder Mohnsamen kann man vor dem Verzehr zum Beispiel in einer Ölsamenmühle oder in einem Kaffeeschlagmahlwerk zerkleinen und zu einem festen Nußmus verarbeiten, wodurch sie leichter mit Obst gegessen werden können.

Falls Sie auf irgendwelche Nüsse oder Ölsamen allergisch reagieren und diese deshalb nicht verzehren können, verwenden Sie natürlich ausschließlich diejenigen Sorten, die Sie vertragen. Reagieren Sie auf alle Nüsse und Ölsamen allergisch, gibt es nur zwei Möglichkeiten, die Eiweiß- und Fettverdauungskraft mit der Nahrung aufzubauen: Entweder Sie machen es so wie ich und nehmen die allergischen Symptome vorübergehend in Kauf, wenn sie nicht allzu stark sind, oder Sie lassen sich mit der Bioresonanzmethode behandeln *(siehe Kapitel 16)* und „löschen" auf diese Art und Weise zumindest ein oder zwei Allergien auf bestimmte Nüsse oder Ölsamen, mit denen Sie dann Ihre Verdauungskraft aufbauen und Ihr Bindegewebe entgiften können. Dasselbe gilt natürlich auch für das Getreide.

Um den Körper von allen Giften und Schlacken gleichermaßen zu befreien, ist es durchaus sinnvoll, das angekeimte Getreide im regelmäßigen Wechsel mit den Nüssen, Ölsamen und Früchten zu essen. Wollen Sie hingegen erst einmal gezielt Ihre Eiweiß-, Fett- oder Kohlenhydratverdauung aufbauen, so sollten Sie natürlich bevorzugt Nüsse oder Ölsamen mit Früchten beziehungsweise das angekeimte Getreide verwenden *(siehe Kapitel 18)*.

Die Bedeutung der Lebertherapie

Wenn Sie Ihre Aufbautherapie nun so langsam gestalten, wie ich es in Kapitel 18 empfohlen habe, reicht bei anfänglich kleinen Mahlzeiten die relativ starke energetische Wirkung der rohen Nüsse, Samen und Früchte auf die Ausscheidungsorgane in der Regel aus, um alle gelösten Gifte und Schlacken über die Galle und den Urin zur Ausscheidung zu bringen. Sobald sich bei Ihnen jedoch die ersten klassischen Leberstausymptome einstellen, wissen Sie, daß die Leber in ihrer normalen Ausleitungsfunktion bereits überfordert ist. Solange Sie dennoch keine gravierenden Beschwerden entwickeln, können Sie diese geringe Leberbelastung ohne weiteres in Kauf nehmen und mit einer einmaligen – höchstens jedoch zweimaligen – Gabe des TMS' kompensieren. Dabei sollte es dann aber auch bleiben! Essen Sie daher nie mehr von den Lebensmitteln in der dritten Trennkoststufe, daß Sie nicht mehr als einmal, höchstens jedoch zweimal nach einer solchen Mahlzeit das homöopathische Lebermittel benötigen. Nur so werden Sie mit großer Wahrscheinlichkeit ohne weitere Komplikationen Ihren Körper entgiften und aufbauen können.

Falls Sie sich daher nach irgendeiner Mahlzeit einmal unwohl fühlen sollten und sich eventuell irgendwelche klassischen Leberstausymptome einstellen *(siehe Kapitel 19)*, sollten Sie sofort 10 bis 15 Tropfen vom TMS in der D33 oder ein ähnlich gut wirkendes Leber-Galle-Mittel einnehmen. Bitte beachten Sie dabei die Einnahmeregeln und -bedingungen *(siehe Kapitel 20)*. Nach einigen Minuten sollte es Ihnen bereits wieder besser gehen. Ist das nicht der Fall, führen Sie sicherheitshalber die Akupressur zum Entswitchen durch *(siehe Kapitel 20)*. Grundsätzlich können Sie das TMS in der D33 bei extremeren Entgiftungszuständen auch nach einer halben bis einer Stunde wiederholt einnehmen. Damit verlängern Sie die intensivere Anfangswirkung des Mittels, die ja kontinuierlich abfällt und nach zirka zwei Stunden am Nullpunkt ankommt. Eine ein- bis maximal zweimalige Gabe des TMS' in der D33 pro Tag zur Unterstützung der Leberausleitung nach einer Aufbaumahlzeit halte ich für absolut sinnvoll. Falls Sie jedoch mehr als zweimal täglich das TMS benötigen, um sich wohl zu fühlen, entgiften Sie entweder wegen der allgemeinen Ernährungsumstellung relativ stark, oder es besteht bei Ihnen möglicherweise schon eine stärkere kontinuierliche Bindegewebsentgiftung. Im ersten Fall sollten Sie Ihre Ernährungsverbesserung langsamer gestalten und im zweiten die Aufbautherapie so lange unterbrechen, bis Sie das Lebermittel wieder nur noch nach den Aufbaumahlzeiten benötigen.

In der Zwischenzeit brauchen Sie auf ein gesundes Frühstück natürlich nicht zu verzichten. Essen Sie einfach mehrere Obst- und Nuß- beziehungsweise Ölsamensorten zusammen, ergänzen Sie diese Mahlzeiten eventuell mit etwas Milch oder Joghurt und kauen Sie die Lebensmittel nicht ganz so intensiv wie in der dritten Trennkoststufe. Das Getreide essen Sie dann bitte ausschließlich im erhitzten, das heißt, im gebackenen, gekochten, gepufften oder gedarrten Zustand.

Die Notwendigkeit der Lebertherapie während einer akuten Krankheit

Falls Sie einmal während einer stärkeren Entgiftungsphase krank werden sollten, nehmen Sie auf jeden Fall das Lebermittel weiterhin ein, und informieren Sie auch Ihren Therapeuten über Ihren Zustand. Ein stärkerer Leberstau führt nämlich in der Regel zu einer Verschlimmerung aller anderen Krankheitssymptome und kann in schweren Fällen eine Genesung geradezu verhindern! Allerdings verringert sich jede kontinuierliche Bindegewebsentgiftung vorübergehend oder kommt sogar ganz zum Stillstand, wenn Sie das Blut mit chemischen Medikamenten, wie zum Beispiel mit Antibiotika oder Schmerzmitteln, „belasten". Sinnvoll wäre daher, wenn Ihr Arzt oder Heilpraktiker dieses Buch und die Wirkung des TMS' in der D33 kennen würde, um seine Therapie darauf abstimmen zu können.

Die Bedeutung der B-Vitamine bei stärkeren Leberstausituationen

Für den Fall einer stärkeren kontinuierlichen oder schubweisen Bindegewebsentgiftung denken Sie bitte neben der mehrmaligen Einnahme des TMS' in der D33 pro Tag auch an die B-Vitamine. Da die Leber zum Entgiften vor allem viel von den Vitaminen B1 und B6 und vom Spurenelement Zink verbraucht, hat es sich als absolut nützlich erwiesen, sich besonders Vitamin-B1-, -B6- und zinkreich zu ernähren (siehe die Nährwerttabelle in Kapitel 14). Ich persönlich habe die Aufbautherapie daher vorzugsweise mit Sonnenblumenkernen und Sesamsamen durchgeführt. Einerseits wird durch diese Samen das Bindegewebe nicht ganz so intensiv entgiftet wie zum Beispiel durch rohe, ungeschälte Mandeln, und andererseits enthalten sie neben den Vitaminen B1 und B6 auch viel Vitamin E und viele wichtige Mineralstoffe. In stärkeren Entgiftungssituationen kann allerdings der Verbrauch an Vitamin B1 und B6 so groß sein, daß neben dieser Vitamin-B-reichen Ernährungsweise und der homöopathischen Leber-Galle-Therapie eine zusätzliche Substitution von B-Vitaminen sehr hilfreich ist. Kaufen Sie sich dafür bitte ein Präparat, das den gesamten Vitamin-B-Komplex oder zumindest die Vitamine B1 und B6 enthält. Um einen guten therapeutischen Effekt zu erzielen, sollten Sie als erwachsene Person von den einzelnen Vitaminen nicht weniger als 5 und möglichst nicht mehr als 12 Milligramm (mg) pro Tag zu sich nehmen. Dabei ist es wegen der relativ kurzen Verweildauer der meisten B-Vitamine im Körper günstiger, zweimal täglich (morgens und abends) jeweils 5 mg vor den Mahlzeiten mit etwas Wasser einzunehmen als einmal täglich 10 oder 12 mg. Nur in besonders starken Entgiftungssituationen kann es durchaus sinnvoll sein, die tägliche Dosis vorübergehend auf zweimal täglich 10 mg pro Vitamin zu erhöhen.

Leider gibt es bis heute keine Firma, welche einen natürlichen Extrakt dieser B-Vitamine in vergleichbaren Mengen anbietet. Diejenigen Firmen, welche die B-Vitamine daher als „natürliche Vitamine" verkaufen, beziehen sich bei dieser Aussage auf die zweifellos natürlichen Ausgangssubstanzen, aus denen die Vitamine synthetisiert werden. Das Endprodukt ist jedoch im Labor entstanden, weshalb so gut wie alle Vitamin-B-Produkte, mit Ausnahme des Vitamins B12, die zur Zeit weltweit verkauft werden, synthetisch sind oder mit ein wenig Hefe vermischt den Anschein des Natürlichen erwecken sollen. Aber auch die mit synthetischen Vitaminen gefütterten und getrockneten Hefebakterien enthalten letztlich überwiegend synthetische Vitamine, auch wenn diese von den Bakterien verstoffwechselten Vitamine besser vom Körper verwertet werden als die reinen Vitamine.

Typische Anfangssymptome eines Vitamin-B-Mangels können zum Beispiel Konzentrationsstörungen, eine verstärkte Müdigkeit und eine zunehmende Alkoholintoleranz sein *(siehe auch Kapitel 14)*. Der Urin kann sich übrigens nach der Einnahme dieser leicht erhöhten Vitaminmengen ein wenig gelb verfärben und nimmt in der Regel auch deren Geruch an, da ein Überschuß der Vitamine sehr schnell über die Nieren ausgeschieden wird. Zwar kommt bei stärkeren und länger anhaltenden Entgiftungssituationen auch eine zusätzliche Zinksubstitution zur Unterstützung der Ausleitungsfunktion der Leber in Betracht, aber soweit sollte es bei Ihnen ja erst gar nicht kommen! Das kann in der Regel nur dann passieren, wenn Sie meine Therapieempfehlungen nicht genau beachten und den Aufbau der Verdauungskraft genauso intensiv betreiben, wie ich es getan habe.

Die Therapie von Nierenstauungen

Nierenstauungen treten bei der Entgiftung in den meisten Fällen erst dann auf, wenn die Leber überbelastet und gestaut ist. Häufig beginnen die Symptome mit einem unangenehmen Druckgefühl zirka zehn Zentimeter oberhalb des hinteren Beckenkamms ein- oder beidseitig neben der Wirbelsäule. Bei einigen Menschen kann es dadurch auch zu Wasseransammlungen (Ödemen) in den Extemitäten oder des weichen Bindegewebes, wie zum Beispiel der Augenlider, kommen. **Wer daher aufgrund stärkerer Entgiftungsreaktionen Nierenbeschwerden bekommt, der sollte zuerst an die Therapie der Leber denken. Meistens lassen diese nämlich mit nachlassendem Leberstau ebenfalls nach.** Falls die Stauungsbeschwerden der Nieren nach wenigen Tagen dennoch nicht verschwunden sind, kann man die Ausscheidungsfunktion der Nieren hervorragend mit Brennessel- oder Zinnkrautee (Schachtelhalmtee) unterstützen. Das gilt natürlich auch für all jene Menschen, die von vornherein eine weniger gute Nierenausscheidung haben und zu Nierenstauungen oder auch zur Nierensteinbildung neigen. Nehmen Sie für die Herstellung des Tees immer einen vollen Teelöffel des getrockneten Krautes oder eine entsprechende Menge frisches Kraut pro 250 ml kochendes Wasser. Die Brennesseln können Sie mehrere Minuten ziehen lassen. Den Zinnkrauttee sollte man hingegen schon nach drei bis vier Minuten abseihen, da er sonst zu stark wird. Man kann auch beide Teesorten miteinander mischen, wobei man diese Mischung natürlich ebenfalls nicht länger als vier Minuten ziehen läßt. Sie können dann pro Tag bis zu einem Liter und mehr von diesem Tee trinken. Falls die Stauungsbeschwerden der Nieren nach einigen Tagen dann immer noch nicht verschwunden sind, gebe ich meinen Patienten ein individuell ausgesuchtes homöopathisches oder spagyrisches Mittel, das die Nieren in ihren Ausscheidungsfunktionen stärkt.

Der Vollständigkeit halber muß ich an dieser Stelle jedoch darauf hinweisen, daß die Stauungsbeschwerden der Nieren auch sehr leicht mit einer akuten oder chronischen Erkrankung der Nieren oder der Harnleiter[34] verwechselt werden können. Wenn sich die Symptome daher durch eine ausreichende Lebertherapie und den Nierentee nicht bessern sollten, suchen Sie bitte umgehend Ihren Arzt oder Heilpraktiker auf.

Außerdem empfehle ich allen Lesern dieses Buches, die unter einer chronischen Leber- oder Nierenerkrankung leiden beziehungsweise bei denen aus irgendwelchen psychischen oder körperlichen Gründen eine Beeinträchtigt der Ausscheidungsfunktionen dieser Organe vorliegt, diese Aufbautherapie zusammen mit einem erfahrenen Therapeuten durchzuführen, da es bei ihnen grundsätzlich schneller zu entsprechenden Komplikationen kommen kann *(siehe auch den Hinweis am Ende von Kapitel 19, Seite 355).*

Sport und Entgiftung

Betreiben Sie viel Sport, sollten Sie wissen, daß die körperliche Bewegung den Körper nicht nur von sich aus mehr oder weniger entgiftet, sondern daß die Entgiftung bei einer gleichzeitigen Verbesserung der Ernährung um ein vielfaches zunehmen kann. Ich selbst mußte daher fast zwei Jahre mit dem Jogging aussetzen, da ich die massive Entgiftung, die

---

34 Beim Harnleiter handelt es sich um eine zirka 30 cm lange Verbindungsröhre zwischen Nierenbecken und Blase.

durch die Kombination aus der energiereichen Ernährung mit den zusätzlichen körperlichen Anstrengungen verursacht wurde, einfach nicht aushielt. Ich hätte die Aufbautherapie natürlich auch reduzieren können, so wie ich es Ihnen in einem solchen Fall empfehle; jedoch wollte ich so schnell wie möglich wissen, ob ich mit dieser Ernährungsweise meine ersehnten Ziele erreichen konnte. Der Sport war für mich in dieser Situation weniger von Bedeutung.

Hitze und Entgiftung

Der Hauptgrund dafür, daß wir durch körperliche Anstrengungen intensiver entgiften, ist vor allem auf die verstärkte Yangisierung zurückzuführen, denn körperliche Aktivitäten üben eine ähnliche Yangisierung auf uns aus wie zum Beispiel der häufige Verzehr von Vollkorngetreide. Wie Sie in Kapitel 13 außerdem erfahren haben, kann uns eine erhöhte Außentemperatur ebenfalls yangisieren. Wenn nämlich die Lufttemperatur auf über 25°C ansteigt, wird unser Körper zunehmend von außen erwärmt, wodurch alle Stoffwechselvorgänge angeregt werden und unser Körper vermehrt zu entgiften beginnt. Je höher die Temperaturen werden, um so intensiver kann die durch diesen Yang-Einfluß ausgelöste Entgiftung sein. Denken Sie daher an heißen Sommertagen – oder wenn Sie häufig in die Sauna gehen – auch an diese Möglichkeit der zusätzlichen Entgiftung, die Sie mit wenigen Gaben des TMS' in der D33 hervorragend ausgleichen können.

Kapitel 22

Ernährung für Mutter und Kind

Wieder einmal haben die erfrischend kühlen Herbsttage einen heißen Sommer abgelöst. Schon beginnen die Laubbäume in den nördlicheren Regionen ihre Blätter abzuwerfen, und die Zugvögel sammeln sich in Schwärmen, um ihre lange Wanderung in den Süden anzutreten. Rückblickend war meine eigene Reise auf unserem blauen Planeten für mich ein großes Abenteuer, das zwar von einigen Höhen und Tiefen begleitet wurde, letztendlich jedoch ein glückliches Ende gefunden hat. Ich bin mir sicher, daß es in der Geschichte unserer Erde nur wenig vergleichbare Situationen gegeben hat, in denen die Menschheit einen derartigen geistigen Entwicklungsschub gemacht hat wie in den letzten 50 Jahren. Die „Große Wende" wird daher für immer als Mahnmal und zugleich als Beweis für die Liebe Gottes im Gedächtnis der Zeit verankert bleiben.

Vieles hat sich daher in den letzten Jahrzehnten verändert. Dieser allgemeine Wandel konnte jedoch nur möglich werden, da die Menschen wieder von Idealen geleitet werden und äußere Macht und Reichtum kaum noch eine Bedeutung in ihrem Denken haben. In allen Bereichen der Technik und Wissenschaft versucht man nun, im Einklang mit der Natur zu handeln. Eine Zerstörung der natürlichen Lebensgrundlagen und des Lebens selbst auf der Erde, so wie es vor der Wende geschehen ist, wird dadurch für immer vermieden werden. Die Lebensmittel werden wieder natürlich angebaut, und es gibt weder eine chemische Düngung noch benötigt man in der heutigen Landwirtschaft irgendwelche Pestizide. Wir sind gerade dabei zu lernen, wie man im Gleichgewicht mit der Natur lebt und daß die Naturkräfte sogar unsere Diener sein können, wenn wir nur ihre Regeln kennen und beachten. Krankheiten werden daher sowohl beim Menschen als auch bei den Tieren und Pflanzen immer als eine Störung der inneren oder äußeren Harmonie betrachtet. Entsprechend wird im Falle einer Krankheit nicht nur in der heutigen Medizin, sondern auch in der Landwirtschaft alles versucht, diese Harmonie des Lebens wiederherzustellen. Seit der Wende gibt es auf unserem Planeten daher weder ein Atomkraftwerk noch werden irgendwelche Lebensmittel radioaktiv bestrahlt, und die gentechnische

Manipulation von Pflanze, Tier und Mensch wurde ebenfalls als großer Irrweg erkannt. Aufgrund der neuen technischen, medizinischen und landwirtschaftlichen Kenntnisse und Errungenschaften ist sie sowieso längst nicht mehr notwendig.

Während ich noch über die Naturgesetze des Lebens nachdenke, höre ich, wie die Haustür geöffnet wird, und kurze Zeit darauf betreten Jonathan und Anna-Maria das Wohnzimmer. Wir begrüßen einander, und ich lade die beiden ein, sich zu mir zu setzen. Es sind bereits einige Wochen seit unseren letzten Gesprächen über die Entstehung von Krankheiten und den Weg zur Gesundheit vergangen. Für heute hat mich Anna-Maria gebeten, ihnen etwas über die Ernährung von schwangeren Frauen und kleinen Kindern zu erzählen.

Richtige Ernährung in der Schwangerschaft

Nachdem wir uns ein wenig über die Geschehnisse der letzten Tage unterhalten haben, berichtet mir Anna-Maria, wie es einer meiner Enkeltöchter – Anna-Marias und Jonathans Tante – geht. Sie wird nämlich in wenigen Wochen entbinden, und wir alle sind bereits in großer Vorfreude auf unseren neuen Familienzuwachs.

„Es muß doch wunderschön sein, ein Baby zu bekommen und es großzuziehen, oder?!" Anna-Maria schaut mich bei diesen Worten mit einem fragenden Blick an.

„Ja, ich erlebte die Geburt meiner Kinder immer als etwas ganz Besonderes. In solchen Momenten scheint die Zeit wirklich stillzustehen, und man hat – ähnlich wie in einer Meditation – das Gefühl, der Liebe Gottes ganz nahe zu sein. Aber nicht immer wird die Geburt eines Menschen zu einem solchen ‚kosmischen' Erlebnis, vor allem dann nicht, wenn es zu Komplikationen kommt oder wenn das Baby mit einem Kaiserschnitt aus dem Bauch geholt wird, so wie es in der alten Zeit leider sehr häufig geschehen ist. Wenn ein Neugeborenes dann auch noch chronisch krank oder behindert ist, kann die große Vorfreude schnell in tiefe Verzweiflung umschlagen.

In der alten Zeit kam es leider immer häufiger zu solchen Zwischenfällen bei der Geburt, und immer mehr Kinder wurden oft schon in ihren ersten Lebenstagen zu Allergikern. Das hätte alles nicht sein müssen, wenn wir nur gesund gelebt hätten und uns selbst und unsere Umwelt nicht mit den vielen lebensfeindlichen Faktoren vergiftet und zerstört hätten. Wie ich euch ja schon vor einiger Zeit erzählte, wird in der Schwangerschaft durch die erhöhte Produktion bestimmter weiblicher Geschlechtshormone auch das Bindegewebe der Frau zur Entgiftung angeregt *(siehe Kapitel 7)*. Je stärker daher eine Frau vor der Schwangerschaft verschlackt und vergiftet ist, desto mehr giftige Substanzen gelangen auch über die Plazenta ins heranwachsende Baby. Damit wird natürlich bei diesem der Grundstein für ein schwaches Immunsystem und eine Menge Krankheiten gelegt. Es wäre daher von großer Wichtigkeit gewesen, wenn sich die meisten Frauen – vor allem in den Industrienationen – vor einer Schwangerschaft entgiftet und bereits an eine gesunde Ernährungsweise gewöhnt hätten. Denn in der Schwangerschaft sollte man sich selbstverständlich so gesund und vitalstoffreich wie möglich ernähren, damit das Baby mit allen notwendigen natürlichen Nährstoffen versorgt wird. Allerdings darf man mit dieser Ernährungsumstellung keinesfalls erst in der Schwangerschaft beginnen, da ja jede Ernährungsverbesserung automatisch zu einer vorübergehenden Entgiftung des Körpers führen kann und diese Gifte auch das Baby belasten können. Von einer Aufbautherapie mit den Lebensmitteln in der dritten Trennkoststufe während der Schwangerschaft oder Stillzeit habe ich daher immer strengstens abgeraten."

„Mit welchen Lebensmitteln sollte sich eine schwangere Frau denn vorzugsweise ernähren, und was kann sie tun, wenn sie aufgrund der erhöhten Hormonproduktion zu entgiften beginnt?"

„Weißt du, Anna-Maria, grundsätzlich wäre es natürlich gut, sich auch in der Schwangerschaft überwiegend von Früchten, Nüssen und Samen, Gemüse und eventuell zusätzlich von Milchprodukten zu ernähren. Mit dieser Ernährungsweise würde man den Körper mit allen Nährstoffen versorgen, die er für sich und das Baby benötigt. Jedoch ist dazu kaum eine Frau in der Lage, wenn sie sich nicht schon einige Monate oder Jahre zuvor auf diese Weise ernährt hat. Eine gesunde Ernährungsweise ist daher in der Schwangerschaft von großer Bedeutung; sie darf jedoch keinesfalls so gesund sein, daß man dadurch zu entgiften beginnt. Auf besonders ungesunde oder sogar schädliche Nahrungsmittel und Genußgifte, wie den raffinierten Zucker, die verschiedenen Weißmehlprodukte, den geschälten Reis oder auf Kaffee, Alkohol und Nikotin sollte man hingegen soweit wie möglich verzichten. Günstig wäre natürlich, daß man als Raucherin dem Tabak schon lange Zeit vor der Schwangerschaft entsagt hat, denn die anschließende automatische Entgiftung des Körpers von den Giften des ‚blauen Dunstes' kann viele Wochen oder sogar Monate anhalten und würde im Falle einer Schwangerschaft das Baby ebenfalls belasten. Noch schlimmer als diese Entgiftung ist jedoch das Rauchen in der Schwangerschaft.

Falls man aufgrund der erhöhten Produktion der Schwangerschafts-

hormone zu entgiften beginnt und mit den typischen Schwangerschafts-
beschwerden, wie Übelkeit oder Kreislaufproblemen, zu kämpfen hat,
so sind diese Symptome in der Regel auf einen stärkeren Leberstau zurückzuführen. In einer solchen Situation haben die Frauen verständlicher-
weise eher einen Hang zu ungesünderen Nahrungsmitteln, da besonders
gesunde Lebensmittel die Bindegewebsentgiftung ja noch zusätzlich
anregen, wodurch die Leberstausymptome zunehmen und es den
Schwangeren noch schlechter geht. Mit drei oder mehr über den Tag
verteilten Gaben des TMS' in der D33 lassen sich diese Beschwerden in
der Regel wieder beseitigen oder zumindest deutlich verringern. Mit einer zusätzlichen Substitution der Vitamine B1 und B6 in möglichst natürlicher Form, wie sie zum Beispiel in bestimmten Hefeflocken oder
-präparaten reichlich vorkommen, kann man die Ausleitungsfunktion der
Leber zusätzlich unterstützen und stärken. Je geringer daher der Leberstau ist, um so weniger giftige Substanzen sind auch im Blut und können über die Plazenta ins Baby gelangen. Dennoch befinden sich die
gelösten Gifte und Schlacken auch bei einem kompensierten Leberstau
im Blut, wenn auch in geringerer Konzentration, so daß die Belastung
des Babys mit diesen Substanzen infolge der Lebertherapie zwar verringert wird, jedoch keinesfalls völlig vermieden werden kann.

Aus Erfahrung weiß ich, daß schwangere Frauen manchmal eine
durchaus verständliche Ängstlichkeit gegenüber allen Medikamenten
entwickeln und daher sogar homöopathischen Mitteln skeptisch gegen-
überstehen können. Selbst wenn diese Skepsis grundsätzlich nicht ganz
unberechtigt ist, da ja alle homöopathischen Heilmittel im gewissen Sinne auch Nebenwirkungen haben können, und zwar energetische, können sie beim TMS in der D33 jedoch unbesorgt sein, was sie selbst und
ihre Kinder anbetreffen. Für ein Baby ist es nämlich viel schlimmer, die
möglicherweise gestauten Gifte aufzunehmen, als daß ein Teil der müt-
terlichen Lebensenergien kurzfristig dafür verwandt wird, den Leberstoffwechsel zu verbessern. Als Alternative zum TMS und den B-Vitaminen kann man zur Leberstärkung natürlich auch verschiedene
pflanzliche Präparate einsetzen, die in ihrer Wirkung jedoch bei weitem
nicht so gut sind wie das TMS in der D33. Zu den besten leber-gallewirksamen Pflanzen gehören die Mariendistel, die Artischocke, das
Schöllkraut und die Gelbwurz."

„Es gibt aber doch ganz bestimmte Mangelzustände an Vitaminen und
Mineralien, die bei vielen Frauen trotz einer allgemein guten Ernährungsweise in der Schwangerschaft auftreten. Kann man diese Defizite mit
irgendwelchen Lebensmitteln ausgleichen, oder muß man immer gleich
zu den entsprechenden Präparaten greifen?"

Hin und wieder bin ich über Jonathans Anmerkungen und Fragen doch erstaunt, da sie bereits von einem ausgeprägten Grundverständnis für die Ganzheitsmedizin zeugen. Ich kann mich noch gut erinnern, als er mich vor einigen Jahren das erste Mal auf meinen Beruf hin ansprach und mir eine Frage nach der anderen stellte. Seitdem weiß er, welchen Weg er beruflich einschlagen will, und daran hat sich bis heute nichts geändert.

„Ja, Jonathan, eigentlich kann der Körper einer Frau während einer Schwangerschaft an allen Vitalstoffen verarmen. Das liegt daran, daß das ungeborene Kind einen Großteil aller Nährstoffe für sich beansprucht und aus dem Blut herausfiltert. Ein paar Mineralstoffe werden jedoch ganz besonders viel benötigt. Dazu gehören vor allem in den letzten drei Schwangerschaftsmonaten, wenn die Knochenbildung des heranwachsenden Babys erfolgt, die Mengenelemente Kalzium und Phosphor. Andererseits beginnt der Fötus schon relativ früh, bestimmte Spurenelemente, wie Eisen, Zink und Mangan aber auch Magnesium im Körper zu speichern, um in der zirka sechs- bis zwölfmonatigen Stillphase davon zehren zu können. Die Muttermilch enthält nämlich nur relativ wenig von diesen Mineralstoffen. Dennoch ist die Muttermilch in jeder Hinsicht die idealste Nahrung für alle Neugeborenen, und dadurch, daß sich alle Feten im Mutterleib bereits einen Speicher von diesen Vitalstoffen zulegen, wird der relative Mangel dieser Substanzen in der Muttermilch auf völlig natürliche Art und Weise ausgeglichen.

Eine schwangere Frau sollte daher neben einer ausreichenden Zufuhr an Eiweiß und Vitaminen vor allem auf eine mineralstoffreiche Ernährung achten. Die Nahrung sollte viel Kalzium, Phosphor, Magnesium, Eisen, Zink und Mangan enthalten, und eine gesunde Verdauungskraft sorgt dann schließlich für eine gute Resorption all dieser Stoffe *(siehe Kapitel 5)*. Die Natur hilft aber auch hier wieder auf wunderbare Weise. Die erhöhte Produktion der weiblichen Sexualhormone in der Schwangerschaft bewirkt nämlich zumindest eine verstärkte Resorption von Kalzium und Phosphor im Darm.

Besonders kalziumreiche Lebensmittel sind nun vor allem Sesamsamen, Mandeln, Haselnüsse, Amaranth, Brokkoli und natürlich die meisten Milchprodukte. Die besten Quellen für Magnesium, Phosphor, Eisen, Zink und Mangan sind hingegen alle Getreidesorten, Nüsse, Ölsamen und die Hülsenfrüchte. Besonders eisenreich sind dabei vor allem die Hirse, Amaranth, Quinoa, Sesamsamen, Sonnenblumenkerne, Leinsamen und wiederum die meisten Hülsenfrüchte *(siehe auch die Nährwerttabelle in Kapitel 14)*.

Wer sich daher grundsätzlich überwiegend von diesen Lebensmitteln ernährt, wird kaum einen Magnesium- oder Kalziummangel bekommen können und beugt auf ideale Weise einem Mangel an irgendwelchen Spurenelementen vor. Entsteht dennoch zum Beispiel ein Eisenmangel in der Schwangerschaft, so läßt sich dieser meistens mit einer täglichen Mahlzeit aus gekochter Hirse, Amaranth oder Quinoa oder einem Frühstück aus Sonnenblumenkernen oder Sesamsamen mit Obst oder Gemüse beheben. Eine gesunde Magensäurebildung ist natürlich die notwendige Voraussetzung für die Verwertung des dreiwertigen, pflanzlichen Eisens *(siehe Kapitel 4).*

Wie wichtig eine gesunde, ausgewogene Ernährungsweise in der Schwangerschaft ist, wird vor allem dadurch deutlich, daß bei länger anhaltenden Mangelzuständen viele körperliche Beschwerden entstehen können. So kann sich zum Beispiel ein Zink- oder Manganmangel auch in einer zunehmenden Bildungsstörung von Verdauungsenzymen äußern, wodurch die Verdauungskraft abnimmt und sich dadurch bedingte Krankheiten oder Allergien verstärken können *(siehe Kapitel 14).* Wenn eine Frau daher schon vor der Schwangerschaft eine Verdauungsschwäche oder sogar Allergien aufweist, nehmen diese bei einer unausgewogenen Ernährungsweise in den meisten Fällen während der Schwangerschaft noch zu. Ich habe daher lange Zeit vielen schwangeren Frauen, die entweder eine schwache Verdauungskraft hatten oder sich nicht optimal ernähren konnten, ein Multimineralpräparat, das außerdem natürliches Vitamin D enthielt, empfohlen, womit sie einer eventuellen Mangelsituation vorbeugen konnten."

Die große Bedeutung der Muttermilch

Nachdem ich den letzten Satz zu Ende gesprochen habe, herrscht für einen kurzen Moment absolute Stille im Raum, bis schließlich Anna-Maria wieder das Wort ergreift, um unser Gespräch mit einer weiteren Frage fortzusetzen:

„Zweifelsohne ist die **Muttermilch** die beste Nahrung für ein Baby. Aber was macht die Muttermilch eigentlich so bedeutsam, und wie soll man ein Baby ernähren, wenn die Mutter nicht stillen kann oder will oder wenn das Baby die Muttermilch nicht verträgt und zum Beispiel allergisch darauf reagiert?"

„Warum die arteigene Muttermilch die beste Nahrung für einen Säugling darstellt, liegt vor allem daran, daß sie das Baby nicht nur optimal ernährt, sondern beim Baby so gut wie keine andere Nahrung neben der gesamten Verdauungskraft und den Stoffwechselkatalysatoren auch alle anderen Funktionen und Organe des Körpers aktivieren kann. Vergleicht man die arteigene Milch beim Säugling mit der Erwachsenennahrung, so müßten wir uns ausschließlich von rohen Früchten, Nüssen, Ölsamen und dem rohen angekeimten Getreide in den idealen Kombinationen ernähren, um dieselben Wirkungen im Körper zu erreichen wie die Muttermilch beim Baby. Die gesamte Verdauungskraft und der Stoffwechsel des Säuglings sind daher auf die Milchnahrung eingestellt. Erst nach ungefähr einem halben Jahr verändert sich zunehmend die Zusammensetzung der Verdauungssäfte des Magens und der Bauchspeicheldrüse, so daß das Baby bereits nach einem Jahr ausschließlich mit ‚fester‘ Nahrung ernährt werden kann. Das ist dann auch der Zeitpunkt, wo die Milchnahrung die vielen Stoffwechselfunktionen des menschlichen Organismus kaum noch aktivieren kann.

Außerdem sind sowohl die Muttermilch als auch die verschiedenen Tiermilcharten immer basenüberschüssig, und sie enthalten alle relativ viel Eiweiß und Kalzium, was für das schnelle Wachstum notwendig ist. Zwar enthält Frauenmilch nur 1,2 % Eiweiß und Kuhmilch nur 3,3 %; wenn man jedoch die Menge in Betracht zieht, die gesunde, durstige Säuglinge beziehungsweise Kälber trinken, dann kommt man auf beachtliche Eiweißmengen im Verhältnis zum Körpergewicht. Wenn ein Säugling zum Beispiel durchschnittlich alle fünf Stunden 200 ml Muttermilch trinkt, so sind das pro Tag ein Liter. Bei 1,2 Gramm Eiweiß pro 100 ml Milch nimmt er mit einem Liter Frauenmilch somit 12 Gramm Eiweiß täglich auf. Nehmen wir einmal an, dieser Säugling wiegt momentan fünf kg, dann müßte ein erwachsener Mensch mit einem Körpergewicht von 70 kg (5 kg mal 14 = 70 kg) 14 mal 12 Gramm, also 168 Gramm Eiweiß täglich zu sich nehmen. Der Eiweißbedarf eines normal arbeitenden Erwachsenen liegt jedoch unter einem Gramm pro kg Körpergewicht, also unter 70 Gramm Eiweiß bei einem 70 kg schweren Menschen. Damit ist der Eiweißbedarf eines wachsenden Säuglings mindestens zweieinhalb- bis dreimal so hoch wie bei einem ausgewachsenen Menschen. Würde man Babys mit unverdünnter Kuhmilch ernähren, bekämen sie viel zuviel Eiweiß. Daher empfehle ich immer, die Kuhmilch mindestens zur Hälfte mit Wasser zu verdünnen, wodurch der Eiweißgehalt auf 1,65 % oder weniger verringert wird.

Milch enthält neben hochwertigem Eiweiß und Kalzium jedoch auch noch eine Menge andere wichtige Substanzen. Dazu gehören vor allem das Kalium und die Vitamine des B-Komplexes inklusive dem Vitamin B12 sowie die Vitamine A, C, D und E. Vor allem die Vitamine B12 und D sind nicht nur für Babys von großer Bedeutung für das Wachstum, sondern können auch für Vegetarier sehr wichtig sein, da sie in der rein pflanzlichen, unvergorenen oder unfermentierten Kost kaum vorkommen. Man muß schon eine völlig intakte Darmflora haben, um sein eigenes Vitamin B12 aus dem Kobalt der pflanzlichen Nahrung synthetisieren zu können *(siehe auch Kapitel 5)*. Wer aber hatte die schon in der alten Zeit, wo der raffinierte Zucker noch ein vielverwendeter Bestandteil der Ernährungsgewohnheiten der meisten Menschen war und sogar den Fertignahrungsmitteln für Babys zugesetzt wurde. Solange wir daher infolge einer Verdauungsschwäche oder wegen irgendwelcher ungesunden Nahrungsmittel eine geschwächte oder kranke Darmflora haben, sind wir auf das fertige Vitamin B12 aus der Nahrung angewiesen.

Das Vitamin D spielt eine wichtige Rolle für den Kalziumstoffwechsel, da es einerseits für die Kalzium- und Phosphorresorption im Darm verantwortlich ist und andererseits zusammen mit einigen weiteren Faktoren, wie zum Beispiel dem Magnesium und den Vitaminen A, C und K, das Knochenwachstum sowie den Knochenaufbau steuert *(siehe Kapitel 14)*. Oft wurde früher behauptet, daß die Muttermilch zu wenig Vitamin D für einen gesunden Kalziumstoffwechsel und den Knochenaufbau enthalten würde, weshalb viele Babys und Kleinkinder zur **Rachitisprophylaxe** und für eine bessere Zahnbildung Vitamin-D-Tabletten bekamen. Grundsätzlich enthält die Muttermilch jedoch genügend Vitamin D, vorausgesetzt die Mutter nimmt selbst genügend Vitamin D mit der Nahrung auf oder bildet es über die Sonnenlichteinstrahlung in der eigenen Haut *(siehe Kapitel 14)*. Wenn die Babys dann noch regelmäßig draußen unter freiem Himmel sind und zumindest das Gesicht dem indirekten Sonnenlicht ausgesetzt wird, ist in der Regel keine zusätzliche Vitamin-D-Therapie notwendig.

Anders sieht es hingegen aus, wenn die Babys mit künstlichen und womöglich mit gesüßten Fertigmahlzeiten, die raffinierten Zucker enthalten, aufgezogen werden. Bei solchen Kindern ist die Gefahr der Entstehung von Rachitis oder zumindest einer schlechteren Knochenbildung deutlich größer. Der Stoffwechsel und Aufbau des Körpers werden nämlich nicht nur von den materiellen Inhaltsstoffen der Nahrung beeinflußt, sondern auch von den verschiedensten Lebensenergien der Nahrungsmittel. So weiß man mittlerweile, daß man der Rachitis nicht nur mit einer ausreichenden Kalzium- oder Vitamin-D-Versorgung des Körpers vorbeugen kann, sondern daß rohe, unerhitzte Lebensmittel ebenfalls antirachitisch wirken. Einen Beweis dafür lieferten die Katzenversuche von Pottenger und Simonsen in der ersten Hälfte des 20. Jahrhunderts, bei denen mit pasteurisierter Milch und erhitztem Fleisch großgezogene Katzen rachitische Krankheitssymptome mit entsprechenden Skelettveränderungen und andere Körperstörungen bekamen. Im Gegensatz dazu blieben die Tiere einer Kontrollgruppe, die nur mit roher Milch und rohem Fleisch ernährt wurden, völlig gesund. Das Vitamin D gehört übrigens zu den hitzeunempfindlichen Vitaminen, weshalb beide Katzengruppen dieselben Vitamin-D-Mengen und annähernd dieselben Kalziummengen bekamen. Das bedeutet also, daß man mit einer Ernährung, die überwiegend aus rohen Lebensmitteln besteht, viel weniger dazu neigt, rachitische Symptome zu bekommen als mit denselben Nahrungsmitteln im erhitzen Zustand. Ganz besonders betrifft das auch die Milch als Nahrung für einen Säugling, die nur im rohen, nicht über 43°C erhitzten Zustand den Körper optimal ernähren und aufbauen kann. Die Vitamine D, A, C und K und die Mineralstoffe Kalzium, Phosphor und Magnesium sind daher keinesfalls alle Faktoren, die für einen gesunden Kalziumstoffwechsel und Knochenaufbau wichtig sind *(siehe auch Kapitel 10)*.

Ihr seht, die rohe, unerhitzte Muttermilch ist durch nichts in der Säuglingsernährung zu ersetzen – auch dann nicht, wenn sie mit Umweltgiften oder Medikamenten belastet ist, so wie es in der alten Zeit leider häufig der Fall war. Denn die meisten Tiermilcharten und Trockenmilchpräparate standen diesen Belastungen in der Regel um nichts nach – bei all dem, was so manche Hochleistungskuh in der konventionellen Landwirtschaft zu fressen bekam und wie diese Kühe zum Teil medikamentös behandelt wurden.

Allergien bei Babys – Heilung ist möglich!

Nun hast du mich noch gefragt, wie man einen Säugling ernähren sollte, wenn die Mutter nicht stillen kann oder will oder wenn die Muttermilch nicht vertragen wird ...“

Während ich Anna-Marias Frage indirekt wiederhole, schaue ich in ihre blauen Augen und spüre so stark wie selten zuvor das innere Band, das uns miteinander verbindet. Irgendwie habe ich das Gefühl, daß das Thema „Mutter und Kind“ eine uralte Erinnerung in mir wachruft. Doch kaum will ich näher darüber nachdenken, als mich die Realität auch schon wieder einholt und ich mit meinem kleinen Vortrag fortfahre.

„Bevor man im letzten Jahrhundert die Trockenmilcherzeugnisse erfunden und auf den Markt gebracht hatte, wurde ein Baby, dessen Mutter nicht stillen konnte oder wollte, entweder von einer Amme gestillt, oder man ernährte das Kind mit verdünnter Tiermilch. Zu einem großen Problem wurde die Babyernährung vor allem in den letzten Jahrzehnten vor der Wende, weil immer mehr Babys mit einer so schwachen Verdauungskraft auf die Welt kamen, daß dadurch nicht nur die allgemeinen Verdauungsbeschwerden, wie Blähungen und Bauchschmerzen, zunahmen, sondern auch die Nahrungsmittelallergien *(siehe die Kapitel 7 und 16)*. Die Hauptursache für die geschwächte Verdauungskraft und das geschwächte Immunsystem bei Babys waren die vielen Umweltgifte und sonstigen Chemikalien, die der Fötus bereits in der Schwangerschaft aufgenommen und nicht nur im Bindegewebe, sondern auch in den Organen abgelagert hatte.

Ihr könnt euch sicherlich vorstellen, daß es nicht immer einfach war, den verzweifelten Eltern die wahren Ursachen verständlich zu machen, da wir alle ja in einem Boot saßen und dieser Situation mehr oder weniger machtlos ausgeliefert waren. Vor allem gab es keine Patentlösung für die Ernährung solcher verdauungsgeschwächten Babys. Ob sie nun mit Muttermilch, Kuhmilch, Ziegenmilch, Stutenmilch, Sojamilch oder sogar Mandelmilch ernährt wurden, in immer mehr Fällen war die Verdauungskraft einfach zu schwach, um das Frauenmilch-, Tiermilch- oder Pflanzeneiweiß verdauen zu können. Ich erzählte euch ja bereits bei einem unserer letzten Gespräche, daß besonders betroffene Babys nicht einmal drei oder auch nur zwei Gramm Eiweiß normal verdauen konnten *(siehe Kapitel 7)*, so daß sie mit der Zeit auf fast alle Lebensmittel, die man ihnen zu essen beziehungsweise zu trinken gab, allergisch reagierten. Aufgrund der starken Überforderung des Immunsystems in einer solchen Situation gesellten sich natürlich häufig auch noch andere Allergien, wie zum Beispiel gegen Federn, Tierhaare, Hausstaub, Blütenpollen, Waschmittel, den Schnuller und so weiter dazu. Die einzige dauerhafte Lösung war daher die Aktivierung der Verdauungskraft und die Entgiftung des Körpers von den Umweltgiften. Im Zuge dieser Therapie verschwanden dann in der Regel alle verdauungskraftbedingten Allergien und die meisten anderen Überreaktionen. Zwar konnte die ein oder andere Allergie auch nach einem solchen Aufbau noch übrigbleiben, wenn das Immunsystem noch zu stark durch die Umweltgifte geschwächt war; je mehr man dann jedoch den Körper entgiftete und das Immunsystem stärkte, um so schneller verschwanden schließlich auch diese restlichen Allergien."

Obwohl ich Anna-Maria und Jonathan diese Umstände nun schon zum dritten Mal erzählt habe, schauen sie mich auch jetzt wieder ein wenig fassungslos an.

„Aber was hast du den Müttern dann empfohlen, was sie ihren Babys und Kindern zu essen geben sollten, bevor die Verdauungskraft wieder aufgebaut worden war?"

„Wie ich schon sagte, Jonathan, eine Patentlösung gab es nicht. Bei einem weniger stark betroffenen Kind reichte es vielleicht aus, die Kuhmilch vorübergehend durch eine andere Tiermilch, wie zum Beispiel

Ziegenmilch, zu ersetzen, weil diese meistens weniger stark allergen wirkt und daher oft besser vertragen wird als Kuhmilch. Bei Babys mit einer stärkeren Verdauungsschwäche, die schon auf die Muttermilch allergisch reagierten, blieb hingegen in der Regel nichts anderes übrig, als diese Allergie zum Beispiel mit der Bioresonanztherapie zu behandeln, um die allergischen Reaktionen vorübergehend zu verringern, bis die Verdauungskraft durch die homöopathische Aufbau- und Entgiftungstherapie einigermaßen reguliert war *(siehe auch Kapitel 16 und das Schlußwort).*

Grundsätzlich richteten sich meine Ernährungsempfehlungen für einen Allergiker, egal ob jung oder alt, also immer nach der individuellen Situation. Bei denen, die ohne große Probleme bestimmte Nahrungsmittel oder andere Allergene meiden konnten, empfahl ich natürlich, mit diesen vorübergehend nicht in Kontakt zu kommen und sie eventuell durch andere Nahrungsmittel zu ersetzen. In den meisten Fällen war das jedoch nicht immer möglich, vor allem dann nicht, wenn man nicht alle Allergien genau feststellen konnte, weshalb die allergischen Symptome erst mit der Zeit durch die konstitutionelle Aufbau- und Entgiftungstherapie verschwanden. Das konnte allerdings bei besonders starken, vor allem erwachsenen Allergikern oft sehr lange dauern, da die Aufbautherapie wegen der massiven Bindegewebsbelastung solcher Menschen nur sehr langsam geschehen durfte. Ein bis drei Jahre Geduld mußte man da schon mitbringen! Weniger starke Allergiker sowie die meisten Babys und Kinder waren hingegen schon wesentlich früher allergiefrei. Dennoch empfahl ich allen Patienten in der alten Zeit nach einer erfolgreichen Therapie, den Körper entweder mit der Ernährung, mit bestimmten Heilkräutern oder mit entsprechenden homöopathischen Mitteln regelmäßig zur Entgiftung anzuregen, damit das Faß nicht ein paar Jahre später wieder voll war und überlief und die ersten Allergien wieder auftraten.

Neben diesen individuellen Ernährungsempfehlungen gab es natürlich auch noch einige allgemeine Regeln, die eigentlich alle Allergiker beachten sollten. Dazu gehörte zum Beispiel der konsequente Verzicht auf raffinierten Zucker, da dieser die Darmflora und das Immunsystem grundsätzlich schwächt und dadurch alle allergischen Reaktionen verschlimmern kann *(siehe die Kapitel 7 und 9).* Außerdem empfahl ich allen Allergikern, sich so gesund wie möglich zu ernähren, alle Genußgifte zu reduzieren oder ganz zu meiden und von den tierischen Nahrungsmitteln, wie Fleisch, Fisch und Eier, nur so wenig wie möglich zu essen; denn das Eiweiß von diesen Nahrungsmitteln neigt mehr als das pflanzliche Eiweiß dazu, im Darm zu faulen – vor allem dann, wenn es nicht richtig verdaut werden kann. Welche Folgen zu viel faulendes Eiweiß und eine kranke Darmflora nach sich ziehen können, habe ich euch ja bereits ausführlich erklärt *(siehe die Kapitel 7, 16 und 17).*"

Ernährungsempfehlungen für gesunde Kinder

„Ich glaube, es gehört schon viel Erfahrung dazu, jedem Allergiker seine individuelle Ernährungsempfehlung zusammenzustellen und nicht einfach darauf zu bestehen, daß alle allergieauslösenden Nahrungsmittel und Substanzen grundsätzlich gemieden werden, was ja bei den stärkeren Allergikern, so wie du sagst, nicht immer möglich gewesen war. – Aber was mich nun interessieren würde, ist, wie eine optimale **Ernährung für gesunde Kinder** aussieht."

Während Anna-Maria ihren letzten Satz zu Ende spricht, muß ich erst einmal tief durchatmen; denn wieder fühle ich mich in meine persönliche Vergangenheit zurückversetzt, und vor meinem geistigen Auge erscheinen einige Erinnerungen an meine beiden Söhnen, als sie vielleicht gerade im Alter von sieben und vier Jahren waren. Wie sehr hatten Jutta und ich uns doch bemüht, sie gesund zu ernähren! Jedoch kam es mir damals oft so vor, daß wir einfach in der falschen Zeit lebten. Denn die allgemeine Strömung verlief lange Zeit völlig konträr zu unseren Idealen. Spätestens als Manuel in die Schule kam, mußten wir daher lernen, was eine „offene Kompromißbereitschaft" bedeutet. Aber so wie uns erging es im Prinzip allen Eltern, die sich selbst gesund ernährten und dieses bei ihren Kindern ebenfalls versuchten. – Nach wenigen Sekunden verblassen diese Erinnerungen jedoch wieder, und ich wende meine Aufmerksamkeit erneut meinen beiden Urenkeln zu.

„Nun ja, heute ist es eigentlich kein Problem mehr, sich und seine Kinder gesund zu ernähren. Vor der Wende sah das jedoch teilweise ganz anders aus. Eines der größten Probleme bei der Ernährung der Kinder war damals vor allem die Vermeidung des raffinierten Zuckers und damit all jener Produkte, die ihn enthielten. Und das waren nicht wenige! Es spielt übrigens überhaupt keine Rolle, ob der raffinierte Zucker aus biologisch angebauten Zuckerrüben beziehungsweise biologisch angebautem Zuckerrohr oder aus konventionell angebauten Nahrungsmitteln gewonnen wird. Beim Raffinationsprozeß werden sowieso fast alle Chemikalien aus dem Rohsaft entfernt, so daß der raffinierte Zucker aus biologischem Anbau keinesfalls besser ist als der raffinierte Zucker aus konventionellen Zuckerrüben. Raffinierter Zucker ist immer gleich schädlich für unseren Körper, egal, aus welchen Rohstoffen er gewonnen wird!

Es war schon paradox, jedoch drängten kurz vor der Jahrtausendwende die ersten Produkte mit raffiniertem Zucker aus ökologischem Anbau in die Bioläden. Dabei war es schon ‚schlimm' genug, daß einige Produkte zuvor bereits den teilraffinierten braunen Zucker (Rohzucker bzw. Rohrohrzucker) enthielten. Man muß sich diese Situation einmal bewußt machen: Eine alternative Bewegung wird aus Unwissenheit oder Gleichgültigkeit hintenherum wieder von der Industrie unterwandert. Aber so war es vor der Wende nun einmal in vielen Bereichen!

Jedenfalls sollte man bei einer gesunden Ernährung darauf achten, so wenig raffinierten Zucker wie möglich zu erwischen. Gewisse Kompromisse mußten wir in der alten Zeit natürlich bei Manuel und Jonas immer eingehen. Das betraf jedoch ausschließlich unsere Urlaube oder wenn sie bei anderen Kindern waren. Bei uns zu Hause gab es den raffinierten Zucker weder in offener Form noch ‚versteckt' in irgendeinem Produkt. Allerdings haben wir auf das Süße an sich nie verzichtet, denn es gab ja schon immer genügend gesunde Alternativen *(siehe auch Kapitel 9)*. Dazu brauchte man nur einmal in einem gut sortierten Bioladen auf Entdeckungsreise gehen! Die beiden Jungs haben daher auf nichts verzichten müssen, auch nicht auf Schokolade oder Nuß-Nougat-Cremes. Natürlich handelte es sich bei beiden Produkten um entsprechend vollwertige Nahrungsmittel, die anstelle des raffinierten Zuckers den getrockneten Vollrohrzucker enthielten.

Grundsätzlich empfiehlt es sich, bei der Baby- und Kinderernährung zumindest die groben Trennkostregeln zu beachten, denn eine harmonisch zusammengestellte Mahlzeit hat eine nicht zu unterschätzende Wirkung auf die Gesundheit und das allgemeine Wohlbefinden. **Gesunde Kinder, die mit einer vollwertigen, ausgewogenen Kost ernährt werden, sind auf jeden Fall lernwilliger und leistungsfähiger in der Schule und können sich allgemein besser konzentrieren.** Natürlich ist es nicht immer möglich, alle Trennkostregeln einzuhalten, jedoch ist es von großem Wert, zumindest die gröbsten Fehler zu vermeiden. Und dazu gehören vor allem:

- die Unverträglichkeit von allen Vollkorngetreidesorten und getreideähnlichen Samen, wie Quinoa, Amaranth oder Buchweizen sowie allen Nüssen und Ölsamen sowohl im rohen als auch im erhitzten Zustand mit raffiniertem Zucker,

- die Kombinationen von Vollkorngetreide und getreideähnlichen Samen sowie Gemüse oder Maronen mit saurem Obst oder Rhabarber in einer Mahlzeit und

- die Kombinationen von rohen Nüssen und Ölsamen sowie von rohem Getreide mit Salz oder anderen anorganischen Mineralsalzen in einer Mahlzeit.

Wer daher den raffinierten Zucker mit irgendwelchen Nahrungsmitteln aufgenommen hat, sollte unbedingt darauf achten, daß er nicht in derselben oder in einer Folgemahlzeit Vollkornprodukte, Nüsse oder Ölsamen zu sich nimmt. Je nach der verzehrten Menge können andernfalls die dadurch entstehenden Darmflorastörungen und immunsystemschwächenden Einflüsse so gravierend sein, daß man selbst oder die Kinder danach krank werden. Das kann sich als harmloser Schnupfen äußern, der sich noch am selben Tag oder tags darauf einstellt; das können aber auch Kopfschmerzen, Migräne, alle möglichen Beschwerden und Entzündungen des Bewegungsapparates und andere schwerere Erkrankungen sein, die sich oft schon wenige Stunden später zu entwickeln beginnen. Mittelohrentzündungen, alle möglichen Atemwegserkrankungen, Anginen und die typischen Kinderinfektionskrankheiten stehen dabei an erster Stelle. Kommen diese Kombinationsfehler häufiger in der Ernährung vor, so reagiert der Körper nicht selten auch mit chronischen Verlaufsformen dieser oder anderer Krankheiten. Dasselbe trifft im Prinzip ebenfalls auf den braunen Rohzucker zu, wenn auch in etwas abgeschwächter Form. Wer trotz der vielen negativen Wirkungen des raffinierten Zuckers nicht auf ihn verzichten will, sollte daher auf Vollkorngetreide und auf Nüsse und Ölsamen, so gesund diese Lebensmittel auch sein mögen, weitgehend verzichten!

Genügend Salz ist auch in der Baby- und Kinderernährung sehr wichtig. Besonders viel benötigen sie jedoch nicht. Solange Babys gestillt werden, bekommen sie sowieso alles, was sie brauchen. Sobald sie jedoch nach einem halben Jahr Magensäure zu bilden beginnen und man mit dem Zufüttern beginnt, sollte den Mahlzeiten, zu denen Salz paßt, regelmäßig ein wenig Meersalz oder unraffiniertes Steinsalz zugefügt werden. Am Anfang reichen natürlich nur wenige Prisen pro Tag. Später sollten die Kinder jedoch auch ganz normal gesalzene Nahrungsmittel bekommen, wie zum Beispiel normal gesalzenes Brot oder mit Salz zubereitete Salate und andere Gerichte. Wenn ein Kind einmal am Salztopf leckt, sollte man diesem natürlichen Bedürfnis keinen Riegel vorschieben – vorausgesetzt, das geschieht nicht gerade in den ersten Stunden nach einer Mahlzeit aus rohen Nüssen oder Samen oder nicht zusätzlich erhitzten Getreideflocken.

Falls man seine Kinder fleischlos ernähren möchte, was ja in der heutigen Zeit immer mehr zunimmt, muß man unbedingt darauf achten, daß die Kinder all die Substanzen bekommen, die sie sonst mit dem Fleisch aufnehmen. Das sind vor allem wichtige essentielle Aminosäuren *(siehe Kapitel 10)*, die Vitamine B12 und D und die Spurenelemente Eisen und Zink *(siehe Kapitel 14)*. Wenn die Kinder keinen raffinierten Zucker essen und eine gesunde Verdauungskraft haben, weisen sie bei einer relativ gesunden, vollwertigen Ernährungsweise auch eine gesunde Darmflora auf und können so ihr eigenes Vitamin B12 bilden, das ja in diesem Alter auch für die allgemeine Entwicklung und das Wachstum besonders wichtig ist.

Dennoch habe ich gerade in der Kinderernährung immer empfohlen, auf Milchprodukte, welche die Kinder mit den Vitaminen B12 und D sowie mit Kalzium und hochwertigem Eiweiß versorgen, nicht zu verzichten. Sicherlich kann man auch ohne Milchprodukte gesund aufwachsen; jedoch birgt die 100%ig tiereiweißfreie Ernährungsweise vor allem bei Kindern gewisse Risiken in sich, die natürlich in der alten Zeit noch viel größer waren als heutzutage.

Ausreichende Mengen von den Spurenelementen Eisen und Zink bekommen Vegetarier dann ausschließlich über die verschiedenen Getreidearten, über alle Nüsse und Ölsamen und über Hülsenfrüchte *(siehe Kapitel 14)*. Wer daher als Vegetarier überwiegend von Milchprodukten, Weißmehlprodukten, geschältem Reis, Obst und Gemüse lebt, kann unter Umständen über kurz oder lang einen Mangel an diesen wichtigen Spurenelementen entwickeln, was sich bei Kindern wiederum negativ auf das Wachstum und die geistige Entwicklung auswirken kann. Ganz davon abgesehen fehlen in einer solchen Ernährungsweise die wichtigen Yang-Energien, die unter anderem eine große Bedeutung für die Konzentrationsfähigkeit und das Immunsystem haben *(siehe Kapitel 13)*. Wer sich und seine Kinder daher ohne oder mit nur wenig Fleisch, Fisch und Eiern ernähren möchte, sollte immer auf eine gesunde Darmflora achten, also möglichst keinen raffinierten Zucker essen, und neben Nüssen und Ölsamen viel Vollkorngetreide oder Hülsenfrüchte zu sich nehmen."

Milchprodukte auf dem Prüfstand

„Aber eigentlich kann doch die Milchnahrung gar keine optimale Nahrung für uns sein, da sie von Natur aus nur für die Säuglinge bestimmt ist und man für die optimale Milchverdauung einen Labmagen haben müßte?"

„Da hast du völlig recht, Jonathan! **Die Milchernährung der Menschen** ist in jeder Hinsicht eigentlich ein Unding. Aber noch viel schlimmer ist grundsätzlich das Töten und Essen von Tieren, nicht nur vom ethischen, sondern auch vom geistigen und gesundheitlichen Standpunkt aus. Wir leben jedoch in einer Zeit, in der wir nun Schritt für Schritt wieder die göttlichen Naturgesetze kennenlernen und unser Leben zunehmend danach ausrichten. Letztendlich bestimmt daher unser Bewußtseinszustand, nach welcher Nahrung wir verlangen. Je spiritueller die Menschheit daher wird, um so weniger wird sie sich von Fleisch, Fisch und Eiern ernähren. Irgendwann wird das allgemeine Bewußtsein so hoch entwickelt sein, daß wir uns auch nicht mehr mit Milchprodukten erden müssen, um uns in dieser Welt wohl zu fühlen. Die Milch ist daher eine reine Übergangsnahrung und wird mit großer Wahrscheinlichkeit schon in den nächsten Jahrhunderten immer weniger zu den Hauptlebensmitteln der Menschen gehören.

Betrachten wir die Milchnahrung vom gesundheitlichen Standpunkt, so ist sie zwar ein hochwertiger Eiweißlieferant, dem die rohen Nüsse und Ölsamen und das angekeimte Getreide allerdings um nichts nachstehen *(siehe Kapitel 10),* und sie versorgt uns auch mit wichtigen Vitaminen und Mineralstoffen, wozu vor allem die Vitamine B12 und D und das Kalzium gehören, jedoch bringt sie auch gewisse Nachteile mit sich. Wie du schon sagtest, Jonathan, wird die süße Milch nur in einem Labmagen optimal verdaut. Zwar fällt auch unsere Magensäure das Milcheiweiß aus, und unsere Verdauungsenzyme sind dann ebenfalls in der Lage, das Milcheiweiß in die Aminosäuren zu zerlegen, aber ganz so gut scheint dieser Prozeß bei der Milch wohl doch nicht zu funktionieren. Denn sonst könnte sie uns nicht so leicht verschleimen, wenn die Verdauungssäfte nicht optimal gebildet werden oder wenn man zu viel süße Milch zusammen mit anderen Nahrungsmitteln ißt, vor allem, wenn diese viel Salz enthalten *(siehe auch Kapitel 3).* Daher hat man schon seit vielen Jahrtausenden die süße Milch weiterverarbeitet und daraus leichter verdauliche Nahrungsmittel, wie Joghurt, Kefir, Quark oder Käse, hergestellt. Außerdem empfiehlt es sich, die Milchprodukte möglichst in den besseren Trennkostkombinationen zu sich zu nehmen.

Die Milch als Kalziumlieferant ist für einen gesunden Menschen, dessen Soffwechsel sich einigermaßen im Gleichgewicht befindet, unbedeutend, da man bei einer basenüberschüssigen, vitalstoffreichen Ernährungsweise viel weniger Kalzium benötigt, als wenn unser Stoffwechsel durch relativ viel Fleisch, Fisch und Eier, durch den raffinierten Zucker und Weißmehlerzeugnisse oder durch sonstige, eher ungesunde Nahrungsmittel und alkoholische Getränke übersäuert ist. Eine vegetarische, ausgewogene Vollwertnahrung enthält daher in der Regel genügend Kalzium für einen gesunden Kalziumhaushalt. Dennoch gibt es einige

Lebensmittel, die besonders kalziumreich sind. Das sind vor allem die Sesamsamen, aber auch Mandeln und Haselnüsse sowie der Brokkoli *(siehe Nährwerttabelle in Kapitel 14).*

Für die Darmflora sind in der Regel bei einem Menschen mit einer gesunden Verdauungskraft alle Milchprodukte wesentlich günstiger zu bewerten als die anderen tierischen Eiweißlieferanten, wie Fleisch, Fisch und Eier, die unsere Darmflora in jedem Fall eher negativ beeinflussen. Energetisch betrachtet, können die Milchprodukte im Gegensatz zu Fleisch, Fisch und Eiern unsere Verdauungsorgane jedoch kaum aktivieren. Andererseits erden sie uns aber auch nicht so stark wie all die anderen tierischen Nahrungsmittel, was in der heutigen Zeit für immer mehr Menschen ein wichtiger Grund ist, sich lakto-vegetarisch zu ernähren.

Wenn wir nun Milchprodukte zu uns nehmen, so sollten wir vor allem solche Produkte bevorzugen, die möglichst wenig verarbeitet wurden. Wollen wir den vollen Vitamin-D-Gehalt der Milch aufnehmen, so sollten wir denjenigen Produkten den Vorzug geben, die den natürlichen Fettgehalt aufweisen, da das Vitamin D fettlöslich ist und daher nur im Milchfett vorkommt *(siehe Nährwerttabelle in Kapitel 14).*

Neben der Verringerung des Fettanteils in der Milch, gab es in der alten Zeit jedoch auch noch andere Verarbeitungsverfahren für die Milch. Dazu gehörten vor allem die Pasteurisierung und die Homogenisierung. Gesetzlich vorgeschrieben war allerdings nur die **Pasteurisierung**, also die Erhitzung der Milch für einige Sekunden auf 71 bis 74°C oder 85°C oder für 30 Minuten auf 63 bis 65°C. Ursprünglich wollte man damit die Ansteckung mit der Rindertuberkulose und andere auf den Menschen übertragbare Rinderkrankheiten verhindern. Ein wenig paradox war dieses Verfahren allerdings schon, da die Tuberkulosebakterien bei diesen relativ niedrigen Temperaturen nur teilweise abgetötet werden. Natürlich können über das Melkverfahren auch andere Bakterien in die Milch gelangen; diese sind jedoch in der Regel keinesfalls so gefährlich wie zum Beispiel die Tuberkulosebakterien. Durch das Pasteurisieren werden aber nicht nur krankmachende Keime ganz oder teilweise zerstört, sondern auch die in der frischen Milch vorkommenden Milchsäurebakterien, die normalerweise bestimmte unerwünschte Bakterien am Wachstum hindern. Außerdem wird das Milcheiweiß teilweise denaturiert. Die Lebendigkeit der Milch nimmt durch die Pasteurisierung jedenfalls stark ab, wodurch sie zu einem weniger gesunden Nahrungsmittel wird.

Leider war die Angst vor krankmachenden Bakterien in der alten Zeit so groß, daß man daher grundsätzlich empfahl, auch rohe Milch von gesunden Kühen immer abzukochen. Bakterien kommen jedoch überall vor, so daß die wichtigste Gesundheitsvorsorge, die wir treffen können, nicht die Sterilisation unseres Wohn- oder Arbeitsbereiches und unserer Nahrung sein sollte, sondern die Stärkung unseres Immunsystems. Dies aber geschieht nun einmal auch mit lebendigen, unerhitzten Lebensmitteln. Wenn man daher einen Bauern kennt, der gesunde Kühe hat und sie artgerecht hält und ernährt, so ist gegen Rohmilch überhaupt nichts einzuwenden. Sie braucht dann auch für die Babyernährung in der Regel nicht abgekocht werden.

Auch wenn die Pasteurisierung der Milch grundsätzlich einen Sinn und Zweck erfüllte, so handelte es sich bei der **Homogenisierung** um eine völlig verfehlte und überflüssige Behandlung der Milch. Damit sie nicht aufrahmte, spritzte man sie unter Hochdruck durch eine Düse gegen eine Stahlplatte, wobei das Milchfett zu mikrofeinen Tröpfchen zerschlagen wurde und sich gleichmäßig (homogen) in der Milch verteilte. Dieses Verfahren nannte man daher Homogenisierung. Gesundheitlich betrachtet war das Ganze jedoch äußerst bedenklich. Die homogenisierten Fettpartikel sind nämlich so klein, daß sie teilweise unverdaut über die Darmwand in die Lymphe und ins Blut übertreten können. Inwieweit das so resorbierte unverdaute homogenisierte Milchfett schädlich für den Menschen ist, läßt sich schwer sagen, zumal ganze Fettmoleküle in der Lymphe oder im Blut nichts Ungewöhnliches sind. Andererseits ist man sich aber sicher, daß ein bestimmtes Enzym der Milch, die Xanthin-Oxidase, das nomalerweise auf den großen Fettmolekülen der Milch liegt und so von den Verdauungssäften zerstört werden kann, durch die Homogenisierung in die kleinen Fettpartikel gelangt. Innerhalb der Fettkügelchen kann es jedoch nicht mehr von den Verdauungssäften angegriffen und zerstört werden und gelangt schließlich unverdaut ins Blut. Dieses Enzym kann sich nun an den Blutgefäßwänden festsetzen und dort Schäden verursachen, wodurch möglicherweise arteriosklerotische Veränderungen eingeleitet werden können.

Ein genauso ungesundes Milchprodukt war die sogenannte **H-Milch**, die für wenige Sekunden auf bis zu 150°C erhitzt und dadurch für einige Monate haltbar gemacht wurde. Das Milcheiweiß wird allerdings bei diesem Verfahren bis zu 90 % denaturiert, und bei den wasserlöslichen Vitaminen, wie den B-Vitaminen und Vitamin C, treten Verluste bis zu 20 % auf. Noch höhere Vitaminverluste entstehen allerdings bei der Sterilisation von Milch, bei der die Milch für 10 bis 30 Minuten auf 110 bis 120°C erhitzt wird. Bis zu 50 % der Vitamine können dadurch zerstört werden, beim Vitamin B12 sind es sogar 80 bis 100 %.

Ich habe daher grundsätzlich empfohlen, soweit wie möglich rohe Milchprodukte zu bevorzugen. Vor den homogenisierten Milchprodukten habe ich hingegen immer gewarnt, zumal die Arteriosklerose zu den häufigsten Erkrankungen der Menschen in der alten Zeit gehörte. Vermutlich war daran nicht nur der massive Verzehr des raffinierten Zuckers und anderer ungesunder Lebensmittel schuld *(siehe Kapitel 9)*, sondern auch die homogenisierte Milch. Leider war es für den Verbraucher nicht immer eindeutig erkennbar, welche Milchprodukte homogenisiert waren und welche nicht, denn eine Deklarationspflicht gab es diesbezüglich nicht. Ich hatte mich daher einmal bei einer Molkerei erkundigt, ob ein von dieser Firma hergestellter Naturjoghurt homogenisiert war oder nicht. Es stand nämlich darüber nichts auf dem Becher. Man antwortete mir daraufhin, daß in dieser Molkerei alle Milchprodukte – bis auf Butter, Käse und einige Sahnesorten – homogenisiert wurden. Man konnte daher davon ausgehen, daß die normalen Milchprodukte in den damaligen Lebensmittelgeschäften und Supermärkten, wie Vollmilch oder fettarme Milch, Joghurt und Kefir und möglicherweise auch die ein oder andere Sahnesorte, nicht nur pasteurisiert, sondern auch homogenisiert waren, auch wenn es nicht auf den Verpackungen deklariert war. Demgegenüber waren in der Regel alle Milchprodukte in den Bioläden in Deutschland zwar pasteurisiert, jedoch nicht homogenisiert. Meistens wurde auf den Etiketten auch darauf hingewiesen. Das traf allerdings nicht auf alle Produkte in den Reformhäusern zu, von denen einige lange Zeit ebenfalls homogenisiert wurden.

Auch wenn die lakto-vegetarische Kost nicht die optimale Ernährungsweise für den Menschen darstellt, ist sie insgesamt jedoch besser zu bewerten als eine Ernährungsweise mit Fleisch, Fisch und Eiern. Letztendlich muß jedoch jeder Mensch für sich selbst herausfinden, welche Nahrungsmittel oder Produkte er verträgt und womit er sich seelisch und körperlich am wohlsten fühlt."

Allgemeine Ernährungsempfehlungen

„Wie sahen denn vor 60 Jahren deine allgemeinen Enährungsempfehlungen aus? Lassen sie sich mit deinen heutigen Empfehlungen vergleichen, oder haben sie sich im Laufe der Jahre verändert?"

Anna-Marias Frage macht mich ein wenig nachdenklich. Ich durchstreife noch einmal all die letzten sechs Jahrzehnte und betrachte dabei vor allem die Veränderungen, die im Bereich der Ernährung stattgefunden haben.

„Grundsätzlich mußte ich mich natürlich mit meinen Empfehlungen immer der Zeit und auch den Menschen anpassen. Wenn daher die meisten Menschen ohne Fleisch, Fisch und Eier nicht leben wollten, so sprach ich generell nie dagegen, auch wenn ich zu den Nachteilen einer fleischreichen Ernährungsweise deutlich Stellung nahm. Ich wußte ja, daß eine Veränderung der Ernährungsgewohnheiten ganz von selbst im Zuge der spirituellen Öffnung geschehen würde.

Auf jeden Fall vertrat ich immer die Vollwertkost mit oder ohne Fleisch und empfahl, die Trennkostprinzipien grob einzuhalten. Die einzigen Nahrungsmittel, die ich grundsätzlich ablehnte, waren der raffinierte Zucker sowie die radioaktiv bestrahlten und die gentechnisch oder synthetisch hergestellten Nahrungsmittel. Wer den raffinierten Zucker nicht durch vollwertige Süßmittel ersetzen wollte, dem konnte ich zumindest bei den vorhandenen Darmflorastörungen und den damit in Verbindung stehenden Symptomen und Krankheiten nur unzureichend helfen.

Als die gentechnisch produzierten Nahrungsmittel auf den Markt kamen, verschärften sich meine Empfehlungen ein wenig. Denn mir wurde der Lebensmittelmarkt nun zu undurchsichtig, so daß ich generell dazu riet, biologisch angebaute Lebensmittel zu bevorzugen. Daneben warnte ich natürlich auch vor BSE-verseuchtem Fleisch und sprach mich nicht gerade positiv über die Massentierhaltung aus. Jedoch mußte diesbezüglich jeder selbst entscheiden, was er aß."

Ratschläge für die Ernährung von Babys und Kleinkindern

„Kannst du uns nun noch ein paar praktische Tips für eine allgemein gesunde **Baby- und Kleinkindernährung** geben, denn irgendwann werden wir uns sicherlich auch einmal die Frage stellen, was man einem Baby zu essen gibt, wenn man mit dem Abstillen beginnt?"

Bei dieser Frage muß Anna-Maria ein wenig verlegen lächeln. Ich nicke ihr jedoch verständnisvoll zu, denn daß Anna-Maria einmal Mutter werden wird, halte auch ich für äußerst wahrscheinlich.

„Bevor man ein Baby mit fester Nahrung füttert, sollte es natürlich so lange wie möglich gestillt werden. Irgendwann verlangt jedoch jedes Baby auch nach fester Nahrung – das eine früher, das andere später –, so daß die wenigsten Babys länger als ein Jahr gestillt werden. Die ersten Mahlzeiten, die man den Babys dann neben verdünnter Tiermilch oder Milchprodukten wie Joghurt oder Dickmilch zufüttern kann, sind vor allem diejenigen Lebensmittel, die sich am besten mit Milch im Magen-Darm-Trakt vertragen, also Früchte, Nüsse und Ölsamen. Wir haben unseren Kindern daher als erstes zum Beispiel einen auf einer

Glasreibe geriebenen, geschälten süßen Apfel oder eine pürierte reife, biologisch angebaute Banane zugefüttert. Etwas später kann man dann damit beginnen, diesem Obstbrei zum Beispiel etwas süßes Mandelmus oder andere Nußmuse unterzumischen. Natürlich sind rohe, nicht geröstete Nußmuse gesünder, jedoch darf Mandelmus nicht bitter schmecken. Sonst enthält es zu viel Blausäure, die für so ein nur wenige Kilogramm schweres Baby giftig werden könnte. Auch darf man zu solchen Mahlzeiten mit rohen Nußmusen natürlich kein Salz ergänzen. Manuel und Jonas haben diese Nuß-Obst-Mahlzeiten zumindest immer bestens geschmeckt.

Wenn ein Baby noch an die Flasche gewöhnt ist und zwischen den Stillphasen beziehungsweise den Mahlzeiten Durst bekommt, sollte man ihm nur warmes Wasser oder einen ungesüßten Tee zu trinken geben. Gebt ihr einem Baby hingegen verdünnte oder auch unverdünnte Fruchtsäfte oder gesüßten Tee, können die Fruchtsäuren oder die Süße durch das längere Saugen und Nuckeln an der Flasche auf Dauer den Zahnschmelz der Milchzähne angreifen, was dann sehr schnell zu Karies führen kann *(siehe auch Kapitel 9)*.

Die nächsten zusätzlichen Mahlzeiten, die wir Manuel und Jonas dann gaben, waren Karottenbrei und anderes Gemüse oder gekochter Getreidebrei, entweder für sich alleine oder zusammen mit Milch oder etwas Gemüse.

Der Karottenbrei und bestimmte andere Gemüsesorten, wie zum Beispiel Kohlrabi oder Rote Bete, können natürlich ebenfalls im rohen Zustand gefüttert werden. Jedoch sollte das Gemüse dann immer fein püriert sein, da es sonst einige Stunden später wieder unverdaut in der Windel ankommt. Wir haben das Gemüse daher meistens gekocht und dann püriert. So verliert es zwar an Vitalität, ist jedoch für die kleinen Babymägen leichter zu verdauen. Mit einer Prise Meersalz und etwas kaltgepreßtem Sonnenblumenöl haben wir diese Mahlzeiten dann abgerundet.

Getreide sollte Babys immer als Brei verabreicht werden, da sie ja noch keine Zähne zum Kauen haben. Je feiner das Vollkorngetreide gemahlen wird, desto besser ist es im Darm verwertbar. Vom nicht angekeimten Frischkornbrei kann ich nur abraten. Er ist am wenigsten aufgeschlossen und enthält die geringsten Aufbaukräfte *(siehe die Kapitel 5 und 6)*. Angekeimtes Getreide im frischen oder getrockneten und feinvermahlenen Zustand kann ich in der Baby- und Kinderernährung allerdings ebenfalls nicht empfehlen. Einerseits darf man zu dieser Art der Getreideernährung nichts anderes essen, was wegen des häufigen Nachstillens bei Babys und den unkontrollierbaren Zwischenmahlzeiten von Kindern in der Regel nicht möglich ist, und andererseits wißt ihr ja, daß diese Nahrung – ebenso wie die Kombinationen aus rohen Früchten mit rohen Nüssen, Ölsamen oder deren unerhitzten Musen – den Körper stark entgiften kann. Deshalb mußte man mit solchen Mahlzeiten noch vor wenigen Jahrzehnten in der Baby- und Kinderernährung relativ vorsichtig umgehen. Wer diese Entgiftung hingegen wünschte, bei dem bot sich natürlich das TMS in der D33 an, das man den Babys und Kindern dann prophylaktisch oder im Falle einer nachgewiesenen Leberbelastung nach einer solchen Mahlzeit geben konnte. Die Dosierung ist dieselbe wie bei Erwachsenen. Nußmuse aus gerösteten Nüssen und Ölsamen haben hingegen deutlich schwächere Aufbaukräfte, weshalb sie den Körper natürlich auch wesentlich geringer entgiften.

Wenn wir einem Baby nun einen **Getreidebrei** kochen wollen, so sollte das Getreide am besten direkt vor dem Kochen frisch vermahlen werden, weil nur so alle Vitalstoffe vollständig vorhanden sind. Es gibt zwar auch eine Menge Fertigmehle und Schmelzflocken in Bioläden, Reformhäusern und anderen Geschäften zu kaufen, jedoch haben diese Produkte durch die Sauerstoffoxidation schon einen Teil ihrer Vitalität verloren. Ob nun frisch vermahlen oder abgepackt, wichtig ist vor allem, daß es sich um Vollkorngetreide handelt. Zu viel Getreide darf man den kleinen, sechs bis neun Monate alten Babys allerdings noch nicht geben. Sie können die komplexen Kohlenhydrate anfangs nämlich kaum verdauen, da ihnen die Enzyme dafür noch fehlen. Man muß den Verdauungstrakt daher erst an die Getreidenahrung gewöhnen und beginnt deshalb mit kleinen Mengen von höchstens 10 bis 15 Gramm Getreide pro Mahlzeit, die man dann von Monat zu Monat steigert.

Der Brei sollte mindestens 10 Minuten, am besten jedoch 15 bis 20 Minuten bei geringer Temperatur leicht gekocht werden. Diese Mindestkochzeit ist notwendig, damit das Getreide seine Roheit verliert und mit Salz gut verträglich wird. Außerdem wird es durch die etwas längere Kochzeit energetisch aufgeschlossen. Erhitzen wir das Getreide nur kurz oder übergießen irgendwelche Schmelzflocken oder Getreidemehle nur mit heißem Wasser, so wie es auf einigen Packungen damals empfohlen wurde, ist der Brei in der Regel nicht lange genug erhitzt worden und verträgt sich daher wesentlich schlechter mit Salz. Ein zu gering erhitzter Getreidebrei kann zusammen mit Salz dann natürlich alle möglichen Magen-Darm-Beschwerden und Darmflorastörungen verursachen. Außerdem wird dadurch das Immunsystem geschwächt, und schließlich können dadurch eventuelle allergische Reaktionen und die Infektionsanfälligkeit zunehmen.

Der Brei kann nun fester oder flüssiger sein, je nachdem, wie die Babys ihn am liebsten mögen. Manche Babys lieben lange Zeit die

Flasche, andere essen nur vom Löffel. Ein wenig experimentieren muß man mit dem Breikochen natürlich schon, denn auch das Breikochen will gelernt sein. Vor allem muß man den Brei beim Kochen ständig rühren, damit er nicht anbrennt, und man sollte wissen, daß jeder Brei beim Abkühlen fester wird, wodurch sich seine Konsistenz natürlich verändert. Wir haben den Getreidebrei von Anfang an mit einer Prise Salz gewürzt. Wollten wir den Brei süß, haben wir ihn zusätzlich mit etwas Apfel-Birnen-Dicksaft, mit Vollrohrzucker oder mit etwas Honig vermischt. Andererseits kann man ihn aber auch mit allen pürierten Gemüsesorten kombinieren.

Eine weitere Kombination ist der **Milchbrei**. Dazu kocht man das feingemahlene Getreide ebenfalls 10 bis 20 Minuten mit Wasser, achtet aber darauf, daß der Brei nicht allzu flüssig wird, da er ja durch die Milch noch verdünnt wird. Am Ende der Kochzeit wird der Brei dann mit Rohmilch oder pasteurisierter, nicht homogenisierter Vollmilch vermischt. Dabei sollte die Milchmenge nicht mehr als die Getreidebreimenge ausmachen. Ihr könnt den Getreidebrei also im Verhältnis von 1:1 mit Milch vermischen, oder ihr gebt entsprechend weniger Milch zum Brei. Zu guter Letzt kann der fertige Milchbrei noch gesüßt werden und bekommt eventuell eine Prise Meersalz – und fertig ist eine vollwertige, relativ gesunde Babymahlzeit. Manuel wurde auf diese Art und Weise über ein Jahr lang mit der Flasche ernährt.

Jonas zog allerdings von Anfang an den festen Brei vom Teller der Flasche vor und aß auch lieber Joghurt als süße Milch. Käse allerdings mochte er im Gegensatz zu Manuel in den ersten drei Lebensjahren überhaupt nicht.

Kartoffelgerichte hatte Jutta den Kindern auch gekocht, jedoch nicht sehr häufig, da die Kartoffel kein ideales Nahrungsmittel für den Menschen darstellt. Schwerpunktmäßig bekamen Manuel und Jonas als Babys also Getreidegerichte mit oder ohne Gemüse, Nuß-Obst-Mahlzeiten, süße, nicht homogenisierte, pasteurisierte Milch oder Rohmilch, gesäuerte Milchprodukte für sich alleine oder mit Obst und natürlich den Milchbrei.

Später im Kleinkind- und Schulalter gab es besonders im Sommer morgens ein Müsli aus verschiedenen Nüssen und Ölsamen zusammen mit Obst und eventuell etwas süße Sahne oder Milch dazu. Manchmal enthielten diese Nußmüslis ausschließlich geröstete oder im Backofen erhitzte Nüsse oder Ölsamen, wenn wir wußten, daß die Kinder noch in derselben Mahlzeit oder relativ schnell nach dem Essen etwas Salziges verzehren würden.

Ein alternatives Frühstück war ein Flockenmüsli mit süßen Früchten und Milch oder Vollkornbrote mit Butter und Honig, mit etwas Käse oder irgendwelchen biologischen süßen Aufstrichen und eventuell einer Tasse Milch. Ansonsten aßen sie überwiegend dieselbe Nahrung wie wir, und wir ernährten uns ausschließlich nach der ersten, zweiten oder dritten Trennkoststufe mit vollwertigen, biologischen und vegetarischen Lebensmitteln.

Das Obst für die Müslis oder Nußmahlzeiten bestand allerdings hin und wieder auch aus Trockenfrüchten, die wir über Nacht eingeweicht hatten. Die Getreideflocken wurden so durch die süßen Aprikosen, Rosinen, Feigen oder Datteln zusammen mit ein wenig Milch oder Sahne zu einer schmackhaften Mahlzeit. Ihr seht, wir haben immer versucht, die wichtigsten Trennkostregeln einzuhalten. Als die Kinder später größer wurden, war das natürlich nicht mehr möglich. Jedoch vermieden sie in der Regel von ganz alleine die gröbsten Kombinationsfehler."

„Haben denn Großvater Jonas und Onkel Manuel niemals Fleisch, Fisch oder Eier gegessen? Und wie hast du generell zu diesen Nahrungsmitteln in der Baby- oder Kinderernährung gestanden?"

Mit dieser Frage schneidet Jonathan ein zentrales Thema der Ernährungsdiskussionen an, das vor 60 Jahren noch heiß umstritten war.

„Doch, beide Kinder haben hin und wieder auch Fleisch, Wurst und Eier bekommen. Allerdings achteten wir immer darauf, daß es möglichst biologisch erzeugte Produkte waren. Fisch aßen beide Kinder nicht besonders gerne. Da wir ja lange Zeit die einzigen Vegetarier in unserer Familie waren und auch nur die wenigsten Mitschüler und Freunde von Manuel und Jonas vegetarisch ernährt wurden, wollten sie natürlich wissen, wie Fleisch schmeckt. Außerdem wollten wir sie nicht zum Vegetarismus zwingen. Dennoch haben wir sie schon in jungen Jahren aufgeklärt, um was es sich bei Wurst und Fleisch handelt, denn den wenigsten kleinen Kindern ist bewußt, was sie da vor sich auf dem Teller liegen haben – woher auch!

In einigen Kuchen verwandte Jutta hingegen relativ häufig ein oder zwei Eier als Bindemittel. Die Menge der Eier berechnete sie jedoch immer so knapp, daß der Kuchen gerade noch zusammenhielt, denn zu viele Eier in einem Vollkornkuchen machen aus ihm eine relativ schwerverdauliche Angelegenheit. Ebenfalls schwerer verdaulich wird ein Kuchen aber auch durch zu viel Fett, das sich beim Backen mit dem Mehl verbindet und für die Verdauungssäfte dadurch schwerer angreifbar ist.

Den zweiten Teil deiner Frage kann ich schnell beantworten: Fleisch, Fisch und Eier gehören nach meiner Ansicht nicht in die Babyernährung. Wenn das Fleisch schon kein ideales Nahrungsmittel für die Erwachsenen darstellt, so ist es das erst recht nicht für Babys! Die wenigsten Kinder sind übrigens von sich aus ausgeprägte Fleischesser. Die große

Bedeutung des Fleisches in der Ernährung der Menschen wurde den meisten Kindern in der alten Zeit daher anerzogen."

Anna-Maria und Jonathan schauen mich ein wenig nachdenklich an. Vermutlich sind sie erstaunt über Juttas und meine Toleranz, die wir der Ernährung mit Fleisch damals entgegengebracht haben; denn diese ist heute eher eine Seltenheit geworden, so daß die beiden Geschwister daher noch nie Fleisch gegessen haben und es wahrscheinlich auch nie tun werden.

Impfungen und Fluoreinnahme
– zwei umstrittene Themen

Ich frage sie, ob sie etwas trinken möchten, und gehe daraufhin in die Küche, um eine Flasche Saft und einen Krug mit Wasser zu holen. Anna-Maria ist mir hinterhergelaufen und trägt die Gläser ins Wohnzimmer. Nachdem wir es uns wieder bequem gemacht und erst einmal unseren Durst gelöscht haben, setzen wir unser Gespräch fort. Schließlich kommen wir auf die medizinische Versorgung von Kindern zu sprechen und bleiben bei dem Thema Impfungen hängen.

„Würdest du die **Impfungen** nun als sinnvoll oder eher als schädlich einstufen?"

„Diese Frage ist wirklich sehr schwer zu beantworten, Jonathan. Im Prinzip erfüllen sie ja schon einen Sinn, auch wenn das Risiko eines Impfschadens oder einer Impfblockade immer vorhanden ist *(siehe Kapitel 16)*. Außerdem kann man aber auch genau die Krankheit, gegen die man geimpft wird, entweder in einer abgeschwächten Form oder in einer extremeren Variante bekommen. Daneben gibt es natürlich auch die Möglichkeit, daß eine Impfung den beabsichtigten Impfschutz gar nicht bewirkt. Wie dem auch sei, Jutta und ich standen den Impfungen immer relativ skeptisch gegenüber, weshalb wir uns selbst und unsere Kinder nicht impfen ließen. Jutta und ich sind davon überzeugt, daß ein gesundes Immunsystem die beste ‚Lebensversicherung' darstellt, die uns keine Impfung garantieren kann. Falls unsere Kinder dann an einer klassischen Kinderkrankheit erkrankten, haben wir immer auf die Naturmedizin, die unsere Selbstheilungskräfte unterstützt und aktiviert, vertraut. Jedoch habe ich diese Verantwortung niemals für andere Menschen außerhalb der eigenen Familie übernommen. Meine Patienten habe ich daher immer nur über die Risiken oder die möglichen Nebenwirkungen von Impfungen aufgeklärt; es wurden ja auch einige Bücher darüber geschrieben *(siehe Literaturverzeichnis)*. Entscheiden mußten sie sich jedoch selbst. Die meisten entschieden sich dann für einen Kompromiß, bei dem man die Kinder und sich selbst nur gegen die gefährlichsten Infektionskrankheiten impfen ließ, und das sind die Kinderlähmung (Poliomyelitis), die Diphterie, der Wundstarrkrampf (Tetanus) und in betimmten gefährdeten Regionen eventuell noch die sogenannte FSME (Frühsommer-Meningoenzephalitis), die durch Zecken übertragen werden kann. Grundsätzlich empfahl ich jedoch immer, die Impfungen möglichst einzeln und in einem Abstand von mindestens vier bis sechs Wochen vornehmen zu lassen *(siehe auch Kapitel 16)*.

Ein ebenso brisantes Thema war damals übrigens die orale **Fluoreinnahme**, die man vor allem Babys und kleinen Kindern empfohlen hatte, und die Trinkwasserfluoridierung in verschiedenen Regionen bestimmter Länder, wodurch angeblich der Zahnschmelz härter werden sollte und man damit der Kariesentstehung vorbeugen wollte. So wie in vielen Bereichen der damaligen Medizin, versuchte man mit dieser Therapie ein Symptom zu bekämpfen, ohne daß jedoch genügend getan wurde, um die Ursachen zu beseitigen. Die wahren Ursachen der Karies sind nämlich nur äußerst selten ein Fluormangel im Zahnschmelz, sondern fast immer der saure Mundspeichel, in dem sich dann alle möglichen kariesauslösenden Keime, wie Milchsäurebakterien und bestimmte Streptokokken, vermehren können, und natürlich der zu häufige Verzehr von zu süßen Nahrungsmitteln, allen voran der raffinierte Zucker, der den Körper und unseren Speichel ja zugleich am meisten übersäuert *(siehe auch die Kapitel 8, 9 und 21)*.

Auch wenn die lokalen Fluorbehandlungen der Zähne durchaus einen Sinn und Zweck erfüllen können, so stand ich der oralen Verabreichung der anorganischen Fluorsalze in Form von Tabletten oder im Trinkwasser eher ablehnend gegenüber, da es sich bei diesen Verbindungen grundsätzlich um sehr giftige Substanzen handelt. Unsere Körper waren in der damaligen Zeit ja schon mehr als genug mit Giften und Chemikalien belastet. Es handelt sich bei den anorganischen Fluorsalzen nämlich unter anderem um starke Enzymhemmer, wodurch alle Stoffwechselvorgänge verschlechtert werden können und die daher direkt oder indirekt mit allen möglichen Krankheiten und Symptomen in Verbindung stehen können. Der ausschließlichen Verabreichung von möglichst natürlichem Vitamin D zur Rachitisprophylaxe bei Babys, Kindern und Erwachsenen vor allem in den lichtarmen Wintermonaten stand ich hingegen in den meisten Fällen immer offen gegenüber.

Ganz davon abgesehen kommt das ungiftige, organisch gebundene Fluor in allen natürlichen Lebensmitteln vor, vor allem jedoch im Vollkorngetreide. Wer sich daher gesund und vollwertig ernährt, wird immer genügend Fluor aufnehmen. Nicht zuletzt wird die Härte des Zahnschmelzes ja nicht nur vom Fluor allein bestimmt, sondern auch vom Kalziumphosphat, dem Hauptbestandteil des Zahnschmelzes."

„Was habt ihr doch damals in einer komplizierten Zeit gelebt!" stöhnt Anna-Maria. „Wie sollte sich ein normaler Mensch da noch auskennen!?"

„Da hast du völlig recht, Anna-Maia! Dennoch gibt es eine Möglichkeit, die jeder Mensch als Leitfaden für sich benutzen kann, um der Wahrheit auf die Spur zu kommen, und diese Möglichkeit ist der Weg des Natürlichen. Denn alles, was unnatürlich ist und nicht von Anfang an ein Teil der Natur war oder den Naturgesetzen entspricht, hat in der Regel immer Nebenwirkungen auf das Leben und daher auch auf uns Menschen. Sicherlich müssen wir auch heute noch gewisse Kompromisse eingehen; jedoch gehen alle Forschungen in der heutigen Zeit zumindest in die Richtung, daß man nur noch diejenigen Dinge und Techniken einsetzt, die entweder ein Teil der Natur sind oder zumindest den Naturgesetzen nicht widersprechen und daher der Natur und dem Leben nicht schaden."

Anna-Maria, Jonathan und ich sitzen noch einige Zeit zusammen, und die beiden hören mir gespannt zu, während ich ihnen noch so manches aus der alten Zeit erzähle. Schließlich unterhalten wir uns auch über das Leben und die Lehre von Jesus. Da die beiden regelrecht ergriffen von diesem Thema sind, verabreden wir uns für den nächsten Nachmittag, wo wir dieses Gespräch fortsetzen wollen und ich ihnen erzählen werde, daß auch Jesus schon vor über 2.000 Jahren gewußt hatte, wie man sich optimal ernähren kann.

Kapitel 23

„Leben kommt nur vom Leben!"

Ich schließe meine Augen und konzentriere mich auf die Hände, die ich sanft auf die Erde lege. Ich fühle, wie der Pulsschlag ihres Lebens in meinen Körper aufsteigt, und ihre Stimme beginnt zu mir zu sprechen. Sie spricht jedoch nicht in Worten, sondern einfach durch ihr Sein. Die Erde lebt, und ihr Körper möchte uns ernähren, ihre Seele möchte Musik in unseren Ohren sein, und ihr Geist will sich mit dem unseren vereinen. Meine Hände graben sich tief in sie hinein. Kühl und feucht ist sie als Lebensspenderin, Ruhe und Geduld bestimmen ihren Charakter, und voller Kraft und Vertrauen erfüllt sie mein Herz. Immer tiefer lasse ich mich fallen und tauche ein in ein unendliches Meer aus Liebe, in dem sich Geist und Materie vereinen. Es gibt keine Trennung mehr. Gott ist überall und alles!

Nach einiger Zeit öffne ich langsam meine Augen und löse mich allmählich aus der inneren Verbindung mit unserer Erde. Dabei lasse ich sie dankerfüllt durch meine Hände rieseln und erhebe mich schließlich, um zum Haus zurückzugehen. Anna-Maria und Jonathan sitzen bereits auf der Veranda und scheinen mich schon einige Zeit beobachtet zu haben. Nachdem wir uns begrüßt haben, setze ich mich zu ihnen und beginne unser heutiges Gespräch damit, daß ich ihnen ein wenig über die Bedeutung unseres Planeten Erde erzähle, der ein lebendiger Organismus ist und auch eine eigene Seele hat und daß dieses Wissen nicht nur in vielen alten Kulturen bekannt war, sondern daß auch Jesus schon während seines Erdenlebens davon wußte.

„Wißt ihr eigentlich, daß Jesus ein ausgesprochener Naturliebhaber war und natürlich noch ist!? – Er lebte so bewußt, daß er keinen Bereich des Lebens ausschloß. Seine Liebe galt natürlich vor allem dem Schöpfer allen Lebens, jedoch schenkte er sie ebenso der Mutter Erde, ohne die das physische Leben nicht möglich wäre. Um völlig eins mit Gott zu werden, müssen wir daher alle Erscheinungsformen der Schöpfung gleichermaßen lieben. Das geht jedoch nur, wenn wir keine Bewertungen mehr vornehmen. Gott kann sich daher nur dann vollständig in und durch uns ausdrücken, wenn wir zwischen nichts und niemandem mehr unterscheiden und für alles dieselbe Liebe empfinden. Das ist die eigentliche Lehre Jesu!

Jesus lehrte aber auch ganz praktische Dinge des täglichen Lebens. Ich erzählte euch ja bereits gestern, daß Jesus sogar genaue Ernährungsempfehlungen gegeben hatte. Ich werde euch daher einen Abschnitt aus einem Buch vorlesen, das ich vor ungefähr 75 Jahren zum erstenmal in die Hände bekam. Damals befand ich mich jedoch noch ganz am Anfang meiner Forschungs- und Entdeckungsreise in die Geheimnisse der Nahrung, weshalb ich die tiefe Weisheit und das Wissen, das aus diesen Aufzeichnungen hervorgeht, erst viele Jahre später verstehen und nachvollziehen konnte.

Das Buch heißt „Heliand – Evangelium des vollkommenen Lebens" von Edmond Székely. Die vollständige Originalausgabe erschien unter dem Titel „Das Friedensevangelium der Essener" *(siehe Literaturverzeichnis)*. Dabei handelt es sich um einen Auszug eines Evangeliums, das angeblich von Jesu Jünger Johannes stammt, so wie es der Autor im Vorwort einer englischen Fassung behauptet. Ursprünglich hatte der ungarische Professor, Arzt und Wahrheitssucher Dr. Edmond Bordeaux Székely in der Königlichen Bibliothek der Habsburger in Wien dieses Evangelium in altslawischer Sprache gefunden. Er schrieb den Inhalt ab und übersetzte ihn teilweise ins Englische, damit möglichst viele Menschen diese Wahrheiten erfahren konnten. Später hatte er jedoch Gelegenheit, in der Bibliothek des Vatikans in Rom festzustellen, daß der altslawische Text eine wörtliche Übersetzung einer dort aufbewahrten Handschrift in aramäischer Sprache war. Und da Jesu Muttersprache ebenfalls Aramäisch war, wird damit zumindest die Authentizität dieses Evangeliums unterstrichen."

Ich schlage das Buch auf und beginne zu lesen:

„Und Jesus sprach weiter: ‚Gott gebot euren Vorvätern: „Du sollst nicht töten." Doch ihre Herzen waren hart, und sie töteten. Da wünschte Moses, daß sie (die Menschen) zumindest keine Menschen töten sollten, und er erlaubte ihnen, Tiere zu töten. Doch da wurden die Herzen eurer Vorväter noch härter, und sie töteten Menschen ebenso wie Tiere. Ich aber sage euch: Tötet weder Menschen noch Tiere, ja nicht einmal die Nahrung, die ihr in euren Mund führt. Denn eßt ihr lebende Nahrung, so wird sie euch beleben; doch tötet ihr eure Nahrung, so wird die tote Nahrung auch euch töten. Denn Leben kommt nur vom Leben, und vom Tod kommt immer nur Tod. Denn alles, was eure Nahrung tötet, tötet auch eure Leiber. Und alles, was eure Leiber tötet, tötet auch eure Seelen. Und eure Leiber werden, was eure Nahrung ist, gleich wie euer Geist wird, was eure Gedanken sind. Eßt daher nichts, was durch Feuer, Frost oder

Wasser zerstört wurde. Denn erhitzte, erstarrte und faule Nährstoffe werden auch euren Leib erhitzen und zu Erstarrung und Fäulnis bringen. Seid nicht wie der dumme Bauer, der gekochte, gefrorene und gefaulte Saat in seine Äcker säte. Und als der Herbst kam, da trugen seine Felder nichts. Und groß war seine Not. Seid vielmehr wie jener Bauer, der lebendige Saat in seinen Acker säte und dessen Acker lebendige Weizenähren trug, hundertfach in der Zahl der gesäten Körner. Denn ich sage euch wahrlich, lebet nur durch das Feuer des Lebens und bereitet eure Nahrung nicht mit dem Feuer des Todes, das eure Nahrung, euren Leib und eure Seele tötet.'

,Meister, wo ist das Feuer des Lebens?' fragten einige.

,In euch, in eurem Blute und in euren Leibern.'

,Und das Feuer des Todes?' fragten andere.

,Es ist das Feuer, das außerhalb eures Leibes brennt und das heißer ist als euer Blut. Mit diesem Todesfeuer kocht ihr eure Nahrung in euren Heimen und auf euren Feldern. Ich sage euch wahrlich, es ist das gleiche Feuer, das eure Nahrung und eure Leiber zerstört, gleich wie das Feuer der Bosheit eure Gedanken wie auch euren Geist verwüstet. Denn euer Leib ist, was ihr eßt, und euer Geist ist, was ihr denkt. Eßt daher nichts, das durch ein stärkeres Feuer als das Feuer des Lebens getötet wurde. Bereitet und eßt daher alle Früchte der Bäume und alle Kräuter des Feldes und alle Milch von Tieren, soweit sie sich zur Ernährung eignen. Denn sie alle werden durch das Feuer des Lebens genährt und gereift; alle sind Gaben der Engel unserer Erdenmutter. Eßt dagegen nichts, dem erst das Feuer des Todes Geschmack verleiht, denn solches ist von Satan.'

,Wie sollen wir denn unser täglich Brot ohne Feuer bereiten?' fragten einige in großem Erstaunen.

,Laßt die Engel Gottes euer Brot bereiten. Befeuchtet euren Weizen, damit der Wasserengel in ihn trete. Dann setzt ihn der Luft aus, damit auch der Luftengel ihn umarme. Und laßt ihn vom Morgen bis zum Abend in der Sonne stehen, damit der Sonnenengel in ihn herabsteige. Und der Segen der drei Engel wird bald den Lebenskeim in eurem Weizen zum Sprießen bringen. Zerquetscht nun eure Körner und macht dünne Waffeln (Oblaten), wie eure Vorväter getan, als sie aus Ägypten, dem Hause der Knechtschaft, auszogen. Legt bei Sonnenaufgang diese Oblaten wieder in die Sonne, und wenn sie am höchsten steht, so wendet die Teigscheiben, damit auch die untere Seite vom Sonnenengel umarmt werden kann. Bei Sonnenuntergang ist euer Brot gebacken. Denn die Engel des Wassers, der Luft und der Sonne haben den Weizen auf dem Felde genährt und gereift, und ebenso müssen auch sie euer Brot bereiten. Und die gleiche Sonne, die mit dem Lebensfeuer den Weizen wachsen und reifen machte, muß auch euer Brot mit dem gleichen Feuer backen. Denn das Feuer der Sonne gibt dem Weizen, dem Brot und dem Leib das Leben. Doch das Feuer des Todes tötet den Weizen, das Brot und den Leib. Und die lebendigen Engel des lebendigen Gottes dienen nur lebendigen Menschen. Denn Gott ist der Gott der Lebenden und nicht der Gott der Toten.

So esset immer vom Tische Gottes: die Früchte der Bäume, die Körner und Kräuter der Felder, die Milch der Tiere und den Honig der Biene. Denn alles, was darüber hinausgeht, ist von Satan, und es führt über Sünden und Krankheit zum Tode. Die Nahrung dagegen, die ihr von der reichen Tafel Gottes eßt, gibt eurem Leibe Kraft und Jugend, und Krankheit wird euch fern bleiben. Denn die Tafel Gottes speiste den alten Methusalem, und ich sage euch wahrlich, lebt ihr so, wie er lebte, so wird der Gott der Lebenden auch euch, wie ihm, ein langes Erdenleben schenken. Denn wahrlich, ich sage euch, der Gott der Lebenden ist reicher als die Reichen dieser Erde, und seine übervolle Tafel ist reicher als die reichsten Festgelage aller Reichen dieser Welt. Eßt daher all euer Leben lang am Tische unserer Erdenmutter, und nie werdet ihr Not zu leiden haben. Und eßt ihr an ihrem Tische, so eßt alle Dinge so, wie sie sich auf dem Tische der Erdenmutter vorfinden. Kochet sie nicht, noch mischt sie miteinander, damit eure Eingeweide nicht dampfende Sümpfe werden. Denn ich sage euch wahrlich, dies ist in den Augen des Herrn ein Greuel.

Und seid nicht wie der gierige Knecht, der am Tische seines Herrn immer auch das aufaß, was den anderen gehörte. Alles verschlang er in seiner Unersättlichkeit durcheinander. Als der Herr das sah, wurde er böse und jagte ihn vom Tische. Als nun alle ihr Mahl beendet hatten, mischte er alles, was auf der Tafel übrig geblieben war, zusammen, rief den gierigen Knecht zu sich und sagte: „Nimm und iß nun alles mit den Schweinen; denn dort ist dein Platz und nicht an meinem Tische."

Gebt daher acht und beschmutzt den Tempel eures Leibes nicht mit Greueln aller Art. Seid mit zwei oder drei Speisen, die ihr auf dem Tische eurer Erdenmutter immer finden werdet, zufrieden.

Und laßt euch nicht gelüsten, alles zu verschlingen, was ihr rund um euch sehen könnt. Denn ich sage euch wahrlich, mischt ihr in eurem Leibe vielerlei Speisen, so geht der Frieden eures Leibes verloren, und ein endloser Krieg beginnt in euch zu wüten. Und der Leib wird zerstört, gleich wie Heime und Reiche sich zerstören, sobald sie sich entzweien. Denn euer Gott ist der Gott des Friedens, und nie hilft er bei Entzweiungen. Weckt daher nie den Zorn Gottes gegen euch, damit er euch nie von seinem Tische jage und ihr gezwungen seid, an Satans Tisch zu gehen, wo das Feuer der Sünden, der Krankheiten und des Todes euren Leib verderben wird.

Und wenn ihr eßt, füllt euch nie ganz. Flieht Satans Versuchungen und lauscht der Stimme von Gottes Engeln. Denn Satan und seine Macht verlocken euch, immer mehr zu essen. Lebet daher im Geiste und widerstehet den Begierden des Leibes. Und immer erfreut euer Fasten die Engel Gottes. So gebt acht, wieviel ihr eßt, bis ihr ganz satt seid, und dann eßt immer ein Drittel weniger.

Das Gewicht eurer täglichen Nahrung sei nicht weniger als ein Mina (rund 1/2 kg), soll jedoch nicht über zwei Mina gehen. Dann werden euch die Engel Gottes immer dienen, und ihr werdet nie in die Knechtschaft des Satans und seiner Krankheiten fallen. Stört das Werk der Engel in eurem Leibe nicht durch häufiges Essen. Denn ich sage euch wahrlich, wer mehr als zweimal ißt, dient Satans Werk. Und die Engel Gottes verlassen seinen Leib, und bald wird Satan von ihm Besitz ergreifen. Eßt nur, wenn die Sonne am höchsten steht und dann wieder, wenn sie untergegangen ist. Und nie werdet ihr krank werden; denn solches Tun ist Gott wohlgefällig. Eßt nur, wenn die Tafel Gottes vor euch bereitet ist, und eßt nur, was ihr auf ihr findet. Denn ich sage euch wahrlich, Gott weiß, was euer Leib braucht und wann er es braucht.

Von Beginn des Monats Jiar an eßt Gerste, vom Monat Sivan an eßt Weizen, die Frucht des vollkommensten aller samentragenden Gräser. Und laßt euer täglich Brot aus Weizen bestehen, damit der Herr sich eures Leibes annimmt. Von Tammuz an eßt die saure Weintraube, damit euer Leib abnehme und Satan aus ihm entweiche. Im Monat Elul sammelt die Trauben und trinkt ihren Saft. Sammelt im Monat Marcheshvan die süßen Weintrauben, gesüßt und getrocknet durch den Sonnenengel, damit sie euren Leib wieder zunehmen mache; denn die Engel des Herrn wohnen in ihm. Eßt in den Monaten Ab und Shebab saftige Feigen, und was übrig bleibt, laßt den Sonnenengel für euch haltbar machen. Eßt sie mit dem Kern der Mandeln in all den Monaten, da die Bäume keine Früchte tragen. Im Monat Theber eßt die Kräuter, die nach der Regenzeit kommen, damit euer Blut von all euren Sünden reingewaschen werde. Und im gleichen Monat beginnt auch die Milch eurer Tiere zu trinken; denn der Herr gab die Kräuter und Gräser der Felder allen milchgebenden Tieren, damit ihre Milch den Menschen nähre. Denn ich sage euch wahrlich, selig sind jene, die nur am Tische Gottes essen und alle Greuel Satans meiden. Eßt keine unreinen Speisen, die aus fernen Ländern kommen, sondern eßt die Früchte eurer Bäume. Denn euer Gott weiß wohl, was ihr braucht und von wo und wann. Und er gibt allen Völkern aller Reiche als Nahrung, was für sie am besten ist. Eßt nicht wie die Wilden, die in Hast sich vollstopfen und ihren Leib mit Greueln aller Art beschmutzen.

Denn die Kraft der Engel Gottes tritt mit der lebendigen Nahrung, die euch der Herr von seinem königlichen Tische reicht, in euch. Und wenn ihr eßt, so habt über euch den Luftengel und unter euch den Wasserengel. Atmet während des ganzen Mahles lang und tief, damit der Luftengel es segnen möge. Und kauet die Speise gut mit euren Zähnen, damit sie zu Wasser werde und der Wasserengel sie in eurem Leibe in Blut verwandeln kann. Und eßt langsam, als wäre es ein Gebet zu Gott. Denn ich sage euch wahrlich, wer in dieser Art an Gottes Tafel ißt, in den tritt Gottes Kraft ein ...'"

Die beiden Jugendlichen schauen mich mit großen Augen an und dann platzt es aus Anna-Maria heraus:

„Das kommt mir ja ausgesprochen bekannt vor, was Jesus lehrte!"

„Seht ihr, ich habe euch doch gesagt, es gibt selten wirklich neue Dinge auf der Welt. Oft gerät uraltes Wissen in Vergessenheit, bis es eines Tages wiederentdeckt wird. Rein oberflächlich betrachtet, scheint es dann neu zu sein, weil es in einem anderen Gewand erscheint und vielleicht eine andere Sprache spricht. Jedoch ist es dasselbe uralte Wissen!"

„Jesus sprach genauso wie du davon, daß nur die lebendige, unerhitzte Nahrung den Körper und die Seele ideal ernährt und daß erhitzte Nahrungsmittel uns schwächen und krank machen können. Ist es nicht erstaunlich, daß Jesus ebenfalls das angekeimte Getreide empfahl? Und da auch die Vorväter Israels diese Nahrung gegessen haben, muß es sich um eine wirklich uralte Ernährungsweise handeln. Er sagte, daß die menschliche Nahrung nur aus den Früchten der Bäume, den Körnern und Kräutern des Feldes, der Milch der Tiere und dem Honig der Biene bestehen sollte. Darunter würden dann alle Früchte, Nüsse und Ölsamen, alle Getreidesorten und getreideähnliche Samen, Milch und der Honig fallen. Ja, und für den Begriff ‚Kräuter' können wir doch bestimmt ‚Gemüse' einsetzen, oder?"

„Ich denke schon, Anna-Maria. Ihr müßt bedenken, daß es vor 2.000 Jahren wesentlich weniger Gemüsesorten gab als heute. Die vielen Kohlsorten zum Beispiel, die es heute gibt, wurden erst viele Jahrhunderte später aus einer Urkohlsorte gezüchtet. Ebenso verhält es sich mit den vielen Salatsorten. Außerdem kannten und aßen die meisten Menschen nur das Gemüse der jeweiligen Region. Erst in den letzten Jahrhunderten brachten die Weltreisenden hin und wieder Gemüse aus anderen Ländern mit. So wurden die Kartoffeln vor ungefähr 500 Jahren aus Südamerika nach Europa geschifft und dienten anfangs als Nahrung der Armen."

„Jesus spricht ja sogar die Trennkost an! So empfiehlt er in den verschiedenen Monaten nur bestimmte Getreidesorten, Früchte, Milch oder getrocknete Feigen mit Mandeln zu essen. Meinte Jesus damit, daß wir die ganze Zeit immer nur dasselbe essen sollten? – Auf der anderen Seite sagte er doch auch, daß wir nicht mehr als zwei bis drei Lebensmittel pro Mahlzeit mischen sollen, um nicht den Frieden in unserem Körper zu stören. Daraus kann man doch schließen, daß man generell mehr als ein Lebensmittel pro Mahlzeit essen kann?"

Ich überlege kurz, wie ich Jonathans Frage eindeutig beantworten kann, da sich die Aussagen Jesu ja scheinbar widersprechen. Schließlich glaube ich, die richtigen Worten gefunden zu haben:

„Nein, Jonathan! Bei diesen monatsbezogenen Zuordnungen der verschiedenen Lebensmittel handelt es sich nach meiner Ansicht eher um jahreszeitbezogene Grundnahrungsmittel, die Jesus schwerpunktmäßig zu essen empfahl. Ich habe euch ja von den verschiedenen Energien der Lebensmittel erzählt, wozu unter anderem die Aufbaukräfte der Nahrung, die Yin-Yang-Energien und die Kapha-, Pitta- und Vata-Energien gehören. Um daher energetisch nicht einseitig ernährt zu werden, kann es durchaus sinnvoll sein, nicht immer dieselbe Energieform aufzunehmen.

Dennoch entsteht eine enorme seelisch-geistige Kraft, wenn man zumindest den ganzen Tag lang ein und dasselbe Lebensmittel oder dieselbe Lebensmittelkombination ißt. Noch stärker wird diese innere Kraft, wenn man dieselbe Nahrung für einige Tage oder Wochen zu sich nimmt. Die innere Harmonie, die dadurch bewirkt wird, ist absolut vergleichbar mit dem Fasten. Je mehr verschiedene Lebensmittel wir hingegen miteinander kombinieren, um so mehr geht dieser innere Frieden verloren, vor allem, wenn wir die Kombinationsregeln mißachten. Daher empfiehlt Jesus, höchstens zwei bis drei Lebensmittel in einer Mahlzeit gemeinsam zu essen.

Daß Jesus die Kombinationsregeln gekannt haben muß, geht daraus hervor, daß er vor ungünstigen Mischungen gewarnt hat, die zur vermehrten Fäulnis und Gärung im Darm mit den entsprechenden Folgesymptomen führen. Außerdem entsprechen alle direkt aufgeführten Ernährungsempfehlungen den Trennkostgedanken."

„Was meinte Jesus damit, daß man so alt werden kann wie Methusalem, wenn man sich so ernährt, wie er es empfahl?"

Jonathan schaut mich bei dieser Frage interessiert an, und sein Blick verrät eine gespannte Neugier, die ich von mir selbst nur zu gut kannte. Diese Aussage Jesu hatte mich selbst nämlich so lange beschäftigt, bis ich sie nach vielen Jahren endlich beantworten konnte.

„Methusalem ist eine biblische Gestalt im ersten Buch Mose des Alten Testaments, die angeblich 969 Jahre alt geworden ist und dessen Enkel Noah war. Zur damaligen Zeit sollen jedoch alle Vorfahren und direkten Nachkommen Methusalems ein ähnlich hohes Alter erreicht haben. Erst seine späteren Nachkommen starben allmählich in immer jüngeren Jahren. Abraham wurde zum Beispiel nur noch 175 Jahre alt, und Moses soll schließlich im Alter von 120 Jahren gestorben sein.

Die meisten Wissenschaftler der alten Zeit hielten das hohe Alter von Methusalem oder Noah jedoch für unmöglich und glaubten, daß die Menschen damals eine andere Zeitrechnung hatten. Das ist jedoch nicht möglich, da sonst so manche biblische Frau ihre eigenen Kinder im Kindesalter geboren haben müßte und so mancher Vater in der damaligen Zeit noch nicht einmal im Pubertätsalter gewesen wäre. Außerdem gibt die Bibel genaue Auskunft darüber, wie das Alter der Nachkommen Methusalems immer mehr abnahm, bis die Menschen schließlich nur noch um die hundert Jahre alt wurden.

Gegen Ende des letzten Jahrhunderts änderte sich hingegen die allgemeine Lehrmeinung der Gerontologen, da sie aufgrund ihrer Forschungen immer mehr zu der Überzeugung kamen, daß der Mensch sogar älter als 130 oder 140 Jahre werden könne. Das Geheimnis besteht jedoch nicht in einer Verlängerung des Lebens altgewordener Zellen, sondern in der Fähigkeit der Zellen, mit einem Alter von 20 bis 30 Jahren langsamer zu altern. Viele Wissenschaftler waren daher gerade im letzten Jahrhundert damit beschäftigt, die Ursachen des Alterns zu entschlüsseln, um dadurch Hinweise zu bekommen, wie man länger jung bleiben kann.

Aufgrund der zunehmenden Überbevölkerung und des verantwortungslosen Handelns vieler Menschen vor der Wende hätte die Pille für die ewige Jugend jedoch katastrophale Folgen gehabt. Zum Glück gibt es diese Pille nicht und es wird sie auch nie geben, da der Mensch nur durch eigene körperliche und geistige Bemühungen an den Punkt gelangen kann, daß er sich letztlich ausschließlich von rohen, pflanzlichen Lebensmitteln im Sinne der dritten Trennkoststufe ernähren kann. Das ist nämlich die wichtigste Grundvoraussetzung für das notwendige Stoffwechselgleichgewicht all unserer Körperzellen und kann nur durch rein geistige Anstrengungen oder bestimmte Yogaübungen teilweise oder ganz ersetzt werden. Es gehört also ein bestimmtes Bewußtsein dazu, um diesen Weg gehen zu können. Zwar hätten sich einige Menschen nach einer entsprechenden Entgiftungszeit auch vor der Wende schon so ernähren können; aus einem bestimmten Grund war das jedoch nur den wenigsten möglich. Die meisten von ihnen mußten sich nämlich ganz bewußt erden, um in der damaligen Welt ihre Aufgaben erfüllen zu können. Sie waren daher mehr oder weniger dazu gezwungen, regelmäßig etwas ungesündere Nahrungsmittel zu essen *(siehe auch Kapitel 15)*. Außerdem waren die äußeren Bedingungen für ein biblisches Alter in den meisten Ländern vor der Wende kaum gegeben. Aufgrund der extremen Umweltbelastungen konnte man nämlich nur ein annähernd optimales Stoffwechselgleichgewicht erreichen. Dennoch lohnte es sich natürlich auch damals schon, diesen Weg zumindest teilweise zu gehen – allein schon aus dem Grund, um gesund zu werden und den Körper von einem Großteil der Gifte und Schlacken zu befreien und freizuhalten.

Heute sieht die Situation hingegen ganz anders aus. Einerseits werden die Umweltbedingungen von Jahrzehnt zu Jahrzehnt immer besser, und andererseits gibt es kaum noch einen Grund, sich besonders stark erden zu müssen."

„Wir bleiben also grundsätzlich nur dann länger jung und altern langsamer, wenn sich unser Stoffwechsel im optimalen Gleichgewicht befindet, bei dem nicht nur alle Stoffwechselendprodukte, sondern auch alle giftigen Substanzen von außen hundertprozentig ausgeschieden werden?"

„Das ist völlig richtig, Anna-Maria. Um diesen Zustand jedoch zu erreichen, müssen wir die rohen Früchte, Nüsse und Samen nicht nur ideal kombinieren, sondern auch gründlich kauen. Wie ich euch schon sagte, werden dadurch alle Körperfunktionen optimal aktiviert. Dazu zählen die Stoffwechselkatalysatoren und alle anderen Körperenzyme natürlich ebenso wie die Verdauungsorgane, die Hormondrüsen und zum Teil sogar unsere Energiezentren (Chakren). Das größte Geheimnis dieser Ernährungsweise besteht jedoch darin, daß unser Körper durch sie in die Lage versetzt wird, bestimmte Vitamine, Hormone und Elemente zu bilden beziehungsweise zu transmutieren, die er sonst nicht oder mit zunehmendem Alter immer weniger herstellen kann. Dazu gehört zum Beispiel die verstärkte Produktion des Coenzyms Q10 in der Leber, das nicht nur als Radikalenfänger bekannt ist *(siehe Kapitel 14)*, sondern auch eine große Bedeutung für die Energieversorgung unserer Zellen hat und bei optimaler Versorgung die Leistungsfähigkeit aller Zellen auf dem Niveau eines gesunden Jugendlichen hält. Neben der Aktivierung aller Hormondrüsen, wodurch natürlich alle möglichen Hormone wieder optimal gebildet werden, spielt letztendlich die Transmutation und die Neubildung von Elementen eine bedeutende Rolle bei dieser Ernährungsweise.

Neu ist dieses Phänomen jedoch keinesfalls, da bereits im 19. Jahrhundert der wissenschaftliche Beweis erbracht wurde, daß Pflanzen nicht nur in der Lage sind, bestimmte Elemente in andere umzuwandeln, sondern daß sie sogar Materie erschaffen können. So veröffentlichte zum Beispiel im Jahre 1873 der Baron Albrecht von Herzeele seine Entdeckungen, nach denen Pflanzen die Fähigkeit zu besitzen scheinen, Kohlensäure in Magnesium, Magnesium in Kalzium, Kalzium in Phosphor, Phosphor in Schwefel und Stickstoff in Kalium umzuwandeln. Aber auch im letzten Jahrhundert haben sich einige Forscher dieses Themas angenommen und kamen nach Tausenden von Analysen immer wieder zu demselben Ergebnis: Die Pflanzen sind perfekte Alchemisten! Der Anthroposoph Dr. Rudolf Hauschka konnte sogar nachweisen, daß Pflanzen nicht nur in der Lage sind, Materie zu erschaffen oder umzuwandeln, sondern daß sie Materie auch verschwinden lassen können. Dieses ‚Ätherisieren‘ der Materie, so wie er es nannte, unterliegt dabei einem regelrechten Rhythmus zwischen Neubildung und Auflösung, der häufig sogar den Mondphasen entspricht[35].“

„Darf man sich denn wirklich von nichts anderem ernähren als von den Lebensmitteln, die Jesus aufgezählt hat, wenn man einen optimalen Gesundheitszustand erreichen und sagen wir einmal ... mindestens 150 Jahre alt werden möchte?“

Jonathan will es genau wissen!

„Grundsätzlich nicht! Wenn du tatsächlich dieses Ziel anstrebst oder sogar ein noch höheres Alter erreichen willst, mußt du dich überwiegend von rohen, pflanzlichen Lebensmitteln im Sinne der dritten Trennkoststufe ernähren. Die einzigen Ausnahmen bilden rohe Milch, unerhitzter Honig und roh zu essende Gemüsesorten. Allein dadurch ist gewährleistet, daß man sich nicht nur im Stoffwechselgleichgewicht befindet, sondern daß auch alle notwendigen alchemistischen Umwandlungs- und Bildungsprozesse im Körper stattfinden. Nehmen wir dennoch zwischendurch erhitzte Nahrungsmittel oder weniger gute Trennkostkombinationen, wie zum Beispiel rohe Milch mit rohen Früchten, zu uns, fällt unser Stoffwechselgleichgewicht bereits auf ein niedrigeres Niveau zurück. Unser Körper beginnt dadurch natürlich sofort zu verschlacken, was schließlich zu einer Beschleunigung des Alterungsprozesses führt. Außerdem hat dieses Pendeln den großen Nachteil, daß wir uns mit den nächsten optimalen Mahlzeiten von den Stoffwechselendprodukten, die durch eine weniger gute Vormahlzeit vermehrt in den Zellen und im Bindegewebe liegengeblieben sind, erst einmal wieder befreien müssen. Das aber belastet natürlich das Blut und die Ausscheidungsorgane,

---

35 Quelle: „Das geheime Leben der Pflanzen“ von Peter Tompkins und Christopher Bird, Fischer Taschenbuch Verlag, Frankfurt am Main 1988.

wodurch man sich für einige Zeit mehr oder weniger unwohl fühlt *(siehe Kapitel 18)*. Versteht ihr nun, was Jesus damit meinte, daß man nie den Zorn Gottes gegen sich wecken soll, damit man nicht gezwungen ist, an ‚Satans Tisch' zu essen, wo das Feuer der Sünden, der Krankheiten und des Todes den Leib verderben? Er meinte damit unter anderem, daß der Weg zurück zur optimalen Ernährung mit rohen Früchten, Nüssen und Samen aufgrund der monate- bis jahrelangen Entgiftungsphase des Körpers in den meisten Fällen so schwer ist, daß man ihn ohne Hilfe fast nicht gehen kann und dann dazu gezwungen ist, sich weiterhin mit weniger guten Nahrungsmitteln und Lebensmittelkombinationen zu ernähren.

Grundsätzlich ist es jedoch notwendig, daß sich jeder, der das Ziel dieser optimalen Ernährungsweise anstrebt, je nach der individuellen Ausgangssituation einige Monate bis zu mehreren Jahren Zeit lassen sollte, seine Ernährungsweise stufenweise zu verbessern und den Körper mit der Anwendung der dritten Trennkoststufe Schritt für Schritt zu entgiften *(siehe die Kapitel 18 bis 21)*. Irgendwann kommt dann jedoch der Moment, daß man von den maximal 50 Gramm Nüssen oder Samen pro Tag auf mindestens zwei größere Mahlzeiten springen muß, wodurch der Körper natürlich verstärkt dazu angeregt wird, unter anderem das Natriumchlorid selbst zu bilden. Ab dem Zeitpunkt sollte man keine oder kaum noch anorganische Salze, also auch kein Meersalz mehr aufnehmen, da sie die Transmutationsprozesse sonst behindern würden *(siehe Kapitel 18)*. Das könnte auch einer der Gründe sein, warum Jesus das Salz bei diesen Ernährungsempfehlungen nicht erwähnt hat, obwohl er mit Sicherheit wußte, daß das Salz bei einer weniger guten Ernährungsweise unentbehrlich ist.

Damit nun jedoch all die wichtigen alchemistischen Vorgänge in unserem Körper stattfinden können, muß noch eine weitere Bedingung eingehalten werden, die ich euch bis heute noch nicht erzählt habe. Es ist nämlich absolut notwendig, daß sich zumindest in unserem Dünndarm ausschließlich ein und dieselbe Nahrung befindet. Damit kommt dem Darm neben der Resorption der Nahrung eine weitere wichtige Funktion zu, die vor allem unser Energiesystem und unser Abwehrsystem betrifft. Je größer nämlich die Harmonie in unserem Darm ist, desto intensiver wirkt sich das nicht nur auf unser seelisch-geistiges Befinden aus, wie ich euch eben erzählt habe, sondern um so mehr wird neben den alchemistischen Vorgängen in unserem Körper auch das Abwehrsystem gestärkt. Daß dies eine enorme Bedeutung für alle Krankheiten haben kann, könnt ihr euch sicherlich gut vorstellen! Immer wenn sich daher früher eine Infektionskrankheit, wie zum Beispiel ein Schnupfen oder eine Grippe, bei mir angekündigt hatte, habe ich sie meistens allein mit der Ernährung im Keim ersticken können. Ich aß dann einfach ein oder zwei Tage lang dieselben Lebensmittel im Sinne der dritten Trennkoststufe und blieb entweder gesund oder konnte nach einer kurzen Krankheitsphase oft schon am nächsten Tag wieder meiner Arbeit nachgehen. Etwas schwächer funktioniert diese Methode allerdings auch mit dem Verzehr von einer gekochten Getreidesorte und sogar mit einer Sorte rohem, ungekeimtem Getreide und schließlich mit allen besseren Kombinationen der zweiten Trennkoststufe. Je mehr Nahrungsmittel wir dann jedoch in den Mahlzeiten miteinander kombinieren, um so geringer wird das Immunsystem aktiviert, und um so länger dauert natürlich auch der Genesungsprozeß."

„Das bedeutet also, daß wir uns, wenn wir tatsächlich so alt werden wollen wie Methusalem, den ganzen Tag nur von einer Nahrungsart ernähren müßten?!"

„Ja, Anna-Maria! Um wirklich alle mir bekannten Stoffwechselprozesse im Körper dauerhaft zu aktivieren, die uns diesem Ziel näher bringen, muß sich im Dünndarm nach meinen bisherigen Kenntnissen ein und dieselbe Nahrungsart befinden, die höchstens aus einer rohen Nuß- oder Ölsamensorte und einer rohen Fruchtsorte oder aus einer Sorte rohem, angekeimtem Getreide bestehen darf. Außerdem muß diese Nahrung gründlich gekaut werden und ‚zu Wasser‘ geworden sein. Hin und wieder können wir allerdings auch rohe Milch mit etwas Honig trinken oder uns von rohem Gemüse ernähren. Jedoch muß die Hauptnahrung immer aus den Lebensmitteln der dritten Trennkoststufe bestehen, da sie die einzigen sind, die alle Stoffwechselvorgänge optimal aktivieren können. Ob wir nun durch diese Ernährungsweise tatsächlich alle Voraussetzungen erfüllen, um so alt werden zu können wie Methusalem, kann ich natürlich nicht mit Gewißheit sagen. Der notwendige Beweis fehlt uns ja noch!

Ich selbst habe mich 1996 das erste Mal für fünf Monate annähernd so ernährt. Allerdings mußte ich mich damals noch einmal am Tag stärker erden, weshalb ich jeden Abend Joghurt mit rohen Früchten oder gekochtes Getreide mit etwas kaltgepreßtem Öl und rohem Gemüse aß. Zum Frühstück und mittags aß ich jedoch immer dieselbe rohe Nuß- oder Ölsamensorte mit derselben rohen Fruchtsorte. Dazu trank ich ausschließlich mineralarmes Wasser. Bereits nach dem ersten Tag mit dieser Ernährungsweise machte ich jedoch eine erschreckende Beobachtung: Meine Magensäurekonzentration stürzte geradezu in den Keller! Außerdem spürte ich meine Nieren. Ich führte dieses Phänomen auf eine enorm starke Ausscheidung von Natriumchlorid zurück, deren Sinn und Zweck ich zu der Zeit jedoch noch nicht verstand. Daß ich diese

Ernährungsweise dennoch durchhielt und nicht sofort wieder Salz zu mir nahm, verdankte ich im Grunde einer Intuition, die ich einige Tage zuvor während einer Morgenmeditation gehabt hatte. Ich hatte nämlich auf einmal die absolute Gewißheit gehabt, daß unsere Körper – ebenso wie die Pflanzen – in der Lage sein müßten, bestimmte Substanzen und so auch das Natriumchlorid selbst zu bilden. Daß der Körper jedoch zuvor alle anorganischen Mineralsalzbestandteile ‚organisch prägen' oder ausscheiden muß *(siehe Kapitel 18)*, bevor er mit der Umwandlung oder Bildung von Elementen beginnen kann, wurde mir erst einige Wochen später bewußt. Zumindest entschloß ich mich damals, trotz des enorm hohen Salzverlustes noch einige Tage durchzuhalten. Als meine Magensäurekonzentration am fünften Tag allerdings so gering geworden war, daß ich kaum mehr als 50 Gramm Nüsse oder Ölsamen optimal verdauen konnte, stand ich kurz davor, die Hoffnung auf einen erfolgreichen Verlauf dieses Experiments ganz aufzugeben. Das kleine Wunder geschah jedoch noch am selben Tag, denn die Magensäurekonzentration begann wieder zu steigen und erreichte bereits nach weiteren fünf bis sechs Tagen optimale Werte. Als dann auch noch fünf Monate später nicht nur die Magensäureproduktion konstant hoch geblieben war, sondern auch mein Schweiß noch immer leicht salzig schmeckte, war für mich bewiesen, daß ich mit dieser Ernährungsweise meinen Körper dazu angeregt hatte, das Salz selbst zu bilden.

Wenn ihr euch daher in späteren Jahren irgendwann einmal dazu entschließen solltet, euch überwiegend von rohen Früchten, Nüssen und Samen zu ernähren, solltet ihr euch für zirka vier bis fünf Tage weder nach der dritten Trennkoststufe ernähren noch irgendwelche anorganischen Salze aufnehmen. In dieser Zeit wird euer Körper dann alle anorganischen Mineralien ‚organisch prägen', und ihr umgeht dadurch die starke Salzausscheidung über die Nieren, wie ich sie bei meinem ersten Selbstversuch durchgemacht habe. *(Mit Hilfe eines individuell ausgesuchten homöopathischen Mittels läßt sich diese Zeit jedoch auch auf wenige Stunden abkürzen. Ebenso müßte diese Zeitverkürzung mit Hilfe einiger Meditationsmethoden möglich sein.)* Spätestens fünf Tage später könnt ihr euch dann natürlich wieder im Sinne der dritten Trennkoststufe ernähren. Achtet jedoch darauf, daß in eurer Nahrung möglichst kaum anorganische Salze vorkommen. Für Wasser liegt dabei die absolute Obergrenze bei einem Mineralsalzgehalt von 250 Milligramm pro Liter – je weniger, desto besser! Außerdem darf man keinerlei chemische Substanzen aufnehmen. Das schließt auch die kleinsten Mengen an synthetisch hergestellten Vitaminen oder chemisch gebundenen Mineralstoffen ein. Nimmt man sie dennoch auf, schwächen oder blockieren sie so lange alle alchemistischen Umwandlungs- und Bildungsprozesse, bis sie wieder ausgeschieden worden sind. Davon ganz abgesehen, braucht ihr diese Substanzen auch nicht mehr, da euer Körper nun alle oder zumindest fast alle notwendigen Vitalstoffe, die nicht in der Nahrung vorkommen, selbst bildet.

Vermutlich können wir bei dieser Ernährungsweise sogar das Vitamin C in unserer Leber bilden. Normalerweise ist der Mensch – ebenso wie die Menschenaffen, das Meerschweinchen und gewisse Vogel- und Fledermausarten – dazu nicht in der Lage, da er im Gegensatz zu den meisten übrigen Lebewesen, und so auch zu den Pflanzen, dafür das Enzym L-Gulonolacton-Oxidase nicht bilden kann. Im Grunde stellt der angeborene Vitamin-C-Mangel des Menschen daher eine ‚Enzymmangelkrankheit‘ dar. Inwieweit wir nun dieses Enzym – und damit das Vitamin C – mit Hilfe einer ausschließlichen oder überwiegenden Ernährungsweise im Sinne der dritten Trennkoststufe wieder selbst herstellen können, ist bis heute wissenschaftlich noch nicht bewiesen. Nach meinen eigenen Forschungen müßten wir dazu jedoch in der Lage sein, so daß wir auch bei einer Vitamin-C-armen Ernährungsweise, die überwiegend aus rohem, angekeimtem Getreide oder aus rohen Nüssen oder Ölsamen mit rohen, getrockneten Früchten besteht, mehr als ausreichend mit Vitamin C versorgt werden. Solange jedoch kein analytischer Beweis vorliegt, würde ich dennoch empfehlen, auf eine ausreichende Vitamin-C-Zufuhr von mindestens 50 bis 100 mg pro Tag bei einer erwachsenen Person zu achten.

Ebenso vermute ich, daß wir Menschen unter denselben Voraussetzungen grundsätzlich in der Lage sind, das Vitamin D auch ohne die Sonnenlichtbestrahlung im Körper zu bilden. Auf jeden Fall benötigen wir jedoch bei einer Ernährungsweise mit überwiegend rohen, pflanzlichen Lebensmitteln weitaus geringere Vitamin-D-Mengen als bei einer Ernährungsweise mit erhitzten Nahrungsmitteln beziehungsweise bei der üblichen Mischkost *(siehe Kapitel 22)*. Außerdem scheint es bei dem natürlichen Vitamin D *(wird nur von wenigen Firmen in Deutschland angeboten!)* geringfügige Unterschiede zwischen dem im Körper gebildeten Vitamin D und dem zum Beispiel aus Fischlebertran extrahierten Vitamin D zu geben. Ich selbst habe bei einer Tagesdosis von nur 200 I. E. (5 µg) natürlichem Vitamin D zumindest immer dann mit leichten Kopfschmerzen reagiert, wenn ich mich überwiegend im Sinne der dritten Trennkoststufe ernährte. Ernährte ich mich dagegen ‚normal‘ beziehungsweise ausschließlich im Sinne der ersten oder zweiten Trennkoststufe, trat dieses Symptom nicht auf. Diese erhöhte Sensibilität bei einer besonders lebensenergiereichen Ernährung des Menschen – und das betrifft ja im Prinzip auch alle

Babys, die gestillt werden – sollte daher jeden Mediziner nachdenklich stimmen, zumal man früher Babys und Kleinkindern zur Rachitisprophylaxe täglich 400 bis 500 I. E. und mehr Vitamin D *(in Deutschland zumeist synthetisches Vitamin D)* gegeben hat.

Bevor ihr jedoch nach der letzten Ernährungsumstellung auf überwiegend rohe Lebensmittel im Sinne der dritten Trennkoststufe all diese alchemistischen Prozesse in eurem Körper und die innere Freiheit und Lebendigkeit, die diese Ernährungsweise in euch bewirken wird, genießen könnt, werdet ihr noch einmal für einige Wochen oder Monate stärker entgiften. Bis sich der Körper daher an das neue Energieniveau dieser Nahrung angepaßt hat, solltet ihr die entstehenden Leberbelastungen dann zum Beispiel mit dem TMS in der D33 ausgleichen. *(Im zweiten Band und bei entsprechendem Interesse auch auf meinen Seminaren werde ich den Weg zur ausschließlichen Ernährung im Sinne der dritten Trennkoststufe ausführlich erklären.)*

Wenn ihr euch schließlich einige Monate oder Jahre so ernährt habt, werdet ihr mit der Zeit immer weniger Nahrung benötigen, so daß ihr irgendwann mit nur zwei Mahlzeiten pro Tag auskommt. Die erste Mahlzeit kann man dann zwischen 10 und 13 Uhr einnehmen und die zweite am Abend."

„Eine Frage habe ich noch!" Anna-Maria rutscht ein wenig unruhig in ihrem Sessel hin und her. „In einer alten Bibel habe ich eine Stelle gelesen, in der Jesus angeblich 5.000 Menschen mit Broten und Fischen gespeist hat, und an anderen Stellen liest man, daß er Wein getrunken haben soll. Wie paßt das mit seiner grundsätzlichen Lebenseinstellung und mit seinen Lehren in diesem Evangelium zusammen?"

„Weißt du, das war in unserem letzten Jahrhundert ein vieldiskutiertes Thema. Viele Menschen glaubten sogar, Jesus habe Fleisch gegessen und vertraten daher die Ansicht, wenn Jesus Fisch und Fleisch gegessen hat, dann kann das nicht schädlich sein und aßen es daher selbst. Dabei beriefen sie sich auch auf das Alte Testament, in dem Moses schließlich das Fleischessen erlaubt hat. Wie Moses wirklich dazu stand und was Jesus dazu sagte, habe ich euch gerade vorgelesen. Die Sache mit dem Fleischverzehr von Jesus ist allein schon deshalb reine Spekulation, da aus keiner Bibelstelle hervorgeht, daß Jesus jemals Fleisch gegessen hat. Mit großer Wahrscheinlichkeit ist Jesus sogar vegetarisch großgezogen worden, denn Maria und Joseph sympathisierten entweder mit den Essenern oder waren sogar Mitglieder in deren Bruderschaft. Und die Essener sollen zumindest größtenteils streng vegetarisch gelebt haben. Darüber hinaus geht man davon aus, daß Jesus selbst einen engen Kontakt mit den Essenern gehabt hat, da seine Lehren eine große Ähnlichkeit mit denen der Essener aufweisen[36].

Aus der Bibel und anderen Quellen geht allerdings auch hervor, daß Jesus ein Nazarener gewesen sein soll (Bibel: Apg 24:5, Johannes 19:19, Apg 2:22). Angeblich handelte es sich bei den Nazarenern zu Zeiten Jesu jedoch nicht um die Einwohner der Stadt Nazareth, denn die soll es vor dem 3. Jahrhundert nach Christi noch gar nicht gegeben haben, sondern um eine mystische Bruderschaft, die ähnliche Lehren wie die der Essener aufwies[37]. Es ist daher durchaus möglich, daß Jesus mit beiden Bruderschaften in Kontakt stand und ihre Lehren und Lebensweisen kennengelernt hatte.

In den ursprünglicheren griechischen Bibeln gibt es ein Wort, das immer wieder falsch übersetzt wurde. So wurde aus dem Wort ,opsom', das soviel wie ,Zuspeise' bedeutet, in den späteren Jahren ,Fisch' oder ,Fleisch'. Die traditionelle Zuspeise zum Brot bestand zu Zeiten Jesu im Landesinneren jedoch meistens aus Trockenfrüchten, nur an den Seen bisweilen aus Fisch. Und was den ,Wein' anbetrifft, so gab es früher zwei Arten: Bei dem einen handelte es sich tatsächlich um den vergorenen Traubensaft, und bei dem anderen wurde der Traubensaft unter Kochen eingedickt und dann zum Essen mit Wasser verdünnt. Ihr könnt euch sicherlich denken, welche dieser beiden Weinarten Jesus und seine Jünger tranken, wenn sie durch das Land zogen! Aus alten Quellen soll man zumindest sicher belegen können, daß damit ausschließlich der mit Wasser verdünnte, eingedickte Traubensaft gemeint war. Da durch das lange Erhitzen des Traubensaftes ein Großteil der Fruchtsäuren zerstört wird, läßt er sich natürlich auch wesentlich besser mit Vollkornbrot kombinieren als irgendein saurer Fruchtsaft.

Es gibt übrigens noch andere Stellen in diesem Johannesevangelium, aus denen hervorgeht, daß die Mahlzeiten, die Jesus und seine Jünger zu sich nahmen, aus normal gebackenem Brot mit Trockenfrüchten oder Traubensaft bestanden. Diese Stellen deuten daher eindeutig darauf hin, daß Jesus seine eigene Ernährungweise mehr oder weniger der damaligen Zeit angepaßt hatte, obwohl er natürlich genau wußte, wie die

---

36 Quellen: „Das Friedensevangelium der Essener", von Dr. Edmond Bordeaux Székely, Mandala Media Verlag, CH-Rheinfelden 1996; „Jesus lebte in Indien" von Holger Kersten, Droemersche Verlagsanstalt Th. Knaur Nachf., München 1983/1984; „Verschlußsache Jesus – Die Qumranrollen und die Wahrheit über das frühe Christentum" von Michael Baigent und Richard Leigh, Droemersche Verlagsanstalt Th. Knaur Nachf., München 1993.
37 Aussage von Peter William Leach-Lewis, Erzbischof der Universalen Kirche, in der Zeitschrift „ZeitenSchrift", Sonderdruck zu Nr. 13.

optimale Ernährung des Menschen aussieht. Es war also für ihn viel wichtiger, seine geistige Mission zu erfüllen als eine Ernährungsweise zu praktizieren oder zu predigen, die damals sowieso kaum ein Mensch nachvollziehen und umsetzen konnte.

Laßt mich euch zu diesem Thema noch eine zweite Textstelle aus diesem Johannesevangelium vorlesen:

,Er aber sprach zu ihnen: „Wieviele Brote habt ihr? Gehet hin und sehet." Und da sie es erkundet hatten, sprachen sie: „Sechs Brote und sieben Trauben Weinbeeren." Und er gebot ihnen, daß sie sich alle lagerten zu je fünfzig auf das Gras. Und sie setzten sich nach Schichten zu je hundert und zu je fünfzig.

Und er nahm die sechs Brote und die sieben Trauben Weinbeeren und sah auf gen Himmel und dankte, segnete und brach die Brote und ebenso die Trauben und gab sie den Jüngern, und sie teilten alles unter das Volk aus.

Und sie aßen alle und wurden satt. Und sie huben auf zwölf Körbe voll der Brocken, die übrigblieben. Und die da von dem Brote und den Früchten gegessen hatten, waren fünftausend Männer, Frauen und Kinder, und er lehrete sie viele Dinge.'"

Nachdem ich meinen beiden Urenkeln noch einige andere Stellen aus diesem Buch vorgelesen habe, lade ich sie zum Abendessen ein. Während des Essens erzähle ich ihnen noch ein wenig über Jesu Lehren, von seinen Prophezeiungen und von seinem Versprechen, eines Tages wiederzukommen.

Nun liegt die „Große Wende" hinter uns und eine neue Zeit ist angebrochen – eine Zeit, in der die Wahrheit triumphiert und der Christus in die Herzen der Menschen einzieht. Eine Zeit, in der die Vergangenheit für immer unser Lehrmeister sein wird, für Dinge und Taten, die wir niemals wiederholen werden, und eine Zeit, in der die Menschen nur noch eines wollen: Frieden und Liebe.

Kapitel 24

Ausblick in die Zukunft

Die Sonne ist bereits untergegangen, und in relativ kurzer Zeit hat sich die Dämmerung in einen geheimnisvollen Nachthimmel verwandelt. Über uns scheinen die Sterne zum Greifen nah zu sein. Der Mond strahlt in seiner vollen Größe, und wir können einige seiner größten Krater mit bloßem Auge erkennen. Gedankenversunken verliert sich mein Blick in den Tiefen des Weltalls, das für mich schon immer die Größe und die unendliche Macht unseres Schöpfers widerspiegelt. Aber auch Jonathan und Anna-Maria scheinen vom klaren Sternenhimmel tief beeindruckt zu sein.

Schließlich schaut mich Anna-Maria ein wenig nachdenklich an und bricht mit einer Frage die Runde des Schweigens:

„Großvater, ist es nicht ein Zeichen der unendlichen Liebe Gottes, daß die kosmischen Energien seit dem Ende des letzten Jahrhunderts immer intensiver geworden sind?"

„Ja, Anna-Maria, vor allem deshalb, weil durch diesen Energieanstieg viele Menschen wieder zu ihrem ‚Ursprung', ihrer inneren Lebensquelle, zurückgefunden und sich letztendlich für eine natürliche, den Naturgesetzen entsprechende Lebensweise entschieden haben."

„Wie hast du denn das erste Mal erfahren, daß die kosmischen Energien zunehmen?"

Anna-Maria sieht mich bei dieser Frage erwartungsvoll an, so als ob ich ihr nun eine spannende Geschichte erzählen werde.

„So richtig bewußt ist mir die große Bedeutung dieses Energieanstiegs eigentlich erst geworden, als in den neunziger Jahren des letzten Jahrhunderts immer wieder Menschen zu mir kamen, die – ohne ihre Lebensweise verändert zu haben – einen Leberstau aufwiesen, der durch irgendwelche, aus dem Bindegewebe gelösten Stoffwechselendprodukte oder giftige Substanzen ausgelöst worden war. Innere Gründe für diese Entgiftung hatte es also nicht gegeben. Es konnte daher nur ein äußerer Grund dafür verantwortlich gewesen sein. Da diese Situationen vor allem periodisch auftraten, schloß ich daraus, daß wir in diesen Zeiten in steigendem Maße mit Lebensenergien von außen versorgt wurden, die wir über unsere Energiezentren, die Chakren, aufnahmen. Dieser allgemeine Energieanstieg bewirkte dann bei immer mehr Menschen unter anderem eine vermehrte Bindegewebsentgiftung, bis das neue Energieniveau keine weiteren Schlacken oder Gifte mehr mobilisieren konnte. Je nach der Grundbelastung des Körpers und der individuellen Resonanz mit der zunehmenden kosmischen Energie konnte es bei der ein oder anderen Person daher immer wieder zu Leberstausituationen mit allen möglichen Folgesymptomen *(siehe Kapitel 19)* kommen, die in den meisten Fällen jedoch nur wenige Wochen oder Monate anhielten.

Ab diesem Zeitpunkt wurde mir also klar, was in unserem Kosmos vor sich ging: Die Frequenz- beziehungsweise Schwingungserhöhung bewirkte eine ‚Entgiftung' auf allen Ebenen des Lebens. Aber nicht nur unsere Körper oder die Pflanzen und Tiere wurden davon betroffen, sondern auch unser Planet selbst und vor allem unsere Seelen. Von Jahr zu Jahr nahmen diese Energien zu und alles, was dem neuen Schwingungsmuster nicht entsprach, konnte auf Dauer nicht länger bestehen! Das Ganze lief also auf eine globale, körperliche und seelische ‚Reinigung' allen Lebens – und daher auch der Menschen – durch eine allmähliche Schwingungserhöhung hinaus. Zwar konnte die körperliche Entgiftung vorübergehend einige Beschwerden hervorrufen, im Gegensatz zu den seelisch-geistigen Reaktionsmöglichkeiten waren diese jedoch relativ leicht zu handhaben. Im allgemeinen bewirkte dieser Energieanstieg bei den meisten Menschen nämlich eine zunehmende innere Unruhe, die sich auch in Konzentrationsstörungen, Herzrhythmusstörungen oder Schlafstörungen bis hin zu psychischen Leiden ausdrücken konnte. Viele von ihnen hatten daher das Gefühl, als ob ihnen die Zeit davonliefe und stürzten sich regelrecht in alle möglichen äußeren Aktivitäten, wodurch sie jedoch immer mehr vor sich selbst davonliefen. Um daher in einer solchen Situation innerlich wieder zur Ruhe zu kommen, gibt es nur eine Möglichkeit: Man muß ein offenes, ehrliches Herz haben und sollte sich bemühen, zu sich selbst zu finden und sich von innen her führen zu lassen. Nur so kann man mit dieser zunehmenden Energie in eine harmonische Resonanz kommen. Wer diese Voraussetzungen nicht erfüllte oder zu erfüllen nicht bereit war, bei dem konnte sich diese Energie zunehmend gegen ihn selbst richten. Immer häufiger wurden Menschen daher von Depressionen oder anderen psychischen Beschwerden, wie zum Beispiel einer unerklärlichen inneren Gereiztheit oder Aggressivität oder einer allgemeinen Lebensangst, befallen. Letztendlich äußerte sich diese Energiezunahme jedoch auch darin, daß einige Menschen aus scheinbar unerklärlichen Gründen körperlich erkranken konnten, was nicht nur auf eine mögliche Entgiftung des Körpers und einen Leberstau zurückzuführen war.

Die Zunahme dieser Energien führte nach einer Phase von verschiedenen Krisen auf allen Ebenen des Lebens schließlich zu einer weltweiten Neuorientierung und vor allem zu einem deutlichen Bewußtseinsanstieg der Menschheit. – Nun ja, und alles andere ist euch ja bekannt."

„Was hast du den Menschen, die damals mit einem durch die kosmische Energieerhöhung entstandenen Leberstau zu dir kamen, denn gesagt und empfohlen?"

„Du kannst dir sicher vorstellen, Jonathan, daß ich am Anfang so manche Bedenken hatte, ob mir irgendeiner meiner Patienten meine Erklärung abnehmen würde. Nachdem es jedoch allen Betroffenen mit der entsprechenden Lebertherapie schnell wieder besser ging, merkte ich, daß man mir glaubte. Außerdem war ich ja nicht der einzige, der von dieser Energieerhöhung sprach. Davon ganz abgesehen, spürten zunehmend mehr Menschen, daß irgend etwas um sie herum und in ihnen selbst vorging, und der kosmische Energieanstieg war eine durchaus logische Erklärung dafür. Ab da zögerte ich daher nur noch selten, in einer solchen Situation die Wahrheit zu sagen.

Zur Ausleitung setzte ich natürlich neben den individuellen Leber-Galle-Mitteln vor allem das TMS in der D33 ein, das die Betroffenen so häufig einnehmen sollten, bis sie sich wieder wohl fühlten. In extremeren Fällen ergänzte ich diese Therapie auch mit den B-Vitaminen. Allerdings wies ich immer darauf hin, daß man eine Aufbau- und Entgiftungstherapie mit der Ernährung oder mit homöopathischen Mitteln grundsätzlich so lange unterbrechen sollte, bis der Leberstau wieder abgeklungen war und man das Lebermittel nicht mehr als einmal täglich benötigte. Je stärker diese Energien daher von Jahr zu Jahr wurden, um so mehr mußte man bei allen Unternehmungen, die den Körper entschlackten, diesen kosmischen Entgiftungsfaktor mitberücksichtigen."

„Dann bewirkte die Zunahme der kosmischen Energien ja im Prinzip dieselbe Entgiftung, die mit den rohen Früchten, Nüssen und Samen erreicht werden kann?"

Jonathans Frage habe ich erwartet.

„Teilweise schon. Jedoch wird eine gesunde Ernährungsweise dadurch keinesfalls ersetzt! Solange wir nämlich noch von der physischen Nahrung abhängig sind und uns von physischen Lebensmitteln ernähren, sind wir, was die optimale Stoffwechselaktivierung anbetrifft, sowohl auf die rohen Früchte, Nüsse und Ölsamen als auch auf das rohe, angekeimte Getreide angewiesen. Nur dadurch, daß wir diese beiden Lebensmittelgruppen im regelmäßigen oder zumindest im jahreszeitbedingten Wechsel zu uns nehmen, können letztlich alle Gifte und Schlacken aus dem Körper eliminiert und alle Organe optimal aktiviert werden. Dieser regelmäßige Wechsel ist sehr wichtig, da uns das yang-überschüssige angekeimte, rohe Getreide ja mehr oder weniger nur von den Yin-Ablagerungen entgiftet und die yin-überschüssigen rohen Früchte, Nüsse und Ölsamen unseren Körper überwiegend von den eher yang-betonten Giften und Schlacken befreien *(siehe auch Kapitel 13).*

Im Falle einer besonders intensiven Aufnahme der kosmischen Energien spielt dieser regelmäßige Wechsel beider Lebensmittelgruppen in der Ernährung hingegen nur noch eine untergeordnete Rolle, da sich die kosmischen Energien einerseits im absoluten Yin-Yang-Gleichgewicht befinden und somit in der Lage sind, uns von allen Giften und Schlacken gleichermaßen zu befreien, und sie andererseits alle Funktionen und Organe des Körpers ideal aktivieren können."

„Ist es denn dann überhaupt noch notwendig, sich möglichst gesund zu ernähren, wenn man sein Leben ganz und gar nach Gott ausrichtet?"

„Durchaus, Anna-Maria! Wie ich eben schon sagte, wird eine gesunde Ernährungsweise durch ein wenig mehr Energie im Körper aufgrund einer zunehmenden spirituellen Öffnung und Entwicklung keinesfalls ersetzt. Eine ungesunde Ernährungsweise würde sogar die vermehrte Aufnahme der kosmischen Energien eher erschweren. Daher gibt es keine Trennung zwischen der geistigen Entwicklung und der Ernährung des Menschen. Hier gilt – wie überall im Universum – das Gesetz der Resonanz. Man kann es auch mit den Worten umschreiben: Gleiches zieht Gleiches an. Es ist daher eine ganz natürliche Entwicklung, daß man ab einem bestimmten Zeitpunkt auf diesem Weg die Qualitäten der Nahrungsmittel immer mehr unterscheiden lernt und sich automatisch zu den gesünderen Lebensmitteln und Lebensmittelkombinationen hingezogen fühlt, weil man sich durch deren Verzehr einfach wohler fühlt."

„Dann wird es also in unserer Zukunft so sein, daß sich die Menschen im Zuge ihrer spirituellen Entwicklung immer lebensenergiereicher ernähren werden?"

„Ja, genauso wird es sein, Jonathan. Bereits heute ernähren sich ja schon die meisten Menschen vegetarisch. Als nächstes werden die Milchprodukte immer mehr reduziert werden, bis auch sie vom Speiseplan der Menschen verschwinden. Übrig bleiben dann ausschließlich die pflanzlichen Lebensmittel. Die nächste Entwicklung wird sein, daß man nur noch solche Lebensmittel ißt, durch deren Verzehr am wenigsten Leben zerstört wird; und das sind alle Früchte, Nüsse und Samen, bei denen die Mutterpflanze nicht mitgegessen wird. Gemüsepflanzen wird man dann kaum noch essen. Rohe Früchte, Nüsse und Samen sind jedoch die Lebensmittel, die alle Funktionen in unserem Körper am intensivsten aktivieren können. Die Menschen werden sich daher in einigen Jahrhunderten überwiegend von ihnen ernähren. Und dann kommt eine Zeit, in der immer mehr Menschen nur noch Obst essen werden, um sich schließlich kosmisch zu ernähren.

Bevor wir uns jedoch ausschließlich über unsere Energiezentren kosmisch ernähren können, werden viele Menschen die Kräfte der Nahrung nutzen, um gesund zu sein und ein langes Leben zu haben. Das Methusalemalter, von dem Jesus im Friedensevangelium spricht, wird daher am Ende des vierten Jahrtausends keine Seltenheit mehr sein."

Während ich den letzten Satz zu Ende spreche, sehe ich, wie vor uns eine Sternschnuppe auf die Erde herabfällt. Als ich noch jung war, habe ich mir in einer solchen Situation immer irgend etwas gewünscht. Nun jedoch fällt mir nichts mehr ein, was ich mir noch wünschen könnte. Ich bin über mich selbst erstaunt, aber es scheint tatsächlich so zu sein, als ob alle meine Wünsche und Träume in den letzten Jahrzehnten in Erfüllung gegangen sind. Es gibt keine Kriege mehr auf der Erde, und die Menschen aller Nationen versuchen, politisch, wirtschaftlich und ökologisch an einem Strang zu ziehen. In meinem tiefsten Inneren bin ich mir heute sicher: Nie wieder wird es auf diesem Planeten zu einer ähnlichen Zerstörung der Umwelt kommen, wie es vor der Wende geschehen ist, und nie wieder werden die Menschen der Erde das Wichtigste in ihrem Leben vergessen, das es gibt: die unendliche Liebe Gottes für alles Leben, das er geschaffen hat!

Schlußwort

Als ich mich vor einigen Jahren dazu entschloß, dieses Buch zu schreiben, hatte ich mir lange überlegt, in welcher Form und vor allem wie ausführlich ich es verfassen wollte. Schließlich entschied ich mich, es so zu schreiben, wie es mir persönlich als Leser am besten gefallen würde. Drei Jahre habe ich nun an diesem Werk gearbeitet, was neben unserer Familie und meiner Praxistätigkeit nicht immer einfach gewesen ist. Der allergrößte Dank gilt daher vor allem meiner Frau Jutta, die mich in den wochenlangen Arbeitsphasen in jeder Hinsicht unterstützt hat. Daneben möchte ich mich jedoch auch bei Sylvia Luetjohann für die Bearbeitung meines Manuskriptes und bei Uwe Hiltmann für seinen unermüdlichen Einsatz bei der Gestaltgebung dieses Buches und der Erstellung des Stichwortverzeichnisses bedanken.

Ich hoffe, daß es mir mit diesem Buch gelungen ist, Ihre wichtigsten Fragen bezüglich einer gesunden Ernährung zu beantworten. Daß bei der Vielfalt der verschiedenen Ernährungslehren und des Wissens, das wir bereits im Bereich der Biochemie haben, nicht alle Fragen beantwortet werden konnten, steht außer Frage. Jedoch war und ist das auch nicht das Ziel dieses Buches. Vielmehr habe ich versucht, mich auf das Wesentliche zu beschränken und einen Heilungsweg zu beschreiben, mit dessen Hilfe Sie gesund werden und bleiben können.

Ernährungsseminar

Möchten Sie daher mehr erfahren, besteht die Möglichkeit, ein **Ernährungs-seminar** von mir zu besuchen. Hier werden wir in einer offenen Runde über alle möglichen Ernährungs- und Gesundheitsfragen miteinander ins Gespräch kommen. Der Schwerpunkt dieses Seminars soll jedoch im Praktischen liegen. Dazu lade ich Sie ein, mittags an einem vegetarischen Buffet teilzunehmen, bei dem ich Sie in die verschiedenen Trennkoststufen einführen werde. Weitere Inhalte und Themen dieses Seminars werden sein:

- Einführung in die kinesiologischen Testmöglichkeiten
- Einführung in einige aurakinesiologische Untersuchungsmethoden

- Bestimmung der individuellen Verdauungskraft mit Hilfe der Kinesiologie
- Kinesiologische Untersuchungsmethoden zur Feststellung eines Leberstaus
- Besprechung der individuellen Aufbautherapie mit der Ernährung und der Ausleitungstherapie
- Behandlung von chronischen und akuten Krankheiten mit Hilfe der Ernährung
- Ayurvedische Pulsdiagnose zur ayurvedischen Konstitutionsbestimmung, Besprechung der drei Doshas (Kapha, Pitta und Vata) in den einzelnen Lebensmitteln.

Das Seminar wird also in erster Linie ein offenes Forum für all Ihre Fragen sein. Es dient jedoch auch dazu, Sie in die Diagnostik einzuführen, um mit Hilfe der Kinesiologie bei einer anderen Person genau feststellen zu können, ob und welche Verdauungsschwächen oder Darmpilze vorliegen, ob die Person geswitcht ist oder ob sie einen Leberstau hat. Außerdem werde ich Ihnen zeigen, wie man eine akute Krankheit von einem Leberstau unterscheidet, und falls Sie es wünschen, werde ich selbst die Leistung Ihrer Verdauungsorgane untersuchen. Selbstverständlich sind die Seminare so ausgerichtet, daß Sie als Laie ebensoviel davon mit nach Hause nehmen wie ein Therapeut oder Ernährungsberater. Die einzige Voraussetzung für dieses Seminar ist daher, daß Sie dieses Buch gelesen haben und bereit sind, einen neuen Weg zu gehen.

Möchten Sie an einem Seminar von mir teilnehmen, dann bitte ich Sie, schriftlich – bitte einen ausreichend frankierten und an Sie adressierten Rückumschlag beifügen! – das **Seminar- und Anmeldeformular** entweder beim Info-Service des Windpferd Verlages (siehe Seite 452) oder bei mir anzufordern. Meine derzeitige **Anschrift und Praxisadresse** erhalten Sie ebenfalls beim Windpferd Verlag, oder Sie können sie unter folgender Telefonnummer vom Band abfragen: 0 80 41-78 00 98

Da ich in diesem Buch an einigen Stellen auf zwei weitere Bücher von mir hingewiesen habe, möchte ich zumindest andeuten, worum es sich dabei handelt. Im Buch über die **Aurakinesiologie** stelle ich Ihnen eine umfassende Untersuchungsmethode vor, mit welcher der geübte „Kinesiologe" vieles herausfinden kann, was er für eine erfolgreiche Therapie oder Beratung benötigt. Dieses Buch ist bereits in Arbeit und wird voraussichtlich 2000 im Windpferd Verlag erscheinen.

444

Beim zweiten Buch handelt es sich um den **zweiten Band von „Gesund und Allergiefrei"** *(Erscheinungstermin voraussichtlich 2003).* Im ersten Teil dieses Folgebandes beabsichtige ich, auf einige Themen des vorliegenden Buches noch ausführlicher einzugehen, und ich werde so manche Frage beantworten, die mir tagtäglich in der Praxis gestellt wird oder die Sie vielleicht an mich stellen werden. Im zweiten Teil werde ich mich dann ausschließlich der praktischen Durchführung der drei Trennkoststufen widmen und Ihnen viele praktische Anregungen und Rezepte geben. Außerdem beabsichtige ich, eine Selbstbauanleitung für den Trockenschrank aufzunehmen.

Zu guter Letzt möchte ich noch kurz darauf eingehen, wie **die naturheilkundliche beziehungsweise homöopathische Therapie** bei allergischen und anderen chronischen Erkrankungen, aber auch bei akuten Infektionskrankheiten aussieht, die wir in unserer Praxis schwerpunktmäßig anwenden. Im Prinzip bekommen alle unsere Patienten nach einer von mir entwickelten Methode individuell ausgesuchte homöopathische Heilmittel, mit denen das Immunsystem gestärkt und der Körper regeneriert wird. Daneben können natürlich – je nach Krankheitsfall – auch noch andere Heilmittel und Therapien zum Einsatz kommen. Auch wenn es generell nicht immer möglich ist, eine Prognose über den Heilungsverlauf einer chronischen Krankheit zu stellen, so können dennoch die meisten mit dieser Therapie Behandelten oft schon in nur wenigen Wochen eine Besserung ihrer Symptome beobachten.

Literaturverzeichnis

Arnoul, Franz: Der Schlüssel des Lebens – Heilung durch die biologische Therapie nach Professor Enderlein, Edition Asklepios im Reichl Verlag, St. Goar 1992
Ein aufschlußreiches Buch über die krankmachenden Wirkungen der wichtigsten Pilzstämme im Körper von Mensch und Tier, das nicht nur für den medizinischen Therapeuten, sondern auch für interessierte Laien geschrieben wurde.

Baehr, R. und Bieger, W. P.: Nahrungsmittel-Allergien – I. Allgemeine Grundlagen, Artikel in Naturheilpraxis mit Naturmedizin, Fachzeitschrift für Naturheilkunde, Erfahrungsmedizin und biologische Heilverfahren, Pflaum Verlag, München, Ausgabe März 1996

Baigent, Michael und Leigh, Richard: Verschlußsache Jesus – Die Qumranrollen und die Wahrheit über das frühe Christentum, Droemersche Verlagsanstalt Th. Knaur Nachf., München 1991, Taschenbuchausgabe 1993

Bach, Edward: Blumen, die durch die Seele heilen – Die wahre Ursache von Krankheit, Diagnose und Therapie, Heinrich Hugendubel Verlag, München 1980
Das Standardwerk der Blütentherapie nach Dr. Edward Bach.

Bieger, W. P. und Celeda, D.: Mineralhaushalt, oxidativer Streß und Genetik, Artikel in Naturheilpraxis mit Naturmedizin, Fachzeitschrift für Naturheilkunde, Erfahrungsmedizin und biologische Heilverfahren, Pflaum Verlag, München, Ausgabe April 1997

Bircher, Ralph: Geheimarchiv der Ernährungslehre – Heraus aus dem Labyrinth der Ungesundheit, Edition Wendepunkt im Bircher-Benner Verlag, Bad Homburg vdH und Erlenbach-Zürich, 3. Auflage 1990

Blitznakov, Emile G. und Hunt, Gerald L.: Herzwunder Co-Enzym Q10, Lebens-Baum Verlag, Bielefeld 1992

Breuß, Rudolf: Krebs, Leukämie und andere scheinbare Krankheiten mit natürlichen Mitteln heilbar – Ratschläge zur Vorbeugung und Behandlung vieler Krankheiten, Eigenverlag Rudolf Breuß, A-6700 Bludenz (Vorarlberg), Winkelweg 6, erw. und verb. Auflage 1990

Bruker, M. O.: Unsere Nahrung – unser Schicksal, Bioverlag Gesundleben, Dreieich, 9. Auflage

Bruker, M. O.: Biologischer Ratgeber für Mutter und Kind, Bioverlag Gesundleben, Dreieich

Bruker, M. O.: Krank durch Zucker – Der Zucker als pathogenetischer Faktor, Gesammelte Forschungsergebnisse als Basis für umwälzende Erneuerung der Diätik, Helfer Verlag E. Schwabe, Bad Homburg vdH, 9. Auflage 1981

Buddecke, Eckhart: Grundriß der Biochemie für Studierende der Medizin, Zahnmedizin und Naturwissenschaften, Walter de Gruyter Verlag, Berlin – New York, 6. Auflage 1980

Budwig, Johanna: Das Fettsyndrom – Die fundamentale Bedeutung der Fette und anderer Lipide, Hyperion-Verlag, Freiburg im Breisgau, 3. Auflage 1959

Budwig, Johanna: Kosmische Kräfte gegen Krebs – Elektronen-Biologie, Hyperion-Verlag, Freiburg im Breisgau, 2. Auflage 1971

Buttlar, Johannes von: Die Methusalemformel – Der Schlüssel zur ewigen Jugend, bettendorf'sche verlagsanstalt, Essen 1994

Burgerstein, Lothar: Heilwirkung von Nährstoffen – Richtlinien für Gesundheit und Leistungsfähigkeit bis ins hohe Alter, Orthomolekulare Medizin, Karl F. Haug Verlag, Heidelberg 1982, 6. Auflage 1991
> Wer sich näher mit den Wirkungen von Vitaminen und Mineralstoffen in unserem Körper beschäftigen möchte, dem kann ich dieses Buch durchaus empfehlen.

Cernaj, Ingeborg: Umweltgifte – krank ohne Grund, MCS – Die Multiple Chemische Sensibilität – eine neue Krankheit und ihre Ursachen, Südwest Verlag, München 1995
> Es wäre gut, wenn alle Politiker dieses Buch gelesen haben würden und ihre Wirtschafts-, Verkehrs- und Umweltpolitik nach diesen schockierenden Tatsachen ausrichten. Ein informatives Buch!

Clark, Hulda Regehr: Heilverfahren aller Krebsarten – Vorbeugen und Heilen mit einfachen biologischen Mitteln, Auszüge aus dem Werk: The Cure for all Cancer von Dr. Hulda Regehr Clark, Copyright 1993 by Hulda R. Clark, Ph. D., N.D., herausgegeben von Gerhard Reich, Bio-Service, Sigismundkorso 67, 13465 Berlin

Clausnitzer, Ilse: Einführung in die Makrobiotik, Drei Eichen Verlag, München/CH-Engelberg 1957, Herbstausgabe 1975

Delarue, F. und S.: Impfungen – der unglaubliche Irrtum, Hirthammer Verlag, München 1990
> Ein provokatives Buch, das die Schattenseiten der Impfungen aufdeckt. Für all jene, die sich ernsthaft mit dem Thema Impfungen und Impffolgen auseinandersetzen wollen.

Despopoulos, Agamemnon und Silbernagl, Stefan: dtv-Atlas der Physiologie, Gemeinschaftsausgabe: Georg Thieme Verlag und Deutscher Taschenbuch Verlag, Stuttgart/München 1979

Diamond, Harvey und Marilyn: Fit fürs Leben – Fit for Life, Goldmann Ratgeber, Waldthausen Verlag, Ritterhude, Band 1 1986, Band 2 1989

Diamond, John: Der Körper lügt nicht, Institut für angewandte Kinesiologie Freiburg, Zasiusstraße 67, 79102 Freiburg im Breisgau, 10. Auflage 1994
> Eine gute Einführung in die Kinesiologie für Laien und Therapeuten.

Fassbender, Hans Georg: „Schlüssel zur Gelenkzerstörung entdeckt?" – Neues aus dem Zentrum für Rheuma-Pathologie, Mainz, Artikel in der Zeitschrift „Mobil", Magazin der Deutschen Rheuma-Liga, 3/1996, Rheinalle 69, 53173 Bonn

Geigy, J. R.: Documenta Geigy – Wissenschaftliche Tabellen, J. R. Geigy A. G. Pharmazeutische Abteilung 1960, CH-Basel, 6. Auflage 1962

Elmadfa, Ibrahim u. a.: Die große GU Nährwerttabelle 1996/1997, Institut für Ernährungswissenschaft der Universitäten Wien und Gießen, Gräfe und Unzer Verlag, München 1995

Hamer, Geerd Ryke: Vermächtnis einer neuen Medizin, Band 1, Das ontogenetische System der Tumoren mit Krebs, Leukämie, Psychosen, Epilepsie 1987, Amici di Dirk Verlagsgesellschaft, Sülzburgstr. 29, Köln, 2. Auflage 1989

Hauschka, Rudolf: Substanzlehre – Zum Verständnis der Physik, der Chemie und therapeutischer Wirkungen der Stoffe, Vittorio Klostermann GmbH, Frankfurt am Main 1950, 10. Auflage 1990

Hauswirth, Otto und Kracmar, Franz: Über die bioelektrische Natur der Nahrung, ein Beitrag zum Wirkungsmechanismus der Hayschen Trennkost in der Zeitschrift „Erfahrungsheilkunde" 1959, Heft 5, Seite 205 – 208, Karl F. Haug Verlag, Ulm (seit 1967 Heidelberg)

Heel, Heilmittelfirma: Therapie mit intermediären Katalysatoren, Biologische Heilmittel Heel GmbH, Baden-Baden

Helm, Beate: Die Heilkräfte der Kalifornischen Blütenessenzen, Aquamarin Verlag, Grafing, 1. Auflage 1990

Hertzka, Gottfried und Strehlow, Wighard: Küchengeheimnisse der Hildegard-Medizin – Ratschläge und Erkenntnisse der heiligen Hildegard von Bingen über die Heilkräfte unserer Nahrungsmittel, Verlag Hermann Bauer, Freigau im Breisgau 1984, 2. Auflage 1985
Ein Standardwerk für alle Hildegard-Freunde.

Hildegard von Bingen: Ursachen und Behandlung der Krankheiten – causae et curae, Karl F. Haug Verlag, Heidelberg 1955, 5. Auflage 1985

Hildegard von Bingen: Heilmittel – Erste vollständige und wortgetreue Übersetzung, bei der alle Handschriften berücksichtigt sind, Herausgegeben durch die Basler Hildegard-Gesellschaft, CH-4010 Basel, Buch 2 und 3: Von den Pflanzen

Hobbythek, Hobbytip Nr. 72: Konservierung durch Trocknen. Trockenobst und Trockenblumen, Selbstbauanleitung für den Trockenschrank, WDR in 50610 Köln
Leider ist diese Broschüre nicht mehr erhältlich, und die Selbstbauanleitung für den Trockenschrank ist auch bis heute in keinem anderen Hobbythekbuch abgedruckt *(siehe auch das Schlußwort)*.

Hornbostel, H., Kaufmann, W. und Siegenthaler, W: Innere Medizin in Praxis und Klinik, Band 3, Georg Thieme Verlag, Stuttgart 1973, 2. Auflage 1977

Kapfelsberger, Eva und Pollmer, Udo: Iß und stirb – Chemie in unserer Nahrung, Verlag Kiepenheuer & Witsch, Köln

Katalyse-Umweltgruppe Köln e. V.: Chemie in Lebensmitteln, Verlag Zweitausendeins, Frankfurt am Main 1981, 20. Auflage 1983

Kersten, Holger: Jesus lebte in Indien, Droemersche Verlagsanstalt Th. Knaur Nachf., München 1983/84

Koch, William Frederick: Das Überleben bei Krebs- und Viruskrankheiten – Das Schlüsselprinzip ihrer Heilbarkeit, Karl F. Haug Verlag, Heidelberg 1966, 2. Auflage 1981

Kollath, Werner: Die Ordnung unserer Nahrung, Karl F. Haug Verlag, Heidelberg 1977, 9. Auflage 1981

448

Kollath, Werner: Getreide und Mensch – eine Lebensgemeinschaft, Helfer-Verlag E. Schwabe, Bad Homburg vdH, 3. Auflage 1980

Kushi, Michio: Das Buch der Makrobiotik – Ein universeller Weg zu Gesundheit und Lebensfreude, Verlag Bruno Martin und Ost-West-Bund e. V., Frankfurt 1979

Kushi, Michio: Natürliche Heilung mit Makrobiotik, Verlag Bruno Martin und Ost-West-Bund e. V., Frankfurt 1981

Kushi, Michio: Kushi in Vaumarcus, Ein Seminar über Makrobioik in Vaumarcus/Schweiz, Verlag Mahajiva Wolfgang Christalle, Holthausen/Münster 1984

Lad, Vasant: Das Ayurweda Heilbuch – Eine praktische Anleitung zur Selbst-Diagnose, Therapie und Heilung mit dem ayurwedischen System, Windpferd Verlagsgesellschaft mbH, Aitrang, 9. Auflage 1995
    Ein verständlich und übersichtlich geschriebenes Buch, das einen leichten Einstieg in das ayurvedische Heilsystem ermöglicht.

Leach-Lewis, Peter William: Gespräch mit der „ZeitenSchrift", Sonderdruck zur Zeitschrift „ZeitenSchrift" Nr. 13 – Ein Kompass in bewegten Zeiten, Zeiten-Schrift Verlag, CH-9442 Berneck, Neugass 21, Ausgabe Nr. 13/1. Quartal 1997

Ludwig, Lotte: Fett und Ernährung – Nahrungsfette aus chemischer, physiologischer und diätischer Sicht unter besonderer Berücksichtigung von Margarine, Margarine-Institut für gesunde Ernährung Hamburg 1968

Marn, Günther: Ein Weg – ein Ausweg? – Eine Makrobiotikerfahrung von Günther Marn, Verlag Ploetz & Außenhofer, Bienengasse 29, A-8020 Graz

Mayr, Franz X.: Darmträgheit – ihre radikale Behandlung, Verlag Neues Leben, A-4822 Bad Goisern/Oberösterreich, 6. Auflage 1977

Metz, H.: Gesundheitsforum – Beiträge zur gesunden Ernährung und Lebensführung, Ausgabe 39/96, Dr. Metz KG, Postfach 1446, D-65764 Kelkheim/Taunus

Mindell, Earl: Die Vitaminbibel, Wilhelm Heyne Verlag, München 1991

Moinuddin, Sheikh Hakim Abu Abdullah Ghulam: Die Heilkunst der Sufis – Grundsätze und Praktiken, Verlag Hermann Bauer, Freiburg im Breisgau 1984

Münzing-Ruef, Ingeborg: So heilt natürliche Nahrung, Wilhelm Heyne Verlag, München 1985

Nöcker, Rose-Marie: Gesundheit aus dem Zimmergarten – Die Entdeckung der 12 Tage Kräuter, Wilhelm Heyne Verlag, München 1884

Oberbeil, Klaus: Fit durch Vitamine, Südwest Verlag, München 1993, 9. Auflage 1995
    Ein interessant geschriebenes Buch, das sehr ausführlich die vielfältigen Wirkungen der Vitamine in unserem Körper beschreibt.

Ohsawa, Georges: Praktischer Leitfaden der Makrobiotischen Heilkunde des Fernen Ostens, ein Lehrgang über die Philosophie und die Medizin des Fernen Ostens, Jiro-Nakamura Ohsawa-Zentrale, Düsseldorf, Münsterstraße 255

Ohsawa, Georges: Das Wunder der Diätetik – Erfahrungen der fernöstlichen Medizin, Gesundheit durch Ernährung, Ohsawa-Zentrale, Düsseldorf, Münsterstaße 255

Ohsawa, Georges: Krebs und die fernöstliche Philosophie der Medizin, Ohsawa-Zentrale, Düsseldorf, Münsterstraße 255

Ohsawa, Georges und Aihara, Hermann: Makrobiotik: Eine Einladung zu Gesundheit und Glück, Verlag Mahajiva Wolfgang Christalle, Holthausen/Münster 1984

Olsen, Cynthia B.: Essiac – das geheimnisvolle Elixier, Windpferd Verlagsgesellschaft mbH, Aitrang, 1. Auflage 1997

Patzelt, Ljerka: Krebs ist kein Feind – Wie ich meine Lebensweise und Ernährung änderte – Die authentische Geschichte von Ljerka Patzelt, Verlag Ost-West Bund, Rehlingen 1986
    In dieser Autobiographie beschreibt die Autorin, wie die makrobiotische Ernährungsweise ihr geholfen hat, sich von Krebs zu heilen.

Pschyrembel, Willibald: Pschyrembel Klinisches Wörterbuch, Walter de Gruyter Verlag, Berlin – New York, 255. Auflage 1986

Rauch, Erich: Diagnostik nach F. X. Mayr, Karl F. Haug Verlag, Heidelberg 1977, 4. Auflage 1982

Rauch, Erich: Die Darmreinigung nach Dr. med. F. X. Mayr, Karl F. Haug Verlag, Heidelberg 1957, 12. – 35. Auflage 1967

Reckeweg, Hans-Heinrich: Schweinefleisch und Gesundheit, Aurelia-Verlag, Baden-Baden 1977

Rein, Hermann und Schneider, Max: Physiologie des Menschen; Springer Verlag, Berlin-Göttingen-Heidelberg 1936, 11. Auflage 1955

Renzenbrink, Udo: Die sieben Getreide, Rudolf Geering Verlag, Goetheanum, Dornach/Schweiz 1981, 2. Auflage 1983
    Ein empfehlenswertes Buch über die Geschichte, die botanischen Merkmale und die ernährungsphysiologischen Wirkungen der sieben Getreidearten Weizen/Dinkel, Reis, Gerste, Hirse, Roggen, Hafer und Mais auf den Menschen.

Rückert, Ulrich: Vitamine & Mineralstoffe – Die Baustoffe für Ihre Gesundheit, Ariston Verlag, CH-Genf 1985

Schmidt, Gerhard: Dynamische Ernährungslehre, Band 1 und 2, Proteus Verlag, St. Gallen, CH-9302 Kronbühl
    Eine ausführliche Darstellung der anthroposophischen Ernährungslehre.

Schneider, Ernst: Nutze die Heilkraft der Nahrung, Saatkorn-Verlag Hamburg, 20. Auflage

Schneider, Ernst: Nutze die Heilkraft der Natur, Saatkorn-Verlag, Hamburg, 7. Auflage

Schnitzer, J. G., Schnitzer, Mechthilde: Schnitzer-Intensivkost Schnitzer-Normalkost, Schnitzer Verlag, St. Georgen im Schwarzwald, 9. Auflage

Scholz, Heinz: Magnesiummangel – Wenn Ihrem Körper ein wichtiger Mineralstoff fehlt, Trias Thieme Hippokrates Enke, Stuttgart 1988

Seiler, Benjamin: Jede Krankheit hat zwei Phasen, Artikel in der Zeitschrift „ZeitenSchrift" – Ein Kompass in bewegten Zeiten, ZeitenSchrift Verlag, CH-9442 Berneck, Neugass 21, Ausgabe Nr. 12 Sept.96 – Nov.96

Simonis, Werner Christian: Korn und Brot, Verlag Freies Geistesleben, Stuttgart, 2. Auflage 1979
Ein ebenso interessantes Buch wie „Die sieben Getreide" von Udo Renzenbrink für all jene, die mehr über die Bedeutung des Getreides in der Ernährung des Menschen wissen wollen.

Steiner, Rudolf: Naturgrundlagen der Ernährung, Themen aus dem Gesamtwerk 6, Verlag Freies Geistesleben, Stuttgart 1981

Steiner, Rudolf: Gesundheit und Krankheit, Themen aus dem Gesamtwerk 10, Verlag Freies Geistesleben, Stuttgart 1983

Székely, Edmond Bordeaux: Das Friedensevangelium der Essener – Schriften der Essener, Buch 1, Mandala Media Verlag, CH-Rheinfelden 1996

Székely, Edmond Bordeaux: Heliand – Evangelium des vollkommenen Lebens, Drei Eichen Verlag, München 1972, 8. Auflage 1986

Taylor, Renée: Die Gesundheits-Geheimnisse der Hunza – und ihre Kunst, ein langes und glückliches Leben zu führen, Hermann Bauer Verlag, Freiburg im Breisgau 1980, 2. Auflage 1982

Thakkur, Chandrashekhar G.: Ayurveda – die indische Heil- und Lebenskunst, Hermann Bauer Verlag, Freiburg im Breisgau 1987

Tompkins, Peter und Bird, Christopher: Das geheime Leben der Pflanzen – Pflanzen als Lebewesen mit Charakter und Seele und ihre Reaktionen in den physischen und emotionalen Beziehungen zum Menschen, Fischer Taschenbuch Verlag, Frankfurt am Main 1977, 119.–125.Tausend: 1988
Ein Buch, das jeder Naturfreund und Pflanzenliebhaber gelesen haben sollte!

Tonia GmbH: Informationsbroschüre „Molekular-Therapie nach Prof. Dr. Dr. W. F. Koch" der Firma Tonia GmbH in 67551 Worms

Waerland, Are: Übersäuerung als Grundursache der Krankheiten, Humata Verlag Harold S. Blume, CH-3000 Bern/D-Pforzheim, 8. Auflage

Walb, Ludwig und Walb, Ilse: Die Haysche Trennkost nach Dr. Hay und Dr. Walb, Karl F. Haug Verlag, Heidelberg, 24. Auflage 1973

Walb, L., Heintze, Th. und Lehmann, P.: Original Haysche Trennkost, Karl F. Haug Verlag, Heidelberg, 44. Auflage 1996

Wiedemann, Michael: Der Gesundheit auf der Spur – Die Mikronährstoffe der Orthomolekularmedizin, Ariston Verlag, Genf/München 1989

Zimmermann, Werner: Heilende Kost – Schon morgen gesünder, Drei Eichen Verlag, München/CH-Engelberg 1960, 6. Auflage 1979

Über den Autor

Henning Müller-Burzler, Jahrgang 1963, führt gemeinsam mit seiner Frau Jutta eine Naturheilpraxis. Er studierte Zahnmedizin, um sich dann jedoch ganz der Naturheilkunde zu widmen. Seit über 15 Jahren beschäftigt er sich intensiv mit dem Thema Ernährung. Neben seinen Ernährungsstudien erforscht er seit über 10 Jahren die Ursachen und Behandlungsmöglichkeiten von Krankheiten und entwickelte einige wirksame Therapien. Schwerpunkt seiner Tätigkeit als Heilpraktiker ist daher die Behandlung von akuten und chronischen Krankheiten, insbesondere von Allergien und Erkrankungen des Verdauungstraktes.

Seine Freizeit verbringt der Vater von zwei Söhnen mit seiner Familie, oder er widmet sich geistig-spirituellen Themen. Dazu gehört auch die psychologische und medizinische Astrologie, die er nicht nur in seiner Beratungstätigkeit verwendet, sondern auch in Seminaren weitergibt.

Leserservice

Liebe Leserin, lieber Leser,
sollten Sie die Anschrift und Praxisadresse des Autors sowie Informationen über seine Seminar- und Beratungstätigkeiten wünschen, wenden Sie sich bitte mit einem an Sie adressierten und frankierten Rückumschlag an folgende Adresse:

Windpferd Verlag
Stichwort: "Gesund und Allergiefrei"
Postfach
87648 Aitrang

Bitte rufen Sie nicht an, der Windpferd-Leserservice ist nur auf schriftlichem Wege zu erreichen. Wenn Sie Informationen über weitere Titel oder über Neuerscheinungen möchten, dann surfen Sie im Internet und schauen sich unter *http://www.windpferd.com* um. Hier können Sie darüber hinaus das gesamte Windpferd-Programm kennenlernen.

Stichwortverzeichnis

A

Abwehrsystem. *Siehe* Immun-
system
AIDS 86, 300
Aktivierungsenergien 63, 72
Akupunktur **255**
Alchemie 328
Algen 95
Alkohol 113, 342, 368
Allergen **13**
Allergenkarenz 257
Nahrungsmitteleiweiße 50
Allergie 14, **245–249**, 262
- auf Fruchtzucker 271
- auf Katzenhaare 269
- bei Babys **402–405**
- bei Babys und Kindern 250
- durch Umweltgifte 250
Allergieverstärker: raffinierter
Zucker 96
Aufbautherapie der Verdauungs-
organe 51
Entstehung 50
- bei Babys und Klein-
kindern **98–99**
- durch Eiweißverdauungs-
schwäche 61
- von Nahrungsmittel-
allergien 92–93
Eosinophilie bei Allergien 43
Ernährungstherapien 257
Hauttestungen 252
Heilung 93, 100
Heilung von umweltbedingten
Allergien **105**
IgE-Test 252
Impfungen als Allergie-
verstärker 269
körperliche Allergiesymptome
262–266
Muttermilchallergie 99
Nahrungsmittel-
allergien 249, 283
nervlich bedingte Symptome 261
Pollenallergiker 252

psychisch bedingte
Allergien 266–269
psychische Allergie-
symptome **274–278**
Quecksilberallergie 271
symptomatische Allergie-
therapien 256
Therapie 51, 248, **255–258**
Therapie bei Babys **403–405**
Untersuchungs-
methoden **251–252**
Ursachen der Allergie-
entstehung **93–94**, **105**
ursächliche Allergie-
therapien 256
Altern
Alterungsprozeß 342, 343, 385
Ursachen 428
Voraussetzungen für ein langes
Leben **429–434**
vorzeitiger Alterungsprozeß 208
Amalgamfüllungen 271
Aminosäuren **24**. *Siehe* Eiweiß
Anämie
Eisenmangelanämie 43, 44
Perniziöse Anämie 43, 57
Symptome 57
Symptome der Eisenmangel-
anämie 43
Ankeimen. *Siehe* Getreide
Anorganische Mineralsalze 34
Anorganische Verbindungen **329**
Anthroposophie 38, 181
Antibiotika. *Siehe* Pharmazeutika
Antigen-Antikörperkomplexe 247
Antigene **247**
Antikörper **12**, 49, 246, 262
Antikörperüberproduktion 50
überschießende Antikörper-
bildung 247
Antipathien 94, 267
Appetitlosigkeit 349
Arteriosklerose 296, 412
- durch homogenisierte Milchpro-
dukte 411

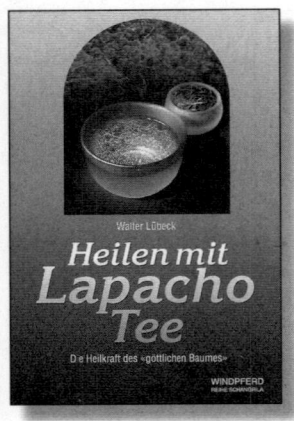

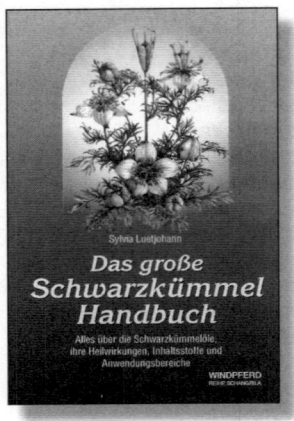

Walter Lübeck

Heilen mit Lapacho-Tee

Die Heilkraft des „göttlichen Baumes" · Alles über Wirkungen, Anwendungen und die beliebtesten Zubereitungen

Das traditionelle Naturheilmittel der Indios, ist eines der wirksamsten, preisgünstigsten, vielseitigsten und wohlschmeckendsten Mittel gegen eine Vielzahl von akuten und chronischen Krankheiten, das von den Indianern entdeckt wurde – und heute wiederentdeckt und überall erhältlich ist. Die Inhaltsstoffe der Lapacho-Rinde wirken entgiftend, pilztötend, antikarzinogen und kommen besonders bei vielen chronischen Problemen zur Anwendung. Zudem ist die Rinde nebenwirkungsfrei und extrem wohlschmeckend. Über die Tradition, die Wiederentdeckung, heilwirksame Substanzen und die umfangreichen wissenschaftlichen Forschungen wird informiert. Dazu die besten Rezepte für Lapacho-Teezubereitungen.

144 Seiten, DM 19,80, SFr 19,00
ÖS 145,00 ISBN 3-89385-222-0

Sylvia Luetjohann

Das große Schwarzkümmel-Handbuch

Alles über die Schwarzkümmelöle, ihre Heilwirkungen, Inhaltsstoffe und Anwendungsbereiche

Die besondere Kraft des Schwarzkümmels beruht auf einem komplexen synergetischen Zusammenwirken von mehr als 100 zum Teil unerforschten Inhaltsstoffen. In dieser umfassenden Darstellung sind die wichtigsten Scharzkümmelsorten mit ihren spezifischen Wirkungen anhand vieler praktischer Beispiele beschrieben. Die bewährtesten Rezepturen aus der traditionellen und modernen Naturheilkunde für Gesundheits- und Schönheitspflege sowie viele praktische Tips erfahrener Schwarzkümmel-Kenner runden diesen wertvollen Ratgeber ab.

176 Seiten,DM 19,80, SFr 19,00
ÖS 145,00 ISBN 3-89385-221-2

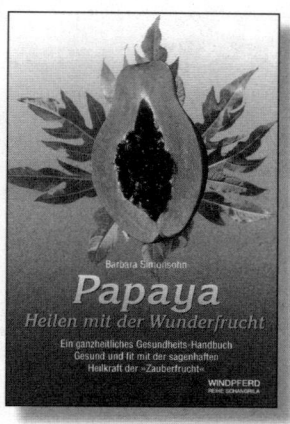

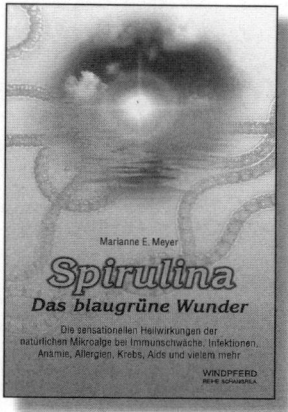

Barbara Simonsohn

Papaya – Heilen mit der Wunderfrucht

**Ein ganzheitliches Gesund-
heits-Handbuch · Gesund und
fit mit der sagenhaften Heilkraft
der »Zauberfrucht«**

Was die Naturvölker aller Erdteile
bereits seit Jahrhunderten erfolgreich praktizieren, vermittelt uns die
Autorin in ihrem lebendig und an-
schaulich geschriebenen Gesund-
heits-Handbuch. Wissenschaftliche
Forschungen bestätigen heute die
Erfahrungsheilkunde in allen Punkten.
Und weil die Papaya, eines der
bestverträglichsten Lebensmittel
überhaupt, natürlich auch gekostet
werden will, finden wir zahlreiche
interessante Rezepte für Küche und
Kosmetik – ein A-Z-Teil ergänzt das
Buch.
Hier können wir erfahren, wie wir mit
der Papaya gesund und fit werden
und bleiben können.

216 Seiten, DM 19,80, SFr 19,00
ÖS 145,00 ISBN 3-89385-228-X

Marianne E. Meyer

Spirulina – Das blaugrüne Wunder

**Die sensationellen Heilwirkungen
der natürlichen Mikroalge bei
Immunschwäche, Infektionen,
Anämie, Allergien und vielem mehr**

Zahlreiche Wissenschaftler aus
aller Welt erwarten, daß Spirulina
aufgrund der die Immunabwehr
unterstützenden Eigenschaften ein
wesentlicher Bestandteil unserer
zukünftigen Ernährung sein wird.
Die Alge ist ein winziger, blaugrüner
und spiralförmiger Lichtträger mit
unglaublichen Einsatzmöglichkeiten.
Sie reichen etwa von der täglichen
präventiven Einnahme zur Stärkung
der Immunkraft über die Hilfe bei
Allergien oder Candida bis hin zur
Anwendung beispielsweise bei
Anämie oder Magen- und Darmleiden.
Das Buch gibt ferner hilfreiche Infos
über die besten Qualitäten dieser
natürlichen, supergesunden
Nahrungsergänzung.

ca. 160 Seiten, DM 19,80, SFr 19,00
ÖS 145,00 ISBN 3-89385-230-1

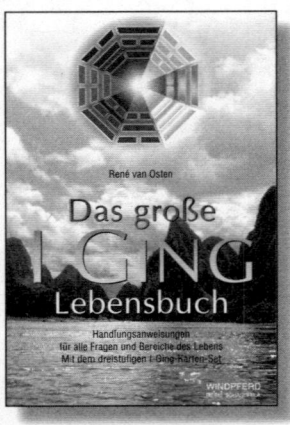

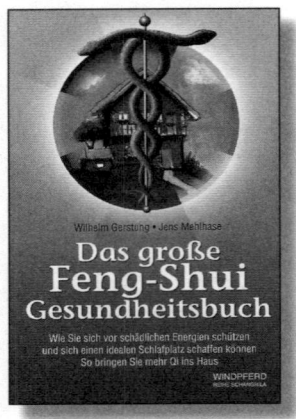

René van Osten

Das große
I Ging Lebensbuch

**Handlungsanweisungen für
alle Fragen und Bereiche des
Lebens · Mit dem dreistufigen
I-Ging-Karten-Set**

Die Zukunft ist nicht unabwendbar,
sie entspringt früheren Taten, formt
sich im Denken und Handeln des
Hier und Jetzt und manifestiert das,
was zukünftig sein wird.
Einzigartig ist die umfassende Inter-
pretation der klaren Handlungsanweisungen: die Bedeutung der Linien.
Nirgendwo sind sie bisher lebens-
naher und sicherlich nicht ausführlicher beschrieben: allgemein,
psychologisch, typologisch und
auf die Chakraebenen bezogen.
24 Karten zeigen die universale
Symbolik der Trigramme. Element-
und Farbzuordnungen machen das
I Ging leichter denn je begreiflich.

432 Seiten + 25 I-Ging-Karten
in Buchbox, DM 49,80, SFr 46,00
ÖS 364,00 ISBN 3-89385-174-7

Wilhelm Gerstung · Jens Mehlhase

Das große Feng-Shui
Gesundheitsbuch

**Wie Sie sich vor schädlichen
Energien schützen und sich
einen idealen Schlafplatz schaffen
können · So bringen Sie mehr Qi
in ihr Haus**

Über 5000 Jahre reicht die chine-
sische Kunst des Feng Shui zurück.
Heute weiß man: die unsichtbaren
Energien wirken direkt auf unsere
Gesundheit und unser Wohlbefinden.
Die Autoren zeigen, wie sich die
unsichtbaren Energien des Feng Shui
mit dem Biotensor (Einhandrute) oder
Pendel auch ganz direkt messen und
bewerten lassen. Dabei wird offensichtlich, daß sich viele Gesundheitsprobleme erklären und auf gestörte
Energien zurückführen lassen. In
diesem Buch erfahren Sie, wie man
die Belastung des Schlafplatzes er-
mittelt – und mit welchen Mitteln und
Wegen die Qualität des Schlafplatzes
unmittelbar verbessert werden kann.

280 Seiten, DM 29,80, SFr 27,50
ÖS 218,00 ISBN 3-89385-218-2